Georg Ludwig als Gestalter und Praktiker
in der Anstaltspsychiatrie im Großherzogtum Hessen

Beiträge zur Wissenschafts- und Medizingeschichte

Marburger Schriftenreihe

Herausgegeben von Irmtraut Sahmland

Band 12

Henrik Karl Döbold

Georg Ludwig als Gestalter und Praktiker in der Anstaltspsychiatrie im Großherzogtum Hessen

PETER LANG
Berlin - Bruxelles - Chennai - Lausanne - New York - Oxford

Bibliografische Information der Deutschen Nationalbibliothek
Die Deutsche Nationalbibliothek verzeichnet diese Publikation in der Deutschen Nationalbibliografie; detaillierte bibliografische Daten sind im Internet über http://dnb.d-nb.de abrufbar.

Zugl.: Marburg, Univ., Diss., 2023

Umschlagabbildung: Arzneimitteltaxe aus dem Besitz von Dr. Ernst Vix (Detailaufnahme). Archiv des Landeswohlfahrtsverbandes Hessen, Standort Riedstadt, Nr. B 591.

D 4
ISSN 2198-0152
ISBN 978-3-631-90802-0 (Print)
E-ISBN 978-3-631-90803-7 (E-Book)
E-ISBN 978-3-631-90804-4 (E-Book)
DOI 10.3726/b21505

Verlegt durch Peter Lang GmbH, Berlin, Deutschland

info@peterlang.com http://www.peterlang.com/

Diese Publikation wurde einem Peer-Review unterzogen.

meiner Familie

Inhaltsverzeichnis

1. Fragestellung

Im Laufe des 19. Jahrhunderts – insbesondere in dessen zweiter Hälfte – etablierte sich die Psychiatrie allmählich als eigenständige wissenschaftliche Disziplin der Medizin, womit eine starke Veränderung des Verständnisses von Geisteskrankheiten einherging. Als eine der treibenden Kräfte für diese Veränderung und die Weiterentwicklung der Anstaltspsychiatrie im Großherzogtum Hessen ist Georg Ludwig (1826–1910) identifiziert worden. Dessen Arbeit beschränkte sich nicht auf die Umsetzung der sich verändernden Prinzipien, sondern war auch von konzeptioneller Bedeutung. Er war an der Gestaltung der Psychiatrie im Großherzogtum Hessen maßgeblich beteiligt.[1] Im Jahr 1855 zunächst als Direktor am Landeshospital Hofheim tätig, wechselte er 1866 an die auf sein Wirken hin neu eröffnete Landesirrenanstalt in Heppenheim. Durch diese neue Anstalt, die im Gegensatz zur Anstalt in Hofheim explizit als psychiatrische Einrichtung errichtet wurde, versuchte Ludwig den neuen Ansprüchen der Anstaltspsychiatrie gerecht zu werden.[2] Durch ihn erfolgte 1874 auch die Gründung des „Hilfsvereins für Geisteskranke in Hessen",[3] außerdem zählte er zu den Gründern des „Vereins südwestdeutscher Psychiater",[4] auf dessen Tagungen Ergebnisse

---

1 ELLER, PETER: Georg Ludwig und die Gründung der „Großherzoglichen Landes-Irrenanstalt" Heppenheim. In: Landeswohlfahrtverband Hessen (Hrsg.): Psychiatrie in Heppenheim. Streifzüge durch die Geschichte eines hessischen Krankenhauses 1866–1992. (=Historische Schriftenreihe des Landeswohlfahrtverbandes Hessen. Quellen und Studien, 2. Bd.), Kassel 1993, S. 10–25; derselbe: Georg Ludwig und die Psychiatrieplanung im Großherzogtum Hessen. In: Sahmland, Irmtraut / Trosse, Sabine / Vanja, Christina / Berger, Hartmut / Ernst, Kurt (Hrsg.): „Haltestation Philippshospital". Ein psychiatrisches Zentrum – Kontinuität und Wandel 1535 – 1904 – 2004 (=Historische Schriftenreihe des Landeswohlfahrtsverbandes Hessen, Quellen und Studien, 10. Bd.), Marburg 2004, S. 122–133.

2 ELLER, PETER: Die ältere Baugeschichte. In: Landeswohlfahrtverband Hessen (Hrsg.): Psychiatrie in Heppenheim. Streifzüge durch die Geschichte eines hessischen Krankenhauses 1866–1992. (=Historische Schriftenreihe des Landeswohlfahrtverbandes Hessen. Quellen und Studien, 2. Bd.), Kassel 1993, S. 26–35;

3 VANJA, CHRISTINA: Der Hilfsverein für die Geisteskranken in Hessen im 19. Jahrhundert. In: Landeswohlfahrtsverband Hessen (Hrsg.): Psychiatrie in Heppenheim. Streifzüge durch die Geschichte eines hessischen Krankenhauses 1866–1992. (=Historische Schriftenreihe des Landeswohlfahrtverbandes Hessen, Quellen und Studien, 2. Bd.), Kassel 1993, S. 36–41.

4 ELLER: Heppenheim (1993), S. 20.

psychiatrischer und neurologischer, unter anderem auch in Heppenheim wohl unter seiner Aufsicht durchgeführter Studien vorgestellt wurden. Er selbst veröffentlichte mehrere Artikel, die sich mit der Organisation von „Irrenanstalten" befassen und in ihrer Mehrheit noch überliefert sind.[5] 1887 wurde er zusammen mit dem Direktor der "Medizinischen Klinik" in Gießen beauftragt, ein Projekt zur Errichtung einer psychiatrischen Universitätsklinik auszuarbeiten, die 1896 eingeweiht werden konnte.[6] Georg Ludwig sollte aufgrund seines Engagements posthum als „Nestor der hessischen Psychiatrie" geehrt werden.[7]

Eine Übersicht über den bisherigen Forschungsstand erfolgt im Kapitel 2.1 dieser Arbeit. Zum Wirken Georg Ludwigs sind bereits mehrere Artikel erschienen, die sich vornehmlich mit seiner Rolle in der öffentlichen Irrenfürsorge des Großherzogtums Hessen, insbesondere mit der Einrichtung der Psychiatrischen Universitätsklinik in Gießen und der Gründung und Arbeit seines Hilfsvereins befassen. Seine Mitwirkung bei der Entwicklung der psychiatrischen Fachversammlungen ist zwar angedeutet,[8] jedoch sonst weitgehend unberücksichtigt geblieben. Das gleiche gilt für Ludwigs Behandlungskonzept, das bisher ebenfalls nur kurz und noch nicht befriedigend untersucht wurde.[9] Auch den medizinischen Behandlungsabläufen und verschiedenen Facetten des Anstaltslebens sind bereits mehrere Arbeiten gewidmet worden.[10] Als Zugang dienten hier

---

5 Für eine Übersicht der Publikationen Ludwigs vgl. Kap. 5. 2. 2. der vorliegenden Arbeit.

6 ENKE, ULRIKE: Die ersten Jahre der Psychiatrischen Universitätsklinik Gießen unter ihrem Direktor Robert Sommer. In: George, Uta / Große, Herwig / Putzke, Michael / Sahmland, Irmtraut / Vanja, Christina (Hrsg.): Psychiatrie in Gießen Facetten ihrer Geschichte zwischen Fürsorge und Ausgrenzung, Forschung und Heilung (=Historische Schriftenreihe des Landeswohlfahrtsverbandes Hessen, Quellen und Studien, 9. Bd.), Gießen 2003, S. 59–92. Vgl. hier insb. S. 63–69.

7 MAYER, RUDOLPH: Das Großherzogliche Landeshospital Hofheim (eine Stiftung Philipps des Großmütigen) von 1533–1904; verfaßt zur Feier der 400. Wiederkehr des Geburtstages des Stifters am 13. November 1904. Mainz 1904. Vgl. hierzu S. 100.

8 ELLER: Heppenheim (1993), S. 20.

9 Ebd., S. 13–21.

10 Vgl. hierzu v. a. VANJA, CHRISTINA: Zwischen Armenfürsorge und Heilkunde, Tradition und Wandel – Das Landeshospital Hofheim. In: Sahmland, Irmtraut / Trosse, Sabine / Vanja, Christina / Berger, Hartmut / Ernst, Kurt (Hrsg.): „Haltestation Philippshospital" Ein psychiatrisches Zentrum – Kontinuität und Wandel 1535–1904–2004 (=Historische Schriftenreihe des Landeswohlfahrtsverbandes Hessen, Quellen und Studien, 10. Bd.), Marburg 2004, S. 46–65;
VANJA, CHRISTINA: Ein Förderer der „praktischen Psychiatrie" – Dr. Franz Amelung als Arzt in Hofheim (1821–1849). In: Ebd., S. 79–90; SAHMLAND, IRMTRAUT: Das Anstaltsleben im Landeshospital Hofheim in der zweiten Hälfte des 19. Jahrhunderts.

(auch mangels aussagekräftiger Publikationen aus Ludwigs Hand) vor allem Krankenakten. Die unter Ludwig implementierten Behandlungsmethoden sind in diesen Untersuchungen, die vornehmlich der Patientenperspektive folgen, immer wieder angedeutet worden. Sie wurden jedoch noch nicht ausführlich untersucht und im Kontext allgemeiner Entwicklungen psychiatrischer Behandlungsprinzipien oder in Bezug auf das Konzept Georg Ludwigs dargestellt. Dies gilt auch für die Implementierung des „Non-Restraint"-Prinzips unter Ludwig, die noch nicht sicher belegt werden konnte.[11] Während der über vier Jahrzehnte (1855–1897) seiner Tätigkeit in Hofheim und Heppenheim veränderten sich die psychiatrischen Behandlungsmethoden grundlegend. Die Wege, auf denen neue Erkenntnisse in diesen Anstalten rezipiert wurden, sind bisher noch nicht identifiziert worden. Als wissenschaftlicher Kanal zur Partizipation am fachlichen Diskurs kommt neben dem Weg über das Verfassen und Lesen von Publikationen vor allem die Teilnahme an Fachversammlungen infrage. Diese Zusammenhänge sind in Bezug auf die Anstalten Hofheim und Heppenheim in der zweiten Hälfte des 19. Jahrhunderts in der Forschung bisher unberücksichtigt geblieben. Die vorhandenen Untersuchungen erlauben darüber hinaus den Rückschluss, dass an beiden Anstalten auch bis zu einem gewissen Grad zu psychiatrischen Fragestellungen geforscht wurde.[12] Die genaue Art und das Ausmaß dieser Forschung sind bisher noch nicht bekannt. Die Entwicklung des ärztlichen und Wartpersonals in Hofheim und Heppenheim ist bisher noch nicht bzw. kaum untersucht worden. Zum Wartpersonal in Hofheim liegen keine Arbeiten vor, zu Heppenheim liegt hierzu bisher nur eine, noch nicht befriedigende

---

Einblicke und Einsichten anhand von Krankenakten. In: Sahmland, Irmtraut / Trosse, Sabine / Vanja, Christina / Berger, Hartmut / Ernst, Kurt (Hrsg.): „Haltestation Philippshospital". Ein psychiatrisches Zentrum - Kontinuität und Wandel 1535 - 1904 - 2004 (=Historische Schriftenreihe des Landeswohlfahrtsverbandes Hessen, Quellen und Studien, 10. Bd.), Marburg 2004, 91–113; BRAUN, SALINA: Heilung mit Defekt: Psychiatrische Praxis an den Anstalten Hofheim und Siegburg 1820–1878; mit 26 Tabellen (=Veröffentlichungen des Max-Planck-Instituts für Geschichte; 203. Bd.), Göttingen 2009.

11 ELLER: Heppenheim (1993), S. 17.

12 Vgl. bspw. Ludwigs Untersuchungen von Pfleglingen mit dem Augenspiegel, hierzu: JOHN, DETLEV: Eine wissenschaftliche Reise im Jahre 1854 und ihr Ergebnis: „Aufforderung zum Gebrauche des Augenspiegels bei Irren". In: Schriftenreihe der Deutschen Gesellschaft für Geschichte der Nervenheilkunde, 9. Bd., Würzburg 2003, S. 105–110.

Untersuchung vor, in der der Zeitraum bis 1900 nur kurz behandelt wurde.[13] Als „ausführende Organe" des Anstaltsdirektors kommt dem Wartpersonal bzw. dessen Ausbildung und Tätigkeit jedoch bei der Behandlung von psychisch Kranken eine Schlüsselrolle zu, sodass ihre Untersuchung unerlässlich für das Verständnis von Ludwigs Behandlungskonzept erscheint.

Die vorliegende Arbeit soll die oben aufgezeigten Lücken schließen, indem die in den Anstalten Hofheim und Heppenheim unter Ludwig gängigen Behandlungsmethoden und die in den Anstalten betriebene Forschung im Kontext der zeitgenössischen Entwicklungen in der Psychiatrie untersucht werden sollen. Darüber hinaus sollen die wissenschaftlichen Kanäle (insbesondere unter Berücksichtigung der Fachversammlungen und der Rolle Ludwigs bei deren Bildung) identifiziert und die Entwicklungen in Hinsicht auf Anstaltsbetrieb, auf ärztliches und Wartpersonal in den beiden Anstalten beschrieben werden. Die bisher unerforschte Tätigkeit Georg Ludwigs Vorgänger in Hofheim, dem Direktor Ludwig Hohenschild (1819–1862, Direktor von 1849–1855), soll zur Kontextualisierung kurz umrissen werden.

---

13 MÖLLENHOFF, HANNELORE: Zur Geschichte des Pflegepersonals. In: Landeswohlfahrts-verband Hessen (Hrsg.): Psychiatrie in Heppenheim. Streifzüge durch die Geschichte eines hessischen Krankenhauses 1866–1992. (=Historische Schriftenreihe des Landeswohlfahrtverbandes Hessen. Quellen und Studien, Bd. 2), Kassel 1993, S. 127–139.

2. Quellen und Methoden

2.1 Zum bisherigen Forschungsstand

Es liegt eine große Anzahl an Publikationen zur Geschichte der Psychiatrie im Großherzogtum Hessen vor. Die für diese Arbeit relevanten Publikationen werden an den entsprechenden Stellen zitiert. Zur Geschichte des Landeshospitals Hofheim liegen bereits mehrere Arbeiten vor. Zu nennen sind in diesem Zusammenhang insbesondere die Untersuchungen von Vanja zur Geschichte des Landeshospitals[14] und zum Wirken von Franz Amelung[15] (1798–1849, Direktor des Hofheimer Hospitals 1821–1849). Braun untersuchte in einer umfangreichen Arbeit die Wandlung psychiatrischer Ansätze in den Anstalten Hofheim und Siegburg[16] und publizierte auch eine Arbeit über das Wirken Amelungs[17]. Sahmland veröffentlichte Arbeiten zum Anstaltsalltag[18] und zu Patientenbriefen[19] in der Hofheimer Anstalt in der zweiten Hälfte des 19. Jahrhunderts. Auch zum Leben und Wirken Georg Ludwigs liegen schon verschiedene Arbeiten vor. Zamperoni beleuchtete seine Hintergründe und Ausbildung[20]. John beschrieb

---

14 VANJA: Hofheim (2004) und dieselbe: Das hessische Landeshospital Hofheim bei Darmstadt in der Frühen Neuzeit – diätetische Lebensweise und medizinische Behandlung. In: Schriftenreihe der Deutschen Gesellschaft für Geschichte der Nervenheilkunde, Bd. 13, Würzburg 2007, S. 45–66.

15 VANJA: Amelung (2004).

16 BRAUN: Defekt (2009).

17 BRAUN, SALINA: Franz Amelung und die Anfänge der Psychiatrie in Hofheim (1821–1849). In: Friedrich, Arnd / Sahmland, Irmtraut / Vanja, Christina (Hrsg.): An der Wende zur Moderne. Die hessischen Hohen Hospitäler im 18. und 19. Jahrhundert (=Historische Schriftenreihe des Landeswohlfahrtsverbandes Hessen, Quellen und Studien, Bd. 14), Petersberg 2008, S. 363–376.

18 SAHMLAND: Anstaltsleben (2004).

19 SAHMLAND, IRMTRAUT: Briefkultur und psychische Krankheit. Patientenbriefe im Landes-hospital Hofheim (2. Hälfte des 19. Jahrhunderts). In: Bock, W. J. / Holdorff, B. (Hrsg.); Schriftenreihe der Deutschen Gesellschaft für Geschichte der Nervenheilkunde, Bd. 13, Würzburg 2007, S. 67–99.

20 ZAMPERONI, HEIKO A.: Georg Ludwigs Studium in Gießen und seine ersten Erfahrungen in Hofheim. In: Sahmland, Irmtraut / Trosse, Sabine / Vanja, Christina / Berger, Hartmut / Ernst, Kurt (Hrsg.): „Haltestation Philippshospital". Ein psychiatrisches Zentrum – Kontinuität und Wandel 1535 – 1904 – 2004 (=Historische Schriftenreihe des Landeswohlfahrtsverbandes Hessen, Quellen und Studien, Bd. 10), Marburg 2004, S. 114–121.

und kontextualisierte in einem kurzen Beitrag einen frühen wissenschaftlichen Artikel[21] Ludwigs zum Gebrauch des Augenspiegels bei psychisch kranken Pfleglingen im Hospital. Eller widmete mehrere Arbeiten[22] der Rolle Georg Ludwigs bei der Errichtung der Heppenheimer Anstalt und bei der Konzeption der Gießener Universitätsklinik für Psychiatrie und behandelte auch die Gründung des „Hilfsvereins für Geisteskranke" und Ludwigs psychiatrisches Konzept. Eine Arbeit Vanjas befasste sich ausführlicher mit den Hintergründen und der Tätigkeit des von Ludwig gegründeten Hilfsvereins.[23] Die in der zweiten Hälfte des 19. Jahrhunderts in der Landesirrenanstalt Heppenheim etablierten Behandlungsmethoden und Abläufe innerhalb der Anstalt[24] wurden in einer weiteren Arbeit von Vanja umrissen. Daneben wurde eine Anzahl relevanter Forschungsarbeiten aus den letzten Jahrzehnten zu den entsprechenden berührten Themengebieten (beispielsweise der Geschichte der Psychopharmakotherapie oder der Professionalisierung des Wartberufs) benutzt. Sie werden an den entsprechenden Stellen zitiert.

2.2 Zu den untersuchten Quellen

Die verhältnismäßig geringe Anzahl an Publikationen aus Ludwigs Hand,[25] aus denen Rückschlüsse über seine Ansichten und Behandlungskonzepte gezogen werden können, erschwerte die Untersuchung dieser Themenbereiche und setzte stattdessen die Benutzung sehr unterschiedlicher Quellen voraus.

Es wurden die Bände folgender Fachzeitschriften aus dem relevanten Zeitraum (1855–1910) eingesehen und nach Publikationen Hofheimer und Heppenheimer Ärzte, nach den Protokollen der relevanten Fachversammlungen

21 JOHN: Augenspiegel (2003).

22 Vgl. ELLER: Heppenheim (1993), Baugeschichte (1993) und Psychiatrieplanung (2004).

23 VANJA: Hilfsverein (1993).

24 VANJA, CHRISTINA: Leben und Arbeiten in einer Heil- und Pflegeanstalt Ende des 19. Jahr-hunderts. In: Landeswohlfahrtsverband Hessen (Hrsg.), Psychiatrie in Heppenheim. Streifzüge durch die Geschichte eines hessischen Krankenhauses 1866–1992. (=Historische Schriftenreihe des Landeswohlfahrtverbandes Hessen, Quellen und Studien, Bd. 2), Kassel 1993, S. 42–62.

25 Es waren 11 Beiträge Ludwigs in Fachzeitschriften erschließbar (darunter mehrere kleinere), in denen er sich vornehmlich mit baulichen und organisatorischen Themen beschäftigte. Für eine Übersicht seiner Publikationen vgl. Kap. 5. 2. 2. der vorliegenden Arbeit.

(„Verein Deutscher Naturforscher und Ärzte", „Verein Deutscher Irrenärzte", „Verein südwestdeutscher Irrenärzte und Neurologen", „Wanderversammlung Hessischer Irrenärzte") sowie nach anderen relevanten Inhalten durchgesehen:

- Allgemeine Zeitschrift für Psychiatrie und psychisch-gerichtliche Medizin
- Archiv für Psychiatrie und Nervenkrankheiten

Daneben wurden einzelne Beiträge aus anderen Fachzeitschriften sowie eine größere Anzahl einschlägiger Fachpublikationen und -werke aus dem untersuchten Zeitraum von ca. 1820–1910 berücksichtigt. Bei den letzteren handelt es sich größtenteils um die Werke zeitgenössischer Psychiater. Zur Identifikation relevanter Quellen wurden mehrere digitale Bibliotheken nach einschlägigen Stichworten durchsucht. Hervorzuheben sind in diesem Zusammenhang die digitale Bibliothek des ZB MED – Informationszentrum Lebenswissenschaften mit den Standorten Köln und Bonn (hier insbesondere die „Sammlung Nervenheilkunde und Psychologie").

Folgende Publikation aus Hofheim und Heppenheim ist aufgrund ihres Umfanges und ihrer Bedeutung hervorzuheben:

- Grossherzoglich Hessisches Ministerium des Innern und der Justiz, Abtheilung für Öffentliche Gesundheitspflege (Hrsg.): Hofheim und Heppenheim, die Irrenanstalten des Grossherzogthums Hessen. Berichte über Organisation, Verwaltung und Leistungen derselben in den Jahren 1866 bis 1877, mit zwei Plänen. Gross.-Hess. Staatsverlag: Darmstadt 1880.

Dabei handelt es sich um einen ausführlichen Bericht über den Betrieb der Anstalten Hofheim und Heppenheim in zwei Teilen. Der erste Teil enthält je einen Bericht für den Zeitraum 1866–1875, der zweite Teil enthält die entsprechenden Berichte für 1876 und 1877. Sie beschäftigen sich vornehmlich mit organisatorischen Zusammenhängen, etwa mit den Zahlen zu Einstellungen und Entlassungen beim Wartpersonal, zu Löhnen und Kosten, zu Belegungszahlen oder zum Auftreten von infektiösen Erkrankungen. Behandlungsmethoden werden nicht dargestellt. Jedoch erlauben die behandelten Gegenstände gelegentlich einen Einblick in diese oder in den Anstaltsalltag, indem beispielsweise auf die Abschaffung bzw. den seltenen Einsatz von Zwangsmitteln oder Veränderungen in der Einrichtung wie den Bau der Wachabteilungen in den 1870er Jahren hingewiesen wird. Die Autoren dieser Berichte werden zwar nicht genannt, es erscheint jedoch wahrscheinlich, dass sie aus der Hand der jeweiligen Direktoren stammen. Beim Autor des Heppenheimer Berichts dürfte es sich dementsprechend um Georg Ludwig handeln.

Untersucht wurden außerdem die Protokolle der Versammlungen der zwei Kammern der Hessischen Landstände im relevanten Zeitraum sowie andere offizielle Publikationen des Großherzogtums Hessen sowie weitere Quellen mit lokalem Bezug. Für diese Untersuchung nicht berücksichtigt wurden die Jahresberichte des Hilfsvereins für Geisteskranke, die zum Teil bereits von Vanja[26] bearbeitet worden sind. In diesen Jahresberichten legte Ludwig vornehmlich gegenüber Mitgliedern des Hilfsvereins, Vertrauensmännern und öffentlichen Würdeträgern Rechenschaft über die Arbeit des Hilfsvereins ab, behandelte aber offenbar auch aktuelle Themen, vornehmlich zur öffentlichen Irrenfürsorge. Diese Berichte sind somit für die Beantwortung der Fragestellung dieser Arbeit, die vor allem auf die Aufdeckung der internen Anstaltsprozesse abzielt, von nachgeordnetem Interesse; auch würde die Auswertung der zahlreichen Einzelberichte den Rahmen dieser Arbeit sprengen. Eine kleinere Anzahl von Einzelschriften, die Ludwig offenbar unabhängig von den Jahresberichten im Eigenverlag herausgab,[27] waren nicht erschließbar. Die Reichweite dieser vermutlich vornehmlich an Laien gerichteten Schriften ist ungewiss, dürfte aber in der Regel auf das Großherzogtum Hessen begrenzt gewesen sein.

Es ist eine große Anzahl an Kranken-, Personal-, Sach- und Verwaltungsakten aus den Anstalten in Hofheim und Heppenheim erhalten. Diese Akten befinden sich derzeit in ihrer Mehrzahl in den Sammlungen des Hessischen Staatsarchivs in Darmstadt (Bestand G 16 A) und des Historischen Archivs des Landeswohlfahrtsverbandes Hessen in Kassel (Bestand 14). Diese Bestände umfassen hunderte, größtenteils handgeschriebene und bisher noch nicht systematisch katalogisierte Dokumente in unterschiedlichen Konservierungszuständen. Eine vollständige Durchsicht dieser Akten war aufgrund der Menge des Materials nicht möglich, sie hätte den Rahmen dieser Arbeit gesprengt. Berücksichtigt wurden aus diesen Beständen daher ausgewählte Personal-, Sach- und Verwaltungsakten, die mittels der jeweiligen Archivinformationssysteme oder anhand der vorhandenen Findbücher identifiziert werden konnten. Die Entwicklung von ärztlichem und Wartpersonal wurde anhand von relevanten Personal- und Sachakten belegt.

26 VANJA: Hilfsverein (1993).

27 SCHMEEL, WILHELM: Der Hilfsverein für die Geisteskranken in Hessen. In: Verband Deutscher Hilfsvereine Für Geisteskranke (Hrsg.): Die Deutschen Hilfsvereine für Geisteskranke, ihre Entstehung und ihr gegenwärtiger Stand. Im Auftrag des Verbandes Deutscher Hilfsvereine für Geisteskranke. Berlin und Leipzig 1930, S. 61–71. Vgl. hierzu S. 68 f.

Eine systematische Auswertung der Krankenakten unter den genannten Gesichtspunkten gestaltete sich zudem aufgrund der sehr unterschiedlichen Erhaltungszustände der einzelnen Akten und der uneinheitlichen Dokumentationspraxis schwierig. Krankenakten aus den relevanten Zeiträumen wurden daher stichprobenartig zur Untersuchung von Behandlungsabläufen herangezogen.

3. Historischer Kontext und Stand der Forschung in Bezug auf Georg Ludwig

3.1 Zur Psychiatrie in Deutschland in der ersten Hälfte des 19. Jahrhunderts

Die Psychiatrie hatte sich im Laufe des 18. Jahrhunderts im Zuge der Aufklärung als eigenständiges Fach etabliert und die religiösen, philosophischen und abergläubischen Ansätze der vorangegangenen Jahrhunderte in Frage gestellt, jedoch noch keine schlüssige Antwort auf die Frage nach der Entstehung von Geisteskrankheiten sowie valide Behandlungsansätze liefern können. Im Laufe des 19. Jahrhunderts sollten sich Krankheits- und Behandlungskonzepte in der Psychiatrie bedeutend weiterentwickeln. Entscheidende Impulse für die Entwicklung einer humanistisch ausgerichteten und wissenschaftlich fundierten Psychiatrie setzte um die Jahrhundertwende die „Französische Schule" um Philippe Pinel (1745–1826) und seinen Schüler Jean-Étienne-Dominique Esquirol (1772–1840). Ihre Ansätze sahen eine Behandlung des Geisteskranken in relativer Freiheit innerhalb ärztlich geleiteter Anstalten vor. Sie wurden in Deutschland weit rezipiert. In den ersten Jahrzehnten des 19. Jahrhunderts wurden auf deutschem Boden zahlreiche Anstalten gegründet, beispielsweise in Sonnenstein (1811), Siegburg (1825) und Winnenthal (1834). Die Ärzte an diesen Anstalten dominierten den wissenschaftlichen Diskurs in der Psychiatrie, zumal sich diese als Fach noch nicht an den Universitäten etabliert hatte und diese noch nicht über psychiatrische Abteilungen verfügten. Die Universitäten lösten die psychiatrischen Anstalten als Hauptort psychiatrischen Forschens und Wirkens erst ab ca. 1860 allmählich ab.[28] Die Erforschung der Geisteskrankheiten geschah an den Anstalten aus der Praxis heraus. Bei der Verbreitung neuer Erkenntnisse spielte die 1844 gegründete „Allgemeine Zeitschrift für Psychiatrie und psychisch-gerichtliche Medizin" als erste psychiatrische Zeitschrift, die längerfristig erschien, eine prominente Rolle. Sie wurde von den „Anstaltspsychiatern" Heinrich August Philipp Damerow (1798–1866), Carl Friedrich

28 ACKERKNECHT, ERWIN H.: Kurze Geschichte der Psychiatrie. 3. Aufl., Stuttgart 1985. Vgl. hierzu insb. die Kapitel: „Die Psychiatrie im 18. Jahrhundert", S. 34–40; „Pinel, Esquirol und die Französische Schule", S. 41–52; und „Die Deutsche Psychiatrie in der ersten Hälfte des 19. Jahrhunderts", S. 59–72.

Flemming (1799–1880) und Christian Friedrich Wilhelm Roller (1802–1878) herausgegeben.[29]

Die Behandlung in den deutschen Anstalten des frühen 19. Jahrhunderts folgte den Grundsätzen der ursprünglich aus England stammenden „moralischen Behandlung", die durch pädagogische Mittel den Geisteskranken eine sittliche, geregelte Lebensweise zu vermitteln suchte. Nach Maßgabe der antiken Diätetik wurde für eine ausreichende Ernährung, Ruhe und Beschäftigung der Kranken gesorgt. Bei den körperlichen Behandlungsmethoden finden sich noch Mittel aus der ebenfalls aus der Antike tradierten Humoralpathologie wie das Schröpfen und das Verabreichen von Brech- und Abführmitteln. Daneben finden sich Elemente aus dem auf den schottischen Arzt John Brown (1735–1788) zurückgehenden „Brownianismus", der alle Bereiche der europäischen Medizin stark beeinflusste und Krankheiten als Zustände konzeptualisiert hatte, die auf ein Missverhältnis von Reizstärke und Erregbarkeit zurückzuführen waren. Dementsprechend fanden bei „sthenischen Seelenstörungen" beruhigende Maßnahmen wie Reizentzug durch Isolierung in dunklen Zimmern Anwendung, bei „asthenischen Seelenstörungen" stärkende Mittel wie Kampfer.[30] Einen weiteren entscheidenden Impuls für die Reform der psychiatrischen Behandlung an den deutschen Anstalten lieferte der schottische Arzt John Conolly (1794–1866) und seine Lehre des Non-Restraint, der für eine Abschaffung mechanischer Zwangsmittel in der Behandlung von Geisteskranken eingetreten war. Sein System, das er in einer berühmt gewordenen Schrift im Jahr 1856 darlegte,[31] wurde im deutschsprachigen Raum in den folgenden Jahrzehnten nach kontroversen Diskussionen zwischen den Vertretern der Deutschen Psychiatrie weitgehend, wenn auch unter verschiedenen Auslegungen, implementiert.[32]

---

29 Vgl. Allgemeine Zeitschrift für Psychiatrie und psychisch gerichtliche Medizin, herausgegeben von Deutschlands Irrenärzten, in Verbindung mit Gerichtsärzten und Criminalisten (im Folgenden abgekürzt mit „AZP"), Bd. 1, Berlin 1844.

30 SCHOTT, HEINZ / TÖLLE, RAINER: Geschichte der Psychiatrie. Krankheitslehren – Irrwege – Behandlungsformen. München 2006. Vgl. das Kapitel zur Behandlung: 419–495.

31 Vgl. hierzu: CONOLLY, JOHN: The Treatment of the Insane without mechanical Restraint. Extracts from the annual reports of Hanwell Asylum 1839–1849. London 1856.

32 Zur Rezeption des Non-Restraint in Deutschland vgl. die bisher einzige verfügbare ausführliche Arbeit: GEDULDIG, CORDULA: Die Behandlung von Geisteskranken ohne physischen Zwang. Die Rezeption des Non-Restraint im deutschen Sprachgebiet. Inaugural-Dissertation, Zürich 1975.

Von größter Bedeutung für die Entwicklung der Psychiatrie in Deutschland ist außerdem die Gestalt Wilhelm Griesingers (1817–1868). Dieser legte einen Grundstein für die methodische Erforschung und pluridimensionale Behandlung von Geisteskrankheiten, die er als organische Erkrankungen des Gehirns auffasste. Seine Ansichten legte er in einer im Jahr 1845 erstmals publizierten Arbeit mit dem Titel "Die Pathologie und Therapie der Psychischen Krankheiten“[33] dar. Durch diese Publikationen sollte Griesinger einen großen Einfluss auf die Entwicklung der jungen Disziplin im gesamten deutschen Sprachraum haben. Seine darin enthaltenen Ansätze sind aufgrund ihrer Bedeutung als „Magna Charta der Psychiatrie“ bezeichnet worden.[34] Er sollte außerdem im Jahr 1868 eine Fachzeitschrift, das „Archiv für Psychiatrie und Nervenkrankheiten“, als Konkurrenz zu der von Anstaltspsychiatern herausgegebenen „Allgemeine Zeitschrift für Psychiatrie“ gründen. In seiner Zeitschrift sind deutlich die Züge einer universitären und stärker organisch-neurologisch ausgerichteten Psychiatrie fassbar.

Georg Ludwig übernahm in diesem dynamischen Kontext 1855 die Leitung der Hofheimer Anstalt, die zu diesem Zeitpunkt die zentrale Wirkungsstätte der Psychiatrie im Großherzogtum Hessen darstellte.

3.2 Zur Geschichte der Hofheimer Anstalt

Im Gegensatz zu den als „Musteranstalten“ geltenden neugegründeten Einrichtungen wie Sonnenstein in Sachsen (1911), Siegburg (1825) oder Illenau bei Achern (1842)[35], blickte die Hofheimer Anstalt zu diesem Zeitpunkt auf eine sehr viel ältere Geschichte zurück: Sie wurde bereits im Jahr 1535 als eines von vier „Hohen Hospitälern“[36] vom Landgrafen Philipp dem Großmütigen im Kontext der Bestrebungen in der soziale Fürsorge der Reformation gestiftet. Einen

33 GRIESINGER, WILHELM: Pathologie und Therapie der psychischen Krankheiten, für Aerzte und Studirende. Stuttgart 1845.

34 SCHOTT / TÖLLE: Psychiatrie (2006). Vgl. zu Wilhelm Griesinger das Kapitel 6.: „Magna Charta der Psychiatrie: Griesinger“, S. 66–78.

35 Ebd., S. 260.

36 Zu den Anfängen der „Hohen Hospitäler“ vgl. DEMANDT, KARL E.: Die Hohen Hospitäler Hessens. Anfänge und Aufbau der Landesfürsorge für die Geistesgestörten und Körperbehinderten Hessens (1528-1591). In: Heinemeyer, Walter / Pünder, Tilmann (Hrsg.): 450 Jahre Psychiatrie in Hessen (=Veröffentlichungen der Historischen Kommission für Hessen, Bd. 47), Marburg 1983, S. 35–134.

Überblick über die Geschichte des Landeshospitals lieferte Vanja in einer Arbeit von 2004.[37]

Das Hofheimer Hospital ging aus einer Pfarrei hervor, während es sich bei den anderen drei Einrichtungen ursprünglich um Klöster gehandelt hatte. Nach dem Vorbild der städtischen Bürgerspitäler aus dem Mittelalter sollten in diesen religiösen Einrichtungen arme Kranke aus der Landbevölkerung Aufnahme finden. Die Aufnahmebedingungen und Einzugsgebiete waren für die einzelnen Hospitäler klar definiert. Die Hofheimer Einrichtung war zunächst ausschließlich für hilfsbedürftige Frauen aus dem zur hessischen Landgrafschaft gehörenden Territorien Ober- und Niedergrafschaft Katzenelnbogen vorgesehen, später wurden Kranke beider Geschlechter aufgenommen. Zur Aufnahme musste ein Bittgesuch an den Landgrafen und die durch Armut und chronische Erkrankung begründete Hilfsbedürftigkeit durch amtliche Zeugnisse belegt werden. In den folgenden Jahrhunderten wandelte sich durch eine Lockerung der Aufnahmebedingungen allmählich das Klientel, indem auch unter anderem Waisenkinder, Geisteskranke und Kranke aus wohlhabenden Familien gegen die Entrichtung eines Kostgeldes aufgenommen werden konnten. Die im Verhältnis zur begrenzten Anzahl an Plätzen große Nachfrage führte zur Bildung einer „Warteliste". Die Aufnahme erfolgte regelhaft nach Datum der Antragstellung. Diese Reihenfolge konnte in bestimmten Fällen – etwa bei Geisteskranken oder „Leuten von Stand" – umgangen werden, was zu einer allmählichen Veränderung des Krankenklientels zugunsten einer größeren Anzahl von Geisteskranken und eines niedrigeren Altersdurchschnitts führte. Zu Beginn des 19. Jahrhunderts stellten die körperlich Kranken nur noch einen geringen Teil der Hofheimer Pfleglinge – die Verwandlung zu einer „Irrenanstalt" hatte sich beinahe vollzogen. Die medizinische Versorgung erfolgte bis zum Ende des 18. Jahrhunderts durch Bader, die im nahegelegenen Crumstadt ansässig waren und in regelmäßigen Abständen kamen, um beispielsweise Schröpfköpfe anzusetzen, Aderlässe vorzunehmen oder die Kranken zu rasieren. Bei akuten Erkrankungen und Verletzungen konnten sie gerufen werden, um Operationen vorzunehmen oder Wunden zu versorgen. Notwendige Arzneien konnten aus den Apotheken der Umgebung bezogen werden. Gegen Ende des 18. Jahrhunderts wurde wahrscheinlich ein Chirurg fest angestellt. Über die medizinische Versorgung hatte formal ein Arzt im entfernteren Darmstadt die Aufsicht, der jedoch nur in größeren Abständen die Anstalt visitierte. Die Kranken profitierten von einer vergleichsweise guten Ernährung und wurden in den Betrieben und auf den Ländereien der

37 VANJA: Hofheim (2004).

Anstalt nach Maßgabe der aus der Antike tradierten Diätetik beschäftigt. In den Behandlungsansätzen der visitierenden Bader lassen sich deutlich humoralpathologische Vorstellungen identifizieren. Spezifische psychopharmakologische oder psychologische Ansätze sind für diese Zeit noch nicht nachzuweisen. Der Kranke, und so auch der Geisteskranke, sollte vielmehr durch die Behandlung des Körpers und der geregelten Lebensweise gesunden. Von den an die Behandlung von Geisteskranken gerichteten psychiatrischen Anstalten des 19. Jahrhunderts war die Hofheimer Anstalt zu diesem Zeitpunkt noch sehr entfernt.[38]

3.3 Die Hofheimer Anstalt unter Franz Amelung

Biographie und Wirken von Frank Amelung als erstem fest angestellten Arzt in Hofheim wurden von Vanja in einem Artikel von 2004[39] erstmals untersucht.

Dieser war im Landeshospital Hofheim von seiner Bestellung im Jahr 1821 bis zu seinem Tod 1849 tätig. Amelung, der in Darmstadt aufgewachsen war und in Jena und Berlin Medizin studierte, genoss während seiner Ausbildung die Supervision seines berühmten Onkels, des Berliner Professors und königlich-preußischen Leibarztes Dr. Christoph Wilhelm Hufeland (1762–1836). Das Studium schloss er im Jahr 1819 mit Examen und Dissertation ab. Er unternahm im Anschluss die für die jungen Ärzte der damaligen Zeit übliche Bildungsreise, die ihn unter anderem nach Frankreich und Österreich führte, wo er die bedeutenden psychiatrischen Krankenhäuser seiner Zeit in Paris und Wien kennengelernt haben dürfte. Ein spezifisch psychiatrisches Interesse ist bei ihm an dieser Stelle noch nicht nachweisbar. Dennoch wurde er nach seiner Rückkehr ins Großherzogtum Hessen und dem Ablegen der Prüfung vor dem dortigen Medizinalkollegium mit der ersten festen Stelle eines Arztes in Hofheim betraut, wo ihm die komplette medizinische Versorgung der Hospitaliten oblag.

38 VANJA: Hofheim (2004). Zur Geschichte der Hohen Hospitäler bis zum 19. Jahrhundert vgl. auch FRIEDRICH, ARND: Die Hohen Samthospitäler in Hessen vom Tode Landgraf Philipps des Großmütigen im Jahre 1567 bis zum Beginn des 19. Jahrhunderts. In: Heinemeyer, Walter / Pünder, Tilmann (Hrsg.): 450 Jahre Psychiatrie in Hessen (=Veröffentlichungen der Historischen Kommission für Hessen, Bd. 47), Marburg 1983, S. 135–160. Zur Behandlung im Hospital in der frühen Neuzeit vgl. VANJA, CHRISTINA: Das hessische Landeshospital Hofheim bei Darmstadt in der Frühen Neuzeit – diätetische Lebensweise und medizinische Behandlung. In: Schriftenreihe der Deutschen Gesellschaft für Geschichte der Nervenheilkunde, Bd. 13, Würzburg 2007, S. 45–66.

39 VANJA: Amelung (2004).

Die Verwandlung des Hofheimer Hospitals zu einer psychiatrischen Einrichtung war zu diesem Zeitpunkt noch nicht vollständig abgeschlossen (s. o.). Bei etwa einem Fünftel der dort behandelten Personen handelte es sich um pflegebedürftige körperlich Kranke. Er widmete sich hier dem Studium der Psychiatrie, die sich zu diesem Zeitpunkt noch nicht als eigenständige Fachdisziplin der Medizin etabliert hatte. Sie wurde noch nicht an den Universitäten bzw. Universitätskliniken, sondern in den Anstalten „aus der Praxis heraus" erforscht. Standarisierte und wissenschaftlich fundierte diagnostische oder therapeutische Verfahren für die Behandlung von Geisteskranken sollten sich erst in der zweiten Hälfte des 19. Jahrhunderts allmählich herausbilden. Amelung erwies sich als sehr ergiebiger wissenschaftlicher Schriftsteller und publizierte zahlreiche Arbeiten und Beiträge in Fachjournalen. Er studierte die zeitgenössische Fachliteratur und übersetzte auch fremdsprachige Arbeiten, etwa aus dem Englischen. Er stand dabei mit namhaften psychiatrisch tätigen Ärzten seiner Zeit wie Friedrich Bird (1791–1851) in engem Kontakt. Das Krankheitskonzept Amelungs, für seine Zeit charakteristisch, verband Elemente der traditionellen Humoralpathologie mit Elementen des modernen „Brownianismus". So finden sich in den bisher untersuchten Quellen Hinweise auf die Anwendung von Mitteln und Arzneien aus der humoralpathologischen Tradition, wie Brech- und Abführmittel. Daneben lassen sich aber auch die „erregenden" bzw. „beruhigenden" Mittel nach dem Brown´schen Ansatz wie die Verabreichung von Kampfer oder die Fixierung in einem Zwangsstuhl nachweisen. Es finden sich außerdem Elemente der antiken Diätetik wieder, die in den therapeutischen Prinzipien einer ausreichenden Ernährung und Erholung und einer regelmäßigen Beschäftigung der Hospitaliten zum Ausdruck kommen. Die Leitung der Anstalt musste sich Franz Amelung mit dem Hospitalmeister Hofheims teilen. Die Bestrebungen Amelungs nach einer Erweiterung der direktorialen Machtbefugnisse[40] verliefen frustran. Erst nach dem Tod Amelungs sollte sein Nachfolger, der Arzt Ludwig Hohenschild, mit dem Titel des „Großherzoglichen Direktors" der Anstalt belehnt und Hofheim dadurch den modernen psychiatrischen Anstalten seiner Zeit angeglichen werden. Amelung trat außerdem vor den hessischen Behörden für den Neubau einer ausschließlich nach der Behandlung von Geisteskranken ausgerichteten „Heil- und Pflegeanstalt" nach dem Vorbild der Anstalt Illenau bei Achern oder wenigstens für die Errichtung einer neuen Heilanstalt unter Beibehaltung Hofheims als Pflegeanstalt ein.[41]

---

40 Zu Amelungs Bestrebungen um Reformen in Hofheim vgl. BRAUN: Amelung (2008).
41 VANJA: Amelung (2004).

Diese Bemühungen sind im Kontext der Diskussion um die Zweckmäßigkeit einer Aufgliederung der psychiatrischen Versorgung in Heilanstalten für akut Erkrankte einerseits und Pflegeanstalten für chronische Kranke andererseits zu verstehen. Die Umsetzung scheiterte vielerorts allerdings an der praktisch schwer vorzunehmenden Unterscheidung dieser Patientenkollektive und der hohen Kosten, die mit einem Umbau oder der Neuerrichtung einer weiteren Anstalt verbunden waren.[42]

Auch Amelung scheiterte vor den Behörden aufgrund der erheblichen Kosten, die die Umsetzung seines Vorhabens bedeutet hätten, und erreichte nur die Genehmigung zur Errichtung eines neuen Gebäudes für die weiblichen Pfleglinge. Er verstarb im Jahr 1849 unerwartet infolge eines Angriffs durch einen Kranken, der ihn tödlich verletzte. In einem Nachruf des Psychiaters Friedrich Bird, mit dem er befreundet war, wird Amelung aufgrund seiner wissenschaftlichen Tätigkeit im jungen Fach als „Förderer der praktischen Psychiatrie" gewürdigt.[43]

3.4 Die Hofheimer Anstalt unter Ludwig Hohenschild

Nach dem Tod Franz Amelungs wurde Ludwig Hohenschild (1811/1812–1862) zum „Großherzoglichen Direktor" der Hofheimer Anstalt ernannt. Das Leben und Wirken des Vorgängers Georg Ludwigs in Hofheim ist bisher wenig erforscht worden. Er leitete die Hofheimer Anstalt bis zu seinem Fortgang im Jahr 1855, also für einen vergleichsweise kurzen Zeitraum. In den bisherigen Publikationen tritt er vornehmlich in seiner Rolle als Förderer Georg Ludwigs in Erscheinung, mit dem er verschwägert gewesen sei.[44]

Ludwig Hohenschild wurde als Sohn eines Rechnungs-Justifikators 1811 oder 1812 geboren.[45] Er schloss zunächst eine Ausbildung zum Apotheker im Jahr

42 SCHOTT / TÖLLE: Psychiatrie (2006), S. 270–272.

43 VANJA: Amelung (2004).

44 ZAMPERONI: Ludwig (2004), S. 117.

45 Die folgenden biographischen Angaben lassen sich anhand folgender Quellen rekonstruieren: Hessisches Staatsarchiv Darmstadt (im Folgenden abgekürzt mit „HStAD"), Bestand G16 A Nr. 2 (Personalakte von Ludwig Hohenschild) und HStAD Bestand D 12, Nr 18/16. Bei letzterer handelt es sich um ein Schreiben eines gewissen mit Hohenschild bekannten Hrn. Zimmermann an den Großherzog, der Stellung zu einem vermeintlichen Verleumdungsversuch gegen Hohenschild bezieht und dem einige wenige biographische Daten zu entnehmen sind. Laut einer Fußnote auf S. 4 war Hohenschild im Jahr 1849 37 oder 38 Jahre alt.

1841 ab und studierte später Medizin in Gießen, wo er 1844 promovierte. Nach dem Ablegen des Staatsexamens in Darmstadt 1845 war er als Assistenzarzt in einem Armenkrankenhaus in Darmstadt für die Dauer mehrerer Jahre tätig.[46] Später unterhielt er eine eigene Praxis, in der er Angehörige einflussreicher Familien des Großherzogtums betreute.[47] Attestiert wurde Hohenschild 1849, dass er durch seine Tätigkeit als Apotheker „*die Arzneimittellehre aus eigener Praxis besser [kenne], als die meisten Ärzte*". Er verfüge über großes Talent. Er sei darüber hinaus „*längere Zeit in den berühmten Hospitälern Wiens*" gewesen, „*in welchen man innerhalb einer Woche mehr Kranke zu beobachten und zu behandeln Gelegenheit hat, als in Darmstadt während eines ganzen Jahres*".[48] Es erscheint wahrscheinlich, dass dies im Rahmen der damals für junge Ärzte üblichen Bildungsreise geschah. Im Jahr 1849 wurde Hohenschild infolge des Todes Amelungs zum Hospitalarzt in Hofheim ernannt.[49] Dort bewohnte er eine Dienstwohnung.[50] Über sein ärztliches Wirken dort ist wenig bekannt. Veröffentlichungen aus seiner Hand oder anderweitige Publikationen, aus denen sich das medizinische Konzept Hohenschilds ableiten ließe, sind nicht erhalten. Insgesamt entsteht der Eindruck eines umfassend naturwissenschaftlichen und medizinisch gebildeten Arztes – ein spezifisch klinisches oder wissenschaftliches psychiatrisches Interesse ist hingegen nicht überliefert. Auch sein verhältnismäßig frühes Verlassen der Hofheimer Anstalt nach „nur" sechs Jahren lässt auf eine fehlende klinisch-psychiatrische Berufung schließen.

Während seiner Zeit als Hofheimer Arzt wurde Hohenschild auch als Gutachter vor Gericht verpflichtet. Hiervon zeugt der ausführliche Bericht über die Verhandlungen im Jahre 1850 im Zusammenhang mit dem Aufsehen erregenden und medial damals kontrovers diskutierten Mord an der Gräfin von Görlitz 1847.[51] Hohenschild wurde hier neben anderen prominenten Wissenschaftlern wie den Gießener Professoren von Liebig und Bischoff in seiner Kondition als

---

46 Schreiben des Hrn. Zimmermann (HStAD Best. D 12 Nr 18/16), S. 4.

47 Ebd.

48 Ebd.

49 Personalakte Ludwig Hohenschild (HStAD Best. G16 A Nr.2).

50 Verhandlungen der Zweiten Kammer der Landstände des Großherzogtums Hessen (im Folgenden abgekürzt mit „Verhandlungen der Zweiten Kammer") in den Jahren 1857/59. Beilagen, 3. Bd., Darmstadt 1857. Vgl. Beilage 140 zum 12 Protokoll, S. 242.

51 Ausführlicher Bericht über die Verhandlungen der Assisen der Provinz Starkenburg zu Darmstadt in Anklagesachen gegen Johannes Stauff wegen Ermordung der Gräfin von Görlitz (im Folgenden abgekürzt mit „Verhandlungen gegen Johannes Stauff"). Darmstadt 1850.

Medizinalrat als Experte hinzugezogen und firmierte neben den Professoren und weiteren Medizinalräten das Gutachten, in dem die Sachkundigen Stellung zu den forensischen Problemen bezogen. An der kriminalistischen Arbeit war Hohenschild interessanterweise direkt beteiligt: Er untersuchte Flecken auf einem seidenen Lappen mit einem Mikroskop, um festzustellen, ob es sich dabei um Blutflecken handelte.[52]

Etwas besser dokumentiert als sein wissenschaftliches und ärztliches Wirken sind hingegen seine Bemühungen um eine Sanierung der Hofheimer und seine Bestrebungen um die Errichtung einer neuen Anstalt im Großherzogtum Hessen. Als er die Leitung in Hofheim antrat, befand sich die Anstalt in einem schlechten Zustand. Die dort herrschenden, in der Öffentlichkeit als misslich geltenden Verhältnisse waren Gegenstand intensiver Debatten beider Kammern der Großherzoglich-Hessischen Landstände. Einer der Abgeordneten der zweiten Kammer reiste gar nach Hofheim, um sich einen Eindruck aus erster Hand zu verschaffen. Um einen Vergleich ziehen zu können, besuchte er auch die 1849 neu eröffnete Landes-Heil- und Pflegeanstalt Eichberg im benachbarten Herzogtum Nassau.[53] Das Urteil fiel folgendermaßen aus:

> *„... und ich versichere Sie, wenn der Eindruck, welchen ich hatte, als ich das Hospital Hofheim verließ, der Eindruck des Schauders und Entsetzens war, so trug ich auf der anderen Seite in mir ein Gefühl tröstlicher Beruhigung, ja wahrer Behaglichkeit, als ich Eichberg verließ."*[54]

Im Gegensatz hierzu bot sich dem Abgeordneten in Hofheim ein eher schaurig wirkendes Bild:

> *„In Hofheim ist eine Absonderung der verschiedenen Krankheitsarten, wie sie durchaus notwendig wäre, wegen der Localitäten gänzlich unausführbar. Alles bewegt sich durcheinander, ja die dort in Pflege befindlichen Invaliden gehen, um das Chaos vollständig zu machen, unter den Verrückten umher. Es fehlt, an der gehörigen Anzahl von Höfen und Gartenabtheilungen und die Badeanstalt steht so sehr außer Verbindung mit den Gebäuden, daß die Kranken meistens durch den Hof dorthin getragen werden müssen."*[55]

Insbesondere die Zellen zur Isolierung von tobenden Kranken seien in einem schlechten Zustand gewesen:

---

52 Ebd., S. 102.

53 1849 erfolgte die Eröffnung der Landes-Heil- und Pflegeanstalt Eichberg

54 Verhandlungen der Zweiten Kammer 1851/52, Protokolle: 9. Bd. (1852), Protokoll Nr. 15, S. 18.

55 Ebd.

„Alle diese Mängel unserer Anstalt müssen aber tief in den Hintergrund treten vor den für Tobsüchtige bestimmten Localen. Es sind dieß theilweise nicht nur keine für Menschen geeignete Wohnungen, sondern wahrhaft menagerieähnliche Behälter, feucht und ungesund. Mit Entsetzen habe ich hierin Menschen gesehen, welche geheilt werden sollen.“[56]

Zu diesem Zeitpunkt erfolgten jedoch bereits seit einigen Jahren, spätestens seit 1846 – also noch unter Amelung, Reparaturen und kleinere Verbesserungen der Installationen,[57] die die deutlichen Missstände jedoch nicht ausreichend beheben konnten. Einen zusammenhängenden Plan für die Renovierungen gab es nicht, was ebenfalls mit Nachdruck bemängelt wurde.[58] Diese Reparaturen und Renovierungsarbeiten umschlossen beispielsweise die Errichtung mehrerer kleiner Gebäude und die Auslagerung der Küche, der Magazine und der Bäckerei, um in den freiwerdenden Räumen mehr Platz für die Hospitaliten zu schaffen. Die alte Küche wurde zu einem Aufenthalts-, Essens- und Arbeitsraum für die männlichen Hospitaliten umfunktioniert.[59] Hohenschild selbst erlebte die Durchführung weiterer Renovierungs- und Reparaturarbeiten, die für 1851 und 1852 sicher belegbar sind und vermutlich auch in einem bedeutenderen Umfang auch 1853 erfolgten.[60] Bei diesen Veränderungen und Sanierungen der Anstaltsgebäude spielten Kosten und Ersparnis durchgehend eine prominente Rolle. Die hier aufgezählten Missstände führten 1852 schließlich zur Berufung einer Expertenkommission durch die Regierung.

Im Mai 1853 war Hohenschild Teil dieser vier- oder fünfköpfigen Kommission, die mit der Erarbeitung eines Konzeptes zur Verbesserung der Verhältnisse in Hofheim einberufen wurde. Er sprach sich schließlich – wie die Mehrheit der Kommissionsmitglieder – gegen eine Erweiterung Hofheims und für den Bau einer neuen Heil- und Pflegeanstalt an der Bergstraße aus. Hofheim sollte neben dieser als Siechenanstalt weiterverwendet werden. 1854 war dieser Plan bereits vom Ministerium und vom Großherzog angenommen worden und bedurfte noch der Zustimmung der Landstände.[61] Um den *„Umfang der neu zu bauenden Anstalt bemessen zu können“*, veranlasste die Kommission eine Zählung

---

56 Ebd., S. 19.

57 Ebd., S. 10. Laut dem Abgeordneten Breidenbach, in dessen Wahlbezirk Starkenburg/Darmstadt die Anstalt fiel, würden Verbesserungen seit etwa 8–10 Jahren vorgenommen.

58 Ebd., S. 20.

59 Ebd., S. 22.

60 Ebd., S. 15

61 Tagesgeschichte. Aus Hessen. In: Correspondenzblatt der deutschen Gesellschaft für Psychiatrie und Gerichtliche Psychologie, 1. Jg., Neuwied 1854, S. 7 f.

„sämmtlicher im Großherzogtum vorhandenen Irren“[62]. Die Zählung erfolgte 1853 bis 1854[63] und ergab (inklusive der fast 400 Hofheimer Insassen) eine Zahl von beinahe 1800 „Irren“ auf die 852.000 Einwohner des Großherzogtums, was einem Verhältnis von 1:500 und somit in etwa den Zahlen anderer deutscher Staaten entsprach.[64]

Die Verhandlungen bezüglich eines Neubaus schritten indes langsam voran und zogen sich über einen Zeitraum von über zwei Jahrzehnten. Dafür gab es mehrere Gründe, von denen in den Debatten der Jahre 1835 bis 1855 zwei besonders häufig wiederholt und betont werden: Zum einen war die Finanzierung der umfassenden Sanierung bzw. des aufwendigen Neubaus noch nicht geklärt,[65] zum anderen war man sich in Bezug auf den Ort zur Errichtung der neuen Anstalt nicht einig. Bereits seit Mitte der 1830er Jahre gab es nämlich auch Bestrebungen seitens der Gießener Universität zur Errichtung einer neuen Anstalt in der unmittelbaren Umgebung Gießens, um sie für den klinischen Unterricht der Medizinstudenten nutzen zu können.[66] Der universitäre Lehrbetrieb wurde jedoch auch als Bedrohung für den Genesungsprozess und die Pflege der Irren gesehen. Konkret befürchtet wurde beispielsweise eine *„Störung der Ordnung“* durch *„die Mitwirkung der Kliniker in das innere Leben der Anstalt“* und eine *„Gefährdung der Isolierung der Kranken, deren Argwohn durch die Besuche der Studirenden rege gemacht und deren Empfindlichkeit verletzt wird, wenn sie Fremden zum Gegenstand des Unterrichts dienen sollen“.*[67] Auch Christian Friedrich Wilhelm Roller (1802–1878), Direktor der Anstalt in Illenau, hatte sich in einer Schrift 1831 bereits dezidiert gegen eine Integrierung der psychiatrischen Anstalten in den universitären Lehrbetrieb ausgesprochen.

---

62 Ebd., S. 39 f.

63 Die Irrenstatistik des Großherzogthums Hessen. In: Correspondenzblatt der deutschen Gesellschaft für Psychiatrie und Gerichtliche Psychologie, 2. Jg., Neuwied 1855, S. 57–62.

64 Tagesgeschichte. Aus Hessen. In: Correspondenzblatt der deutschen Gesellschaft für Psychiatrie und Gerichtliche Psychologie, 1. Jg., Neuwied 1854, S. 39 f.

65 Verhandlungen der Zweiten Kammer 1851/55, Beilagen: 14. Bd. (1855), Beilage Nr. 846 zum 233 Protokoll vom 4. Juli 1854, S. 21–39.

66 Ebd., S. 11. Zu den Hintergründen und den Debatten im Großherzogtum bzgl. der Errichtung einer mit der Gießener Universität verbundenen psychiatrischen Anstalt vgl. das erste Kapitel („Vorgeschichte der Klinik“). In: DANNEMANN, ADOLF: Die psychiatrische Klinik zu Giessen: ein Beitrag zur practischen Psychiatrie. Berlin 1899.

67 Verhandlungen der Zweiten Kammer 1851/55, Beilagen: 14. Bd. (1855), Beilage Nr. 846 zum 233. Protokoll vom 4. Juli 1854, S. 14

Seine Publikation wurde in der Debatte im Großherzogtum berücksichtigt und trug zur Entscheidungsfindung bei.[68] Hohenschild selbst sprach sich wohl ebenfalls gegen die Nutzung der neu zu erbauenden Anstalt für den psychiatrischen Unterricht aus.[69] Der Grund für seine ablehnende Haltung ist nicht überliefert.

Für einen Neubau in Alsbach, einem kleinen Ort an der Bergstraße, sprach u. a. die gute Infrastruktur bei gleichzeitig isolierter Lage, das als gesund empfundene Klima und nicht zuletzt auch die Nähe zu Hofheim.[70] Es bestand anscheinend die Hoffnung, durch die Nähe beider Anstalten zueinander auch den Verwaltungs- und damit den Kostenaufwand zu reduzieren. Die Verhandlungen zogen sich wohl auch deshalb in die Länge, weil das Projekt mit anderen Vorhaben, etwa der als dringender wahrgenommenen Reform des Gefängniswesens, konkurrierte.[71] Als weiterer Grund wurden die „unsicheren politischen Verhältnisse Europas" aufgeführt, die das Großherzogtum von den internen Angelegenheiten ablenkten.[72] Bereits 1855 verließ Hohenschild, ehe ein endgültiger Entschluss über die Errichtung der neuen Anstalt gefasst werden konnte, das Hospital wieder und wurde später Erster Kreisarzt in Darmstadt.[73] Es ist nicht bekannt, aus welchem Grund er die Leitung abgab. Die aufreibenden und ergebnislosen Diskussionen um den Neubau dürften sicherlich zu seiner Entscheidung beigetragen haben. Er trat in den folgenden Jahren in der Debatte um die psychiatrische Versorgung in Hessen nicht mehr in Erscheinung. Er starb bereits wenige Jahre später, am 19. Mai 1862, nach schwerem Leiden in der Gießener Klinik. Hinter der festgehaltenen Todesursache, einer „Markschwammdyskrasie", verbirgt sich wahrscheinlich eine Krebserkrankung. Er wurde in einem kurzen Nachruf in der „Allgemeinen Zeitung für Psychiatrie" für seine reformatorische Tätigkeit im hessischen Irrenwesen gewürdigt:

> *„Was in dieser Richtung geschehen ist, von der Einführung des Systems der ärztlichen Direction im Jahre 1849 (...) bis zur definitiven Beschlussfassung zu Gunsten der Erbauung einer zweiten Landesirrenanstalt im Jahre 1854 war hauptsächlich sein Werk, die Frucht seiner unermüdlichen Tätigkeit und reicher geistiger Begabung".*[74]

---

68 Ebd., S. 13 f.

69 DANNEMANN: Giessen (1899), S. 36.

70 Verhandlungen der Zweiten Kammer 1851/55, Beilagen: 14. Bd. (1855), Beilage 846 zum 233. Protokoll vom 4. Juli 1854, S. 18.

71 Tagesgeschichte. Aus Darmstadt. In: Correspondenzblatt der deutschen Gesellschaft für Psychiatrie und Gerichtliche Psychologie, 4. Jg., Neuwied 1857, S. 159.

72 DANNEMANN: Giessen (1899), S. 38.

73 BRAUN: Defekt (2009), S. 131.

74 Miscellen. Aus Hofheim: AZP, 19. Bd. (1862), S. 347.

Kurz vor seinem Weggang hatte Hohenschild immerhin noch einmal die Gelegenheit gehabt, groß zu feiern – nämlich anlässlich des Ludwigstages am 25. August 1855, dem Namenstag des Großherzogs. Ein offensichtlich beeindruckter Augenzeuge beschreibt das Geschehen wie folgt:

> *„Es sollte dieser hessische Festtag auch diesen unglücklichen Menschen nach Möglichkeit ihrer Fassungskräfte ein Tag der Freude sein. Illumination und Feuerwerk ließ man am Abende vorher ihr Auge sehen; ein Conzert, das zweite in kurzem Zeitraume, ward am Festtag selbst veranstaltet und von einer Anzahl von 100 bis 150 dieser Unglücklichen beiderlei Geschlechts im dasigen Saale aufgeführt, bei welchem Alle eine lautlose Stille beobachteten, und an welch letzterer nicht zu verkennen gewesen, daß ihr Gehörsinn einen Genuß hatte. Referent kann nicht bergen, wie ihn insbesondere dieses Conzert in Mitte so vieler, für die Welt sonst todter Menschen, ergriffen hat. Es begann dasselbe mit einem sehr entsprechenden Duette für Violin und Pianoforte, welches von dem Veranstalter und Leiter des Conzertes, dem Assistenzarzt Dr. Ludwig daselbst und einem Irren, mit der größten Präcision Beider vorgetragen worden ist. Meisterhaft hat dieser arme Irre dem „Holzkästlein" himmlische Töne entrissen – und wunderbar mußte es erscheinen, in welcher Weise die schlummernden Funken des vormaligen Künstlers hier gesammelt und zur Produktion befähigt worden sind. Ein Sängerchor, gebildet aus den Wärtern, Wärterinnen und aus einzelnen Hospitaliten, trug hierauf einen vierstimmigen Gesang vor, welcher, wie auch ein Quartett, dem Schöpfer dieses Sängerchors alle Ehre macht, obgleich dieser erst im Entstehen ist. Die Gemahlin des Direktors der Anstalt brachte hierauf ihr Scherflein diesen Unglücklichen durch kunstfertigen Vortrag mehrerer Piecen auf dem Pianoforte, worauf ein zweites Duett für Violine und Pianoforte gefolgt von beiden Obengenannten wieder vorgetragen worden ist. Beim Vortrage dieses schwierigen Duetts ward es Referenten unheimlich, indem er für den armen Violinkünstler fürchtete; allein die Ausführung kam glänzend zu Ende, Männerchöre wechselten hierauf mit Sologesängen und gaben dem Ganzen die freundlichste Gestalt; und unwiderstehlich war gewiß bei allen sonstigen Anwesenden das Gefühl: die Sache habe ihrem Zwecke vollkommen entsprochen. Dank euch Allen, die Ihr für diesen Zweck gewirkt habt! Aus dem Munde einzelner dieser unglücklichsten Menschen selbst habt ihr solches vernommen. Eine schönere, eine edlere Feier hat der Ludwigstag 1855 im Großherzogtum gewiß nicht gehabt, als durch euer Wirken."*[75]

Was Ludwig Hohenschild – diese hier so schwer zu erfassende Gestalt – tat, während seine Gemahlin, sein Assistenzarzt und seine Wärterinnen und Wärter mit den Kranken musizierten, ist leider ebenfalls nicht überliefert.

75 Tagesgeschichte. Aus Hessen. In: Correspondenzblatt der deutschen Gesellschaft für Psychiatrie und Gerichtliche Psychologie, 2. Jg., Berlin 1855, S. 152.

3.5 Zum Hintergrund und der Ausbildung Georg Ludwigs

Georg Ludwig (1826–1910), der im Jahr 1855 Ludwig Hohenschild als Direktor in Hofheim nachfolgen sollte, wurde am 9. Mai 1826 in Darmstadt geboren. Er stammte aus bürgerlichen Verhältnissen und wuchs in einer protestantischen Pfarrersfamilie auf. Er immatrikulierte sich zum Studium der Medizin im Wintersemester 1844/45 an der Gießener Ludwigs-Universität und wurde im Jahr 1845 Mitglied des „Corps Starkenburgia", einer schlagenden Studentenverbindung, der ein älterer Bruder Georg Ludwigs angehörte. Er hatte bereits während der Schulzeit einer Schülerverbindung angehört. Innerhalb des Starkenburger Corps hatte er zeitweilig eine führende Rolle inne und bekleidete dabei verschiedene Ämter, wodurch er die Gelegenheit hatte, sich als Redner und Organisator zu üben. Vermutlich im Zusammenhang mit den studentischen Unruhen in Gießen im Jahr 1846 wurde er vom universitären Betrieb ausgeschlossen, konnte sein Studium aber im Sommersemester 1847 fortsetzen. Während seines Studiums konnte Ludwig die psychiatrischen Vorlesungen bei Ernst Ludwig Wilhelm Nebel und Ferdinand August Maria von Ritgen besuchen. Das Wintersemester 1849/50 verbrachte er bei seinem Schwager Ludwig Hohenschild, der zu diesem Zeitpunkt Direktor des Landeshospitals Hofheim war, und sammelte hier erste psychiatrische Erfahrungen. Ludwig widmete seine Dissertationsarbeit, für die er ein psychiatrisches Thema wählte, seinem Lehrer von Ritgen.[76] Er schloss das Studium mit dem Examen und der Dissertation im Jahr 1853 ab und trat noch in demselben Jahr eine Stelle bei Ludwig Hohenschild in Hofheim an. Kurze Zeit später, im Sommer des Jahres 1854, verließ Georg Ludwig mit Erlaubnis Ludwig Hohenschilds und der hessischen Behörden die Anstalt, um sich – wie für die Ärzte dieser Zeit üblich – auf eine viermonatige Bildungsreise zu begeben. Die Hintergründe und Bedeutung dieser Reise werden in der vorliegenden Arbeit an gesonderter Stelle ausführlicher behandelt.[77] Bereits im Jahr darauf übernahm Georg Ludwig nach dem Weggang Ludwig Hohenschilds zunächst kommissarisch die Leitung des Landeshospitals Hofheim, bis er im Jahr 1857 endgültig von der Behörde als Direktor ratifiziert wurde. Er blieb bis zum Jahr 1865 in diesem Posten, als er mit der Leitung der neu errichteten Heppenheimer Anstalt beauftragt wurde.[78]

---

76 LUDWIG, GEORG: Versuche einer Entwicklung der einzelnen Verrücktheitsformen aus den besonderen menschlichen Vermögen. Inaugural-Dissertation, Gießen 1853. Vgl. das Vorwort.

77 Zur Bildungsreise Ludwigs vgl. Kapitel 5.3.1 der vorliegenden Arbeit.

78 ZAMPERONI: Ludwig (2004).

3.6 Georg Ludwig und die „öffentliche Irrenfürsorge“

Die bisherigen Untersuchungen über das Wirken Georg Ludwigs haben sich auf seine organisatorische Rolle in der Psychiatrieplanung des Großherzogtums und auf die Entwicklung des von ihm gegründeten „Hilfsvereins für Geisteskranke“ konzentriert. Im Folgenden werden zur Kontextualisierung die Ergebnisse dieser Untersuchungen zusammenfassend dargestellt.

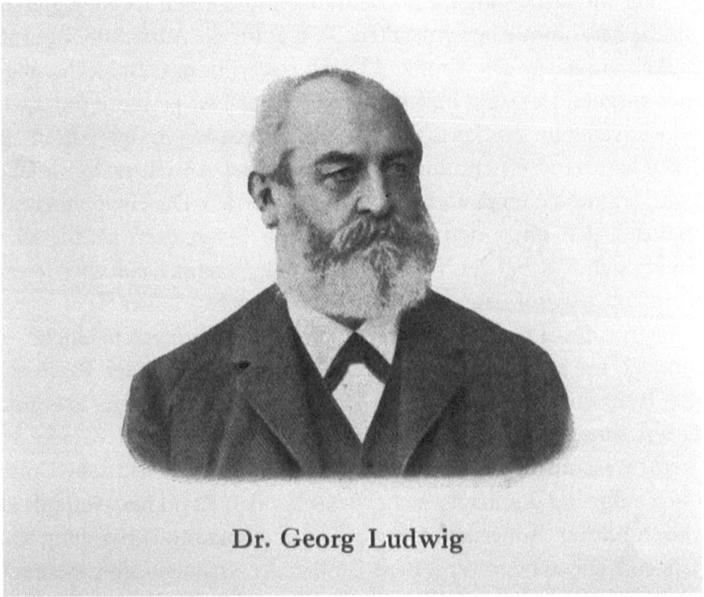

Abbildung 1: Porträt Georg Ludwigs. Autor und Aufnahmedatum unbekannt. Unter Berücksichtigung des Geburtsjahres 1826 dürfte das Bild zwischen 1880 und 1895 aufgenommen worden sein. Abbildung aus: SCHMEEL: Hilfsverein (1930), o. S. (zwischen SS. 60 und 61)

3.6.1 Georg Ludwig und die Psychiatrieplanung im Großherzogtum

Im Jahr 1858 waren, nachdem bereits seit über zwanzig Jahren über den Neubau einer Anstalt debattiert wurde, die erforderlichen Mittel zum Bau einer neuen Irrenanstalt durch die beiden Kammern der hessischen Landstände bewilligt worden. Georg Ludwig wurde als zukünftiger Direktor der neuen Anstalt mit der Gestaltung der Heppenheimer Anstalt und der Ausarbeitung der Pläne beauftragt. Er konnte hierdurch maßgeblich sein psychiatrisches Konzept in den Bau miteinfließen lassen. Es entsprach dem damals gängigen Korridorstil, der auch in der von Christian Friedrich Wilhelm Roller geleiteten „Heil- und Pflegeanstalt“ Illenau bei Achern verwirklicht worden war, die Ludwig im Jahr 1854 im Rahmen seiner Bildungsreise besucht hatte. Die Anstalt, der er bewusst einen „Krankenhauscharakter“ verlieh, zeichnete sich durch mehrere kleine Abteilungen auf drei Stockwerken aus, was für die Zeit eine Besonderheit darstellte. Sie verfügte über moderne sanitäre Einrichtungen und einen freundlicheren Charakter als die herkömmlichen Anstalten. Sie war für die Aufnahme von maximal 250 Kranken ausgelegt. Die Kranken waren nach ihrem Geschlecht, aber auch nach ihrer sozialen Herkunft bzw. nach der Pflegeklasse getrennt untergebracht. Ludwig beaufsichtigte den kostspieligen Bau der Anstalt in den Jahren 1861 bis 1865. Nachdem seine Ernennung zum Direktor der Anstalt noch im Jahr 1865 erfolgt war, konnte sie im Januar 1866 eröffnet werden. Die Heppenheimer Landesirrenanstalt galt unter den zeitgenössischen Psychiatern als fortschrittlich und erfreute sich u. a. bei der Versammlung des „Vereins Deutscher Irrenärzte“, die 1867 in der neu eröffneten Anstalt stattfand, großen Lobes.[79]

Seit Beginn des 19. Jahrhunderts konkurrierten unterschiedliche Versorgungsmodelle im psychiatrischen Anstaltswesen. Ein Teil der Psychiater forderte die Trennung der Anstalten in Heilanstalten für „frisch“ Erkrankte mit besserer Prognose und Pflegeanstalten für solche chronisch Kranke ein, bei denen keine wesentliche Besserung zu erwarten war. Die praktische Umsetzung erwies sich aufgrund des häufig nicht abzusehenden Krankheitsverlaufs aber als kaum durchführbar. Außerdem erforderte eine getrennte Versorgung auch den kostspieligen Neubau oder wenigstens Umbau der Anstalten. Aus diesem Grund setzte sich die gemischte „Heil- und Pflegeanstalt“ als Modell durch, in der sowohl akut als auch chronisch Kranke versorgt wurden. Es stellte bis zum Ausgang des 19. Jahrhunderts das vorherrschende Konzept im deutschsprachigen Raum dar. Wurden die akuten und chronischen Krankenkollektive in getrennten Abteilungen der gleichen Anstalt untergebracht, sprach man von einer „relativ verbundenen Heil- und Pflegeanstalt“.[80]

Georg Ludwig trat in diesem Kontext für eine klare Trennung von Heil- und Pflegeanstalten ein. Er vertrat die Auffassung, dass akut und somit vermutlich

---

79 Zur hier dargestellten Entwicklung Heppenheims unter Georg Ludwig und zu dessen Rolle in der Psychiatrieplanung im Großherzogtum Hessen vgl. ELLER: Heppenheim (1993), Baugeschichte (1993) und Psychiatrieplanung (2004).

80 SCHOTT / TÖLLE: Psychiatrie (2006), S. 270–272.

potentiell heilbar Erkrankte und chronische Kranke unterschiedliche Bedürfnisse aufwiesen, denen nur eine Trennung der Versorgungseinrichtung gerecht werden könne. Die Verbindung beider Krankenkollektive würde laut Ludwig die Akutbehandlung der Kranken einerseits, andererseits die Betreuung der als unheilbar geltenden chronisch Kranken stören und die Überfüllung der Anstalt begünstigen. Die Gründe für die Ablehnung der Initiative Ludwigs durch die Behörden sind nicht mehr nachvollziehbar. Sie folgten jedoch damit dem in Deutschland damals vorherrschenden Konzept der gemischten Anstalt. Obwohl fortan sowohl das Landeshospital Hofheim als auch die Irrenanstalt Heppenheim gleichermaßen als „Heil- und Pflegeanstalten“ firmierten, führten die seitens der Behörden Ludwig zugestandenen veränderten Aufnahmeregularien zunächst dazu, dass akut Erkrankte vornehmlich in Heppenheim, chronisch Kranke vornehmend in Hofheim Aufnahme fanden. In den folgenden Jahrzehnten nahm dennoch der Anteil der als unheilbar geltenden Kranken in der Heppenheimer Anstalt stetig zu, bis sie wieder das charakteristische Belegungsmuster einer gemischten Einrichtung aufwies. Die Belegungskapazität nahm durch bauliche Erweiterungen von den ursprünglich 250 Betten bei Eröffnung auf bis zu 465 Betten ab 1890 zu. Als die seit Jahrzehnten wiederkehrende öffentliche Diskussion um den Bau einer psychiatrischen Klinik an der Gießener Universität in den 1880er Jahren neu entfachte, wurde Ludwig mit der Planung der neuen Anstalt beauftragt.[81]

Sein bauliches Konzept, das er im Jahr 1888 vorlegte, erwies sich jedoch als zu kostspielig und wurde erst nach Überarbeitungen im Jahr 1890 genehmigt. Die Anstalt konnte im Jahr 1896 unter der Leitung des Gießener Professors. Robert Sommer eröffnet werden. Ein letztes Mal trat Ludwig in die Psychiatrieplanung des Großherzogtums in der Diskussion um die Errichtung der Provinzialsiechenanstalten ab der Mitte der 1880er Jahre ein. Zu diesem Zeitpunkt wurde vor dem Hintergrund der Überfüllung der Landesirrenanstalten diskutiert, ob die eigentlich zur Versorgung mittelloser körperlich Kranker geplanten drei Provinzialsiechenanstalten für die drei Provinzen Rheinhessen, Starkenburg und

81 Zur Geschichte um die Diskussion um den Bau einer psychiatrischen Universitätsklinik und die Rolle Georg Ludwigs vgl.: SAHMLAND, IRMTRAUT: Zwischen sozialer Fürsorge und psychiatrischer Versorgung – die Bewältigung vorn Geisteskrankheit im 18. und 19. Jahrhundert im Gießener Raum. In: George, Uta / Groß, Herwig / Putzke, Michael / Sahmland, Irmtraut / Vanja, Christina (Hrsg.): Psychiatrie in Gießen. Facetten ihrer Geschichte zwischen Fürsorge und Ausgrenzung, Forschung und Heilung (=Historische Schriftenreihe des Landeswohlfahrtsverbandes Hessen, Quellen und Studien, Bd. 9), Gießen 2009, S. 23–57; und ENKE: Gießen (2003).

Oberhessen auch chronisch psychisch kranke Patienten aufnehmen sollten.[82] Ludwig sprach sich unter Verweis auf die unterschiedlichen Bedürfnisse der Kranken und die damit verbundenen Anforderungen an die Anstalten gegen die gemeinsame Versorgung aus. Er plädierte stattdessen für die Errichtung von Pflegeanstalten für Geisteskranke unter kommunaler Verwaltung, in denen solche chronisch geistig Kranke Aufnahme finden sollten, die einer weniger intensiven Betreuung und Behandlung bedurften. Er übte seinen Einfluss vornehmlich durch den von ihm gegründeten „Hilfsverein für Geisteskranke" aus, in dessen Generalversammlungen die Vertrauensmänner einschlägige Erklärungen und Empfehlungen an die Großherzoglich-Hessische Regierung aussprachen. Seine Ansichten in diesem Zusammenhang, die er im Rahmen eines Vortrages auf der 31. Versammlung des „Vereins Südwestdeutscher Irrenärzte" in Karlsruhe im 1900 ausführlich darlegte, publizierte er auch und gesondert als Artikel in der „Allgemeinen Zeitschrift für Psychiatrie". Er sollte sich mit seinen Forderungen jedoch abermals nicht durchsetzen können. In den bis zum Anfang des 20. Jahrhunderts errichteten Provinzialsiechenanstalten wurden fortan körperlich als auch psychisch Kranke versorgt. Dies führte zwar zu einer Entlastung der psychiatrischen Anstalten in Hofheim, Heppenheim und Gießen, verfehlte aber die von Ludwig beabsichtigte getrennte Versorgung der Patientenkollektive.[83]

Ludwig trat auch gegen die Errichtung von gesonderten Anstalten für mittellose Geisteskranke nach dem Vorbild anderer deutscher Staaten wie der Preußischen Rheinprovinz ein. Er befürchtete hierdurch eine Trennung in Anstalten *„erster und zweiter Güte"* was Nachteile für die Kranken und deren Angehörige als auch für den Betrieb der Anstalt selbst nach sich zöge: Aufzunehmende müssten durch eine solche Trennung womöglich nicht die nächste, sondern eine ihrer Zahlungskraft entsprechende, entfernter liegende Anstalt aufsuchen. Arme, jedoch gebildete Kranke müssten in dem ihrer Pflegeklasse entsprechenden ungebildeten Milieu untergebracht werden. Der günstige Einfluss auf die Erziehung des Dienst- und Wartpersonals, den Ludwig dem Umgang mit den gebildeteren vermögenden Kranken zuschrieb, entfiele in einer Anstalt für ausschließlich Mittellose, ebenso der für die wissenschaftliche Ausbildung der Ärzte wichtige Kontakt zu einem möglichst vielfältigen Krankenklientel.[84]

---

82 Vgl. LUDWIG, GEORG: Die hessischen Provinzialsiechenanstalten und die Geisteskranken. In: AZP, 58. Bd. (1901), S. 183–198. Vgl. hierzu S. 183.

83 ELLER: Heppenheim (1993), Baugeschichte (1993) und Psychiatrieplanung (2004).

84 LUDWIG: Provinzialsiechenanstalten (1901). Zitat: S. 196.

Nach diesem Vortrag bzw. nach der Publikation des Artikels trat Ludwig in diesem Kontext nicht mehr öffentlich in Erscheinung. Er hatte sich, wie von Eller gezeigt (s. o.), in Bezug auf die Provinzialsiechenanstalten nicht durchsetzen können. Die von Ludwig abgelehnten gesonderten Anstalten für mittellose psychisch Kranke wurden im Großherzogtum Hessen dafür nicht verwirklicht.

3.6.2 Der „Hilfsverein für Geisteskranke"

Eine besondere Bedeutung bei der öffentlichen Irrenfürsorge im Großherzogtum Hessen kommt dem von Ludwig gegründeten „Hilfsverein für die Geisteskranken" zu. Seine Geschichte, die zur Kontextualisierung hier zusammengefasst wiedergegeben werden soll, ist bereits in mehreren Arbeiten dargestellt worden.

Die psychiatrische Versorgung fand im Deutschland des 19. Jahrhunderts hauptsächlich in den Anstalten statt. Extramurale, d.h. außerhalb der Anstaltsmauern angesiedelte Versorgungsformen waren in der ersten Hälfte des Jahrhunderts noch in einem geringen Ausmaß vorhanden oder fehlten vollkommen. Zu nennen sind in diesem Zusammenhang insbesondere die Familienpflege, also die Versorgung psychisch Kranker gegen Entgelt in Haushalten fremder Familien, und die Unterbringung von chronisch Kranken in landwirtschaftlichen Kolonien, in denen sie in relativer Freiheit arbeiten und leben konnten. Beide Versorgungsformen entwickelten sich regional zunächst sehr unterschiedlich und gewannen erst im Zuge der zunehmenden Überfüllung der Anstalten gegen Ende des 19. Jahrhunderts an Bedeutung.[85] Menschen, die aus den Anstalten entlassen wurden, standen vor allem nach längeren Krankheitsphasen durch den Verlust des Arbeitsplatzes, durch Verschuldung und Stigmatisierung mangels auffangender staatlicher Strukturen und Leistungen häufig vor den Trümmern ihrer gesellschaftlichen Existenz. Um diese vor der finanziellen Not zu schützen und bei der Resozialisierung zu unterstützen, wurde – meist ausgehend von den psychiatrischen Anstalten als zentrale psychiatrische Versorgungsstrukturen – im Laufe des 19. Jahrhunderts eine größere Anzahl an Unterstützungskassen und Hilfsvereinen gegründet. Die erste Unterstützungskasse dieser Art dürfte die von Ernst Horn (1774–1848), dem Direktor der medizinischen Klinik der Charité in Berlin, im Jahr 1811 gegründete sein. Verstärkt bildeten sich Vereine in der zweiten Jahrhunderthälfte, begünstigt durch die öffentliche Unterstützung einflussreicher Psychiater wie Heinrich Damerow oder Christian Friedrich Wilhelm Roller. Sie entwickelten sich entsprechend den regional sehr

85 SCHOTT / TÖLLE: Psychiatrie (2006), S. 279–285.

unterschiedlichen gesellschaftlichen und politischen Verhältnissen in unterschiedlichen Geschwindigkeiten und Ausprägungen.[86]

Georg Ludwig gründete als Direktor des Landeshospitals Hofheim im Jahr 1862 einen Unterstützungsverein. Über dessen Hintergrund und Funktion ist wenig bekannt ist. Im Jahr 1874, als er bereits die Leitung der Landesirrenanstalt Heppenheim innehatte, gründete er für die Hofheimer und die Heppenheimer Anstalt jeweils eine „Unterstützungskasse". Diese beiden Einrichtungen wurden im Jahr 1886 zu einer gemeinsamen „Unterstützungskasse der hessischen Landesirrenanstalten" vereint. Im Jahr 1897 wurde sie in „Hilfsverein für Geisteskranke in Hessen" umbenannt. Ludwig blieb bis zu seinem Tod im Jahr 1910 Vorsitzender des Hilfsvereins, dessen vorrangiges Ziel darin bestand, die Resozialisierung der entlassenen Pfleglinge zu unterstützen, die vor allem unter finanziellen Problemen und der mit der Stigmatisierung verbundenen gesellschaftlichen Benachteiligung litten. Unterstützt wurden nachrangig die sich noch in den Anstalten befindlichen Pfleglinge und die in Not geratenen Angehörigen von Geisteskranken. Der Verein sammelte bei Privatpersonen und Unternehmen bis zum Anfang des 20. Jahrhunderts bis zu insgesamt 60.000 Reichsmark Spenden ein, die vornehmlich aus dem Bürgertum stammten und zum Teil durch öffentliche Sammlungen eingetrieben wurden. Im Jahr 1900 belief sich die Anzahl der Vereinsmitglieder bzw. der spendenden Personen auf 52.200. Das Geld wurde unter anderem benutzt, um für die Resozialisierung der Entlassenen notwendige Ausgaben, etwa die Tilgung von Schulden, zu finanzieren. Für die in den Anstalten verbleibenden Hospitaliten ließen sich aus der Kasse Taschengelder und Reisen, beispielsweise Heimfahrten, bezahlen. Weitere Unterstützung leisteten die „Vertrauensmänner", von denen um die Jahrhundertwende mehr als 800 dem Verein angehörten. Bei diesen ehrenamtlichen Mitarbeitern handelte es sich vornehmlich um Personen aus dem Bürgertum, die die Interessen des Vereins vor Ort vertraten, u. a. nach geeigneten Pflegefamilien suchten, Aufklärungsarbeit leisteten und Ausschau nach geeignetem Nachwuchs für das Wartpersonal der Anstalten hielten. Etwa vier Fünftel aller hessischen Ortschaften waren zu diesem Zeitpunkt im Verein vertreten. Der Vereinsvorstand, dem Ludwig als Vorsitzender bis zu seinem Tod im Jahr 1910 angehörte, unterrichtete die Vertrauensmänner in regelmäßigen Berichten über die Tätigkeit des Vereins, in denen er immer wieder die Notwendigkeit dieser Einrichtung hervorhob und durch konkrete Krankengeschichten eindrücklich belegte.

86 MÜLLER, CHRISTIAN: Wer hat die Geisteskranken von den Ketten befreit? Skizzen zur Psychiatrie-Geschichte. Bonn 1998. Vgl. hierzu S. 92–98.

In die Organisation des Vereins band Ludwig neben die Direktoren der Anstalt auch deren Verwalter, Geistliche, gewählte Vertreter der „Vertrauensmänner“ und die Bürgermeister der Provinzhauptstädte ein, indem er ihnen einen Platz in einem Kuratorium anbot, das dem Vereinsvorstand zur Seite stand. Der Verein war in einer beratenden Stellung an der Diskussion gesundheitspolitischer Fragen, wie etwa der Errichtung der Provinzialsiechenanstalten (s. o.), beteiligt, wobei die Ansichten des langjährigen Vorsitzenden Ludwig maßgeblich für die Entscheidungen und öffentlichen Erklärungen des Vereins waren. Er avancierte zu einem der wichtigsten Vereine seiner Art und war ein prägendes Vorbild für die Gestaltung weiterer Hilfsvereine in Deutschland, wodurch Ludwig einen wichtigen Impuls für die Entwicklung der öffentlichen Irrenfürsorge auch über die Grenzen des Großherzogtums hinaus setzte.[87]

87 Vgl. hierzu VANJA: Hilfsverein (1993) und ELLER: Heppenheim (1993).

4. Behandlung in Hofheim und Heppenheim unter Georg Ludwig

4.1 Bisherige Erkenntnisse zum psychiatrisch-therapeutischen Konzept Georg Ludwigs

Der Schwerpunkt der jahrzehntelangen psychiatrischen Tätigkeit Georg Ludwigs außerhalb der von ihm geleiteten Anstalten ist vornehmlich in der Organisation der öffentlichen Irrenfürsorge des Großherzogtums Hessen und der Arbeit des von ihm gegründeten Hilfsvereins zu verorten. Daneben spielte er auch eine Rolle in der öffentlichen Diskussion der „Wärterfrage". Er publizierte keine Artikel oder andere Arbeiten, in denen er Stellung zu ätiologischen oder therapeutischen Fragen bezog. Die Untersuchung seiner psychiatrischen und therapeutischen Konzepte erfordert daher einen indirekten Zugang über alternative Quellen.

Eller, der als bisher einziger das psychiatrische Konzept Ludwigs gesondert betrachtete, rechnete Ludwig den Anhängern der Theorie der „Einheitspsychose" zu.[88] Dieses vom schwäbischen Anstaltspsychiater Ernst Albert Zeller (1804–1877) entwickelte Modell folgte der Auffassung, dass es sich bei den unterschiedlichen Ausprägungen von Geisteskrankheiten um verschiedene Stadien und Ausprägungen eines einzigen Krankheitsprozesses handelte. Diese Lehre wurde von Wilhelm Griesinger, der Schüler Zellers gewesen war, in seinem bekannten Lehrbuch von 1845 propagiert und war unter den Psychiatern weit verbreitet. Ludwig folgte der Auffassung von Geisteskrankheiten als organische Prozesse und war sich mitursächlicher Faktoren wie Vererbbarkeit, infektiöser Erkrankungen, ungeregelter Lebensweise und übermäßigem Alkoholkonsum bewusst. Er trat für eine möglichst frühe Behandlung akut Erkrankter ein, womit nach seiner Ansicht eine bessere Heilungschance verbunden war. Möglicherweise implementierte er während seiner Zeit in Hofheim, sicher aber später in Heppenheim das Prinzip des „Non-Restraint" (der zwangsfreien Behandlung, s. u.). Der Ernährung der Kranken maß Ludwig eine besondere Bedeutung zu. Auch eine regelmäßige Beschäftigung oder Arbeit gehörte zum Konzept Ludwigs und wurde unter seiner Leitung umgesetzt.[89] Braun wies einen im Verlauf des 19.

---

88 Vgl. zum Konzept der Einheitspsychose: SCHOTT / TÖLLE: Psychiatrie (2006), S. 331–333.

89 ELLER: Heppenheim (1993). Zum psychiatrischen Konzept Ludwigs vgl. insb. S. 13–22.

Jahrhunderts zunehmenden Gebrauch von Sedativa in der Hofheimer Anstalt nach, der unter Ludwig eingesetzt oder vermehrt worden sein könnte.[90] Jedoch lässt sich dieser aufgrund der Länge der untersuchten Zeiträume und der gewählten Perspektive nicht sicher Ludwig zuordnen, der die Leitung nur von 1855 bis 1865 innehatte. Vanja publizierte eine Arbeit zum Leben und der Behandlung in der Heppenheimer Anstalt im 19. Jahrhundert, aus der weitere Rückschlüsse auf das Behandlungskonzept Ludwigs gezogen werden können. Sie relativierte die Feststellung Ellers, Ludwig habe konsequent das „Non-Restraint"-Prinzip etabliert, und stellte fest, dass in Heppenheim zumindest in einigen Fällen auf mechanische Zwangsmittel zurückgegriffen wurde. Der Umgang mit unruhigen Kranken umfasste verschiedene Strategien wie die Isolation in eigens dafür vorgesehenen Zellen, die Verordnung beruhigender Arzneien, die Anwendung von Dauerbädern und die Bettbehandlung in Wachsälen.[91] Ähnlich wie in anderen Anstalten der Zeit unterlagen die Kranken hierbei einer rigiden Anstaltsordnung und befanden sich in einem starken Abhängigkeitsverhältnis zu Ärzten und Wartpersonal. Sie unterstanden deren ständiger Beobachtung und Betreuung. Ludwig betonte den Wert eines Vertrauensverhältnisses zwischen Personal und Pfleglingen für die Behandlung und lehnte in diesem Zusammenhang die Täuschung von Kranken, etwa um die Verlegung in die Anstalt zu erleichtern, ab.[92] Andererseits stellte Sahmland in einer weiteren Untersuchung fest, dass zumindest in Hofheim in der zweiten Hälfte des 19. Jahrhunderts Post von oder an die Anstaltsinsassen zurückgehalten oder zensiert wurde, wenn die Ärzte es für notwendig hielten – was mit dem angestrebten Vertrauensverhältnis in klarem Widerspruch zu stehen scheint.[93] Auch hier ist zu bemerken, dass die gewählte Perspektive nur einen bedingten Rückschluss auf Georg Ludwig zulässt, der in Hofheim nur bis 1865 tätig war.

Im Folgenden soll das unter Ludwig in den Anstalten in Hofheim und Heppenheim herrschende psychiatrisch-therapeutische Konzept näher untersucht werden. Hierzu sollen weitere relevante Quellen erschlossen und eine auf Ludwig bzw. auf das ärztliche Handeln ausgerichtete Perspektive gewählt werden.

---

90 BRAUN: Defekt (2009), S. 273–369.

91 VANJA: Heil- und Pflegeanstalt (1993).

92 SAHMLAND: Anstaltsleben (2004). Zu Georg Ludwig vgl. S. 101.

93 SAHMLAND: Briefkultur (2007).

4.2 Aufnahme, Entlassung und Tod in Hofheim und Heppenheim

Während der jahrzehntelangen Tätigkeit Georg Ludwigs änderten sich die Voraussetzungen und Prozeduren von Aufnahme und Entlassung in den hessischen Anstalten substantiell. Eller stellte in einer Arbeit fest, dass Georg Ludwig an der Veränderung der Aufnahme- und Entlassungsregelungen im Großherzogtum Hessen beteiligt war. Er vertrat die Ansicht, dass sich die Chance auf eine Heilung der Geisteserkrankung erhöhte, wenn die neu Erkrankten frühestmöglich in die Anstalt aufgenommen und behandelt wurden. Das zu entrichtende Kostgeld, das zum Zeitpunkt des Antritts der Leitung durch Ludwig durch die Behörde festgelegt war, stellte eine Hürde für minderbemittelte Kranke dar. Auch bürokratische Hürden galt es abzutragen. Bei diesem Prozess nahm Ludwig gestaltend teil. Er bediente sich unter anderem des von ihm gegründeten Hilfsvereins und dessen Vertrauensmännern.[94] Im Folgenden soll diese von Eller noch knapp umschriebene Rolle Georg Ludwigs bei der Veränderung dieser Regelungen untersucht werden. Darüber hinaus soll die bisher wenig untersuchte Dimension der Sterblichkeit bzw. der Todesursachen in den hessischen Anstalten näher betrachtet und überprüft werden, ob durch die Umgestaltung der Aufnahme- und Entlassungsprozeduren und durch die Implementation von Georg Ludwigs Behandlungskonzepten auch hier Veränderungen zu registrieren waren.

4.2.1 Aufnahmen und Entlassungen in Hofheim und Heppenheim

4.2.1.1 Geschichtlicher Kontext zur Aufnahme Geisteskranker in das Landeshospital Hofheim

Das Hofheimer Hospital war – wie auch die anderen drei von Landgraf Philipp dem Großmütigen 1533–1542 gestifteten Hohen Hospitäler – ursprünglich zur Versorgung armer und pflegebedürftiger Kranker vorgesehen. Eine Unterscheidung von körperlichen und geistigen Kranken entfiel: Für die Aufnahme war vielmehr als die spezifische Art der Erkrankung der Grad an Chronifizierung und Pflegebedürftigkeit sowie das Fehlen anderweitiger Versorgungsmöglichkeiten durch die eigene Familie oder unter Aufwand eigenen Vermögens entscheidend. Zur Erwirkung einer Aufnahme war später ein Bittgesuch an den Landgrafen notwendig, die Pflegebedürftigkeit durch eine Krankengeschichte

94 ELLER: Heppenheim (1993), S. 19.

und den Nachweis erfolgloser anderweitiger Behandlungsversuche nachzuweisen. Erst durch die „Renovierte Ordnung" von 1728 wurde eine ärztliche Stellungnahme Voraussetzung für den Eintritt in die Anstaltspflege. Die Aufnahme erfolgte regelhaft nach Datum der Antragstellung („secundum ordinem"), konnte aber auch bei Personen von Stand und Geisteskranken außerhalb der Reihe („extra ordinem") genehmigt werden. Diese Aufnahmepraxis führte zu einer allmählichen „Psychiatrisierung" des Hofheimer Patientenklientels.[95] Im Jahr 1789 machte die Gruppe der körperlich Kranken in Hofheim noch etwa die Hälfte des Hospitalitenkollektivs (das damals noch lediglich 136 Personen betrug) aus.[96] Um die Mitte des 19. Jahrhunderts stellten die Geisteskranken hingegen bereits die große Mehrheit der Pfleglinge. Die letzte differenziert aufgeschlüsselte Übersicht über den Belegungsstand vor der Ernennung Georg Ludwigs zum Direktor stammt aus dem Großherzoglich-Hessischen Regierungsblatt aus dem Jahr 1853 und umfasst die Jahre 1850 bis 1852.[97] Am Ende des Jahres 1852 befanden sich 355 Personen unter folgenden Diagnosen in der Anstaltspflege:

Tabelle 1: Krankenanzahl und Diagnosen in Hofheim 1852

Diagnosen	Männer	Frauen	Anmerkungen im Original
Wahnsinn	53	44	
Verrücktheit	55	46	
Blödsinn	41	22	
Epilepsie (mit Geistesstörung)	8	14	
Epilepsie (ohne Complicat.)	3	5	unter diesen eine Simulantin
Melancholie	6	16	
Schwachsinn	1	3	

95 VANJA: Hofheim (2007).

96 VANJA: Hofheim (2004). Vgl. hierzu insb. S. 52.

97 Großherzoglich Hessisches Regierungsblatt auf das Jahr 1853. Darmstadt 1853. S. 603–605.

Diagnosen	Männer	Frauen	Anmerkungen im Original
Verkrüppelung	13	3	wovon 2 Männer und 2 Frauen nicht geisteskrank sind
Blindheit	2	1	
Taubstumm	3	keine	
Abscheuerregende	2	1	
Altersschwache	1	2	

Einer knapperen Übersicht ohne Aufschlüsselungen in Diagnosen in der „Allgemeinen Zeitung für Psychiatrie“ schließlich ist zu entnehmen, dass die Anzahl der Hospitaliten im November 1863 bereits 428 (davon 223 Männer und 203 Frauen) betrug, eine *„bis dahin noch nicht erreichte Zahl“*. Unter diesen weilten nunmehr nur noch 10 körperlich Kranke.[98] Die Hintergründe und Verfahrensweisen der Aufnahme von Geisteskranken in das Landeshospital Hofheim im 19. Jahrhundert sind von Braun ausführlich anhand Hofheimer Krankenakten untersucht worden. Die Einweisungen in das Landeshospital erfolgten in diesem Zeitraum meist auf Initiative der Familie bzw. der Bürgermeister und Gemeinden, seltener auf Initiative von Ärzten, was maßgeblich auf den geringen Grad an Medikalisierung der ländlich geprägten Umgebung zurückzuführen war. Die Aufgenommenen kamen dabei meist aus dem häuslichen Umfeld, gelegentlich auch als Verlegung aus anderen Hospitälern oder Bürgerspitälern. Als Grund für die Veranlassung der Aufnahmen lassen sich regelhaft gesellschaftlich disruptive Verhaltensweisen wie Fremdaggressivität oder eigengefährdendes Verhalten wie Suizidalität nachweisen, die eine Pflege in den Familienverbänden unmöglich machten.[99] In der von Braun untersuchten Periode von 1820 bis 1878 werden in den Hofheimer Krankenakten als Aufnahmediagnosen am häufigsten „Wahnsinn“, „Melancholie“, „Tobsucht“, „Verrücktheit“ und „Wahnwitz“, „Blödsinn“ und „Epilepsie“ genannt.[100]

98 Miscellen. Aus Hofheim. In: AZP, 21. Bd. (1864), S. 341 f.

99 BRAUN: Defekt (2009). Vgl. das Kapitel: Der „Irre“ in seiner sozialen Umwelt“, S. 151–218.

100 Ebd., vgl. Tabelle 11: Diagnosen in Hofheim 1820–1878, S. 439.

4.2.1.2 Regelungen bezüglich Aufnahme, Beurlaubung und Entlassung in Hofheim um die Mitte des 19. Jahrhunderts

Als Georg Ludwig in die Hofheimer Anstalt als Assistenzarzt eintrat, waren Aufnahme und Entlassung noch durch zwei Regulative aus den 1820er Jahren bestimmt: ein Regulativ, das 1823 (also etwa zwei Jahre nach Eintritt Franz Amelungs in die Anstalt) erlassen worden war, und ein ergänzendes Regulativ aus dem Jahr 1828.[101] In das Landeshospital waren gemäß des Regulativs von 1828 auch nicht nur Geisteskranke – hier *„Rasende und Wahnsinnige"* genannt – sondern weiterhin auch Personen *„mit Abscheu erregenden Krankheiten"* aus dem ganzen Großherzogtum aufzunehmen, daneben *„Blinde"*, *„Blödsinnige"* und Personen mit schweren körperlichen Gebrechen aus ganz Oberhessen als ursprüngliches Versorgungsgebiet des Hospitals.[102] Voraussetzung für die Aufnahme war ein Gesuch bei der zuständigen Großherzoglichen Behörde. Diesem waren ein ärztliches Zeugnis, der Taufschein des aufzunehmenden Kranken sowie ein Vermögenszeugnis beizulegen. Weniger bemittelte Kranke hatten nach vorheriger Schätzung ihres Vermögens durch die Behörde die Möglichkeit, unentgeltlich oder gegen ein geringes Entgelt in die Anstalt aufgenommen zu werden. Andernfalls fiel ein jährliches Verpflegungsgeld an, das die Einteilung in drei Klassen vorsah. Der Satz für die erste Klasse betrug zu diesem Zeitpunkt jährlich 300 Gulden, für die zweite 150 Gulden, für die dritte 100 Gulden. Den Transport in die Anstalt hatten ausreichend vermögende Kranke bzw. deren Angehörige selbst zu tragen, andernfalls übernahm die Gemeinde des Kranken die Kosten. Eine endgültige Entlassung aus der Anstalt konnte wiederum nur mit einer besonderen Erlaubnis der Großherzoglichen Regierung erfolgen und setzte im Falle einer nicht eingetretenen Genesung voraus, dass die Angehörigen oder Vormünder beweisen konnten, dass sie zu einer ausreichenden Versorgung im häuslichen Umfeld imstande waren. Im Falle einer Genesung konnte hingegen auf Antrag der Angehörigen oder des Hospitalmeisters und Hospitalarztes der ehemals Kranke entlassen werden, was ein ärztliches Gutachten des Anstaltsarztes und eine Bescheinigung des Hospitalmeisters voraussetzte, dass *„der früher*

---

101 Sammlung der Verordnungen welche sich auf das Medicinalwesen und die öffentlichen Dienstverhältnisse der Sanitätsbeamten beziehen, nebst den Instructionen des Sanitäts- und Medicinalpersonals. Aus dem großherzoglichen Regierungsblatt vom 1. Juli 1819 bis 1. Januar 1836 (im Folgenden abgekürzt mit: „Verordnungen des Medicinalwesens 1819–1836"). Darmstadt 1836. S. 226–233.

102 Ebd., S. 231.

Verrückte geraume Zeit hindurch sich verständig und ruhig betragen habe"[103] und somit keine Gefahr für die Gemeinschaft mehr darstelle. Der Anstaltsarzt war darüber hinaus verpflichtet, dem für die Gemeinde des Entlassenen zuständigen Bezirksarzt einen Bericht zukommen zu lassen, aus dem der aktuelle Zustand und die Vorschriften und Empfehlungen für die weitere Behandlung und „Gewöhnung" an die Freiheit hervorgehen sollten. Im Zeitraum zwischen 1820 und 1900 erfolgte eine Entlassung als „genesen" oder „gebessert" nur bei einem kleinen Teil der in Hofheim verpflegten Menschen. Weitaus häufiger blieben die Kranken bis zu ihrem Ableben in der Anstalt. Seltener erfolgte eine Entlassung als „ungeheilt" oder „ungeeignet".[104]

Neben einer definitiven Entlassung war – wo es der Anstaltsarzt für den Genesungsprozess zuträglich hielt – auch eine Beurlaubung in die Obhut der Verwandten auf bestimmte oder unbestimmte Zeit möglich. Im Falle einer erneuten Exazerbation der Erkrankung im häuslichen Umfeld konnten die beurlaubten Kranken unbürokratisch wieder in die Anstalt aufgenommen werden. Entlassene und beurlaubte Kranke standen unterlagen dem besonderen Schutz der Großherzoglich-Hessischen Behörde:

> *„Sowohl in Beziehung auf früher geisteskranke und geheilt entlassene, als auf die absichtlich ihrer Genesung beurlaubte Irren [sic], haben die Ortsbehörden und Befreundeten alle mögliche Vorsicht anzuwenden, der erlangten Heilung der ersteren, Dauer zu verschaffen und die beabsichtigte Genesung der letzteren zu unterstützen. Jede Verspottung und Neckerei des ehemals Unglücklichen muß strenge gerügt und jedermann ermahnt werden, demselben mit Schonung und Freundlichkeit zu begegnen, um dadurch seinen gesunkenen Muth zu beleben. Den Pfarrern und Schullehrern empfehlen Wir, ihrer Seits hierzu durch sachgemäße Vorstellungen und Ermahnungen mitzuwirken, und den Physicatsärzten machen Wir Pflicht, solchen Entlassenen ihre besondere Aufmerksamkeit und Thätigkeit zu widmen."*[105]

Für die als „unheilbar" geltenden Patienten bestand, insofern sie nicht als gefährlich galten, außerdem die Möglichkeit, mit finanzieller Unterstützung durch das Hospital in Pflegefamilien in der Umgebung untergebracht zu werden, die an Stelle des Hospitals das Kostgeld des Gepflegten erhielten. Gegebenenfalls wurde Kranken durch Beiträge aus der Unterstützungskasse des Hospitals, die später im „Hilfsverein für Geisteskranke" aufgehen sollte, finanziell ausgeholfen.

---

103 Ebd., S. 229.

104 BRAUN: Defekt (2009), vgl. Tabelle 5: Letzter Abgangsstatus der Hofheimer Patienten (1820-1900), S. 196.

105 Verordnungen des Medicinalwesens 1819–1836, S. 230 f.

Während der Unterbringung in einer Pflegefamilie wurden die Kranken weiterhin durch die Hofheimer Ärzte medizinisch versorgt. Der ausschlaggebende Faktor für diese extramurale Versorgungsform scheint die in Hofheim bereits länger herrschende und von Amelung bemängelte Raumnot gewesen zu sein.[106] Im Bericht über den Krankenstand von 1852 werden neben den 355 im Hospital verpflegten Kranken 86 Personen aufgeführt, die mit Unterstützung des Hospitals außerhalb der Anstalt verpflegt würden.[107]

4.2.1.3 Veränderungen der Aufnahmevoraussetzungen ab den 1860er Jahren

Die gesetzlichen Bestimmungen betreffend Aufnahme und Entlassung wurden für die zu eröffnende Heppenheimer Anstalt im Jahr 1865 und für die Hofheimer Anstalt im Jahr 1866 erneuert und für beide Anstalten im Jahr 1877 nochmals angepasst. Beide Regulative waren in etwa gleichlautend. Während die Heppenheimer Anstalt seit der Eröffnung ausschließlich psychisch Kranke beherbergte, war das Landeshospital Hofheim, nun durch das neue Regulativ zwar ebenfalls offiziell zu einer „Heil- und Pflegeanstalt" für Geisteskranke umgewidmet, aber weiterhin für die Aufnahme einer kleinen Anzahl an körperlich Erkrankten vorgesehen – jedoch nun mit der bedeutenden Einschränkung, dass dies nur dann möglich sei, wenn der „Hauptzweck" der Anstalt nicht gestört und die Aufnahme von Geisteskranken dadurch nicht behindert werde.[108] Um nicht nur dem Charakter einer „Pflegeanstalt", sondern auch jenem einer „Heilanstalt" gerecht zu werden, war die Leitung an einer möglichst raschen Aufnahme der Kranken nach Eintreten der geistigen Störung interessiert. Damit verbunden war wohl die Hoffnung nach einer besseren Heilungschance, womöglich aber auch jene, aus der Untersuchung „frischer" Fälle neue Erkenntnisse über die Genese der Geisteserkrankungen gewinnen zu können. Um die Zeit bis zur Aufnahme zu verkürzen, wurden Kreisärzte und Bürgermeister als Verantwortliche

---

106 BRAUN: Defekt (2009), S. 197.

107 Großherzoglich Hessisches Regierungsblatt auf das Jahr 1853. Darmstadt 1853. S. 603–605.

108 GROSSH. HESS: MINISTERIUM DES INNERN UND DER JUSTIZ, ABTHEILUNG FÜR ÖFFENTLICHE GESUNDHEITSPFLEGE (Hrsg.): Hofheim und Heppenheim, die Irrenanstalten des Grossherzogthums Hessen. Berichte über Organisation, Verwaltung und Leistungen derselben in den Jahren 1866 bis 1877, mit zwei Plänen (im Folgenden abgekürzt mit „Hofheim und Heppenheim 1866–1877 (1880)"). Darmstadt 1880. S. XXI–XXXII.

dazu aufgefordert, „*wegen der Aufnahme in die Irrenanstalt die Initiative zu ergreifen*"[109]. Diesen oblag die Pflicht, die Versorgung der Kranken bei ihren Angehörigen bzw. ihrer Pflegefamilie zu überwachen und das Procedere für eine Aufnahme in das Hospital in Gang zu setzen, wenn sie es für angemessen hielten. Behördliche Ausschreibungen mit dem Zweck, die Einlieferung „frischer Fälle" zu beschleunigen, waren, wie Ludwig beklagte, ohne durchgreifenden Erfolg geblieben: Die Krankheitsdauer habe regelhaft zum Zeitpunkt der Aufnahme mehrere Jahre betragen, obgleich die Aufnahme in das Landeshospital mit keinen Kosten für die Gemeinden verbunden gewesen sei. Um Verzögerungen zu vermeiden, wurde dem Direktor zusätzlich spätestens Anfang der 1860er Jahre das Recht eingeräumt, die sofortige Aufnahme eines Kranken in das Hospital vorbehaltlich der nachträglichen behördlichen Genehmigung zu veranlassen. Auch bei provisorisch Entlassenen konnte der Direktor nun innerhalb der drei auf die Entlassung folgenden Jahre auf Antrag der Verwandten oder des Vormundes die Wiederaufnahme unbürokratisch wieder in die Wege leiten.[110] Als Inzentiv sahen die neuen Regulative für Hofheim und Heppenheim zudem vor, dass die anfallenden Pflegekosten für mittellose Kranke (von den Armenverbänden zu bezahlen) und für Kranke in der dritten Versorgungsklasse für die ersten vier Monate des Aufenthaltes erlassen werden sollten, insofern sie nachweislich innerhalb der ersten zwei Monaten nach erstmaliger Manifestation der Geisteskrankheit aufgenommen worden seien.[111] Aus den untersuchten Quellen lässt sich nicht schließen, inwieweit diese Maßnahmen fruchteten und ob sich die in Aussicht gestellte Preisminderung zu einem erhöhten Druck zur Aufnahme in die Anstalten seitens der Gemeinden bzw. der Kreisärzte auf die Kranken und ihre Familien führte. Unklar bleibt auch, welcher Mittel sich die Gemeinden hierzu bedienten.

„Frisch" an einer Geisteskrankheit erkrankte Menschen wurden eher in Heppenheim als in Hofheim aufgenommen. In den Zahlen aus den Berichten der beiden Anstalten lässt sich eine deutliche Tendenz erkennen. Während in Hofheim die Erkrankung bei 20 von den 50 aufgenommenen Kranken im Jahr 1876

---

109 Gesetze und Verordnungen in Deutschland betreffs der Geisteskranken (im Folgenden abgekürzt mit: „Gesetze betr. d. Geisteskranken") Supplementheft zu AZP, 19. Bd. (1862), S. 28, Punkt 1.

110 Ebd. In dem aus Georg Ludwigs Hand stammenden Beitrag über die Gesetzgebung im Großherzogtum Hessen (S. 27-30) berichtet er auf S. 29, dass der Direktor „seit neuerer Zeit" ermächtigt ist, die sofortige Aufnahme zu veranlassen.

111 Hofheim und Heppenheim 1866–1877 (1880), S. XXVII.

mutmaßlich seit weniger als einem Jahr bestand, waren es in Heppenheim 121 von 153 Neuaufgenommenen (40% vs. 79,1%!). In Hofheim bestand bei 14 neuaufgenommenen Kranken (= 28%), in Heppenheim hingegen bei 28 Personen (= 18,3%) die Erkrankung seit ein bis zehn Jahren. In Hofheim wurde im Jahr 1876 zudem eine Person (= 2%) aufgenommen, bei der die Erkrankung seit 36 Jahren bestand, bei 8 Kranken (= 16%) bestand die Erkrankung „unbestimmt mehrere Jahre", bei 7 Kranken (= 14%) war die Störung angeboren. In Heppenheim war lediglich bei vier der im Jahr 1876 aufgenommenen 153 Individuen eine Erkrankung seit über zehn Jahren bekannt.[112] Die Bestrebungen, die Neuerkrankten in verhältnismäßig kurzer Zeit nach Auftreten der Erkrankung in die Anstalten aufzunehmen, fruchteten also anscheinend in gewissem Maße, wobei sich eine Beziehung zu den in Aussicht gestellten Preisminderungen nicht sicher feststellen lässt. Auffällig ist das Ungleichgewicht zwischen den beiden Anstalten, indem der Anteil der weniger als seit einem Jahr Erkrankten in Heppenheim beinahe doppelt so hoch war. Hier wird die inoffizielle, aber anscheinend *de facto* zumindest bis zu einem gewissen Grad realisierte Einteilung von Heppenheim als vornehmliche „Heilanstalt" und Hofheim als vornehmliche „Pflegeanstalt" deutlich. Offen bleibt, ob auch Verlegungen von der Heppenheimer in die Hofheimer Anstalt stattfanden, die dieses Ungleichgewicht verstärkten. Im untersuchten Quellenmaterial finden sich keine Hinweise für solche Verlegungen, sodass angenommen werden kann, dass sie zumindest nicht regelmäßig und in großer Anzahl stattfanden.

Auch hinsichtlich der Entlassungen bzw. Todesfälle sind deutliche Unterschiede erkennbar. In Hofheim wurden im Jahr 1876 bei einem durchschnittlichen Krankenstand von 368 Personen 27 Kranke entlassen, während 22 Personen in der Anstalt verstarben. In Heppenheim wurden im gleichen Jahr bei einem durchschnittlichen Krankenstand von 268 Kranken hingegen 82 Personen entlassen. Es verstarben dort nur 21 Personen.[113] Besonders interessant in diesem Zusammenhang ist der Umstand, dass aus der Heppenheimer Anstalt nicht nur proportional deutlich mehr Kranke als aus der Hofheimer Anstalt entlassen werden konnten, sondern im Verhältnis zur Gesamtzahl der Kranken auch mehr Todesfälle registriert werden mussten. Bei 14 der 21 (= 66,7%) in Heppenheim verstorbenen Personen handelte es sich um Kranke, bei denen die Erkrankung

---

112 Hofheim und Heppenheim 1866–1877 (1880). Vgl. für die Hofheimer Zahlen Teil II, S. 13, für die Heppenheimer Zahlen ebd., S. 60.

113 Hofheim und Heppenheim 1866–1877 (1880). Vgl. für die Hofheimer Zahlen Teil II, S. 4, für die Heppenheimer Zahlen ebd., S. 44.

seit weniger als einem Jahr bestand. Allerdings war auch der Anteil der „frisch Erkrankten“ unter den Entlassenen besonders hoch (69 von 82 oder 84,1%).[114] Leider sind in den Berichten der Anstalten keine Statistiken über die Diagnosen der Kranken erhalten. Die hier beschriebenen Unterschiede lassen auf ein unterschiedliches Patientenkollektiv in Bezug auf die psychischen Erkrankungen schließen. Bei den akuten Erkrankungsfällen, die in Heppenheim häufiger waren, handelte es sich also nicht nur um „frischere“ Fälle, sondern offenbar auch um schwerere Krankheitsformen, die mit einer erhöhten Sterblichkeitsrate einhergingen. Bei der hier nachgewiesenen Selektion der Fälle kommen unterschiedliche Faktoren in Betracht. Die Heppenheimer Anstalt bestand zu diesem Zeitpunkt erst seit etwas mehr als zehn Jahren, während zum Zeitpunkt der Eröffnung Heppenheims in Hofheim bereits viele chronisch Kranke lebten. Auch die unterschiedlichen Standorte (Hofheim abgelegener als Heppenheim) dürften zum Teil die unterschiedlichen Zahlen erklären, die in der Öffentlichkeit gepriesene Modernität der Heppenheimer Anstalt dürfte zudem die Schwelle zu einer Aufnahme gesenkt haben. Ein von Georg Ludwig über unterschiedliche Kanäle, bspw. über die Vertrauensmänner des Hilfsvereins, ausgeübter Druck zugunsten einer Priorisierung Heppenheims bei der Aufnahme akuter Fälle dürfte diese Entwicklung ebenfalls begünstigt haben.

Im Jahr 1887 nahm Georg Ludwig auf dem Verein Südwestdeutscher Irrenärzte in Karlsruhe zur Problematik der „frühen Aufnahmen“ erneut öffentlich Stellung.[115] In elf vor dem versammelten Kollegium referierten Thesen sprach er sich für eine Reihe von Maßnahmen aus, um die Aufnahme akuter Fälle weiter zu erleichtern und so den Krankheitsverlauf möglichst früh günstig beeinflussen zu können. Die bis dahin getroffenen Maßnahmen waren aus Ludwigs Sicht unzureichend. Er plädierte unter anderem für eine weitere Senkung der mit Aufnahme und Behandlung verbundenen Kosten für weniger bemittelte „private“ Kranke, nämlich solche, die nicht unter dem Schutz der Armenverbände standen. Er identifizierte die fehlende psychiatrische Vorbildung der zuweisenden Ärzte und die fehlende Kommunikation zwischen diesen und den Anstalten als erschwerende Faktoren und setzte sie mit der fehlenden bzw. nicht

114 Hofheim und Heppenheim 1866–1877 (1880), Teil II, S. 44.

115 LUDWIG, GEORG: Einige Thesen als Leitfaden für die Berathung der Frage: Was ist seither in den deutschen Anstalten geschehen und was könnte noch geschehen um die Zahl der rechtzeitigen Aufnahmen in die öffentlichen Anstalten zu vergrössern? In: AZP, 44. Bd. (1888), S. 550–553. Bericht über die Versammlung des VSI: Ebd., S. 550–564. Zu Ludwigs Thesen und der anschließenden Diskussion vgl. S. 550–554.

ausreichenden systematischen Implementation eines psychiatrischen Unterrichtes an den südwestdeutschen Universitäten in Verbindung.[116] Ludwig unterstrich auch die Notwendigkeit, das Ansehen der Anstalten in der Öffentlichkeit zu verbessern: Hierzu sollte beispielsweise durch die Anwerbung besseren Personals mithilfe der Vertrauensmänner des Hilfsvereins die Schwelle für Zuweisungen und Aufnahmen gesenkt werden. Das Ergebnis der anschließenden Diskussion war *„die ungetheilte Zustimmung zu der allgemeinen Tendenz der Thesen"*[117] im Kollegium.

Die Frage nach der Höhe des Kostgeldes wurde ebenfalls in den Jahren 1889 und 1893 auf der 4. und 5. Generalversammlung der Vertrauensmänner des Hilfsvereins diskutiert.[118] Auf den Versammlungen wurde erörtert, ob die Höhe des zu entrichtenden Kostgeldes Kranke aus weniger bemittelten Familien davon abhielt, sich in die Anstalten aufnehmen zu lassen bzw. ob es vorzeitige Entlassungen bedinge und dieses das Wohl der betroffenen Familien gefährde. Eine Übernahme des Kostgeldes durch die Armenverbände der Gemeinden war nämlich ausschließlich den vollkommen mittellosen Kranken vorbehalten. Mit Unterstützung der Direktionen der beiden hessischen Anstalten wurde der Sachverhalt der Staatsregierung vorgetragen, die eine Prüfung durch die Erste und Zweite Kammer der Landstände (dem Zweikammerparlament des Großherzogtums Hessen) in die Wege leitete. Ab 1. Juni 1898 bestand nun die Möglichkeit, weniger bemittelte Kranke gegen ein tägliches Verpflegungsgeld von nunmehr 12 Pfennig anstelle der bis dahin üblichen 75 Pfennig aufzunehmen. Dieser Betrag sei, wie in einer Meldung hierzu in der „Allgemeinen Zeitschrift für Psychiatrie" bemerkt wurde, zwar bereits im Vergleich zum Aufwand der Behandlung gering, jedoch für viele als Folge der Geisteserkrankung des Angehörigen finanziell gefährdeter Familien dennoch unerschwinglich gewesen.[119]

Auf der 6. Generalversammlung im November 1897 erarbeiteten die Vertrauensmänner weitere Vorschläge in diesem Zusammenhang, darunter die Einrichtung von „Genesungshäusern". Dabei sollte es sich um offenere, einfachere Anstalten handeln, in denen solche Kranke betreut werden sollten, die keiner geschlossenen Behandlung bedurften und zur Beschäftigung neigten. Dafür

116 Auch die psychiatrische Universitätsklinik in Gießen sollte erst einige Jahre nach dieser Versammlung, im Jahr 1896, eröffnet werden.

117 AZP, 44. Bd. (1888), S. 553.

118 Die Organisation hatte davor unter dem Namen „Unterstützungskasse der hessischen Landesirrenanstalten und der psychiatrischen Klinik zu Giessen" firmiert.

119 Kleinere Mitteilungen – Aus Hessen. In: AZP, 55. Bd. (1898), S. 337–340.

sollten die Anstalten Heppenheim und Hofheim den Kranken aus den Gruppen der sog. „nicht eigentlich geisteskranken Nervösen“ und der „geistesgesunden Epileptiker“ geöffnet werden, unter denen sich ebenfalls viele weniger Bemittelte befanden und für die offenbar auch ein spezifisches Versorgungsangebot fehlte. Die „Nervösen“ sollten in Heppenheim und Hofheim, die „geistesgesunden Epileptiker“ in Hofheim zu den ermäßigten Konditionen aufgenommen werden können.[120] Auch an diesem Antrag war Ludwig maßgeblich beteiligt.[121] Er legte die Problematik außerdem in Form eines Referates mit dem Titel „Über die Fürsorge für die nicht eigentlich geisteskranken Nervösen“ auf der 32. Sitzung der von ihm gegründeten „Wanderversammlung Hessischer Irrenärzte“ seinen hessischen Kollegen zur Diskussion vor.[122] Die Vorschläge Ludwigs wurden nicht umgesetzt. In den ersten Jahren des 20. Jahrhunderts hatte jedoch der Hessische Hilfsverein, nun unter der Leitung des Nachfolgers Ludwigs in Heppenheim, Dr. Eberhard Bieberbach, beschlossen, die mittellosen Kranken aus diesen Gruppen durch Gelder aus der Vereinskasse zu unterstützen, wozu private und öffentliche Mittel eingeworben werden sollten.[123]

4.2.1.4 *Fazit: Aufnahme in die und Entlassung aus den Anstalten unter Georg Ludwig*

Zusammenfassend lässt sich feststellen, dass sich die Prozeduren im Zusammenhang mit Aufnahme und Entlassung aus den hessischen Anstalten während der Tätigkeit Georg Ludwigs in mehreren Hinsichten veränderten. Zum Zeitpunkt der Ernennung Ludwigs zum Direktor Hofheims bestand der Großteil des dort versorgten Klientels aus chronisch Kranken. Durch neue Regelungen sollte die Aufnahme „frischer“ Fälle erleichtert werden, wovon man sich eine Verbesserung der Behandlung versprach. Hierzu gehörte die Erweiterung der direktorialen Machtbefugnisse hinsichtlich Aufnahme, Entlassung und Wiederaufnahme in die Anstalten und der Erlass bzw. die Reduktion des Kostgeldes in bestimmten Fällen, um weniger bemittelten Kranken den Eintritt und ihren Verbleib in der Anstalt für den aus ärztlicher Sicht notwendigen Zeitraum zu

---

120 Ebd.

121 PERETTI, JOSEPH: Über den Stand der Frage der Errichtung von Nervenheilstätten und die Wege zu ihrer Lösung. In: AZP, 56. Bd. (1899), S. 567–576. Vgl. hier S. 572.

122 Ebd., S. 569.

123 BIEBERBACH, EBERHARD: Der Hülfsverein für die Geisteskranken in Hessen. In: Der Irrenfreund. Psychiatrische Monatsschrift für praktische Ärzte, 42. Jg. (1901/1902), S. 132–135.

ermöglichen. Diese Veränderungen dürften auf die Zustimmung Ludwigs gestoßen sein, zumal sie seine Befugnisse erweiterten. Die Bestimmungen, die die frühe Aufnahme „frischer“ Fälle von Geisteskrankheiten erleichtern sollten, waren allerdings laut Ludwig *„seither ohne rechten Erfolg“*[124] geblieben. Des weiteren kritisierte Ludwig am Rande seines Berichtes für die Versammlung Deutscher Irrenärzte über die „Irrengesetzgebung“ im Großherzogtum Hessen, dass die Gesetzgebung im Vergleich zu jener in den benachbarten Ländern weniger entwickelt sei, ohne es jedoch zu präzisieren: *„Man ist im Allgemeinen bemüht, zunächst den Standpunkt zu erreichen, den das Irrenwesen benachbarter Länder, z.B. des Großherzogthums Baden, schon jetzt einnimmt.“*[125] Ein Blick auf den Bericht über die Gesetzgebung im Großherzogtum Baden im gleichen Band[126] erlaubt tatsächlich den Rückschluss einer zu diesem Zeitpunkt etwas differenzierter entwickelten Gesetzgebung, auch hinsichtlich der von Ludwig im Großherzogtum Hessen als unzureichend empfundenen Regelungen betreffend die Aufnahme „frischer Fälle“. Im Großherzogtum Baden konnten beispielsweise bereits seit dem Jahr 1843 unvermögende Kranke für die Dauer der ersten sechs Monate kostenlos versorgt werden, wenn sie innerhalb der ersten sechs Monate nach erstmaligem Auftreten der Erkrankung in die Anstalt verbracht wurden. Im Jahr 1852 wurde daraufhin durch eine weitere Verordnung der „Druck“ zur Aufnahme akuter Fälle in die Anstalt weiter erhöht, indem die kostenlose Behandlung nur dann in Aussicht gestellt wurde, *„wenn von Seiten Derjenigen, welchen die Unterstützungspflicht obliegt, Nichts versäumt wird, um die schleunige Aufnahme in die Anstalt zu erwirken“*[127] . Ludwigs auf der Versammlung Südwestdeutscher Irrenärzte im Jahr 1887 vorgetragene Thesen zeigen, dass er die bisherigen Maßnahmen als nicht ausreichend einschätzte. Er drängte daher auf Erweiterungen. Erfolge auf diesem Gebiet konnten in den folgenden Jahren mit Unterstützung des Hilfsvereins verzeichnet werden. Es ist anzunehmen, dass der Hilfsverein auch nach dem Ausscheiden Ludwigs die Arbeit auf diesem Gebiet fortführte, was sich allerdings anhand der untersuchten Quellen nicht belegen ließ.

Beachtenswert ist der Umstand, dass Ludwig nicht nur eine Modifizierung der bestehenden Regelungen in Bezug auf die Aufnahme in die Anstalten forderte, sondern sich darüber hinaus für einen ganzen Maßnahmenkatalog im

---

124 Gesetze betr. d. Geisteskranken (1862), S. 29.

125 Ebd., S. 28.

126 Ebd. Zum Bericht über die Gesetzgebung im Großherzogtum Baden vgl. S. 1–12.

127 Ebd., S. 7.

Sinne einer intensiven Öffentlichkeitsarbeit aussprach: eine Verbesserung der psychiatrischen Vorbildung unter den Medizinern durch eine Implementierung eines psychiatrischen Unterrichtes an den Universitäten, eine Verbesserung der Kommunikation mit den zuweisenden Ärzten, eine Verbesserung des Ansehens der Anstalten durch die Anwerbung geeigneten, insbesondere Wartpersonals. Im Zusammenhang mit Letzterem nutzte er die Gelegenheit, für den Hilfsvereins und dessen Einrichtung der Vertrauensmänner zu werben. Mit seinen Ideen, die er allerdings zumindest in diesem Rahmen nicht in konkrete, praktische Forderungen überführte, stieß er bei den zeitgenössischen Psychiatern auf Zustimmung.

Georg Ludwig beteiligte sich hierdurch an der öffentlichen Diskussion um diese Thematik und formte diese dadurch mit. Die Vertrauensmänner des Hilfsvereins, die er durch Anleitungen diesbezüglich schulte,[128] setzte er bei der Verbreitung seiner Ansichten als Multiplikatoren ein. Inwieweit er tatsächlich in beratender Funktion an der konkreten Gestaltung dieser Regelungen im Großherzogtum Hessen beteiligt war, geht aus der Untersuchung Ellers nicht hervor und lässt sich anhand der hier untersuchten Quellen ebenfalls nicht beurteilen. Die von Ludwig zunächst angestrebte Charakterisierung der 1866 eröffneten Heppenheimer Anstalt als vornehmliche „Heilanstalt", die offiziell nicht zu erreichen gewesen war, scheint *de facto* durch den Einfluss Ludwigs zumindest in einem gewissen Grad umgesetzt worden zu sein, indem in Heppenheim nachweislich deutlich mehr akute Fälle behandelt wurden.

4.2.2 Der Tod in den Anstalten

Viele der Pfleglinge verblieben in den Anstalten bis zu ihrem Tod. Im Jahr 1844 etwa, noch unter Franz Amelung, verstarben 31 der 420 in Hofheim im Laufe des Jahres behandelten Kranken. Sie verstarben allesamt an körperlichen Erkrankungen wie Gallenfieber und Lungenschwindsucht oder an Altersschwäche. Zwei Personen starben an Darmerkrankungen, die durch das Verschlucken von Gegenständen verursacht wurden, wobei Amelung die Seltenheit solcher Fälle in Hofheim hervorhebt. Suizidtode sind keine aufgeführt. Der Tod in der Anstalt war die häufigste Form des „Ausscheidens" aus der Anstalt – im gleichen

128 ELLER: Heppenheim (1993), S. 19.

Zeitraum wurden sonst 19 Kranke als „geheilt", 8 immerhin als „gebessert", 3 als „ungeeignet" entlassen, außerdem zwei „auf unbestimmte Zeit beurlaubt".[129]

Eine „Ausscheidung" aus der Anstalt durch Tod war in dem Zeitraum zwischen 1866 und 1875 in Hofheim, häufiger als in der neu eröffneten Heppenheimer Anstalt, die viel höhere Fluktuationen aufwies. Dies lässt sich damit erklären, dass in Hofheim mehr chronisch Kranke und neben Geisteskranken auch noch eine geringer werdende Anzahl körperlich Kranker verpflegt wurden. In Hofheim wurden in dieser Periode, in der es einen Krankenstand von 348 bis 438 verzeichnete, 303 Personen entlassen, 310 verstarben. Erwartungsgemäß scheint die Mortalität unter den älteren Kranken etwas höher gewesen zu sein, interessanterweise verteilen sich die Todesfälle jedoch relativ gleichmäßig auf die unterschiedlichen Altersklassen.[130] In Heppenheim wurden bei einer maximalen Anzahl von 280 Kranken von den zwischen 1866 und 1875 aufgenommenen 1213 Personen 697 entlassen, lediglich 252 starben. Auch hier sind die Toten relativ gleichmäßig auf die Altersklassen verteilt.[131] Differenzierte Rückschlüsse zu Zusammenhängen von Alter, Morbidität und Mortalität lassen sich aufgrund der Art der statistischen Erfassung aus den Hofheimer und Heppenheimer Berichten für den Zeitraum 1866–1875 nicht ziehen. Vergleicht man jedoch grob die Zahlen beider Anstalten, stellt man fest, dass in der Heppenheimer Anstalt die Mortalität unter den unter 30-jährigen und den 30- bis 45-jährigen Kranken etwas geringer war als in der Hofheimer Anstalt. Dafür war die Mortalität der Kranken in Hofheim bei den Kranken über 45 Jahren etwas niedriger. Eine Interpretation dieser Zusammenhänge erscheint mangels weiterer Daten nicht möglich.

Wie auch zu Franz Amelungs Zeiten verursachten somatische Erkrankungen den größten Teil der Todesfälle in beiden Anstalten. In den Jahren 1876 und 1877 starben in den beiden Anstalten zusammen 112 Personen. Unter den vielen somatischen Todesursachen, die im Heppenheimer Bericht für 1876 und 1877 differenziert aufgeschlüsselt worden sind, waren in diesen Jahren chronische Hirn- und Hirnhautentzündungen, Tuberkulose und Lungenödeme und -lähmungen die häufigsten.[132] Gehäuft kamen Todesfälle in den Anstalten im

---

129 AMELUNG, FRANZ: Summarische Übersicht über den Bestand der Hospitaliten im Hospital Hofheim im Jahre 1844, nebst Bericht über die in ärztlicher Behandlung gewesenen Kranken. In: AZP, 3. Bd. (1846), S. 251–266. Vgl. hierzu S. 251 f. und 259.

130 Hofheim und Heppenheim 1866–1877 (1880), Teil I, S. 10–13.

131 Ebd., Teil I, S. 28. und 39–41.

132 Ebd., Teil II, S. 91.

Rahmen epidemischer und endemischer Krankheiten vor. So starben zwischen 1866 und 1875 in der Heppenheimer Anstalt jeweils mehrere Pfleglinge an ansteckenden Erkrankungen wie Darmtyphus, Blattern (bzw. Pocken) und Dysenterie. Unter den Angehörigen des Personals gab es ebenfalls Erkrankungen, jedoch keine Todesfälle.[133] In der Heppenheimer Anstalt wurde beobachtet, dass die als chronisch oder unheilbar geltenden psychisch Erkrankten häufiger unter infektiösen Erkrankungen wie Typhus, Blattern und der diphterischen Ruhr litten, was mit einer allgemein schwächeren Konstitution chronisch Kranker in Verbindung gebracht wurde.[134] Es erscheint in diesem Zusammenhang nicht verwunderlich, dass Ludwig in einer stärkenden Diät ein zentrales Element in der Verpflegung der Geisteskranken sah.[135]

Suizide gehörten hingegen zu den seltenen Todesursachen.[136] In den beiden oben genannten Jahren starb kein Pflegling an einem Suizid.[137] Zwei Versuche im Jahr 1876 wurden in Hofheim vom Personal „vereitelt".[138] Im gesamten Zeitraum von 1866 bis 1875 ereigneten sich in Heppenheim sieben Suizide von männlichen und zwei Suizide von weiblichen Pfleglingen. Ein Mann ertränkte sich, der Rest verstarb durch Erhängen. Suizide machten somit in diesem Zeitraum 3,5% der Todesfälle aus.[139] Zahlen über Suizidversuche liegen nur ausnahmsweise vor. Die differenzierteste Statistik stammt aus dem Jahr 1877 aus Heppenheim. Im Laufe dieses Jahres zeigten 54 der im Laufe des Jahres 465 gepflegten Kranken eine „Neigung zum Selbstmord". „Förmliche und unzweideutige Versuche" wurden bei 36 Kranken beobachtet. Die Suizidversuche erfolgten in den meisten

133 Ebd., Teil I, S. 54–64.

134 Ebd., Teil I, S. 64.

135 Vgl. hierzu Kapitel 4.7 der vorliegenden Arbeit.

136 Die Dimension der Suizide und Suizidversuche Geisteskranker in den Anstalten des 19. Jahrhunderts ist bemerkenswerter Weise in der bisherigen Forschung kaum berücksichtigt worden, eine Kontextualisierung daher nur sehr begrenzt möglich. Die Publikation von Daten in diesem Zusammenhang schien zumindest in der zweiten Hälfte des 19. Jahrhunderts üblich zu sein, als sich die psychiatrische Forschung zunehmend hierfür zu interessieren begann. So widmet der Hallenser Psychiater Heinrich Damerow dieser Thematik einen ausführlichen Abschnitt in seinem statistischen Bericht über die Hallenser Anstalt in den Jahren 1844 bis 1863. Vgl. DAMEROW, HEINRICH: Zur Statistik der Provinzial-Irren-Heil- und Pflege-Anstalt bei Halle vom 1. November 1844 bis Ende December 1863. In: AZP, 22. Band (1865), S. 219–251

137 Hofheim und Heppenheim 1866–1877 (1880), Teil II, S. 91.

138 Ebd., Teil II, S. 12.

139 Ebd., Teil I, S. 64.

Fällen durch Erhängen oder Erdrosseln, seltener durch Verbrennen, durch Stich- oder Schnittwunden, durch Vergiften oder durch Ertränken.[140]

Nicht einmal zur Verhütung von Suiziden setzte man in Heppenheim, der von Ludwig implementierten Auffassung des „Non-Restraints" folgend, mechanische Zwangsmittel ein. Eine Suizidprophylaxe scheint vornehmlich durch die „*umsichtige Überwachung*" der Kranken mit „*Neigung zum Selbstmord*" praktiziert worden zu sein. Die Vereitelung vieler der Suizide bei den gefährdeten Kranken sei durch die „*pflichtgetreue Überwachung und hingebende Pflege*" der Wärter und Wärterinnen ermöglicht worden, heißt es an anderer Stelle.[141] Zweifelsfrei stellten die von Ludwig implementierten Maßnahmen im Sinne seiner Auffassung des „Non-Restraints" wie bauliche Voraussetzungen, etwa der Vergitterung von Fenstern, ein besserer Kranken-Wartpersonal-Schlüssel, eine Verbesserung des Wartpersonals durch Selektion geeigneter Individuen und besserer Ausbildung sowie bestimmte Prozeduren wie die Verlegung in Wachabteilungen oder die Entfernung gefährlicher Gegenstände aus den Krankenzimmern suizidprophylaktische Elemente dar.[142]

Suizide und Suizidversuche kamen nicht nur bei Kranken innerhalb der Anstalt, sondern auch bei Entlassenen vor, wie der Verfasser des Heppenheimer Berichtes (bei dem es sich mit hoher Wahrscheinlichkeit um Georg Ludwig selbst handelt) konstatiert, ohne jedoch konkrete Zahlen vorzulegen. Neben der psychischen Erkrankung sei auch das Leid der ehemaligen Pfleglinge durch die durch Stigmatisierung und Benachteiligung erschwerte Resozialisierung ein Faktor, der Suizide unter Entlassenen begünstigen könne:

> *„Für so Manche liegt ja das größte Elend nicht sowohl in der Geisteskrankheit selbst, als vielmehr in dem Bewusstsein geisteskrank und in der Irrenanstalt gewesen zu sein, und ferner in der Wahrnehmung der mannigfachen Schwierigkeiten, welche als Wahrzeichen dieser Vergangenheit ihren Bestrebungen sich entgegenstellen. Diese Unglücklichen sind aber umsomehr der thätigsten Teilnahme würdig, weil, wie die Verhältnisse der Welt nun einmal liegen, die erwähnten Schwierigkeiten oft sehr erhebliche, ja unübersteigliche, und für die Betreffenden überaus schmerzliche sind. Unter diesen Umständen ist für die Erklärung eines Selbstmordversuches die Annahme gewiss nicht nötig, dass doch noch ein Rest von Geisteskrankheit vorhanden gewesen sei."*[143]

---

140 Ebd., Teil II, S. 78–81

141 Ebd., Teil II, S. 58 f. Zitate: S. 58.

142 Zur Implementierung des „Non-Restraints" durch Ludwig vgl. Kapitel 4.4 der vorliegenden Arbeit.

143 Hofheim und Heppenheim 1866–1877 (1880), Teil II, S. 81.

Diese Feststellung fügt sich gut in die Bestrebungen des von Ludwig wenige Jahre zuvor (1874) gegründeten Hilfsvereins für Geisteskranke, der sich um Aufklärung und Abbau von Vorurteilen bezüglich Geisteskrankheiten in der Gesellschaft bemühte.[144]

Nach Eintreten des Todes wurde zumindest ein Teil der Verstorbenen obduziert. Die untersuchten Quellen erlauben keinen Rückschluss darüber, ob Sektionen regelhaft oder sporadisch stattfanden. Die Anstalten verfügten jedenfalls über eigens dafür hergerichtete Sektionsräume und das notwendige Instrumentarium. Unklar bleibt auch, ob die Obduktionen vornehmlich forensisch oder wissenschaftlich motiviert waren. Mögliche ist auch, dass diese Motive ineinander überflossen. Sektionsbefunde, die man für wissenschaftlich relevant hielt, wurden in den Fachzeitschriften publiziert. Amelung publizierte im Rahmen seines jährlichen Berichts über Hofheim beispielsweise mehrere Sektionsprotokolle, darunter das einer Hofheimer „Blödsinnigen", die an den Folgen des Verschluckens einer hänfenen Schlinge verstarb.[145] Auch Ludwig publizierte ein Sektionsprotokoll einer in Hofheim verstorbenen Kranken in der „Allgemeinen Zeitschrift für Psychiatrie" von 1857, bei der er einen abnormen neuroanatomischen Befund erhoben hatte.[146] Ebenso finden sich Hinweise auf zahlreiche Sektionen in der wissenschaftlichen Publikation des Hofheimer Assistenzarztes Ernst Vix von 1860.[147] Mehrere Bücher, die handschriftliche Sektionsprotokolle aus Hofheim enthalten, sind interessanterweise in der historischen Bibliothek des Philippshospitals Riedstadt (dem ehemaligen Hofheimer Hospital) erhalten, jedoch bisher noch nicht wissenschaftlich ausgewertet worden. Eine Untersuchung dieser Quellen wird neue Erkenntnisse auf diesem Gebiet erlauben.

---

144 VANJA: Hilfsverein (1993), S. 40.

145 AMELUNG: Übersicht (1846). Zu den Sektionen vgl. S. 259 ff.

146 LUDWIG, GEORG: Zur pathologischen Anatomie des dritten Hirnventrikels. In: AZP, 14. Bd. (1857), S. 268–271.

147 VIX, ERNST: Ueber Entozoen bei Geisteskranken, ins Besondere über die Bedeutung, das Vorkommen und die Behandlung von Oxyuris vermicularis. In: AZP, 17. Bd. (1860), S. 1–31, S. 149–198 und S. 225–304

4.3 Das Hospital Hofheim als Bezugsquelle für Leichen für den anatomischen Unterricht und die Intervention Georg Ludwigs

4.3.1 Der anatomische Unterricht an der Gießener Universität

Der Unterricht in Anatomie gewann an den europäischen Universitäten seit dem 16. Jahrhundert an Bedeutung und war um das Jahr 1800 eines der Kernelemente der medizinischen Ausbildung der angehenden Ärzte. Praktisch anwendbare anatomische Kenntnisse wurden den Studenten anhand anatomischer Präparate, anatomischer Demonstrationen an Leichen und später auch im Rahmen von Präparierkursen vermittelt.[148]

An der medizinischen Fakultät in Gießen wurden die Studenten in den 1740er Jahren erstmals in den anatomischen Unterricht auf Initiative des damaligen ersten Prosektors Friedrich Wilhelm Hensing eingebunden, der während seines eigenen Studiums in Straßburg einen reformierten Präparierkurs kennengelernt hatte.[149] Die Durchführung des praktischen Unterrichts erforderte eine ausreichende Anzahl an sezierbaren Leichen, die sich in den ersten Jahrzehnten wohl hauptsächlich auf die Körper der zum Tode Verurteilten des Großherzogtums beschränkte. Da diese vergleichsweise geringe Menge für den Unterricht in der beabsichtigten Form nicht ausreichten, wandten sich die Vertreter der Gießener Fakultät in den folgenden Jahrzehnten wiederholt an den Landesherren mit der Bitte, einen gesetzlichen Rahmen für die Beschaffung einer größeren Anzahl von Leichen zu schaffen.[150]

Ein solcher wurde im Großherzogtum schließlich mit der Verordnung vom 10. September 1781 geschaffen.[151] Diese definierte nun klar das Kollektiv derjenigen, deren

148 SAHMLAND, IRMTRAUT: Verordnete Körperspende – Das Hospital Haina als Bezugsquelle für Anatomieleichen (1785-1855). In: An der Wende zur Moderne. Die hessischen Hospitäler im 18. und 19. Jahrhundert (=Historische Schriftenreihe des Landeswohlfahrtsverbandes Hessen, Quellen und Studien, Bd. 14), S. 65–105, Petersberg 2008, S. 65.

149 FELSCHOW, EVA-MARIE: „Man nennet zu Göttingen unser Giesen einen finsteren Ort". Zur Situation der Gießener Medizinischen Fakultät im 18. Jahrhundert. In: Enke, Ulrike (Hrsg.): Die Medizinische Fakultät der Universität Gießen: Institutionen, Akteure und Ereignisse von der Gründung 1607 bis ins 20. Jahrhundert, 1. Bd., Stuttgart 2007, S. 81–98. Vgl. hierzu insb. S. 87 f.

150 Ebd., S. 88 f.

151 Verhandlungen der Zweiten Kammer 1863/65, Beilagen: 3. Bd. (1863), Beilage Nr. 237, S. 1 f.

> Körper nach dem Tod der Anatomie zu überstellen waren. Dazu zählten die Körper der „*Hingerichteten*", der „*Selbstmörder*", der „*im Duell Umgekommenen*", des „*herrenlosen Gesindels*", der „*im Stockhaus oder zu Schanzarbeit verurtheilten Gestorbenen*", der „*im Zucht- und Arbeitshaus Verstorbenen*" (was u. a. „*Trunkenbolde, Verschwender, liederliche, ihren Körper feilbietende Dirnen*" einschloss), der „*Dirnen, die mit verschiedenen Mannspersonen drei und mehr Kinder gehabt haben!* [sic]", „*aller Fremden und einheimischen Armen, die auf gemeine Kosten begraben werden müssen*" und eben der „*in den Hospitälern unentgeltlich Aufgenommenen*". Begründet wurde dieses letztere damit, „*daß der Gestorbene nach seinem Tode dem gemeinen Wesen durch Förderung der öffentlichen Wohlfahrt einen Theil seiner Schuld abtrage*".[152]

Dieses Kollektiv wurde durch eine Verordnung im Jahre 1812 neu definiert und etwas eingeschränkt. Bestimmt wurde, dass in die Anatomie zum Unterricht „*abgegeben werden*

1. *Die Körper derer, welche sich vorsätzlich entleibt haben, in so weit nicht Krankheit, Melancholie oder Raserei als Ursache der Selbstentleibung angesehen werden kann.*
2. *Die Körper der Ertrunkenen und Erfrorenen oder durch einen sonstigen Zufall ums Leben Gekommenen, deren Heimath unbekannt und von denen nicht ausfindig zu machen ist, ob sie durch Zufall oder mit Vorsatz um das Leben gekommen sind (…).*
3. *Die Körper der Vagabunden, fremden Bettler und ähnlichen herumstreichenden Gesindels, so wie deren Weiber und Kinder, welche beym Durchziehen durch Unsere Provinz Hessen erkranken und sterben.*
4. *Die Körper der vom Kriminal-Gericht zum Tode Verurtheilten.*
5. *Die Körper der im Zuchthaus Verstorbenen.*
6. *Die Körper der in den Hospitälern Verstorbenen, welche sich zu ihrer Verpflegung nicht in selbige eingekauft haben, sondern unentgeltlich aufgenommen worden sind.*"[153]

Die Regelung sah vor, dass die Leichname „*sogleich nach dem Ableben*" auf Kosten der Universität dieser zu überstellen seien, wenn die Entfernung nach Gießen nicht mehr als acht Meilen in den Wintermonaten und nicht mehr als vier Meilen in den Sommermonaten betrug.[154] In den Vorlesungsverzeichnissen der ersten Hälfte des 19. Jahrhunderts werden diese anatomischen Übungen immer

---

152 Ebd.

153 Handbuch der Großherzoglich Hessischen Verordnungen vom Jahre 1803 an, 3. Bd., Darmstadt 1817, S. 389.

154 Ebd., S. 388–390

wieder aufgeführt. In einem Gießener Vorlesungsverzeichnis für das Wintersemester 1823/24 wurde beispielsweise auf die „Uebungen im Zergliedern auf dem anatomischen Theater" unter der Leitung des damaligen Prosektors Dr. Wernekinck aufmerksam gemacht.[155] In dem Vorlesungsverzeichnis für das Wintersemester 1842/43 fanden sich neben einer Anzahl an durch mehrere Dozenten gehaltenen Vorlesungen zur menschlichen Anatomie gleich mehrere Kurse, die am Leichnam erteilt wurden. Diese Veranstaltungen wurden vom Leiter des „Anatomischen Theaters" und dem Prosektor durchgeführt, dem ordentlichen Professor Johann Bernhard Wilbrand und seinem Sohn, dem außerordentlichen Professor Julius Wilbrand.[156] Johann Bernhard Wilbrand hielt eine Vorlesung inklusive Demonstration zur „*Anatomie des Menschen, mit Ausschl. der Osteologie und Syndesmologie, an Leichen und Präparaten*". Sein Sohn und Prosektor erteilte den praktischen Unterricht. Er leitete im Wintersemester 1842/43 die „*Präparierübungen an frischen Leichen auf dem anatomischen Theater*", die „*Präparierübungen an injicirten Leichen*" und den „*[praktischen] Unterricht im gerichtlichen Seciren, mit Examinatorium über die gesammte Anatomie*".[157]

Die Durchführung dieser zahlreichen Übungen setzte die ausreichende Verfügbarkeit von Leichnamen voraus, und da die Anzahl der gelieferten Körper offenbar nicht ausreichte, wurden einerseits die Verordnungen in den Jahren bis 1845 mehrmals überarbeitet, um einen größeren Personenkreis einzuschließen, andererseits wurde auf eine stärkere Durchsetzung dieser Regelungen geachtet.

4.3.2 Die Leichen des Hofheimer Hospitals

Im Jahr 1844 wurde die Regelung auch auf das entferntere Hofheimer Hospital ausgeweitet.[158] In Hofheim leistete man Folge und lieferte nicht nur die Leichname der gänzlich unentgeltlich Verpflegten, sondern auch derer, die nur einen kleinen Beitrag entrichteten.[159] Die Bestimmung fand auf den kleineren Teil der verstorbenen Pfleglinge Anwendung: Im Jahr 1845 wurden beispielsweise die

155 Vorlesungsverzeichnis der Gießener Universität für das Wintersemester 1823/24. In: Allgemeine Literatur-Zeitung vom Jahre 1823, 3. Bd., Halle/Leipzig 1823, Nr. 236, Sp. 145–150. Vgl. Sp. 146.

156 WUTTKE, HEINRICH: Jahrbuch der deutschen Universitäten, 2. Bd., Winterhalbjahr 1842/43. Leipzig 1842, S. 339 f.

157 Ebd., vgl. das Vorlesungsverzeichnis der medizinischen Fakultät auf S. 344.

158 Verhandlungen der Zweiten Kammer 1863/65, Beilagen: 3. Bd. (1863), Beilage Nr. 237, S. 4.

159 Ebd. S. 5.

Leichen von 15 von den insgesamt 39 in diesem Jahr verstorbenen Hospitaliten für die Anatomie freigegeben.[160] Die Perspektive einer Zergliederung im anatomischen Theater hatte schwere Auswirkungen auf das Empfinden der Hospitaliten, wie Sahmland am Beispiel der Hainaer Anstalt in der Landgrafschaft Hessen-Kassel gezeigt hat.[161] Bereits seit dem Jahr 1786 wurden die Leichname der im Hospital Haina unentgeltlich oder gegen einen sehr geringen Geldbetrag Verpflegten nach ihrem Ableben an die Marburger Universität zu Lehr- und Forschungszwecken überstellt.[162] Mit der öffentlichen Sektion in der Anatomie ging für die Hospitaliten die Befürchtung einer moralischen Verletzung oder gar einer „*moralischen Destruktion*“[163] einher, denen das würdevolle christliche Begräbnis auf dem Friedhof des Hospitals gegenüberstand. Die Hospitaliten versuchten die Überstellung der eigenen Körper an die Anatomie durch Bittgesuche an den Landgrafen zu verhindern.[164]

Dieser Themenkomplex ist in Bezug auf die im Hofheimer Hospital Verpflegten bisher noch kaum untersucht worden und kann auch hier nur kurz angerissen werden. Die moralischen Einwände der Hainaer Hospitaliten folgten den allgemeinen moralischen Vorstellungen ihrer Zeit und dürften daher von den Hofheimer Hospitaliten geteilt worden sein. Die Bedenken der Untertanen waren den Behörden im Großherzogtum Hessen jedenfalls bereits bei Verabschiedung der Verordnung von 1781 bewusst: um den „*Abscheu, ihre Körper zur Anatomie herzugeben*“, abzuwenden, und vielmehr „*andere Arme und deren Verwandte*“ zu einer Hergabe zu bewegen, wurde als Inzentiv ein unentgeltliches christliches und öffentliches Begräbnis des zuvor in der Anatomie zergliederten Körpers „*zur gewöhnlichen Zeit mit Klang und Gesang unter einer christlichen Begleitung*“ in Aussicht gestellt.[165]

---

160 AMELUNG, FRANZ: Summarische Übersicht über den Bestand der Hospitaliten im Hospital Hofheim im Jahr 1845, nebst Bericht über die in ärztlicher Behandlung gewesenen Kranken. In: AZP, 4. Bd. (1847), S. 41–69. Vgl. hierzu S. 41 f.

161 Vgl. hierzu SAHMLAND: Körperspende (2008).

162 Ebd., S. 66.

163 Ebd., S. 75.

164 Ebd., S. 67–72.

165 KÖHLER, CARL WILHELM (Hrsg.): Handbuch der kirchlichen Gesetzgebung des Großherzogtums Hessen, 2. Bd., Darmstadt 1848, S. 772 f. Die Körper jener, die sich nach der damals geltenden moralischen Norm etwas zu Schulden hatten kommen lassen – etwa Hingerichtete oder im Zuchthaus Verstorbene, sollten hingegen in der Frühe oder abends in Stille, jedoch immerhin „*ehrlich*“ begraben werden.

In den Kammern wurde auch mit dieser moralischen Dimension argumentiert. Als im Jahr 1845 die Anwendung der Regelung der Überstellung der Leichen an die Anatomie in Gießen in der Zweiten Kammer der Landstände diskutiert wurde, protestierte der Abgeordnete Georg Buff, der die Anwendung der Regelung in Bezug auf die Leichen von Suizidenten und Verunglückten für *„mit den Anforderungen der Humanität durchaus unvereinbarlich“*[166] hielt und die vornehmliche Verwendung der Leichen Krimineller forderte. Die Ausdehnung der Regelung auf die Kranken des Hofheimer Hospitals kritisierte er daher mit deutlichen Worten. Er argumentierte auch mit der damit verbundenen Störung der Behandlung der Geisteskranken:

> *„In meinem noch größeren Bedauern habe ich gehört, daß die Verordnung, wonach die Leichen der in den Hospitälern Verstorbenen an das anatomische Theater abgelifert werden sollen, auch auf die Provinz Starkenburg und zwar insbesondere auf das Hospital Hofheim ausgedehnt worden ist. Es sind, wie ich vernommen habe, dieser Bestimmung zufolge, schon einige Leichen abgeliefert worden. Welcher ungeheure Mißgriff dieß ist, das fällt in die Augen. Diejenigen, die sich im Hospital Hofheim befinden und die noch nicht ganz der Vernunft beraubt sind, erfahren sehr bald, was demnächst mit ihren Leichen geschehen soll, und während man auf der einen Seite möglichst dahin strebt diese Leute in der zu ihrer Heilung nothwendigen Gemüthsruhe zu erhalten, hat man hier etwas angeordnet, was offenbar sehr störend auf diese und somit auf ihren ganzen Seelenzustand einwirken muß.“*[167]

Anwesend war auch der Abgeordnete Friedrich Jakob Wolff (1792–1854), der seit 1834 Rechner und Hospitalmeister des Hofheimer Hospitals war (und bis zu seiner Pensionierung im Jahr 1849 blieb) und der Zweiten Kammer der Landstände von 1832 bis 1847 angehörte[168], der den Ansichten des Abgeordneten Buff zustimmte. Wolff beschrieb die Auswirkungen der Umsetzung der Verordnung in Hofheim auf die Kranken mit dramatischen Worten. Von großem Interesse ist der Umstand, dass die Hofheimer Leitung – wahrscheinlich in der Erwartung, dass die Umsetzung der Verordnung die Kranken beunruhigen

---

166 Verhandlungen der Zweiten Kammer 1844/45, Protokolle: 2. Bd. (1845), Protokoll Nr. 50, S. 40.

167 Ebd., S. 43.

168 RACK, KLAUS DIETER / VIELSMEIER, BERND (Hrsg.): Hessische Abgeordnete 1820–1933. Biografische Nachweise für die Erste und Zweite Kammer der Landstände des Großherzogtums Hessen 1820–1918 und des Landtags des Volkstaats Hessen 1919–1933 (=Arbeiten der Hessischen Historischen Kommission – Neue Folge, 29. Bd.; Politische und parlamentarische Geschichte des Landes Hessen Nr. 19), Darmstadt 2008. Vgl. den Eintrag für Friedrich Jakob Wolff, Nr. 999 auf S. 978.

würde – zunächst offensichtlich versucht hatte, die Lieferung der Leichen nach Gießen vor den Kranken geheim zu halten, was ihr jedoch nach kurzer Zeit missglückt war:

> *„Nachdem der Abgeordnete Buff hier auch das Hospital Hofheim erwähnt hat, sehe ich mich verpflichtet, seine deßfallsige Angabe zu bestätigen. Es steht allerdings richtig, daß seit dem verflossenen Jahre auch Leichen von denjenigen, die unentgeldlich in das Hospital zu Hofheim aufgenommen worden sind – also wieder den Armen – auf die Anatomie nach Gießen gebracht werden. Es soll dieß zwar im geheimen auszuführen gesucht werden; allein dieß ist dort ganz unmöglich und die ganze Anstalt weiß es schon daraus, daß dergleichen Leichen nicht auf den Hofheimer Friedhof begraben werden. Desto übler aber ist der Eindruck dieses verfehlten Verfahrens. Ich kann Sie versichern, meine Herren, daß wohl niemalen eine Maßregel getroffen worden ist, welche eine größere Aufregung in den Gemüthern der Unglücklichen zu Hofheim gemacht hat und natürlich auch bei Kranken machen mußte, deren Seelenzustand so leicht, oft aber durch die unbedeutendste Kleinigkeit, erregbar ist. Denn es sind nicht nur die, wegen Armuth und ohne jede Bedingung in der Anstalt aufgenommenen Pfründner – deren einige deshalb gerne lieber hinausgingen, wenn sie nur einigermaßen ein Unterkommen zu finden wußten – sondern auch viele Irre und Gemüthskranke, welche jene Verfügung so höchst nachtheilig berührt hat und von welchen sich natürlich am wenigsten erwarten ließe, daß sie sich über eine Maßregel sollen hinaussetzen können, die selbst ein großer Theil der Gebildeten keineswegs als ein sogenanntes Vorurtheil betrachtet. Bei manchen dortigen Irren – deren die meisten denn auch ihre lichten Perioden haben – sind darüber neue Ausbrüche der Raserei eingetreten, welche, so viel mir bekannt ist, der – mit jener Maßregel auch nicht einverstandene – Arzt nur durch die Versicherung beschwichtigen konnte, daß bei ihnen eine Ausnahme gemacht werden solle. Jedenfalls erscheint es in einer Irrenanstalt, wie die Hofheimer, einer der größten psychologischen Mißgriffe. Die Interessen der Wissenschaft stehen auch in meiner Meinung sehr hoch; allein die Pietät gegen das Unglück und die Armuth stehen mir denn doch in gewissen Fällen noch weit höher. Ich muß Ihnen, meine Herren, hier die Abschrift des Briefs eines Hofheimer Hospitaliten vorlesen, welchen dieser an einen hiesigen einflußreichen Beamten geschickt hat, und worin der Ausdruck der Ansichten und Gefühle aller hier einschlägigen Unglücklichen in jener Anstalt enthalten ist.“*[169]

An dieser Stelle wurde protokolliert, dass Wolff den Abgeordneten den Brief, dessen Wortlaut leider nicht enthalten ist, vorlas. Er richtete daraufhin einen längeren und provokanten Appell an die Anwesenden, wobei er nunmehr nicht mit einer Störung der Behandlung argumentierte, sondern auch um Pietät angesichts der Armut und Misslichkeit der Hofheimer Kranken warb. Die Zweite Kammer lenkte daraufhin ein und genehmigte den Antrag zur Ausnahme des

169 Verhandlungen der Zweiten Kammer 1844/45, Protokolle: 2. Bd. (1845), Protokoll Nr. 50, S. 45 f.

Hofheimer Hospitals aus der Verordnung. Unter Berücksichtigung der Knappheit der Leichen und des Umstandes, dass Hofheim neben dem Gefängnis Marienschloss und der Leichen der Suizidenten eine der wenigen ergiebigen Quellen an Körpern darstelle, lehnte die Erste Kammer der Landstände im Anschluss den Antrag jedoch ab.[170]

Von den im Jahr 1845 39 verstorbenen Hospitaliten[171] wurden daraufhin 15 Leichen nach Gießen überstellt. Diese Praxis setzte sich auch unter der Leitung Hohenschilds mit stabilen jährlichen Zahlen zunächst fort. In den Jahren bis 1854 wurden (mit Ausnahme des Jahres 1848, in dem nur 7 Leichen überstellt wurden) jährlich zwischen 11 und 17 Leichname an die Anatomie übergeben. Die Gesamtzahl zwischen 1845 und 1854 betrug 129, womit sie etwa ein Drittel (!) der in diesem Zeitraum der Universität Gießen zur Verfügung gestellten Leichen darstellte.[172] Es ist naheliegend, dass die Überführung der Leichname in manchen Fällen in Konflikt mit der Praxis der Sektionen in Hofheim getreten sein dürfte, etwa in solchen, in denen die Hofheimer Ärzte ein forensisches oder wissenschaftliches Interesse an einer Sektion hatten, der Leichnam jedoch gemäß der Regelung nach Gießen überstellt werden musste. Auf welche Weise dieser Interessenskonflikt aufgelöst wurde, lässt sich anhand der hier untersuchten Quellen nicht beantworten.

Der prominente Chirurg und spätere Professor an der Berliner Universität Adolf von Bardeleben (1819 –1895) wirkte als Prosektor bis 1849 an der Universität in Gießen, als er infolge seiner Habilitation einem Ruf an die Universität Greifswald folgte.[173] Aus seiner Hand stammt ein im Jahr 1851 publizierter Bericht über die Untersuchung eines Leichnams eines Hofheimer Hospitaliten, der im Januar 1849 an die Gießener Universität überstellt worden war, der Auskunft über eine dieser anatomischen Sektionen gibt. Der zum Zeitpunkt seines Todes 63-jährige Hospitalit, der die letzten dreißig Jahre seines Lebens in

170 Verhandlungen der Zweiten Kammer 1863/65, Beilagen: 3. Bd. (1863), Beilage Nr. 237, S. 7 f.

171 AMELUNG: Übersicht (1847), S. 41 f.

172 ERSTE KAMMER DER LANDSTÄNDE DES GROSSHERZOGTUMS HESSEN (Hrsg.): Verhandlungen der Ersten Kammer der Landstände des Großherzogtums Hessen (im Folgenden abgekürzt mit „Verhandlungen der Ersten Kammer") im Jahre 1859/62. Sechzehnter Landtag. Beilagen, Darmstadt 1862. Vgl. Beilage Nr. 66 zum 13. Protokoll, hier die Tabelle auf S. 9.

173 HILDEBRAND, OTTO: Adolf von Bardeleben. In: Allgemeine Deutsche Biographie, 46. Bd. (1902), S. 214 f. [Online-Version]; URL: https://www.deutsche-biographie.de/pnd104069236.html# adbcontent (Stand: 01.04.2022).

Hofheim aufgrund einer progredienten *„Lähmung der Extremitäten“* verbracht hatte und in diesem Zusammenhang zunehmend pflegebedürftig geworden war, gehörte zu den noch als kleines Hospitalitenkollektiv in Hofheim gepflegten „Siechen“, den körperlich Kranken. Von Bardeleben untersuchte dessen Leichnam im Zuge einer ausführlichen Sektion, die eine Untersuchung des Halses, des Gehirnes und des Brustkorbs einschloss, insbesondere hinsichtlich seines degenerierten Muskelgewebes. Der Kehlkopf mitsamt der auffällig großen Schilddrüse wurde herauspräpariert und gewogen, was erst möglich wurde, nachdem die Leiche *„schon einige Tage geöffnet an der Luft gelegen hatte“*. Das Muskelgewebe wurde mikroskopisch untersucht, schließlich unterzog man präparierte Muskelstücke des Oberschenkels einer chemischen Untersuchung zur Feststellung des Fettgehaltes. Über das weitere Verfahren mit dem Leichnam ist der Publikation nichts zu entnehmen.[174]

4.3.3 Ludwigs Opposition und die Einstellung der „Lieferungen“

1855 – dem Jahr, in dem Georg Ludwig die Direktion antrat – erfolgte lediglich die Überstellung einer Leiche, während des Jahres 1856 waren es hingegen fünf Leichen. Im Jahr 1857 wurden erstmals der Universität aus Hofheim trotz bestehender Anordnungen keine Körper mehr zur Verfügung gestellt.[175]

Offenbar unter dem Druck der Behörden stehend erkundigte sich Ludwig in einem Brief im August 1858 bei der Leitung der Anstalt in Haina im angrenzenden Kurhessen, *„ob und in welchen Fällen die Leichen der in Ihrer Anstalt verstorbenen Irren an die Universität abgeliefert werden müssen, um dort zu Demonstrationen über normale Anatomie und zu Präparierübungen benutzt zu werden.“*[176] Die Leichten mittelloser Verstorbener aus dem dortigen Männerhospital wurden damals für den anatomischen Unterricht der Marburger Universität beansprucht. Der anhaltende Protest von Pfleglingen, die zwischen 1839 und 1853 mehrere Sammelpetitionen an die kurhessischen Behörden richteten, führte zu einer Neuregelung im Jahr 1855. Nach dieser konnten Pfleglinge durch

174 BARDELEBEN, ADOLF VON: Ueber die Umwandlung von Muskelgewebe in Fett. In: Jenaische Annalen für Physiologie und Medicin, 2. Bd. (1851), S. 14–17.

175 Verhandlungen der Ersten Kammer 1859/62, Beilagen (1862), Beilage Nr. 66 zum 13. Protokolle. Vgl. die Tabelle auf S. 9.

176 Akte aus Haina zur Ablieferung der Leichen zur Anatomie nach Marburg (Archiv des Landes-wohlfahrtsverbandes Hessen, Best. B 90, Nr. 1681. Vgl. Georg Ludwigs Brief vom 14. August 1858. Das Archiv des Landeswohlfahrtsverbandes wird im Folgenden mit „LWV-Archiv“ abgekürzt.

ein Attest des Hospitalarztes von dieser Prozedur ausgenommen werden, wenn die Vorstellung, nach dem Tode seziert zu werden, mit einem erheblichen Leidensdruck einherging.[177] Die Hainaer Leitung schilderte Ludwig in einem Antwortschreiben die dort infolge der Neuregelung herrschenden Verhältnisse. Der Obervorsteher war dadurch *„ermächtigt worden, solchen Hospitaliten, welche sich von der Vorstellung der demnächstigen Ablieferung ihres Leichnams an das anatomische Institut dergestalt gequält finden, daß nach dem Zeugnisse des Hospital Arztes dadurch ihr Geistes- oder Körperzustand wesentlich leidet, die Nichtablieferung zuzusichern"*, wodurch die *„Begräbnisse selbst der ganz mittellosen in gesunder Vernunft befindlichen Hospitaliten"* in Haina *„ziemlich häufig"* geworden sein soll.[178]

Ludwig setzte sich zu diesem Zeitpunkt bereits dezidiert gegen die Überstellung der Leichen aus Hofheim ein. Aus dem Protokoll einer Verhandlung der Ersten Kammer der Landstände aus dem Jahr 1860 geht hervor, dass der Hofheimer Direktor *„schon seit langer Zeit"* beklage, dass er die Leichen verstorbener Hospitaliten an die Anatomie abliefern müsse. Zitiert wird auch der Grund seiner Ablehnung:

> *„Den Irren, die dort eintrafen, wurde sehr bald von Anderen die Mittheilung gemacht, daß im Todesfall ihre Leichen auf die Anatomie gebracht werden würden; von diesem Augenblicke an galt der Arzt als Feind des Irren, und der Heilung war dann nicht nur durchgängig ein wesentliches Hemmniß, sondern in vielen Fällen ein absolutes Hinderniß in den Weg gelegt."*[179]

Zumindest vor den Behörden scheint Ludwig keine moralischen, sondern eher praktische Einwände geltend gemacht zu haben, indem er die Behandlung durch diese empfindliche Störung der Arzt-Kranken-Beziehung als gefährdet darstellte. Dennoch hegte Ludwig Empathie für die ihm anbefohlenen Kranken, wie seine leidenschaftliche Wortwahl in einem Briefwechsel zwischen ihm und den Behörden aus dem Jahr 1859 nahelegt. Ausschlaggebend für den Disput war das Gesuch von Verwandten der zwei Schwestern Charlotte und Auguste T.,[180]

---

177 SAHMLAND, IRMTRAUT: Eine Interessengemeinschaft im Hospital Haina zur Abwehr der anatomischen Sektion. Akteure und ihre Protestbereitschaft gegen strukturelle Zumutungen. In: Historia Hospitalium. Jahrbuch der Deutschen Gesellschaft für Krankenhausgeschichte, Bd. 29 (2014/15), S. 12–45.

178 Ebd.

179 Verhandlungen der Ersten Kammer. Protokolle Nr. 1–30 (1862). Vgl. das 14. Protokoll, S. 258.

180 Vgl. die Krankenakten der Charlotte T. (HStAD, Bestand G 16 A, Nr. 5772) und der Auguste T. (HStAD, Bestand G 16 A, Nr. 6235).

die zu diesem Zeitpunkt im Hospital behandelt wurden, um Dispensation von der Verfügung von 1844. Nach dieser hätten deren Körper im Todesfall an die Universität übergeben werden müssen. Die jüngere, Auguste, war erst im Januar 1859 aufgenommen worden. Ihre ältere Schwester Charlotte befand sich zu diesem Zeitpunkt hingegen bereits seit vielen Jahren in der Anstalt. Als der Zustand der älteren Schwester sich verschlechterte und vermutlich vor dem Hintergrund einer zuvor stattgehabten Ablehnung des Gesuchs durch die Behörden interzedierte Ludwig zugunsten der Familie. Er richtete an das Kreisamt Darmstadt einen auf den 15. August datierten Brief mit folgendem Wortlaut:

> *„Indem wir unsere die höchste Verfügung vom 15. Juli 1844 betreffenden Anschauungen als bekannt voraussetzen dürfen und hervorheben, daß dieselben eine Widerlegung noch niemals gefunden haben, weil sie eine solche nicht finden können, beschränken wir uns im vorliegenden speciellen Falle auf folgende Frage. Die ältere Schwester, voraussichtlich unheilbar u. in neuerer Zeit körperlich sehr zurückgegangen, kann bald sterben. Die jüngere Schwester, seit einem halben Jahre dahier in Verpflegung, ist Malerin, von sehr sensibler Constitution, fein gebildet. Nach schweren Leiden befindet sie sich auf dem Wege der Besserung. Was müßte nun aus dieser Besserung werden, wenn die ältere Schwester stürbe und deren Leiche gewissermaßen vor den Augen der jüngeren Schwester in der bekannten Weise nach Giessen geschleppt würde?“*[181]

Georg Ludwig wurde kurze Zeit später vom Kreisamt ausdrücklich für die Wortwahl dieses Schreibens gerügt,[182] setzte sich aber offensichtlich durch, zumal seit 1856 trotz geltender Verfügung keine Hofheimer Leiche mehr den Weg in die Anatomie in Gießen fand. Von weiteren Durchsetzungsversuchen wurde *„in Folge wiederholter Reclamation des Directors“*[183] schließlich ganz abgesehen – *„Denn es ist kaum einem Zweifel unterworfen, daß jeder tüchtige Vorstand dieser Anstalt sich der Ablieferung so entschieden widersetzen würde, daß die Regierung sich auf die Leichen von Hofheim keine Rechnung mehr machen kann“*, wie in der diesbezüglichen Debatte der Ersten Kammer der Landstände im Jahr 1860 mit spürbarer Resignation festgestellt wurde.[184]

---

181 Krankenakte der Auguste T. (HStAD, Bestand G 16 A, Nr. 6235). Vgl. den Brief Georg Ludwigs an das Kreisamt Darmstadt vom 15. August 1859.

182 Ebd. Vgl. den Brief des Kreisamts Darmstadt an die Direktion in Hofheim vom 31. August 1859.

183 Verhandlungen der Ersten Kammer 1862/64, Beilagen, 1. Bd. (1864). Vgl. Beilage Nr. 103 zum 18. Protokoll, S. 11.

184 Verhandlungen der Ersten Kammer 1859/62, Protokolle Nr. 1-30. (1862). Vgl. das 14. Protokoll, S. 261. Zur Debatte vgl. ebd., S. 258–271.

Mit dem zunächst geduldeten, jedoch noch nicht rechtlich besiegelten Wegfall des Hospitals Hofheim als Zulieferer war die Universität auf die Leichname insbesondere der Selbstmörder und der verstorbenen Häftlinge aus dem Marienschloss angewiesen, die den Bedarf von zwei Leichen für jeden der dreißig Studenten im Semester bei weitem nicht decken konnten. In einem unterzeichneten Gesuch an die Zweite Kammer der Landstände im Februar 1863 machten 63 Studenten der Gießener Universität noch einmal auf die drastischen Missstände der Gießener Anatomie („*Jetzt steht der Secirsaal öde, die Sammlungen bleiben unverwahrt, für die Vorlesungen dienen getrocknete Apparate, Nach- oder Abbildungen*“[185]) aufmerksam und forderten u. a. eine Wiederanwendung der Regelungen auf die Hospitaliten Hofheims.[186] Die Zweite Kammer stimmte infolge dieses Gesuchs dafür, die Körper der in den Hospitälern unentgeltlich Verpflegten künftig wieder der Anatomie zur Verfügung zu stellen.[187] Der die Hospitaliten Hofheims betreffende Teil des Antrages wurde jedoch von der Ersten Kammer der Landstände explizit aufgrund der jahrelangen Beschwerden und des Widerstands Ludwigs verworfen, seine Gründe als triftig anerkannt.[188] Über den Widerstand Ludwigs wurde diesmal in folgender Weise berichtet:

> „*Bekanntlich wurde im Jahr 1844 die Anwendbarkeit der Verordnung vom 28. November 1812 auf das Hospital Hofheim auf administrativem Wege angeordnet, und es fand auch von da an bis zum Jahr 1856 die Ablieferung der Leichen aus dieser Anstalt an die Anatomie der Landesuniversität statt. Seitdem ist jedoch die Ausführung dieser Anordnung eingestellt worden, und zwar in Folge wiederholter Reclamation des Directors, worin dieser vorgestellt hatte, daß die Irren, sobald sie Kenntniß davon erlangten, daß ihre Leichen auf die Anatomie gebracht würden, den Arzt als ihren Feind betrachten, wodurch ihre Heilung nicht blos durchgängig erschwert, sondern auch in vielen Fällen ganz unmöglich gemacht werde.*“[189]

Der Mangel an Leichen der medizinischen Fakultät der Gießener Universität konnte in den folgenden Jahren offenbar nicht behoben werden. Im Jahr 1876 legte die Großherzoglich-Hessische Regierung einen neuen Gesetzesentwurf vor, der im Anschluss in den zwei Kammern der Landstände debattiert und schließlich angenommen wurde. Durch die neue Verordnung wurde der Katalog

---

185 Verhandlungen der Zweiten Kammer 1863/65, Beilagen: 3. Bd. (1893), Beilage Nr. 237, S. 14.

186 Ebd., S. 13 ff.

187 Verhandlungen der Ersten Kammer 1862/64. Beilagen, 1. Bd. (1864). Vgl. Beilage Nr. 103 zum 18. Protokoll, S. 2.

188 Ebd., S. 10–12.

189 Ebd., S. 10 f.

jener Personengruppen aktualisiert, deren Leichen im Falle eines Versterbens an die Anatomie zu liefern waren. Darunter finden sich weiterhin Menschen, die während des Verbüßens einer Haftstrafe verstorben waren, „Dirnen“ unter „polizeilicher Aufsicht“ und „Selbstmörder“, die auf öffentliche Kosten begraben werden mussten. Die Leichen Kranker, die in öffentlichen Krankenanstalten verstarben und auf staatliche Kosten zu begraben waren, sollten ebenfalls in die Gießener Anatomie verbracht werden. Bei dieser Kategorie wurden jedoch explizit die in den Anstalten Heppenheim und Hofheim verstorbenen Kranken ausgenommen.[190]

Ob diese Neufassung der Verordnung einen entscheidenden Effekt auf die Anzahl der in der Anatomie zur Verfügung stehende Körper zeigte, lässt sich anhand der hier untersuchten Quellen nicht mehr beurteilen und bedarf einer weiteren, gesonderten Untersuchung. Unklar bleibt an dieser Stelle auch, inwieweit sich die Einstellung der Lieferungen der Leichname auf die Anzahl der Sektionen im Hofheimer Hospital auswirkte.

4.3.4 Fazit: Georg Ludwig und die Leichen der Hofheimer Kranken

Die Leichen der Hofheimer Kranken wurden unter bestimmten Voraussetzungen ab dem Jahr 1844 der Anatomie in Gießen zur Verfügung gestellt. Dies hatte offenbar dramatische Auswirkungen auf das Leben in der Anstalt und die Behandlung der betreffenden Kranken. Aus dem Bericht des Abgeordneten Wolff, der gleichzeitig Rechner und Hospitalmeister in Hofheim war, und die Begebenheiten somit aus erster Hand gekannt haben dürfte, geht außerdem hervor, dass Amelung, von dem sonst in dieser Hinsicht in den untersuchten Quellen keine Stellungnahmen überliefert sind, ebenfalls gegen die Umsetzung dieser Verordnung war. Vor den Abgeordneten der Zweiten Kammer der Landstände bediente sich Wolff unterschiedlicher Argumente. Er stützte sich dabei auf moralische Prinzipien und betonte auch, dass die Aussicht einer Sektion des eigenen Leichnams bei den Hofheimer Hospitaliten eine Störung der Behandlung verursache. Es gelang ihm, die Zweite Kammer zur Verfassung eines

190 Vgl. hierzu: Verhandlungen der Zweiten Kammer 1876/78, Beilagen: 3. Bd. (1876), Beilagen Nr. 217 und Nr. 218 zum 31. Protokoll und Beilage Nr. 231 zum 39. Protokoll; Verhandlungen der Zweiten Kammer 1876/78, Protokolle: 4. Bd. (1878), Protokoll Nr. 40, S. 11 ff.; Verhandlungen der Ersten Kammer 1876/78, Protokolle (1878), 13. Protokoll, S. 373 ff.; und Verhandlungen der Ersten Kammer 1876/78, Beilagen (1878), Beilage Nr. 73 zum 13. Protokoll.

Antrages zur Ausnahme Hofheims zu bewegen, scheiterte mit seinem Vorhaben allerdings vor der Ersten Kammer, die in Hofheim eine der wenigen ergiebigen Quellen der für den anatomischen Unterricht begehrten Leichen sah. Der Widerstand auf politischer Ebene war damit gescheitert. Bei dem Versuch, die Kranken vor Beunruhigung zu bewahren, wurde zumindest in manchen Fällen unter der geteilten Leitung von Wolff und Amelung versucht, die Kranken über die bestehende Verordnung zu täuschen, was aber offenbar nicht immer gelang. Ob die von Wolff am Rande seines Berichtes vor der Zweiten Kammer im Jahr 1845 erwähnte Zusicherung von Ausnahmen für einzelne Kranke tatsächlich honoriert wurde, lässt sich nicht mehr nachvollziehen.

Während der Zeit, in der Hohenschild der Hofheimer Anstalt vorstand, ist ein Aufbegehren gegen die Leichenüberstellungen seitens der Leitung nicht überliefert worden. Vielmehr wurden in dieser Zeit regelmäßig Leichname Hofheimer Hospitaliten in die Anatomie nach Gießen gebracht. Nachdem Ludwig 1855 die Leitung angetreten hatte, wurden im Jahr 1856 letztmals Leichen aus Hofheim nach Gießen geliefert. Die Einstellung dieser Praxis im Jahr 1857 ist auf den belegbaren und deutlich spürbaren Widerstand Ludwigs zurückzuführen. Die primäre Motivation für seine ablehnende Haltung scheint die Abwendung einer empfindlichen Störung der Arzt-Patienten-Beziehung und infolgedessen der Krankenbehandlung gewesen zu sein. Unklar bleibt, ob es ähnlich wie in der Hainaer Anstalt auch seitens der Pfleglinge organisierte Initiativen gegen diese Praxis gab. In der leider geringen Anzahl hierzu erschließbarer Quellen finden sich dafür keine Hinweise.

Ludwig erreichte durch seinen anhaltenden Widerstand jenes, wofür der Hospitalmeister und Abgeordnete Wolff (vermutlich in Abstimmung mit Franz Amelung) zuvor vor den Landständen vergebens eingetreten war. Ludwig wurde aufgrund seiner fehlenden Kooperationsbereitschaft gerügt, seine Gründe wurden aber letztlich von der Ersten Kammer der Landstände als triftig anerkannt. Ludwig beanspruchte durch diese Praxis die Deutungshoheit in diesem Konflikt zwischen dem öffentlichen Interesse und seinen Interessen als Arzt und Direktor der Hofheimer Anstalt einerseits, den Interessen der Hospitaliten andererseits, und entschied sich zugunsten letzterer. Konflikt und Auflösung ähneln dem Prozess, der wenige Jahre zuvor im Hospital Haina stattgefunden hatte und den Ludwig für seine Argumentation nutzte. Dieses führte zu einer faktischen Abschaffung der Leichenüberstellungen aus Hofheim. Sie wurde in den folgenden Jahren rechtlich ratifiziert. Die Kranken aus den Hofheimer und Heppenheimer Anstalten wurden trotz des anhaltenden Mangels an Leichen, der in der medizinischen Fakultät in Gießen herrschte, von den Folgeverordnungen endgültig ausgenommen. Ludwig zeigte bei der Umsetzung seiner Interessen hier die für ihn charakteristische praktische Vorgehensweise, aber auch eine erhebliche Durchsetzungsfähigkeit und ein starkes professionelles Selbstbewusstsein, mit dem er sich hier – wie es auch in den folgenden Jahrzehnten auf mehreren Gebieten seiner Tätigkeit sein sollte – gegen die herrschende Auffassung durchzusetzen versuchte, wo sie mit seinen Ansichten in Konflikt geriet. In diesem Fall gelang es ihm.

4.4 Die (Nicht-)Implementierung des „Non-Restraint“ unter Georg Ludwig und die Isolierungen in Hofheim und Heppenheim

4.4.1 Das Prinzip des „Non Restraint“ und seine Implementierung im deutschsprachigen Raum

Der Einsatz von Zwangsmaßnahmen blickt in der Psychiatrie auf eine lange Tradition zurück. Das aus der Symptomatik psychischer Erkrankungen resultierende gesellschaftsunverträgliche Verhalten suchte man noch bis zum Ende des 18. Jahrhunderts mangels therapeutischer Optionen durch Verwahrung und Restriktion zu unterbinden. Im Zuge einer sich Ende des 18. Jahrhunderts abzeichnenden „[*therapeutischen*] *Zuwendung zum Geisteskranken*“ wurden die Ketten aus der Behandlung der Geisteskranken zunehmend abgeschafft. Dies bedeutete nicht die Abschaffung des Zwanges. Stattdessen wurde eine Reihe moderner und spezifischer Zwangsmittel wie Zwangsstühle und Zwangsweste eingeführt bzw. weiterentwickelt und zu Therapeutika umgewidmet.[191] Solche freiheitsentziehende Apparaturen kamen neben anderen unangenehmen Einwirkungen wie der Entziehung von Nahrung als Bestrafungsmaßnahmen zum Einsatz – in einem Versuch, dem Kranken das irrige Verhalten durch Erziehung abzugewöhnen.[192] Die doppelte Bedeutung der Zwangsmittel als einerseits Bändigungs-, andererseits pädagogisch intendiertes Bestrafungsmittel wird etwa aus dieser Schilderung über den Gebrauch des Zwangsstuhles von 1824 deutlich:

> *„Bloß unruhige, unfolgsame, schreiende und gefährliche Irre werden in einen solchen Zwangsstuhl zur Bezähmung und Besserung eingeschnallt. Diese gezwungene Stellung wird von einigen verdienstvollen Männern in dieser Beziehung als oft sehr hilfreich erkannt, weil dadurch das Gemeingefühl des Irren auf eine höchst unangenehme Weise affiziert*

191 GEDULDIG: Zwang (1975), S. 1–17, Zitat S. 4.

192 OEGG, JOSEPH: Die Behandlung der Irren in dem Juliushospitale zu Würzburg: ein Beitrag zur Pathologie und Therapie der psychischen Krankheiten. Sulzbach 1829. Vgl. S. 191–192.

werde; denn die neue und unangenehme Lage, in welche er dadurch versetzt wird, müsse seine Aufmerksamkeit erregen und dieselbe von Innen nach Außen leiten, dadurch kehre die getrübte Persönlichkeit oft auf längere oder kürzere Zeit zurück und es werde der Irre geweckt, ruhig, besonnen und folgsam; auch werden seine Hände und Füße, durch deren Missbrauch er oft sich und andern gefährlich wird, dadurch ohne körperlichen Nachteil außer Stand gesetzt."[193]

Unter den „äußerlichen beruhigenden" Mitteln werden bei dieser Publikation eine ganze Reihe verschiedener Vorrichtungen, Apparaturen und Maßnahmen aufgezählt, von denen nicht wenige Namen den Eindruck mittelalterlicher Folterinstrumente evozieren: der „Sack", der „Schrank"- auch „englischer Sarg" genannt, das „hohle Rad", die „Authenriethische Maske", das „Zwangskamisol" oder die Zwangsjacke, die „Zwangswiege" und die „Zwangsriemen".[194] Ebenfalls zur Anwendung kamen unfreiwillige Wasseranwendungen wie kalte Bäder, Schnee- oder Sturzbäder, von denen man sich ebenfalls eine günstige Einwirkung auf die Geistesstörung erhoffte.[195]

Einen ersten entscheidenden Impuls zur grundlegenden Abschaffung solcher Mittel setzte der Englische Arzt John Conolly durch seine 1856 erschienene und bald ins Deutsche übersetzte Arbeit „The Treatment of the Insane without mechanical Restraint".[196] Conolly hatte im Jahr 1839 das sogenannte „Non-Restraint-System" (Deutsch in etwa: zwangsfreies System) in der von ihm geleiteten Anstalt in Hanwell eingeführt. Er verwarf den Gebrauch der Angst und Aufregung erzeugenden Mittel zugunsten einer von Ruhe und Geduld geprägten Behandlung des Geisteskranken. Der Verzicht auf mechanische Bändigungsmittel setzte ausreichend geschultes und charakterlich geeignetes Wartpersonal sowie eine gewisse Umgestaltung der Anstaltseinrichtung voraus, indem gefährliche Gegenstände entfernt und zweckmäßiges Inventar wie etwa reißfeste Kleidung und Bettwäsche angeschafft wurden. Im Falle nicht anders zu beherrschenden unruhigen Verhaltens erfolgte eine „Seklusion" oder Einschluss des Kranken in das eigene Zimmer, wobei diese Maßnahme nicht nur zur Abwendung der vom Kranken ausgehenden Gefahr, sondern auch als therapeutisches „Beruhigungsmittel" verstanden wurde. Diese Neuerungen trafen

---

193 SCHNEIDER, PETER JOSEPH: Entwurf zu einer Heilmittellehre gegen psychische Krankheiten, oder Heilmittel in Beziehung auf psychische Krankheitsformen. Tübingen 1824. Vgl. S. 296.

194 Ebd., S. 281–315.

195 Ebd., S. 134 ff.

196 CONOLLY: Restraint (1856).

bei den deutschen Psychiatern, die ein gewisses Maß an Zwang in der Behandlung der Geisteskranken nicht nur für unumgänglich, sondern dem Wohl des Patienten zuträglich und daher auch für indiziert hielten, zunächst auf Skepsis. Durch die Publikation von Erfahrungsberichten und die Übersetzung des Werkes Conollys wurde das System des Non-Restraint in Deutschland zunehmend diskutiert und in ersten Anstalten implementiert. Eine führende Rolle nahmen hierbei Caspar Brosius und Wilhelm Griesinger ein, die das System in ihren jeweiligen Anstalten 1857 bzw. 1864 einführten und dadurch popularisierten. Die Debatte um das „Non-Restraint" wurde durch die wachsende Anzahl psychiatrischer Fachpublikationen – wie der 1844 erstmalig erschienenen „Allgemeinen Zeitschrift für Psychiatrie" – und der aufkommenden, regelmäßig tagenden Fachgesellschaften dynamisiert und zog sich über Jahrzehnte. Einen Höhepunkt erreichte die Debatte in den psychiatrischen Fachvereinen in den Jahren 1879/80. Hierbei kristallisierten sich noch unterschiedliche Haltungen und Auffassungen heraus. Während eine verschwindende Minderheit der Psychiater – wie Heinrich Laehr – noch den therapeutischen Einsatz mechanischer Zwangsmittel verteidigte, hatten sich bereits die meisten deutschsprachigen Irrenärzte deutlich für eine weitgehende Einschränkung des „Restraints" ausgesprochen. Allerdings bestand noch Uneinigkeit darüber, welche Maßnahmen unter Zwangsmittel überhaupt zu subsumieren seien und welche therapeutischen Konzepte an deren Stelle treten sollten. Einigkeit bestand hingegen hinsichtlich Zulässigkeit einer Anwendung von restriktiven Maßnahmen in begründeten Ausnahmefällen.[197]

4.4.2 Implementierung in Hofheim und Heppenheim unter Georg Ludwig

Die bisherigen, oben zitierten Untersuchungen von Eller und Vanja deuten darauf hin, dass Ludwig seine Auslegung des „Non-Restraint"- Systems zumindest in Heppenheim bis zu einem gewissem Grad implementierte. Dieser Prozess war bisher aufgrund der fehlenden Publikationen Ludwigs und der spärlichen Dokumentationspraxis in den Hofheimer und Heppenheimer Krankenakten schwer zugänglich. Er wurde bisher nur in seinen Grundzügen untersucht und soll daher im Folgenden detaillierter herausgearbeitet werden. Ein besonderes Augenmerk soll auf die Etablierung von alternativen Interventionsstrategien bei unruhigen Kranken gelegt werden, die unter Georg Ludwig an Stelle der Fixierungen mit mechanischen Hilfsmitteln traten.

197 GEDULDIG: Zwang (1975). Zur öffentlichen Diskussion vgl. S. 55–106.

4.4.2.1 Das „Non-Restraint" in Hofheim vor Georg Ludwig

In der im Jahr 1904 vom damaligen Direktor des Landeshospitals Hofheim verfassten Festschrift heißt es in Bezug auf die mechanischen Zwangsmittel, dass Georg Ludwig beim Antreten seiner Stelle als Assistenzarzt noch *„Fußeisen und Kugeln mit Ketten, die an den Füßen befestigt wurden"*[198] vorgefunden habe. Bis Mitte der 1860er Jahre sei jedenfalls der Zwangsstuhl in Hofheim in Gebrauch gewesen, den er neben allerlei anderen mechanischen Zwangsvorrichtungen im Detail beschreibt, ohne jedoch deren Benutzung zeitlich näher einzugrenzen.[199] Diese Darstellung könnte allerdings – dem Charakter der Festschrift entsprechend und für die Lobrede auf den hochbetagten Ludwig, der sich zu diesem Zeitpunkt seit mehreren Jahren im Ruhestand befand – etwas dramatisiert worden sein.

Braun, die den Einsatz von Zwangsmitteln in Hofheim untersuchte (was jedoch durch die bereits erwähnte sehr spärliche Quellenlage schwierig war) stellte fest, dass Franz Amelung, der in Hofheim bis 1849 die Leitung innehatte, nur in Ausnahmefällen auf den Zwangsstuhl und die Zwangsweste zurückgriff, die Anwendung als gefährlich und therapeutisch nicht indiziert geltender Zwangsmittel oder mit dem Ziel einer Bestrafung jedoch verwarf.[200] Sie stützte sich dabei vornehmlich auf Publikationen aus Amelungs Hand. Dem veröffentlichten Hofheimer Jahresbericht für das Jahr 1845 ist tatsächlich zu entnehmen, dass eine Reihe mechanischer Zwangsmittel noch benutzt würden.[201] Vor allem seien die Zwangswesten in Gebrauch gewesen, *„um da, wo es notwendig ist, zerstörende Ausbrüche von Tobsucht in Schranken zu halten"*[202]. Seltener sei laut Amelung der Zwangsstuhl benutzt worden, bei dem es sich allerdings seiner Ansicht nach weniger um ein eigentliches Beschränkungsmittel, denn ein Hilfsmittel handle, da man ihn vornehmlich dazu genutzt habe, um widerstrebenden Kranken Heilmittel verabreichen zu können. Ein zumindest gelegentlicher Gebrauch als „Strafmittel" räumte Amelung ein. Die damals weit verbreiteten „Kaltwasserkuren", bei denen Kranke gegen ihren Willen mit kaltem Wasser gebadet wurden, scheint Amelung hingegen abgelehnt zu haben, wie Vanja unter Berufung auf eine Publikation Amelungs von 1834 feststellte.[203] In Hofheim

---

198 MAYER: Hofheim (1904), S. 112.
199 Ebd.
200 BRAUN: Defekt (2009), S. 197, S. 358, FN 514 und 515.
201 AMELUNG: Übersicht (1847), S. 51.
202 Ebd.
203 VANJA: Amelung (2004), S. 85.

scheint zu dieser Zeit ein zurückhaltenderer Gebrauch solcher Methoden üblich gewesen zu sein, als es beispielsweise im Hospital Haina im benachbarten Kurhessen der Fall war. Dort waren die Ketten zwar im Jahr 1830 endgültig abgeschafft worden, Zwangsmittel wie Zwangsgürtel, Zwangsbett und Zwangsstuhl jedoch um die Jahrhundertmitte noch in Gebrauch. Der Zwangsstuhl wurde dort sogar erst gegen 1890 endgültig abgeschafft.[204]

Die aus dem Kontext als wahrscheinlich häufigste, weil an erster Stelle (sogar vor der Anwendung von Zwangswesten) genannte Beschränkungsmaßnahme schien in Hofheim jedoch die „*Isolierung in den zu diesem Zweck besonders eingerichteten Kammern*"[205] gewesen zu sein. Der Einschluss unruhiger Kranker in dafür besonders hergerichteten Zimmern wurde als Beschränkungsmittel bereits zu Beginn des 19. Jahrhunderts angewandt. Mit der fortschreitenden Abwendung vom Einsatz mechanischer Beschränkungsmittel boten sich abschließbare Zellen als alternative Maßnahme zur Beschränkung eigen- oder fremdgefährlicher Kranker an, beispielsweise das auf den Tübinger Arzt Autenrieth zurückgehende „Autenriethsche Zimmer".[206] Die Isolierung als „Bändigungsmaßnahme" ist von einer Isolierung als Strafmaßnahme zur Anerziehung erwünschten Verhaltens insbesondere in der Literatur der ersten Hälfte des 19. Jahrhunderts, so etwa beim einflussreichen Christian Friedrich Wilhelm Roller (1802–1878, ab 1841 Leiter der Heil- und Pflegeanstalt Illenau in Achern)[207], nicht klar abzugrenzen. Die Nutzung von Isolierungszimmern etablierte sich an den Anstalten zunehmend trotz Kritik der Gegner, die im Wegsperren des Kranken eine der Behandlung abträgliche Maßnahme sahen, indem es ihm dem Einfluss der ärztlichen Behandlung und Pflege entzog.[208] Roller befürwortete die Einrichtung eines solchen besonderen Zimmers auf der Grundlage eines modifizierten Entwurfes Autenrieths. Dieses Zimmer solle möglichst nicht an eine Gefängniszelle

---

204 SIEFERT, HELMUT: Der Zwangsstuhl. Ein Beispiel für den Umgang mit Geisteskranken im 19. Jahrhundert in Haina. In: Heinemeyer, Walter / Pünder, Tilmann (Hrsg.): 450 Jahre Psychiatrie in Hessen (=Veröffentlichungen der Historischen Kommission für Hessen, 47. Bd.), Marburg 1983, S. 309–320.

205 AMELUNG: Übersicht (1847), S.51.

206 GEDULDIG: Zwang (1975), S. 16.

207 Vgl. z.B. den Kommentar Rollers: „*Eine längere Zeit fortgesetzte Einschließung ist für die meisten eine sehr empfindliche Strafe.*" In: ROLLER, CHRISTIAN FRIEDRICH WILHELM: Die Irrenanstalt nach allen ihren Beziehungen, Karlsruhe 1831, S. 229.

208 Vgl. hierzu ROLLER: Ebd., 226 f. Die Kritiker führten neben unspezifischen Argumenten wie der vermeintlichen Kostspieligkeit solcher Zimmer auch die Befürchtung an, der Kranke würde durch den Einschluss dem Einfluss des Arztes entzogen.

erinnern und dem Kranken eine freie Bewegung erlauben, andererseits dürfe der Kranke keine Möglichkeit haben, sich in dieser zu verletzen oder etwas zu zerstören. Deshalb habe sich die Einrichtung auf ein Minimum zu beschränken. Gegenstände, die der Kranke zuweilen benötige – wie Essgeschirr oder Bettzeug – solle nach dem Gebrauch wieder aus der Zelle entfernt werden.[209] Später wurde die „Seklusion" in einem sicheren Zimmer unter ständiger Beobachtung des Wartpersonals zu einer der zentralen Interventionsstrategien des „Non-Restraints" umgewidmet, die nun nicht mehr nur zur Abwendung von Gefahr, sondern auch aufgrund der beruhigenden Wirkung durch den Reizentzug durchgeführt wurde.[210]

Die Unterbringung in abschließbaren „Tobzellen" wurde unter Amelung neben mechanischen Zwangsmitteln wie Zwangsjacke und Zwangsweste als Beschränkungsmittel angewandt. Angaben über die Häufigkeit dieser Maßnahmen fehlen in den bisher erschlossenen Quellen jedoch. Unklar bleibt auch, seit wann diese Praxis in Hofheim bestand. Die Räume, die hierfür genutzt wurden, scheinen sich in der Zeit unter Amelung in einem schlechten baulichen Zustand befunden und bei Weitem nicht den von Roller formulierten Anforderungen entsprochen zu haben. Im Kontext der Diskussion der im Landeshospital herrschenden baulichen Missstände wurde auch die seitens der Leitung als unzumutbar empfundene Einrichtung der Tobzellen thematisiert, für deren Renovierung allerdings die Mittel fehlten. Für die Interessen des Landeshospitals agierte vor der Zweiten Kammer der Landstände der Abgeordnete Wolff, der im Jahr 1832 (zwei Jahre nach seiner Wahl in das Parlament) zum Hospitalmeister in Hofheim bestellt worden war.[211] Laut diesem befanden sich die Hofheimer Tobzellen *„meist in dem kläglichsten Zustande."*[212] Sie seien *„größtenteils düster, dumpf, feucht und darum ungesund; sie gleichen mitunter mehr kellerartigen Ställen, als menschlichen Wohnungen, und die Humanität fordert*

209 Ebd., S. 224 f.

210 GEDULDIG: Zwang (1975), S. 22 f.

211 Vgl. den Eintrag Nr. 999 zu Friedrich Jakob Wolff in: RACK / VIELSMEIER: Abgeordnete (2008), S. 978. Wolff gehörte nach einer Karriere beim Militär und einer Tätigkeit als Rentamtmann zunächst in Gladenbach, dann in Bingenheim von 1832 bis 1847 der Zweiten Kammer der Landstände als Abgeordneter an. Er wurde 1834 zum Hospitalmeister in Hofheim ernannt und blieb es bis zu seiner Pensionierung im Jahr 1849.

212 Verhandlungen der Zweiten Kammer 1844/45, Protokolle: 1. Bd. (1845), Protokoll 13, S. 14.

gebieterisch eine Abhülfe.“[213] Die Zellen seien zudem auf die Hauptgebäude verstreut und würden durch die unmittelbare Nähe zu den anderen Abteilungen die Gesundung und Ruhe anderer Hospitaliten gefährden, etwa durch den Lärm der Tobsüchtigen oder den üblen Geruch durch deren Verunreinigungen.[214] Er regte daher, nachdem er bereits 1844 eine Denkschrift hierzu verfasst hatte,[215] die Bewilligung eines Budgets für die Errichtung zweier einstöckiger Gebäude zur nach Geschlecht getrennten Unterbringung der Tobsüchtigen an.[216] Anhand der untersuchten Quellen lässt sich nicht nachvollziehen, ob die beantragte Sanierung stattfand. Kurzfristig wurden zumindest keine weiteren baulichen Veränderungen durchgeführt. Die unzweckmäßige Einrichtung der Tobzellen dürfte die Schwelle für ihre Nutzung angehoben und den häufigeren Einsatz von Zwangsmitteln wie Zwangsweste und Gurte begründet, aber auch für den Eingeschlossenen eine umso unangenehmere Erfahrung bedeutet haben.

Zusammenfassend lässt sich feststellen, dass sich unter Amelung bereits eine Tendenz zu einem restriktiveren Einsatz von mechanischen Bändigungsmitteln anzudeuten scheint. Ein abschließendes Urteil lässt sich auf der Grundlage der durch die schlechte Quellenlage bisher limitierten Untersuchungen aber nicht fällen. Als alternative Interventionsstrategie wurden in Hofheim tobende Kranke vorübergehend in Zellen eingeschlossen. Das entsprach zwar der zeitgenössischen Praxis, allerdings waren die dazu genutzten Räumlichkeiten in Hofheim um die Jahrhundertmitte offenbar in einem schlechten Zustand und nur eingeschränkt nutzbar. Möglicherweise wird die Erschließung weiterer Quellen oder eine umfassende Auswertung der Publikationen Franz Amelungs differenziertere Rückschlüsse in Bezug auf die unter ihm praktizierten Behandlungsmethoden erlauben.

Aus dem Zeitraum, in dem Ludwig Hohenschild die Leitung Hofheims innehatte (1849–1855), sind keine aussagekräftigen Quellen erhalten. Berichte über die Hofheimer Anstalt wurden in diesem Zeitraum nicht publiziert. Hohenschild nahm am psychiatrisch-wissenschaftlichen Diskurs – zumindest insoweit bisher bekannt – nicht nennenswert teil. Die zu ihm verfügbaren Informationen legen nahe, dass sich die in Hofheim herrschenden Behandlungskonzepte unter seiner nur wenige Jahre währenden Leitung nur wenig veränderten, was auch für die Praxis der Zwangsmittel gelten dürfte.[217]

---

213 Ebd., S. 14.

214 Ebd., S. 25.

215 Ebd., S. 20.

216 Ebd., S. 13–25.

217 Zur Tätigkeit Hohenschilds vgl. Kapitel 3.4 der vorliegenden Arbeit.

4.4.2.2 Das „Non-Restraint" in Hofheim unter Georg Ludwig

Die Untersuchungen Brauns ergaben, dass das „Non-Restraint" in Hofheim im Sinne einer kompletten Abschaffung der Zwangsjacken erst in den 1870ern erfolgt sei und zweifelt damit die ältere Vermutung Ellers[218] an, Georg Ludwig habe bereits während seiner Zeit in Hofheim die mechanischen Zwangsmittel komplett aus dem Anstaltsalltag verbannt.[219] Sahmland stellte fest, dass zumindest in einem Einzellfall im Jahr 1859 eine Zwangsweste bei einer Patientin angelegt wurde – und somit zu einem Zeitpunkt, zu dem Ludwig bereits seit mehreren Jahren die Behandlungsmethoden in der Anstalt bestimmte.[220]

Ein weiterer Hinweis auf eine Beschränkung der Zwangsvorrichtungen findet sich in den Protokollen der Zweiten Kammer der Landstände des Großherzogtums über die Verhandlungen zum Haushalt im Jahr 1857. Diskutiert wurde hier das Budget des Hofheimer Hospitals, das von den Großherzoglichen Behörden in den Finanzperioden 1839/41 bis 1854/56 mit einem stabilen, unveränderten Betrag von jährlich 20.000 Gulden bezuschusst werden musste.[221] Nach dem Antritt der Leitung durch Ludwig im Jahr 1855 wurde das Budget erst wieder im Jahr 1857 von der Zeiten Kammer der Landstände für die Finanzperiode 1857/59 geprüft. Für diese beantragte die Direktion erstmalig eine Erhöhung des Zuschusses um jährlich 4000 Gulden.[222] Zur Begründung legte die Direktion eine Liste mit Veränderungen und Reformen vor, die in Hofheim geplant oder bereits durchgeführt worden seien. Die Liste gibt keine Auskunft darüber, welche bereits inwieweit umgesetzt worden waren, was bei der Prüfung von einem Abgeordneten bemängelt wurde.[223]

---

218 ELLER: Heppenheim (1993), S. 13.

219 BRAUN: Defekt (2009), S. 363 f.

220 SAHMLAND: Anstaltsleben (2004). Vgl. S. 98 f. Die von Sahmland untersuchte Krankenakte ist die der Auguste T. (HStAD Bestand G16 A, Nr. 6235). Sie wurde am 23.1.1859 aufgenommen und am 2.10.1859 entlassen.

221 Verhandlungen der Zweiten Kammer 1857/59, Beilagen: 3. Bd. (1857), Beilage Nr. 140 zum 12. Protokoll, S. 231.

222 Ebd., S. 239

223 Es erscheint wahrscheinlich, dass zumindest ein Teil der Reformen bereits im Laufe der letzten Finanzperiode 1854/56 begonnen worden war, d.h. zum Teil noch unter Hohenschild. Das dürfte insbesondere bei den baulichen Änderungen zutreffen, die in Hofheim während dessen Leitung schon stattfanden.Vgl. hierzu Kapitel 3.4 der vorliegenden Arbeit.

Unter den Punkten finden sich die Vermehrung des Wartpersonals, die unter anderem durch Umbaumaßnahmen[224] ermöglicht worden sei. Die bessere Besoldung des Wartpersonals habe außerdem *„das Engagement vorzüglicherer Persönlichkeiten"*[225] erlaubt. Bei der Umsetzung des „Non-Restraint"-Prinzips kam dem Wartpersonal als Hauptinterakteur mit dem Kranken und als ausführendes Organ der durch den Arzt bestimmten Behandlung eine Schlüsselrolle zu. Der Umgang mit den Kranken nach Maßgabe des neuen Prinzips stellte erhöhte Ansprüche an Ausbildung und charakterliche Eigenschaften des Wartpersonals.[226] Es sollte gegenüber unruhigen Kranken eine gütige und geduldige Grundhaltung einnehmen, um Eskalationen und die Notwendigkeit von Zwangsmaßnahmen zu verhindern.[227] In der Aufzählung der in Hofheim erreichten Verbesserungen wird auf die Reduktion der Zwangsmittel hingewiesen, die in diesem Zusammenhang erreicht worden sei: *„Bedeutende Beschränkung der Zwangsmittel und der Ausgaben für dieselben. Gänzliche Abschaffung der Zwangsstühle und der Fußriemen (Folge des zahlreicheren Wartpersonals)."*[228] Bei der Interpretation dieser Aussage muss allerdings berücksichtigt werden, dass sie vor dem Hintergrund der seit Jahren bestehenden Forderung nach einer weiteren Aufstockung des Wartpersonals formuliert worden sein dürfte und hier gezielt aufgeführt oder übertrieben worden sein könnte, um die höhere Forderung gegen das Budget zu begründen. Zumindest die Abschaffung der Zwangsstühle scheint vor dem Hintergrund der zuletzt unter Amelung seltenen Verwendung plausibel. Mit den erwähnten „Fußriemen" dürften die bereits unter Amelung selten genutzten Zwangsgürtel gemeint sein. Eine weitere Veränderung, die den Abbau des Zwanges begünstigt haben dürfte und auf der Liste der in Hofheim durchgeführten Reformen zu finden ist, ist der Umbau des „Frauenbaues", in dem die weiblichen Kranken gemeinsam verpflegt wurden, zu fünf kleineren

---

224 Verhandlungen der Zweiten Kammer 1857/59, Beilagen: 3. Bd. (1857), Beilage Nr. 140 zum 12. Protokoll, S. 240 f.

225 Ebd., S. 244.

226 Vgl. HÖLL, THOMAS / SCHMIDT-MICHEL, PAUL-OTTO: Irrenpflege im 19. Jahrhundert. Die Wärterfrage in der Diskussion der deutschen Psychiater. (=Werkstattschriften zur Sozialpsychiatrie 44. Bd.), Bonn 1989, S. 58–60 und aktueller SAMMET, KAI: Gute Arbeit: „pflichtmäßige Führung" und „höhere Anforderungen": Beurteilungsmuster des Wärterverhaltens und die Einführung des Non Restraint in der Charité in den 1860er Jahren". In: Sudhoffs Archiv, 88 Bd. H. 2 (2004), S. 210–225.

227 GEDULDIG: Zwang (1975), S. 20 f.

228 Verhandlungen der Zweiten Kammer 1857/59, Beilagen: 3. Bd. (1857), Beilage Nr. 140 zum 12. Protokoll, S. 244.

Abteilungen.[229] Hierdurch konnten unruhige Kranke in ihrer eigenen Abteilung besser behandelt und überwacht werden, was laut Direktion dafür sorgte, dass konfliktive Situationen häufiger vermieden werden konnten: *„Es wird weniger zerstört, zerrissen, verschleppt. Unglücksfälle und Entweichungen sind außerordentlich selten geworden."*[230] Auch hier muss berücksichtigt werden, dass der Nutzen der kostspieligen Maßnahmen vor dem Hintergrund der erhöhten Budgetforderung etwas geschönigt worden sein könnte.

Darüber hinaus muss festgestellt werden, dass das Fehlen aussagekräftiger Quellen zwischen 1845 und 1857 keine sichere Zuordnung der Autorenschaft dieser Veränderungen erlaubt, da in diesem Zeitraum nacheinander drei Ärzte der Hofheimer Anstalt vorstanden. Es scheint sich um einen graduellen Prozess gehandelt zu haben, der bereits mit dem zurückhaltenden Gebrauch mechanischer Zwangsmittel unter Franz Amelung einsetzte. Dafür spricht auch, dass das Wartpersonal als maßgeblicher Akteur beim „Non-Restraint", das unter Amelung im Vergleich zu anderen Anstalten noch einen unterdurchschnittlichen Personalschlüssel aufwies, nicht plötzlich, sondern allmählich von 1840 bis 1880 sukzessive aufgestockt wurde.[231] Hohenschilds Rolle bei diesem Prozess lässt sich aufgrund fehlender Quellen nicht beurteilen. Es erscheint vor dem Hintergrund der höheren Budgetforderung und der aufgezählten Veränderungen in der Anstalt jedoch wahrscheinlich, dass Georg Ludwig diese Entwicklung nach Antritt der Leitung zumindest beschleunigte und verstärkt implementierte. Eine Abschaffung jeglichen mechanischen Zwanges dürfte in den 1860er Jahren vor allem vor dem Hintergrund der vergleichsweise geringen Anzahl an Wärterinnen und Wärtern und der bemängelten baulichen Voraussetzungen nicht umsetzbar gewesen sein. Ein weiteres Hindernis dürfte das Fehlen geeigneter alternativer Interventionsstrategien bei unruhigen Kranken gewesen sein, u. a. das Fehlen geeigneter Isolierzellen für unruhige Kranke. Hinweise, dass unter Ludwig die Tobzellen, die Amelung und Wolff zuvor als unzweckmäßig kritisiert hatten, grundlegend renovieren ließ, finden sich in den untersuchten Quellen nicht.

4.4.2.3 Das „Non-Restraint" in Hofheim nach Georg Ludwig

Nach dem Weggang Ludwigs, der 1865 zum Leiter der 1866 zu eröffnenden Heppenheimer Anstalt bestellt wurde, bediente man sich weiterhin in einzelnen,

229 Ebd., S. 240 f.

230 Ebd., S. 241.

231 Zur Entwicklung des Wartpersonals in Hofheim vgl. Kapitel 6.2 und 6.3 der vorliegenden Arbeit.

begründeten Fällen der Zwangsvorrichtungen, wie im Hofheimer Bericht über die Jahre 1866 bis 1875 eingeräumt wurde:

> *„Zwangsmaßregeln zur Bekämpfung notorischer Aufregungszustände sind nach Maßgabe des No-restraint-Prinzips seit 1867 nur in sogenannten „chirurgischen“ Fällen und zwar auch in diesen erst dann angewendet worden, wenn sich die Kräfte des Personals als unzureichend erwiesen hatten und die dem Kranken durch die eigenen Insulte drohenden Gefahren mit größerer Sicherheit durch Zwangsapparate, als durch Wärterhände abgewendet werden konnten. Von Zwangsapparaten ist zu dem oben angedeuteten Zwecke nur die Zwangsjacke in Anwendung gebracht worden.“*[232]

In dem Bericht über das Jahr 1876 wurde erneut betont, dass entsprechend des „Non-Restraint“-Prinzips keine Anwendung mechanischer Zwangsmittel im Falle „motorischer Aufregungszustände“ benutzt würden, sondern lediglich in den sogenannten „chirurgischen Fällen“, womit unkooperative, verletzte Kranke gemeint waren, die man durch eine Fixierung an einer Manipulation der Wunde bzw. am Wundverband oder an einer voreiligen Mobilisierung zu hindern suchte. In diesen zwei Fällen – in denen zwei Kranke sich selbst durch Manipulationen am After bzw. an der Nase Verletzungen zufügten – habe man den Kranken lederne, mit Schrauben verschlossene Handschuhe angelegt.[233] 1877 wurde ebenfalls festgestellt, dass keine mechanischen Mittel zur Unterbrechung von motorischen Aufregungszuständen benutzt worden seien.[234] Im Laufe des Jahres 1877 wurde erneut zweimal von der Zwangsjacke in nicht näher erläuterten „chirurgischen Fällen“ Gebrauch gemacht. Mit Unterbrechungen seien diese jeweils für die Dauer von drei bis zwölf Tagen angelegt worden.[235] Auch das Anlegen einer Schlundsonde bei anhaltender Nahrungsverweigerung unter Zwang wurde von der Hofheimer Leitung eingeräumt: *„In Fällen von fortgesetzter Abstinierung wurde von der Schlundsonde Gebrauch gemacht.“*[236] Im Jahr 1876 erhielten eine solche Sonde 11 Pfleglinge vorübergehend, in 6 Fällen über eine längere Zeit zwischen 26 Tagen und 8 Monaten.[237] 1877 erhielten 5 Pfleglinge eine Schlundsonde vorübergehend, 11 Pfleglinge eine Sonde *„auf längere Zeit“*.[238] Es erscheint wahrscheinlich, dass die Anwendung der Schlundsonde auch unter irgendeiner Form von Fixierung erfolgte.

---

232 Hofheim und Heppenheim 1866–1877 (1880), Teil I, S. 28.
233 Ebd., Teil II, S. 14.
234 Ebd., Teil II, S. 33.
235 Ebd., Teil II, S. 33.
236 Ebd., Teil I, S. 28.
237 Ebd., Teil II, S. 14.
238 Ebd., Teil II, S. 33.

Vor der Etablierung der injizierbaren Arzneimittel stellte die Schlundsonde in Hofheim ein verhältnismäßig häufig angewandtes Mittel dar, das es erlaubte, widerstrebenden Kranken Nahrung, aber auch Arzneien zu verabreichen. Unter Amelung war hierfür noch mindestens bis in die 1840er Jahre der Zwangsstuhl benutzt worden (s. o.). Der Nachfolger Ludwigs als Direktor Hofheims, Friedrich Reissner, bemerkte in einer Arbeit von 1867[239], dass er *„weit über hundert Mal"* Schlundsonden gelegt habe, was insbesondere bei unruhigen oder sich dagegen wehrenden Kranken kompliziert sei. Er führte ein dramatisches Beispiel eines Kranken an, dem er für eine „Zwangsfütterung" eine Sonde gelegt habe. Der Kranke, ein *„während der Operation fortwährend schreiender und würgender Mann"*, sei im Anschluss an einer Aspirationspneumonie erkrankt, einer auch heute noch potentiell lebensgefährlichen Komplikation einer solchen Prozedur. Ob und wie der Kranke während einer solchen Operation fixiert wurde – ob er festgehalten wurde, oder ob mechanische Zwangsmittel zum Einsatz kamen, geht aus dem Text nicht hervor.

Sahmland hat bei ihren Untersuchungen zahlreiche Hinweise in den Krankenakten gefunden, die darauf schließen lassen, dass die Isolation eine in Hofheim häufig angewandte Interventionsstrategie darstellte. Die von ihr untersuchten Fälle legten einen fließenden Übergang zwischen einer therapeutisch intendierten Isolation mit dem Ziel einer Reizabschirmung und einer Isolation als Bestrafungsmaßnahme offen. Die Androhung von Isolation wurde außerdem zumindest gelegentlich als Mittel zur Erzwingung erwünschten Verhaltens benutzt, etwa um eine durch den Kranken angedrohte Handlung zu unterbinden. Bekannt seien auch Fälle, in denen erwünschtes Verhalten unter der Androhung sedierender Injektionen erzwungen wurde.[240] Dies deckt sich mit den Ergebnissen Brauns, die in dieser Periode einen zunehmenden Gebrauch von Sedativa nachwies.[241]

Die Isolierungen erfolgten in Hofheim regelhaft, wie es im Bericht über den Zeitraum von 1866 bis 1875 heißt, für kurze Zeiträume und wurden nur in Einzelfällen über einen längeren Zeitraum – und auch dann nur so kurz wie möglich – angewandt: *„Länger anhaltende Isolierung wurde ausschließlich bei gemeingefährlichen oder extrem unreinen Pfleglingen angewendet und hierbei*

239 REISSNER, FRIEDRICH: Ueber Einspritzungen von Arzneimitteln in das Unterhautbindegewebe bei Geisteskranken. In: AZP, 24. Bd. (1867), S. 74–151. Zu den Zitaten vgl. S. 76.

240 SAHMLAND: Anstaltsleben (2004), S. 98.

241 BRAUN: Defekt (2009), S. 363 f.

der Grundsatz, die Kranken nicht länger als unumgänglich notwendig zu isolieren, streng durchgeführt.“[242] Die differenzierten Statistiken aus den Jahren 1876 und 1877 belegen diese Aussage. Im Laufe des Jahres 1876 wurden lediglich 37 Pfleglinge für kürzere Zeit isoliert, während sich allerdings 24 Pfleglinge für längere Zeit in den Isolierungszellen aufhielten.[243] Im Jahr 1877 wurden insgesamt 38 Kranke beider Geschlechter vorübergehend, 20 Kranke „*für längere Zeit*“ in Tobzellen isoliert.[244] Wird auf Grundlage der Belegungszahlen des Jahres 1877 eine Anzahl von etwa 430 behandelten Kranken angenommen,[245] wurden also etwa 14% der Hospitaliten im Laufe des Jahres isoliert, und somit seltener als die Hospitaliten der Heppenheimer Anstalt.[246] Unklar bleibt der Hintergrund dieser längeren Isolierungen. Die Diagnosen und genauen Umstände der Pfleglinge, die es betraf, wurden nicht festgehalten. Bei den länger in den Isolierzellen „Wohnenden“ dürfte es sich um anhaltend unruhige oder besonders beobachtungsbedürftige Kranke gehandelt haben. Es erscheint wahrscheinlich, dass analog zu der in Heppenheim herrschenden Praxis auch die länger isolierten Kranken zumindest vorübergehend die Zellen verlassen konnten, wenn ihr Zustand es erlaubte (s. u.).

4.4.2.4 Die Implementierung des „Non-Restraints“ in Heppenheim: Zwangsmittel und Alternativen

In der Heppenheimer Anstalt wurden mechanische Zwangsmittel seit der Eröffnung nur sehr restriktiv und offenbar deutlich seltener eingesetzt, als es im Landeshospital Hofheim zur gleichen Zeit der Fall war. In der Dekade von 1866 bis 1875 wurde laut Heppenheimer Bericht lediglich in einem einzigen Fall von einer Zwangsjacke Gebrauch gemacht, nämlich bei einem Kranken, „*welcher sich in selbstmörderischer Absicht sehr gefährliche Schnittwunden beigebracht hatte und nun in maßloser Erregung und mit dem ganzen Aufgebot seiner bedeutenden Körperkraft sich bemühte, den Verband von den Wunden loszureissen.*“[247]

---

242 Hofheim und Heppenheim 1866–1877 (1880), Teil I, S. 28.

243 Ebd., Teil II, S. 14.

244 Ebd., Teil II, S. 33.

245 Ebd., Teil II, Vgl. Tabelle auf S. 22. Der Bestand zu Beginn des Jahres 1877 ist nicht angegeben, jedoch der Durchschnittsbestand von Januar mit 372 beziffert. Im Laufe des Jahres wurden 61 Personen aufgenommen und dementsprechend etwas über 430 Personen insgesamt verpflegt.

246 Zur Interpretation dieses Umstandes s.u. in dem Abschnitt zu Heppenheim.

247 Hofheim und Heppenheim 1866–1877 (1880), Teil I, S. 68.

In den Jahren 1876 und 1877 wurden keine mechanischen Zwangsmittel in Heppenheim eingesetzt.[248] Auch der St. Petersburger Arzt Wilfried Gehewe (1826–1878), der im Jahr 1872 einen Bericht über seine Reise zu mehreren Irrenanstalten in Deutschland und der Schweiz publizierte, stellte fest, dass in Heppenheim relativ konsequent nach den Maßgaben des „Non-Restraint" behandelt und Ausnahmen nur in wenigen, begründeten Fällen gemacht wurden. Stattdessen bediente man sich einer praktischen Herangehensweise, um eine Fixierung mittels Zwangsweste oder Gurten zu umgehen:

> *„Die Bäder werden ziemlich häufig angewandt, jedoch werden bei Unruhigen niemals feste Decken gebraucht, da es für eine Zwangsmaßregel angesehen wird. Mag der Kranke das Bad nicht, so wird es gänzlich unterlassen. Bei Unreinlichen wird häufigeres Erinnern und Setzen auf Leibstühle mit Erfolg angewandt; wo Lähmung der Sphinkteren ist, werden Gummiunterbreiter mit einem Stücke Wollenzeug darauf gebraucht. Kotessern wird durch öftere Klystiere der Dickdarm mittelst tief eingeführten elastischen Röhren ausgewaschen, so dass ihnen womöglich das Material zum Essen mangelt. Kleiderreisser bekommen Kostüme aus festem Zeuge mit englischen Schraubköpfen fixiert, oder sie werden unbekleidet in eine warme Zelle gesetzt und bekommen nur eine feste Decke. […] Auf solche und ähnliche Weise sucht der Director Ludwig das No-Restraint möglichst durchzuführen, doch giebt er zu, dass Fälle vorkommen können, wo Zwangsmittel unvermeidlich sind, wie z.B. bei chirurgischen Verletzungen."*[249]

Bäder wurden zur Reinigung, aber auch aufgrund ihrer beruhigenden Wirkung angewandt. Griesinger wies in seinem Lehrbuch von 1867 bereits auf die beruhigende und schlaffördernde Wirkung lauwarmer Bäder hin.[250] Sie stellten vor dem Hintergrund sehr limitierter pharmakologischer Optionen eine verhältnismäßig wirksame und einfach umsetzbare Interventionsmethode bei unruhigem Verhalten dar. Der Kranke konnte, wenn er sich dem Baden widersetzte, wie hier dargestellt, mit einer festen Decke im Bad gehalten werden. Gegen Ende des 19. Jahrhunderts sollten Wasseranwendungen in Form warmer „Dauerbäder" an Bedeutung gewinnen. Dabei handelte es sich um längere, manchmal mehrstündige Bäder in warmem Wasser, die eine beruhigende Wirkung erzielen

---

248 Ebd., Teil II, S. 62 und S. 85.

249 GEHEWE, WILFRIED: Reisebericht durch Irrenanstalten Deutschlands und der Schweiz in den Jahren 1869 und 1870. In: AZP, 28. Bd. (1872), S. 34–118. Zu Heppenheim vgl. S. 54–58, Zitat: S. 56.

250 GRIESINGER, WILHELM: Die Pathologie und Therapie der psychischen Krankheiten für Aerzte und Studirende, Stuttgart 1867, S. 485 f.

sollten.[251] Hierzu wurden die Kranken durch Decken oder hölzerne Vorrichtungen („Deckel") im Bad fixiert, was von manchen Psychiatern wie dem namhaften Eugen Bleuler (1857–1939, ab 1898 Direktor am „Burghölzli" und Professor für Psychiatrie an der Zürcher Universität) jedoch als mit einer konsequenten Auslegung des „Non-Restraints" nicht vereinbar kritisierten[252] – eine Auffassung, der Ludwig offenbar auch folgte. Eine systematische Implementation von Dauerbädern als Interventionsmethode in Heppenheim erfolgte erst um 1900.[253] Kürzere oder längere warme Bäder waren in der Anstalt jedoch auch davor ein fester Bestandteil des Alltags. Im Jahr 1877 wurden etwa bei einer durchschnittlichen Anzahl von 323 Kranken über 24.000 Bäder durchgeführt, was ca. 65 Bädern am Tag bzw. ungefähr einem Bad alle fünf Tage je Pflegling entspräche.[254] Zwar dürfte bei diesen Anwendungen meist vor allem die Reinigung des Körpers im Vordergrund gestanden haben, die damit einhergehende beruhigende Wirkung dürfte jedoch ein willkommener Zusatzeffekt gewesen sein. Auch in Hofheim etablierte sich die Dauerbadbehandlung zu Beginn des 20. Jahrhunderts.[255]

Potenziell konfliktbehafteten Situationen versuchte man auch durch eine möglichst sichere Inneneinrichtung zu vermeiden. Hierfür wurden beispielsweise nachträglich besonders robuste Nachtlampen aus Stein, Eisen und bruchsicherem Glas über den Türen in der Anstalt fest eingebaut.[256] Eine besondere Schwachstelle stellten jedoch die Fenster dar, die auf der einen Seite möglichst großzügig vorhanden und für die Belüftung gut zu öffnen sein sollten, andererseits Gefahren bargen, indem die Beglasung zerbrochen werden konnte und sie Gelegenheiten für eine Entweichung boten. Diskussionen über die angemessene

---

251 PANSE, FRIEDRICH: Das psychiatrische Krankenhauswesen. Entwicklung, Stand, Reichweite und Zukunft (=Schriftenreihe aus dem Gebiete des öffentlichen Gesundheitswesens, H. 19), Stuttgart 1964, Vgl. S. 41–43.

252 BLEULER, EUGEN: Die allgemeine Behandlung der Geisteskrankheiten, Zürich 1898, S. 30 f.

253 Bericht über die Versammlung des VSI 1901. In: AZP, 59. Bd. (1902), S.115–177. Vgl. hierzu den Diskussionsbeitrag des Direktors Eberhard Bieberbach auf S. 136.

254 Hofheim und Heppenheim 1866–1877 (1880), Teil II, S. 88.

255 Vgl. zur Einführung der Dauerbadbehandlung in Hofheim: ROHNERT-KOCH, FRIEDGARD: Zwischen Therapie und Strafe: Die Dauerbäder im Philippshospital. In: Sahmland, Irmtraut / Trosse, Sabine / Vanja, Christina / Berger, Hartmut / Ernst, Kurt (Hrsg.): „Haltestation Philippshospital" Ein psychiatrisches Zentrum – Kontinuität und Wandel 1535–1904–2004 (=Historische Schriftenreihe des Landeswohlfahrtsverbandes Hessen, Quellen und Studien, Bd. 10), Marburg 2004, S. 161–173.

256 Ebd., Teil I, S. 32.

Einrichtung der Fenster in den Irrenanstalten gab es zu diesem Zeitpunkt bereits seit Jahrzehnten: Eine Übersicht über unterschiedliche Sicherungsvorkehrungen finden sich beispielsweise bereits in einer weit verbreiteten Publikation Christian Friedrich Wilhelm Rollers aus dem Jahr 1831. Dieser hob die Notwendigkeit einer besonderen Sicherung der Fenster hervor, um das Entweichen der Kranken zu verhindern, den Kranken vor dem Sturz aus dem Fenster zu bewahren und um die Fensterscheiben vor Zerstörung zu schützen.[257] In der Heppenheimer Anstalt waren die Fenster in der Regel vergittert und besonders gesichert. Sie wurden von Gehewe in seinem Bericht besonders ausführlich beschrieben:

„Die Fensteröffnungen sind durchgängig mit runden Eisenstäben durch zwei Querstäbe gestützt, verschlossen. Die Fensterflügel haben grosse Scheiben und können mittelst sogen. Espagnolettstangen und Schraubschlüssel geschlossen werden."[258]

„...die Fensternische [ist] aber durch verschließbare Drahtgitterrahmen gefüllt, im Zwischenraume zwischen diesen und dem Fensterrahmen sind Storen zu Dämpfung des Lichtes angebracht. Besonders schön sind die Drahtgitter, die in Worms gemacht werden und sich durch ihre Dicke und Festigkeit auszeichnen, (der Draht wird seiner Dicke wegen in glühendem Zustande zum Netze geflochten). An Stelle der Gitter können auch Holzläden eingesetzt werden"[259]

Georg Ludwig beteiligte sich auf der Versammlung Südwestdeutscher Irrenärzte in Karlsruhe im Jahr 1878 mit einem Vortrag über die Verwahrung der Fenster in den Anstalten.[260] Neben dem Heppenheimer Direktor und seinem Assistenzarzt

---

257 Vgl. hierzu ROLLER: Irrenanstalt (1831), S. 99–103. Möglich und üblich seien etwa unter anderen Maßnahmen wie die äußere Vergitterung der Fenster, die Verwendung von bruchsicherem Glas, das durch eine Vergitterung im Innern des Glases noch verstärkt werden konnte, der Verschluss der Fenster durch hölzerne Läden auf der Innenseite oder die Verlegung der Fenster in die Decke des Raumes, eine Möglichkeit, von der vor allem in den Tobzellen Gebrauch gemacht wurde. Während die Fenstervergitterung den Räumen ein gefängnisartiges Aussehen verlieh, das man möglichst vermeiden wollte, führte die Verwendung von Holzläden zu einer Verdunklung des Raumes, während die Verwendung von dem kostspieligen bruchsicheren Glas, das ohnehin nur für kleinere Fenster geeignet war, ebenfalls wenig Licht durchließ. Uneinigkeit bestand laut Roller auch hinsichtlich der Distribution der geschützten Fenster innerhalb der Anstalt – er selbst sprach sich beispielsweise dafür aus, die ebenerdigen Versammlungs- und Arbeitsräume nicht besonders zu sichern.

258 GEHEWE: Reisebericht (1872), S. 54.

259 Ebd., S. 55.

260 LUDWIG, GEORG: Zwölf Thesen, betreffend die Verwahrung der Fenster in Irrenanstalten. In: AZP, 36. Bd. (1880), S. 476–478.

Werle hatten sich zur Tagung weitere 25 Ärzte, vornehmlich aus den Anstalten in Illenau, Klingenmünster und Karlsruhe eingefunden.[261] Ludwig stellte eine Reihe von Thesen vor, in denen er Stellung zur Einrichtung und dem Gebrauch von Fenstern in den Anstalten nahm. Deren zweckmäßige Sicherung entlaste andere Abläufe innerhalb der Anstalt und erleichtere dem Personal die Arbeit. Die Sicherheitsvorkehrungen sollten außerdem möglichst unauffällig sein, damit sich die Kranken eher mit dem Verbleib in der Anstalt „versöhnen“ könnten. Innerhalb der Anstalt sollten diese Vorrichtungen möglichst in jeder Abteilung gleich sein, um eine *„äusserliche Differenzierung der einzelnen Abtheilungen der Anstalt zu vermeiden“*[262], womit offenbar eine Stigmatisierung der Kranken in den stärker gesicherten Abteilungen vermieden werden sollte. Außerdem ermögliche dies, die Räumlichkeiten durch Kranke mit verschiedenen Bedürfnissen zu nutzen. Er schlug daher vor, sämtliche Fenster auf der Außenseite mit Korbgitter aus Schmiedeeisen zu versehen. In einigen Räumlichkeiten mit höherem Sicherheitsanspruch – nämlich in den Tobzellen und in einzelnen Räumen der *„klinischen Abtheilung“*[263] – sei zudem ein sogenanntes *„inneres Fenstergitter“* anzubringen, das die Fenster auf der Innenseite vom Zugriff durch den Kranken schützen sollte.[264] Dieses sollte bei Bedarf, wenn das Verhalten der Kranken es erforderte, auch durch solide Holzläden ersetzt werden können. Die Fenster sollten allerdings sonst den Kranken den Blick ins Freie erlauben und auch von ihnen selbst und dem Personal innerhalb der Vergitterung einfach zu öffnen sein, um eine ausreichende Belüftung der Räume zu gewährleisten. Ludwigs Referat zeigt, dass für ihn die Sicherung der Fenster nicht nur von praktischer oder ökonomischer, sondern vor allem von gewichtiger therapeutischer Relevanz war. Die allgemeine Sicherung aller Räume erlaubte einen Abbau von freiheitsentziehenden Maßnahmen inklusive der Isolierungen, wie Ludwig

---

261 AZP, 26. Bd. (1880). Bericht über die Versammlung: Ebd., S. 475–481, Teilnehmerliste auf S. 475.

262 Ebd., S. 476.

263 Ebd., S. 477. Gemeint ist vermutlich die neu eingerichtete „Abteilung für permanente Überwachung“ oder Wachabteilung. Zu dieser siehe unten.

264 Ebd., S. 476–478. Bei diesem „inneren Fenstergitter“ handelte es sich um ein Fenster, das aus einem eisernen Rahmen mit Sprossen bestand, zwischen denen ein Drahtgeflecht gespannt war und welches das eigentliche, verglaste Fenster von der Raumseite vor Zugriff durch die Kranken schützte. Dieses innere Fenstergitter ließ sich im unverschlossenen Zustand wie ein Fenster öffnen, konnte jedoch durch einen durch das Wartpersonal zu bedienenden, vor den Blicken des Kranken versteckten Verschluss gesichert werden.

unmissverständlich feststellte: „*Das innere Fenstergitter erleichtert die Durchführung des Nicht-Zwanges und beschränkt die Indikation zur Isolierung.*“[265] Bei seiner Beschreibung berief er sich interessanterweise auf Maße der Heppenheimer Anstalt,[266] was den Rückschluss erlaubt, dass die Fenster in Heppenheim tatsächlich in der von ihm beschriebenen Art verwirklicht worden waren. In den anderen Anstalten hatten sich, je nach den therapeutischen Konzepten der jeweiligen Leiter und der baulichen Begebenheiten, andere Systeme etabliert. Ludwig bemerkte in seiner Einleitung beispielsweise, dass in der neueröffneten Anstalt in Marburg etwa nur wenige Fenster vergittert seien,[267] es in der Heidelberger Anstalt jedoch die Mehrzahl sei. Entsprechend fielen die Rückmeldungen der anwesenden Psychiater auch verschieden aus, die leider nur zusammengefasst wiedergegeben wurden. Einig konnten sich die anwesenden Psychiater über die Notwendigkeit der äußeren Vergitterung werden. Dissens bestand hingegen insbesondere bezüglich der von Ludwig vorgeschlagenen inneren Fenstergitter, indem sich ein Teil der Anwesenden gegen diese Vorrichtung und für eine alternative Sicherung durch den Einsatz von bruchsicherem Glas aussprach. Aus den untersuchten Quellen geht nicht hervor, ob Ludwigs Vorschläge so oder in abgeänderter Form auch in anderen Anstalten Anwendung fanden.

An der öffentlichen und mehrere Jahrzehnte währenden Diskussion um die Auslegung des „Non-Restraints“ beteiligte sich Georg Ludwig hingegen nicht. Die Auseinandersetzung dürften die Hofheimer und Heppenheimer Ärzte dennoch verfolgt haben. Als bei der Jahresversammlung des „Vereins Deutscher Irrenärzte“ im nahen Heidelberg im September 1879 die Implementierung des Prinzips in Deutschland im Rahmen der Intensivierung der Debatte in den Fachgesellschaften in den Jahren 1879/80 erneut diskutiert wurde,[268] waren unter

---

265 LUDWIG: Fenster (1880), S. 477.

266 Ebd., S.478.

267 In der 1876 eröffneten Anstalt in Marburg in der preußischen Provinz Hessen-Nassau hatte der erste Direktor Heinrich Cramer (1831–1893), der zuvor an der Planung beteiligt worden war, das Non-Restraint-System nach seiner Auffassung konsequent implementiert. Vgl. hierzu: OEHLENSCHLÄGER, ULRICH: „Die freieste Anlage in Deutschland“. Heinrich Cramer, der erste Direktor der Irrenheilanstalt Marburg. In: Sandner, Peter / Aumüller, Gerhard / Vanja, Christina (Hrsg.): Heilbar und nützlich. Ziele und Wege der Psychiatrie in Marburg an der Lahn (=Historische Schriftenreihe des Landeswohlfahrtsverbandes Hessen, Quellen und Studien, Bd. 8), Marburg 2001, S. 80–91.

268 Vgl. den Bericht über die Jahresversammlung in: AZP, 36. Band 1880. S. 631–678. Zum „Non-Restraint“ vgl. hier S. 640–653.

den 41 Teilnehmern der Versammlung der damalige Hofheimer Direktor Albert Sehrt und der Zweite Assistenzarzt Heppenheims, Eduard Werle, zugegen.[269] Zum gegenwärtigen Stand des „Non-Restraints" in Deutschland referierten Carl Westphal (1833–1890, Professor für Psychiatrie und Leiter der Irrenabteilung der Berliner Charité) und Karl Friedrich Werner Nasse (1822–1889, Direktor der Provinzialirrenanstalt Andernach). Westphal sprach sich nach einem historischen Überblick für eine konsequente Umsetzung des Prinzips aus und forderte die anwesenden Ärzte dazu auf, ihre Erfahrungen mitzuteilen.[270] Nasse sprach sich jedoch bei grundsätzlicher Akzeptanz des „Non-Restraint"-Prinzips gegen eine uneingeschränkte Abschaffung allen mechanischen Zwanges aus und zählte Ausnahmesituationen auf, in denen er die Anwendung von Zwangsmitteln für unabdingbar hielt: etwa bei chirurgischen Verletzungen bzw. Verbänden, bei *„exzessiver Masturbation"* und *„hartnäckiger Koprophagie"*. Nasse zählte auch die „Sondenfütterung" bei anhaltender Nahrungsverweigerung zu den Zwangsmaßnahmen.[271] In der sich anschließenden Diskussion bestand eine bemerkenswerte Uneinigkeit darüber, welche Maßnahmen als „Restraint" zu verstehen seien. Einige der Anwesenden vertraten eine engere Auslegung, nach der Zwang im Sinne des „Non-Restraint" vor allem in der Anwendung von Zwangsstühlen und Zwangsjacken zu sehen sei. Der als konservative Anstaltspsychiater geltende Heinrich Laehr (1820–1905, Leiter der Privatanstalt Berlin-Zehlendorf und zu diesem Zeitpunkt Hauptredakteur der „Allgemeinen Zeitschrift für Psychiatrie") sprach sich in einem längeren Diskussionsbeitrag sogar gegen eine kategorische Ablehnung mechanischer Zwangsmittel aus und plädierte für einen situationsabhängigen Einsatz in begründeten Fällen. Andere sahen hingegen auch in der Isolierung, im Anlegen von fingerlosen Handschuhen und in der Ernährung mittels Sonde Zwangsmaßnahmen, deren Einsatz nicht mit einer konsequenten Anwendung des „Non-Restraint"-Prinzips vereinbar seien.[272] Westphal zählte im Rahmen seines Referates interessanterweise Heppenheim als eine jener öffentlichen Anstalten auf, in denen seines Wissens nach ein *„voller Non-Restraint (im Connoly´schen Sinne)"* durchgeführt werde. In der vergleichsweise kurzen Liste finden sich daneben viele größere Anstalten[273] wie die Berliner Charité und die

---

269 AZP, 36. Band 1880. S. 631 f.

270 Ebd., S. 640–645.

271 Ebd., S. 645–647.

272 Ebd., S. 647–653.

273 Westphal zählt in diesem Zusammenhang auf: Hamburg, Göttingen, Berlin (Charité), Halle a./S., Marburg, Heidelberg, Eberswalde, Heppenheim, Werneck, München, Alt-Scherbitz.

Heidelberger Anstalt, nicht jedoch die Hofheimer Anstalt.[274]Der anwesende Werle bestätigte in einem kurzen Diskussionsbeitrag, dass in Heppenheim seit Eröffnung der Anstalt das „Non-Restraint" praktiziert werde. Zur Anwendung einer Zwangsjacke sei es seitdem lediglich in einem Falle gekommen, bei der ein Kranker an *„einer doppelseitig komplizierten Fraktur der unteren Extremitäten"* gelitten habe.[275] Trotz der offenbar auch im überregionalen Vergleich konsequenten Auslegung des Prinzips in Heppenheim, die die Anerkennung namhafter Akteure der Psychiatrie fand, traten weder Ludwig noch seine Assistenzärzte erneut öffentlich in diesem Zusammenhang in Erscheinung.

4.4.2.5 Isolierungen statt Zwangswesten

Unruhige oder gefährliche Kranke in Heppenheim wurden nach Maßgabe des „Non-Restraints" zwar nicht unter Anwendung von Zwangswesten oder Gurten fixiert, jedoch offenbar häufig in dafür eigens hergerichteten Zellen vorübergehend isoliert. Der Einschluss in ein Isolierzimmer unter Beobachtung sollte die Sicherheit von Kranken und Personal garantieren. Ihm wurde von Connolly unter dem Begriff der „Seklusion" jedoch auch ein therapeutischer Wert beigemessen, indem durch Reizentzug eine Beruhigung des Kranken in einer Umgebung erreicht werden sollte.[276] Dass auch die Isolierungen, obwohl mit der Conolly'schen Auslegung des Prinzips vereinbar, von der Heppenheimer Leitung ebenfalls als Zwangsmaßnahme problematisiert wurden, zeigt bereits der Umstand, dass zu den Isolierungen im Bericht von 1876 im gleichen Abschnitt Rechenschaft abgelegt wurde wie zu dem Gebrauch mechanischer Zwangsmittel.[277] Die Indikation zu einer Isolierung wurde offenbar niederschwellig gestellt. Dabei konnte das Wohl des Kranken, aber auch das Wohl der Mitpfleglinge und des Personals ausschlaggebend für die ärztliche Anordnung sein:

> *„Es sei an der Stelle die Erklärung gestattet, dass Ärzte der Landes-Irrenanstalt das bald kürzere, bald längere Isolieren der Kranken als sehr häufig indiziert betrachten. Diese Häufigkeit ergibt sich schon daraus, dass sie es als ihre Pflicht betrachten, ebenso den Interessen und den ärztlichen und persönlichen Bedürfnissen der einzelnen*

274 AZP, 36. Band 1880. S. 644.
275 Ebd., S.652.
276 GEDULDIG: Zwang (1975), S. 22 f.
277 Hofheim und Heppenheim 1866–1877 (1880). Vgl. hierzu bspw. Teil II, S. 62 f.

Kranken, wie denjenigen der in der Umgebung der einzelnen Kranken verweilenden übrigen Kranken die gebührende Berücksichtigung zu gewähren."[278]

Die in Hofheim herrschenden Missstände bewogen Ludwig offenbar dazu, beim Entwurf der Landesirrenanstalt ein erhöhtes Maß an Rücksicht auf die Gestaltung und Lage der Abteilungen für die tobsüchtigen Kranken und den Zellen zur Isolation zu nehmen. Gehewe kommentierte in seinem Bericht über Heppenheim auch die Tobzellen und fand für die zweckmäßige und hygienische Einrichtung lobende Worte:

„*Die Tobzellen sind geräumig und hell, mit zementierten, geölten Wänden, der Fußboden aus geölten Eichenbohlen, die Fenster groß und herabreichend, die Fensternische aber durch verschließbare Drahtgitterrahmen gefüllt, im Zwischenraume zwischen diesen und dem Fensterrahmen sind Storen zu Dämpfung des Lichtes angebracht. [...] In der Mauernische ist ein sehr fester Abtrittsitz angebracht mit dem Fallrohr in den Kellerraum, wo Kübel in festen Mauerschränken untergestellt sind. In den Tobzellen des oberen Stockes ist auch außer den Fenstern noch Oberlicht angebracht und statt der Abtritte sind Nachtstühle oder Töpfe, falls die Patienten überhaupt reinlich sind. Die Öfen sind eiserne, die vom Korridor aus geheizt werden und einen Schutz haben durch eine zementierte Ummauerung mit Öffnungen zum Durchlassen der Wärme.*"[279]

Um unruhige Kranke kurzfristig und unkompliziert isolieren zu können, nahm Ludwig bei der Planung der Heppenheimer Anstalt, an der er beteiligt wurde, besondere Rücksicht auf die Lage der Isolierzellen. Die Ergebnisse seiner Überlegungen publizierte er im Jahr 1862 in der „Allgemeinen Zeitschrift für Psychiatrie" nebst einem Plan der bereits sich im Bau befindlichen Anstalt.[280] Die Krankenabteilungen verteilte Ludwig auf die zwei Stockwerke der beiden das Administrationsgebäude flankierenden Flügelgebäude. Dabei war ein Flügel für weibliche, der andere für männliche Kranke vorgesehen. Die Abteilungen für die ruhigen Kranken wurden in unmittelbarer Nähe zum Administrationsgebäude angelegt, direkt anschließend wurden die „störenden" Kranken untergebracht, während sich in den abgeknickten Schenkeln beider Gebäudeflügel die Abteilungen für Tobsüchtige befanden. Diese verfügten im Erdgeschoss über jeweils acht Zellen, im zweiten Stockwerk (wo die Kranken mittlerer und höherer Stände untergebracht waren) über je vier

278 Ebd., Teil II. S. 86.
279 GEHEWE: Reisebericht (1872), S. 55.
280 LUDWIG, GEORG: Die neue Großherzoglich-Hessische Landes-Irrenanstalt bei Heppenheim an der Bergstraße. In: AZP, 19. Bd. (1862), S. 522–532. Der Plan der Landesirrenanstalt liegt unnummeriert als Beilage dem 4. Heft bei.

Einzelzellen mit Deckenlicht. Zwischen der Abteilung für „störende" Kranke und jener für tobsüchtige Kranke wurden jeweils kleine „Isolierstationen" eingerichtet. Diese verfügten im Erdgeschoss[281] über je drei „Schlaf- und Isolierzimmer" für die weibliche und resp. die männliche Abteilung. Eine Treppe führte zu einem Gang im Souterrain, der die Isolierstation direkt mit den Hauptgebäuden verband. Hierdurch konnten die Ärzte bei Bedarf direkt die Isolierzimmer aufsuchen, ohne die Abteilung der ruhigen Kranken passieren zu müssen. Gleichzeitig waren die Isolierzimmer sowohl von der Abteilung der störenden als auch der unruhigen Kranken sofort erreichbar, ohne andere Stationen durchqueren zu müssen, was einerseits die Isolierung widerstrebender Personen erheblich erleichterte, andererseits auch den reibungslosen Betrieb und die Ruhe in den anderen Bereichen garantierte. Die einzelnen Abteilungen verfügten außerdem über eigene Speisesäle bzw. Tagräume, Badezimmer und Abtritte, dazu über eigene Gartenabschnitte und – zumindest im unteren Stock – über eigene Eingänge, was den Verkehr der Kranken erleichterte und das Risiko für potenziell konfliktreiche Begegnungen gesenkt haben dürfte. Der Unterschied zwischen den Zellen der Abteilungen für Tobsüchtige und den Zellen der Isolierstation wurde in dieser Darstellung nicht erläutert. Möglicherweise konnten die Kranken der Tobabteilung bei Bedarf ebenfalls in ihr Zimmer eingeschlossen werden und dienten den dort untergebrachten Kranken längerfristig als Zimmer, während die Zellen der Isolierstation für die kurzfristigen Interventionen freigehalten wurden.

Der Bedarf nach ausreichenden Zellen war offenbar so groß, dass die Räumlichkeiten um zwei Isolierhäuser mit weiteren Zellen auf der Rückseite der Anstalt erweitert wurden, die keine Verbindung zum Hauptgebäude hatten und vermutlich zur Isolierung und Übernachtung besonders unruhiger Kranker dienten, die sonst den Betrieb oder die Nachtruhe im Hauptgebäude gestört hätten.[282] Die zahlreich vorhandenen Isolierzellen erlaubten es auch, die eingeschlossenen häufig unreinlichen Kranken zur Reinigung der Zelle in eine andere Zelle zu verbringen, ohne sie aus der Isolierung entlassen zu müssen.[283] Ein weiteres Novum stellte ein nachträglich eingerichteter kleiner und ummauerter Hof dar, der eine „*Tobzelle im Freien*" darstellte und eine Isolierung der Pfleglinge an der frischen Luft erlaubte.[284] Dieses dürfte dem

281 Publiziert wurde lediglich ein Plan des Erdgeschosses.
282 Hofheim und Heppenheim 1866–1877 (1880), Teil I, S. 32.
283 Ebd., Teil II, S. 88.
284 Ebd., Teil II, S. 39.

Ausgesperrten nicht nur schonender als der Einschluss in eine Zelle vorgekommen, sondern aus Sicht der Anstaltsleitung auch hygienischer gewesen sein. Diese praktisch erscheinende bauliche Anordnung entsprach nicht dem Standard der Zeit. In den zuvor publizierten Entwürfen der Göttinger und Osnabrücker Irrenanstalten hatten die Architekten empfohlen, die Abteilung für die Tobsüchtigen möglichst entfernt von der Administration und den übrigen Abteilungen anzulegen, womit Störungen des Betriebes und der Behandlung der übrigen Kranken vermieden werden sollten. Dieser Ansicht trat Ludwig in seiner Publikation dezidiert entgegen und forderte stattdessen die „relative Verbindung“ der Tobabteilungen mit den restlichen Abteilungen und dem Administrationsgebäude, wie er sie in seinem Plan verwirklicht hatte.

Während in Heppenheim mechanische Zwangsmittel restriktiver als in Hofheim eingesetzt wurden, scheinen dafür in Heppenheim die Isolierungen häufiger als im Landeshospital gewesen zu sein. Von den 638 in dem Jahrzehnt versorgten männlichen Pfleglingen wurden 208 isoliert, von den 575 weiblichen Kranken 186, also jeweils etwa 32%.[285] Im Laufe des Jahres 1876 wurden in Heppenheim jeweils etwa 24% der weiblichen und männlichen Hospitaliten vorübergehend isoliert. Im Durchschnitt wurden täglich 8 männliche und 13 weibliche Kranke isoliert. 9 Individuen, davon 8 Frauen, seien im Jahr 1876 gar täglich isoliert worden, wobei an dieser Stelle betont wurde, dass auch diese Pfleglinge nicht jeweils den ganzen Tag in Isolation verbracht hätten, sondern zumindest vorübergehend ihre Zellen verlassen konnten.[286] Neuaufgenommene wurden interessanterweise überproportional häufig isoliert. Von den 149 im Jahr 1877 neu aufgenommenen Kranken beider Geschlechter wurden insgesamt 50 Personen (oder etwa 33%) isoliert. Die neuaufgenommenen männlichen Kranken stellten im Jahr 1877 43% der isolierten männlichen Kranken, die neuaufgenommenen weiblichen Kranken stellten ca. 38% der isolierten weiblichen Kranken dar.

285 Ebd., Teil I, S. 68.
286 Ebd., Teil II, S. 62 f.

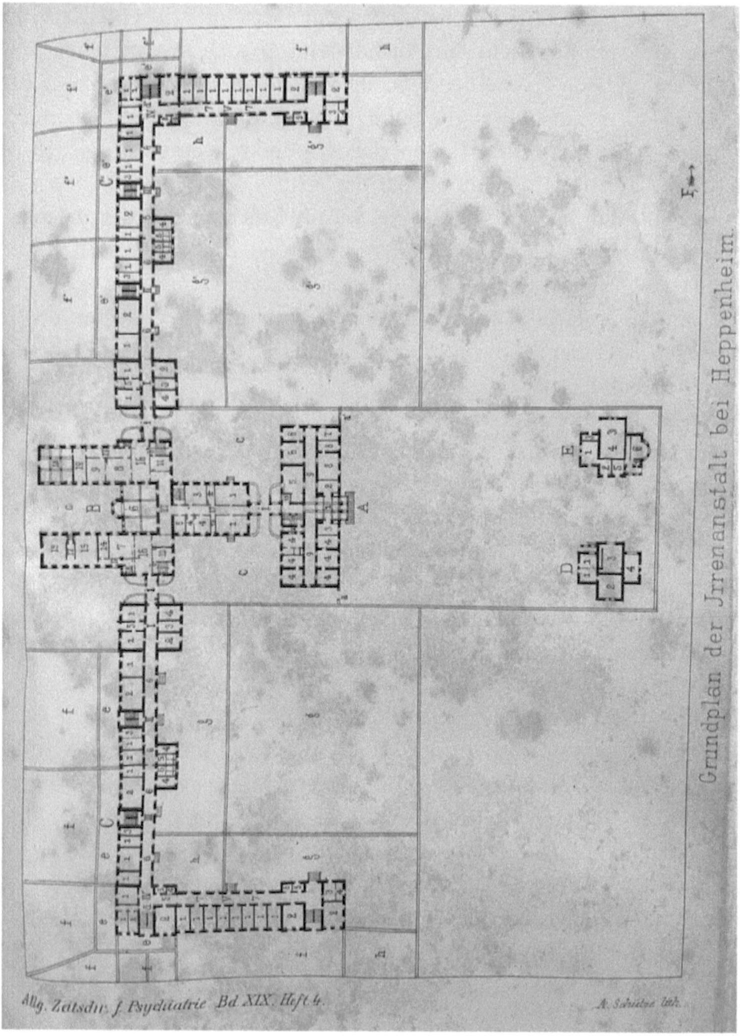

Abbildung 2: Plan der Landesirrenanstalt Heppenheim (Erdgeschoss). A: Administrationsgebäude, B: Wirtschaftsgebäude. Die zwei hiervon ausgehenden Flügel beherbergten jeweils die männlichen und die weiblichen Kranken. Im Untergeschoss waren die Kranken niederen, im Obergeschoss jene höheren Standes untergebracht. Später wurde die Anstalt um ein drittes Stockwerk vergrößert, in dem die Wachabteilungen untergebracht wurden. Aus: AZP, 19. Bd. (1862), unnummerierte Beilage zum 5. Heft.

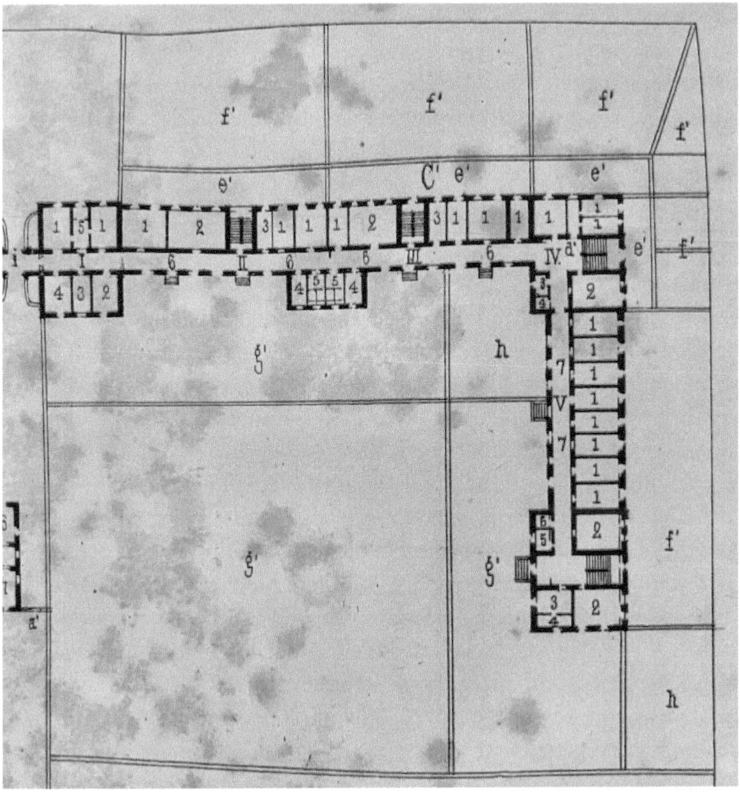

Abbildung 3: Plan der Landesirrenanstalt Heppenheim (Erdgeschoss, Detailansicht der Frauenabteilung). I: Lazarette, II: Abteilung für ruhige Kranke, III: Abteilung für unruhige Kranke, IV: Isolierabteilung, V: Tobabteilung. Die arabischen Zahlen kennzeichnen die unterschiedlichen Räumlichkeiten. In der Isolierabteilung (IV) finden sich z. B. drei Schlaf- und Isolierzellen (1), ein Bad (2), eine Spülküche und Gerätekammer (3) und ein Abtritt (4). d´: Treppe, über die ein Gang im Souterrain zu erreichen war, durch die das Wirtschaftsgebäude direkt mit den Isolierabteilungen verbunden war. Aus: AZP, 19. Bd. (1862), unnummerierte Beilage zum 5. Heft.

Am ehesten lassen sich diese überproportional häufigen Isolierungen der neuaufgenommenen Kranken wohl mit der akuten, schwereren Ausprägung des Krankheitszustandes zum Zeitpunkt der Aufnahme begründen. Eine Assoziation mit bestimmten Diagnosen oder Krankheitsformen ist aufgrund der fehlenden Angaben im Heppenheimer Bericht nicht möglich. Denkbar ist auch, dass aus Sicherheitsgründen die Schwelle zur Isolierung bei Neuaufgenommenen besonders niedrig war, da die neuaufgenommenen Kranken für das Personal schwerer einschätzbar gewesen sein müssen als die gut bekannten Pfleglinge.[287]

In den Krankenakten aus diesem Zeitraum finden sich Hinweise auf dieses Vorgehen. Die Dokumentationspraxis erlaubt jedoch in der Regel keine differenzierten Rückschlüsse zu den genauen Umständen der Isolierungen. Besonders ausführlich sind sie jedoch in der Akte der Anna Margarethe V. aus Zell dargelegt worden, die sich von 1880 bis zu ihrem Tod im Jahr 1908 in der Heppenheimer Anstalt befand, nachdem sie im häuslichen Umfeld ein Gemüsebeet zerstört hatte, um sich wegen vermeintlicher Misshandlungen durch ihre Angehörigen zu rächen, sowie andere Verhaltensauffälligkeiten zeigte.[288] Die Kranke wurde etwa zwei Wochen nach ihrer Ankunft ausführlich körperlich und psychisch untersucht.[289] Der Arzt attestierte ihr „Verfolgungswahnideen", in einem späteren Eintrag wurde auch vermutet, dass sie unter „Gehörstäuschungen", d. h. unter akustischen Halluzinationen, leide.[290] Sie wurde nach Aufnahme direkt in die „Abteilung 19" gebracht. Spätere Einträge erlauben den Rückschluss, dass es sich dabei um eine der Tobabteilungen handelte.[291] Dort zeigte sich Anna Margarethe V. ruhig, sodass sie nach wenigen Tagen in eine andere Abteilung gebracht werden konnte. Ende August zeigte sie zunehmend aggressives Verhalten, indem sie unter anderem laut schimpfte und am 28. August sogar das Kaffeegeschirr durch das Zimmer warf. Als sie am 2. September eine Wärterin mit dem Stuhl zu schlagen drohte, wurde sie erneut in die Tobabteilung verlegt.[292] Es erscheint wahrscheinlich, dass der Aufenthalt in den Zellen der Tobabteilung zumindest vorübergehend mit einer Isolierung bzw. mit einem Einschluss in das Zimmer einherging, geht aus dem Dokumentierten jedoch nicht hervor. Explizit festgehalten ist eine Isolierung erst am 29. September 1880:

> *„Verlangt häufig in ungestümer Weise heim, schimpft, man solle sie heim lassen, sie sei nicht krank, sobald sie eine Tür offen sieht, drängt sie hinaus, gestern Entweichungsversuch vor die Tür, nur mit Mühe zurückgebracht, gewalttätig, isoliert. Nachts meist ruhig."*[293]

Ausschlaggebende Indikation für die Isolierung war immer wieder gewalttätiges oder unkontrollierbares Verhalten. Als sie beispielsweise am 6. Oktober in

287 Ebd., Teil II, S. 85.
288 Krankenakte der Anna Margarethe V. (LWV-Archiv, Best. K 14, Nr. 2261).
289 Ebd., Eintrag vom 21. August 1880.
290 Ebd., Eintrag vom 15. Dezember 1880.
291 Vgl. auch die Referenzen zu „Abtheilung 19" in den weiteren Einträgen.
292 Ebd., Eintrag vom 3. September 1880.
293 Ebd., Eintrag vom 29. September 1880.

Anwesenheit des visitierenden Arztes zur Tür drängte und diesen mit ihren Schuhen bewarf, wurde sie für die Dauer mehrerer Stunden bis in den Abend hinein isoliert, wobei sie sich sehr laut verhielt.[294] Die Kranke verblieb bis zur „Beruhigung“ in der Zelle und wurde sobald wie möglich aus dieser wieder entlassen:

> *„Gestern Morgen bei der Visite wieder sehr heftig und gewalttätig gegen den Arzt, wollte demselben den Schlüssel entreißen, schimpfte, schrie sinnlos; isoliert, war dabei in brüsker Weise gewalttätig gegen die Wärterinnen, in der Isolierung bald wieder ruhig und konnte bald aus der Isolierung entlassen werden.* [295]

In der Regel scheint die Kranke dabei für die Dauer von höchstens mehreren Stunden eingesperrt worden zu sein. Im Dezember 1884 wurde etwa festgehalten, dass sie für die Dauer von zwei Stunden isoliert worden sei, nachdem sie sich gegen andere Pfleglinge gewalttätig gezeigt und eine Person durch „*Schlagen mit dem Pantoffel auf den Kopf*“ verletzt hatte.[296] Eine Ausnahme stellt der mehrtägige Einschluss vom 11. bis zum 19. November 1880 dar, als bei Anna Margarethe V. Scabies (Krätze) festgestellt wurde. Sie wurde daraufhin isoliert, um eine Ansteckung anderer Pfleglinge zu verhindern. Wie traumatisch ein solches Erlebnis für die Betroffenen gewesen sein muss, wird auf beklemmende Weise durch den Umstand deutlich, dass sich die Kranke gegen das Verbringen in die Zelle heftig wehrte und sogar damit drohte, sich aufzuhängen, wenn sie in der Zelle verbleiben müsse. In der Zelle jammerte und schimpfte sie in den folgenden Tagen laut und immer wieder und verlangte nach ihren Kindern. Sie zerriss zweimal den in der Zelle liegenden Strohsack. Sie versuchte sich mit Gewalt gegen die wiederholten Einreibungen mit Styrax – einem Mittel gegen Krätze – durch die Wärterin zu wehren. Nach einer letzten Einreibung, einem reinigenden Bad und dem Anlegen neuer Kleidung wurde sie schließlich am 19.11.1880 wieder in die Gesellschaft ihrer Mitkranken gelassen.[297] Es handelt sich hierbei um das einzige Mal, dass diese Maßnahme nicht im Kontext einer von der Kranken ausgehenden Gefahr dokumentiert wurde. Es bleibt unklar, ob solche Isolierungen aus hygienischer Indikation üblich oder sogar häufig waren – es erscheint wahrscheinlich, dass in vergleichbaren Fällen ähnlich vorgegangen wurde.

Die Einträge erzeugen aber den Eindruck, dass Isolierungen insgesamt ein Mittel der *ultima ratio* darstellten. Wo möglich wurden andere Maßnahmen

---

294 Ebd., Eintrag vom 7. Oktober 1880.
295 Ebd., Eintrag vom 12. Oktober 1880.
296 Ebd., Eintrag vom 15. Dezember 1884.
297 Ebd., Einträge vom 11. bis 19. November 1880.

ergriffen. Als die Kranke sich immer wieder nackt auszog, wurde sie nicht etwa eingesperrt, sondern mit einem „Schraubenkleid" versehen, einem Kleidungsstück, dass mit Schrauben so befestigt werden konnte, dass ein Ausziehen desselben für die Kranken unmöglich war.[298] Nachdem sie aufgrund gewalttätigen Verhaltens gegen eine Wärterin am 16. Januar 1881 isoliert werden musste, bat sie am darauffolgenden Tag, nicht isoliert zu werden, „*weil sie sonst Angst empfinde*". Das Heppenheimer Personal zeigte sich hier flexibel: Sie durfte daraufhin im großen Saal der Abteilung 19 übernachten, wo sie sich ruhig verhielt.[299] Möglicherweise wurden den Kranken auch im Kontext eines sich anbahnenden Konflikts Arzneien verabreicht, um eine Beruhigung zu erzielen und eine Isolierung zu verhindern. Zumindest in der Akte der Anna Margarethe V. ist ein derartiges Vorgehen allerdings nicht dokumentiert worden. Die seltenen Einträge zu Arzneimitteln wie die Gabe von 15 Tropfen Opium am 13. September 1887[300] erfolgten im Kontext körperlicher Leiden.

Isolierungen gehörten in der Heppenheimer Anstalt zum Alltag: Im Durchschnitt wurden dort täglich ca. 8% der Hospitaliten isoliert (!). 11 Personen wurden sogar im Laufe des Jahres täglich, wenn auch nicht durchgehend bzw. ganztägig isoliert. Bei diesen handelte es sich vor allem um chronisch kranke Personen.[301] Es wird in den Berichten aus Heppenheim leider nicht differenziert, bei wie vielen dieser Maßnahmen es sich um kürzere, bei wie vielen um längere Isolierungen handelte. Zumindest ein Teil der oben unter die Isolierten gezählten Kranken wurde im Rahmen kurzer und einmaliger Interventionen in die dafür vorgesehenen Zimmer eingeschlossen. Bereits die einmalige Isolierung für die Dauer einer Viertel- oder halben Stunde begründete hierbei eine Aufnahme in die Statistik.[302] Die im Vergleich zur Hofheimer Anstalt häufigeren Isolierungen könnten sich durch unterschiedliche Faktoren erklären lassen. Zunächst einmal war die Fallzahl und die Anzahl akuter und schwerer Fälle in Heppenheim offenbar höher,[303] was natürlicherweise mit einer häufigeren

298 Ebd., Einträge vom 24. Februar 1885, 25. Februar 1885, 9. März 1885, 21. März 1885.
299 Ebd., Eintrag 18. Januar 1880.
300 Ebd., Eintrag 13. September 1887.
301 Hofheim und Heppenheim 1866–1877 (1880). Teil II, S. 85 f.
302 Ebd., Teil II. S. 86.
303 Beispielsweise angeführt seien wieder die Statistiken für das Jahr 1875: In diesem Jahr wurden in Hofheim 75 Personen aufgenommen und 34 entlassen. Im weniger Plätze zählenden Heppenheim wurden im gleichen Jahr 132 Personen aufgenommen und 100 entlassen. In Hofheim starben in diesem Jahr 24 Kranke, in Heppenheim trotz geringerer Zahl an Pfleglingen 38 Personen. Vgl. hierzu: Ebd., Teil I. S. 11 und S. 39.

Anwendung akuter Interventionsmaßnahmen einhergehen dürfte. Auch die therapeutischen Konzepte der verordnenden Ärzte, Schulung und Erfahrung des ausführenden Wartpersonals und nicht zuletzt die baulichen Begebenheiten dürften eine Auswirkung auf Häufigkeit und Durchführung der Isolierungen gehabt haben. Schließlich könnte die im Vergleich zu den Verhältnissen in der Hofheimer Anstalt praktische Einrichtung und gute Erreichbarkeit der Heppenheimer Tobzellen die Schwelle zur Nutzung derselben heruntergesetzt haben, was anhand der untersuchten Quellen jedoch nicht belegt werden kann. Ebenso sind bisher keine anstaltsinternen oder anderweitigen Quellen erschlossen worden, aus denen man weitere Erkenntnisse über diese Praxis gewinnen könnte. Womöglich könnte eine systematische Auswertung aller verfügbaren Krankenakten unter diesem Gesichtspunkt, die den Rahmen dieser Arbeit jedoch sprengen würde, weitere Rückschlüsse in diesem Zusammenhang erlauben.

4.4.2.6 Die Einführung der Bettbehandlung und die neue Heppenheimer Wachabteilung

Während im Zuge des „Non-Restraints“ die Abschaffung des Zwangsstuhls, der Riemen und der Zwangsjacke (mit Ausnahme weniger Indikationen) bis Ende der 1870er Jahre in den meisten deutschen Anstalten erfolgt war, bestand in den Fachgesellschaften weiterhin Uneinigkeit darüber, ob in einer Reihe anderer Maßnahmen ebenfalls abzuschaffende Zwangsmittel zu sehen bzw. ob eine komplette Abschaffung jeglichen Zwanges überhaupt zu verwirklichen sei. Zu den kritisierten Maßnahmen gehörte gegen Ende des 19. Jahrhunderts nun auch zunehmend die Praxis der Isolierungen. Zu diesen äußerte sich beispielsweise Otto Klinke, Oberarzt der Irrenprovinzialanstalt in Tost (Oberschlesien), in einem Artikel in der „Allgemeinen Zeitschrift für Psychiatrie“ von 1893[304] in folgender Weise:

> *„Wer je eine Isolierzelle betreten hat, vielleicht am Morgen, wenn der Kranke darin die ganze Nacht herumgewirtschaftet, das Bettzeug zerstört, das Stroh herumgestreut, die Wände und Dielen mit Kot beschmiert hatte, wird einen unangenehmen, niederschlagenden Eindruck nicht haben verwinden können und sich […] nicht so bald wieder zur Isolierung eines Kranken entschließen.“*[305]

---

304 KLINKE, OTTO: Zur Geschichte der freien Behandlung und der Anwendung der Bettruhe bei Geisteskranken. In: AZP, 49. Bd. (1893), S. 669–687.

305 Ebd., S. 677.

Auch in der zunehmend häufigen Behandlung mit Sedativa sahen manche Psychiater, so beispielsweise Paul Näcke (1851–1913, zu diesem Zeitpunkt Oberarzt in der Anstalt Hubertusburg in Wermsdorf bei Leipzig), ebenfalls ein Zwangsmittel, nämlich ein sogenanntes „chemisches Restraint". Er stellte fest, dass *„Beruhigung auf chemischem Wege nichts Anderes darstellt als chemischen restraint* [sic] *und im Allgemeinen einer Anstalt nicht zum Lobe gereicht. Das Ideal der Behandlung wäre, ohne einen solchen Ruhe herzustellen"*.[306]

Der Versuch, den Zwang im Interesse des Kranken gänzlich zu beseitigen und Isolierungen zu umgehen, führte zu der Einführung der Bettbehandlung als alternative Therapiemethode. Sie orientierte sich an dem bereits seit einiger Zeit in Frankreich ausgeübten Prinzip, auch Neuerkrankte und Unruhige nicht isoliert, sondern in überwachten Sälen unter Bettruhe zu behandeln. Diese Praxis wurde in Deutschland erstmals 1877 in der Bremer Anstalt konsequent unter ihrem Leiter Friedrich Scholz (1831–1907) durchgeführt, indem die Tobzellen zugunsten dieser Neuerung „kassiert" wurden.[307] Scholz setzte sich enthusiastisch in einer Schrift von 1894 für die neue Methode ein, die für ihn eine logische Konsequenz des „Non-Restraint"-Prinzips darstellte:

> *„Das Programm der nächsten Zukunft lautet: Fort mit den Tobzellen, fort mit der Isolierung, allgemeine Durchführung der Bettbehandlung! [...] Erst dann wird man sagen können, dass mechanischer Zwang, zu dem auch die Tob- und Isolierzelle gehört, als System und Methode in der Behandlung Geisteskranker aufgehört haben."*[308]

Ab etwa 1890 etablierte sich unter der Führung von Clemens Neisser (1861–1940), zu diesem Zeitpunkt Leiter der Irrenheilanstalt im Schlesischen Leubus, die Bettbehandlung als vorherrschendes Behandlungskonzept in der Deutschen Psychiatrie.[309] Dieses Regime sah für die Kranken die Einhaltung einer Bettruhe vor, wodurch die Atmosphäre und die Betriebsabläufe der psychiatrischen Kliniken jenen der Krankenhäuser angeglichen wurden. Die Einführung dieser Behandlungsmethode führte an vielen Anstalten zu der Einrichtung größerer Wachsäle mit mehreren Betten nach dem französischen Vorbild.[310] Der bereits

---

306 NÄCKE, PAUL: Hyoscin als Sedativum bei chronisch-geisteskranken Frauen. In: AZP, 48. Bd. (1892), S. 301–308, Zitat: S. 307.

307 KLINKE: Behandlung (1893).

308 SCHOLZ, FRIEDRICH: Über Fortschritte in der Irrenpflege, Leipzig 1894, S. 19 f.

309 Seine Ansichten zu dem neuen Verfahren publizierte er auch gesondert: NEISSER, CLEMENS: Ueber die Bettbehandlung der akuten Psychosen und über die Veränderungen, welche ihre Einführung im Anstaltsorganismus mit sich bringt, München 1900.

310 PANSE: Krankenhauswesen (1964). Vgl. hierzu S. 39–41.

erwähnte Otto Klinke, der die Einführung der Bettbehandlung in Leubus durch Neisser miterlebt hatte, hob als weiteren Vorteil der neuen Methode hervor, dass die Behandlung im Bett es dem Wartpersonal erleichtern würde, die *„Irren für körperliche Kranke anzusehen.“*[311] Die Bettruhe sollte laut Neisser vorbeugend gegen Unruhezustände wirken, wofür allerdings empirische Belege fehlten. Die neue Behandlungsmethode erleichterte in erheblicher Weise die Verpflegung und Versorgung der Kranken und vereinfachte die Abläufe innerhalb der Anstalt. Das längere Verbleiben im Bett bedeutete für die Kranken allerdings auch ein erhöhtes Maß an Inaktivität und Rückzug, was insbesondere für antriebsgeminderte und chronisch Kranke unvorteilhaft war. Durch die Anordnung von Bettruhe wurde also nicht notwendigerweise das Leid des Kranken behoben, sondern vor allem die Ordnung der Anstalt wiederhergestellt. In den ersten Jahrzehnten des 20. Jahrhunderts sollte sie daher auch zunehmend in die Kritik der psychiatrischen Fachöffentlichkeit geraten. Dennoch etablierte sich die Bettbehandlung zunächst ab ca. 1890 innerhalb weniger Jahre in Deutschland als vorherrschendes Behandlungskonzept.[312]

In Heppenheim fand das neue Prinzip der Bettbehandlung bereits sehr früh Anwendung: Die beiden Stockwerke der Flügelbauten, in denen sich die Tobabteilungen mit ihren Isolierzellen befanden, wurden bis 1877 um ein drittes Stockwerk ergänzt, in dem eine von Ludwig neu ins Leben gerufene „Abteilung für permanente Überwachung“ ihren Platz fand. Sie konnte noch im gleichen Jahr eröffnet werden. Im Gegensatz zu den zuvor üblichen kleineren Schlafsälen und Einzelzellen standen in dieser neuartigen Abteilung nun weite Räume zur Verfügung, in denen sich die Kranken in Gemeinschaft unter ständiger Beobachtung und in ständiger Pflege durch das Wartpersonal befanden. Insgesamt 195 Pfleglinge wurden im Laufe des Jahres 1877 auf dieser 40 Betten fassenden, nach dem Vorbild somatischer Krankenhäuser eingerichteten Station verpflegt. Ein Großteil der 1877 neuaufgenommenen Hospitaliten - nämlich 83% der Männer und 65% der Frauen- befanden sich vorübergehend auf der neuen Überwachungsstation.[313] Auch die krankheitsuneinsichtige Anna Margarethe V. wurde nach ihrer Aufnahme 1880 nach einem kurzen, dreitägigen Aufenthalt in der „Tobabteilung“ in die Abteilung 27 gebracht, wie die Abteilung in der Krankenakte genannt wurde. Dort wurde sie engmaschig überwacht und beobachtet, ob sie sich angemessen in die Anstaltsabläufe integrierte:

311 KLINKE: Behandlung (1893), S. 677.

312 SCHOTT / TÖLLE: Psychiatrie (2006), S. 274–276.

313 Hofheim und Heppenheim 1866–1877 (1880), Teil II, S. 87 f.

„Die Kranke befand sich seit ihrem bisherigen Aufenthalt 3 Tage in Abteilung 19, verhielt sich daselbst ruhig, wurde nach 27 verlegt. Sie hat daselbst ein ruhiges angemessenes Verhalten gezeigt, sich bei der Arbeit auf der Abteilung beteiligt und noch nichts verkehrtes gesprochen. Krankheit stellt sie in Abrede, behauptet zu Haus schlecht behandelt worden zu sein und deshalb sei sie fortgelaufen."[314]

Dies führte in Heppenheim allerdings nicht zu einer Verwerfung der Isolierungen als Interventionsmaßnahme, wie auch die zahlreichen Einträge in der Akte der Anna Margarethe V. in den folgenden Jahren unmissverständlich zeigen. Hinsichtlich der kompletten Abschaffung der Isolationszellen, wie sie einige Psychiater forderten, äußerte sich Ludwig im Heppenheimer Bericht skeptisch. Er kritisierte die Verurteilung derselben als nicht auf einer objektiven Forschung basierend und sagte eine Relativierung dieser Haltung voraus, die bereits in den Entwürfen geplanter Anstalten bemerkbar gewesen seien.[315] Es ist daher anzunehmen, dass sich der Gebrauch der Isolierzellen unter Ludwig auch in den folgenden Jahren fortsetzte.

Die Ansichten Ludwigs flossen auch in seinen Entwurf ein, als er sich im Jahr 1889 am Wettbewerb um den anstehenden Bau der psychiatrischen Universitätsklinik in Gießen beteiligte. Er arbeitete die neuen Ideen der Bettbehandlung mit ein, verzichtete jedoch nicht auf die seiner Erfahrung nach notwendigen Isolationszellen. Der Plan wurde zwar nicht angenommen, für den definitiven Entwurf jedoch verwertet. Er erfreute sich wohl einer positiven Resonanz auf der 14. „Wanderversammlung der südwestdeutschen Neurologen und Irrenärzte". Ludwig ließ ihn samt Erläuterungen im „Archiv für Psychiatrie und Nervenkrankheiten" im Jahr 1895 abdrucken.[316] Dieser Entwurf sah neben je einer geräumigen Abteilung für männliche und weibliche unruhige Kranke auch jeweils eine damit über einen Korridor verbundene Wachabteilung vor. Die Abteilung für unruhige Kranke sollte über zwei Stockwerke verfügen. Im oberen Stockwerk waren für diese 21 Betten, im Untergeschoss vier Zellen für notwendige Isolierungen vorgesehen. Den neuen therapeutischen Ansprüchen der Bettbehandlung wurde Ludwig durch die Ausweisung eines Zimmers mit drei Betten zur *„versuchsweisen Behandlung sehr unruhiger Kranken* [sic] *in der Bettlage"*[317]

314 Krankenakte der Anna Margarethe V. (LWV-Archiv, Best. K 14, Nr. 2261), Eintrag vom 21. August 1880.

315 Ebd., Teil II, S. 87.

316 LUDWIG, GEORG: Entwurf eines Lageplans für die psychiatrische Klinik in Giessen. In: Archiv für Psychiatrie und Nervenkrankheiten (im Folgenden abgekürzt mit „APN"), 28. Bd. (1895), S. 252–255.

317 Ebd., S. 254.

gerecht. Die Abteilung für Unruhige verfügte neben anderen Installationen über eigene sanitäre Einrichtungen und Höfe und wäre im Falle einer Verwirklichung des Entwurfes ähnlich autark wie die Heppenheimer Abteilungen gewesen. Die eingeschossige Wachabteilung sollte mit der Abteilung der unruhigen Kranken durch einen breiten Korridor verbunden werden, der auch als Tagraum für die Kranken nutzbar gewesen wäre. Die Wachabteilungen verfügten in dem Entwurf jeweils über zwei Zimmer mit sechs Betten mit einem angrenzenden, kleinen Tagraum. Es finden sich in diesem Entwurf jedoch auch neben der üblichen Installation drei Zellen, in denen die Kranken der Wachabteilung bei Bedarf isoliert hätten werden können. Eine Isolation der Kranken innerhalb der eigenen Abteilung wäre durch die Verbundenheit beider Abteilungen – wie in Heppenheim zuvor ähnlich umgesetzt – schnell und unkompliziert möglich gewesen, ebenso der Wechsel der Kranken zwischen der Wachabteilung und der Abteilung für unruhige Kranke. Ludwigs Entwurf wurde zwar als sehr zweckmäßig, aber als zu kostspielig eingeschätzt.[318] Der definitive Entwurf lehnte sich jedoch in vielen Punkten, etwa in Bezug auf die Anordnungen der Stationen, an die Überlegungen Ludwigs an. Er sah zwei Abteilungen für unruhige Kranke mit u. a. zwei Einzelzimmern und zwei Isolierabteilungen mit besonders gesicherten Einzelzimmern vor.[319] Die Anzahl der Einzelzimmer in diesen (insg. 12 bei einer angestrebten Krankenanzahl von 80 bis 100) entspricht in etwa der Anzahl der Isolierzellen, die Ludwig in seinem Entwurf vorgeschlagen hatte (14 Zellen für eine Gesamtanzahl von 80 bis 90 Kranke). In den Einzelzimmern der Gießener Anstalt wurden die Kranken nach der Maßgabe der Bettbehandlung im Bett behandelt, in der Regel blieben die Türen offen oder wurden sogar entfernt, Isolierungen im ursprünglichen Sinn wurden nur noch selten und bei sehr gefährlichen Kranken durchgeführt.[320] Auch wurde durch den Begriff des „Einzelzimmers" der mittlerweile als stigmatisierend empfundene Begriff der „Zelle" bzw. des „Isolierzimmers" vermieden, den Ludwig noch für seinen eigenen Entwurf verwendet hatte. Auch im Landeshospital Hofheim, wo die Einführung der Bettbehandlung und der Dauerbäder zu einer beträchtlichen Abnahme der Isolierungen geführt hatte, wurde ein großer Teil der Isolierungszellen um die Jahrhundertwende zu Einzelzimmern umgebaut bzw. umgewidmet. Isoliert wurden hier vornehmlich nur noch besonders gefährliche Kranke.[321] Die Tendenz zur

---

318 DANNEMANN: Giessen (1899), S. 51.
319 Ebd., S. 72–78.
320 Ebd., S. 114 f.
321 MAYER: Hofheim (1904), S. 120 f.

definitiven Abschaffung der Isolierzellen, die im Gießener Bau letztlich zum Ausdruck kam, ist im Entwurf Ludwigs in dieser Deutlichkeit nicht zu erkennen. Es erscheint wahrscheinlich, dass der zu diesem Zeitpunkt etwa 70 Jahre alte Ludwig, für den sich die Praxis der Isolierungen in Heppenheim als Interventionsmittel auch über die Einführung der Bettbehandlung und Wachabteilung hinaus bewährt hatte und der wenig später (im Jahr 1897) in den Ruhestand treten sollte, dieser Entwicklung nicht mehr folgte.

4.4.2.7 „Ruhigstellung" durch Medikation und das Aufkommen injizierbarer Sedativa als alternative Beschränkungsmittel

Im Laufe des 19. Jahrhunderts etablierte sich in der Psychiatrie allmählich die Medikation mit Opium und dessen Derivaten als Behandlung eines zunehmend großen Spektrums psychiatrischer Störungen. Indikation, Nutzen und Risiken waren um die Jahrhundertmitte ein häufiger Gegenstand der Debatten der Fachgesellschaften. Opiaten wurden in Abhängigkeit von Dosierung und Präparat sowohl exzitatorische als auch sedative Eigenschaften zugeschrieben. Dessen vergleichsweise unspezifische Wirkungen und der ungeklärte Wirkungsmechanismus führten zu einer Ausdehnung der Indikation und zu einem weitverbreiteten Einsatz derselben bei psychiatrischen Störungen zum Teil sehr unterschiedlicher Ausprägungen. Als zunehmend populäres Präparat erwies sich hierbei insbesondere das Opiumalkaloid Morphium. Die neu entwickelten Subkutanspritzen erlaubten nun auch eine verhältnismäßig leichte Verabreichung auch gegen den Willen des Kranken. Die sedativen Eigenschaften machte man sich bei der Behandlung unruhiger, „tobsüchtiger" Kranker zunutze. [322]

Publikationen Amelungs erlauben den Rückschluss, dass Opium bereits in den 1820er Jahren ein in der Hofheimer Anstalt regelmäßig als Arznei Anwendung fand. Man machte sich der exzitatorischen Wirkung kleinerer Dosierungen und der sedativen Wirkung größerer Dosierungen zu Nutze. Drohenden Ausbrüchen von Tobsucht wirkte Amelung offenbar durch die wiederholte Verabreichung von Brechmitteln entgegen, was sicherlich unter Zwang erfolgt sein und die Kupierung des „Tobsuchtanfalls" aufgrund körperlicher Erschöpfung des Kranken verursacht haben dürfte.[323] Aufgrund der spärlichen Dokumentation

322 WEBER, MATTHIAS M.: Die „Opiumkur" in der Psychiatrie: Ein Beitrag zur Geschichte der Psychopharmakotherapie. In: Sudhoffs Archiv, 71. Bd. H. 1 (1987), S. 31–61.

323 Vgl. die Rezension der Übersetzung des Werkes von Willis durch Amelung in: FRIEDREICH, JOHANN BAPTIST (Hrsg.): Zur psychiatrischen Literatur des neunzehnten

der Krankenakten aus diesem Zeitraum ist die Verordnungspraxis sedierender Medikation in Hofheim nicht sicher zu rekonstruieren. Ab etwa 1860 findet sich in der psychiatrischen Fachliteratur eine zunehmend große Anzahl an Publikationen, die von teils groß angelegten Versuchsreihen mit Opiaten an Geisteskranken zeugen. Der spätere Direktor der Anstalt im sächsischen Lindenhof, Dr. Wolff, publizierte beispielsweise im Jahr 1870 eine Arbeit, in der er seine Schlussfolgerungen aus tausenden Einspritzungen von Morphium vorstellte, die er in einem zweijährigen Zeitraum vorgenommen habe.[324] Vom Nutzen der Morphium-Therapie schwärmte Wolff: „*Die wilden Aufregungen, die Zerstörungslust, das Wüten und Toben im eigentlichen Sinne des Wortes, die für Gesunde und Kranke gleich unerträglichen Störungen bei Tag und bei Nacht verschwinden durch sie aus der Anstalt.*“[325]

Sedativ wirkenden Substanzen beeinflussten die Symptome der Geisteserkrankungen idealerweise dahingehend, dass eine Anwendung von Zwangsmitteln nicht notwendig war. Andererseits dienten sie im Notfall als Beschränkungsmittel, indem sie die Ruhigstellung tobender Kranker ermöglichten und die Durchführung weiterer Zwangsmaßnahmen verhinderten oder erleichtern konnten. Sedierende Injektionen – durchaus auch gegen den Willen des Patienten – dürften bereits während der letzten Jahre Ludwigs und unter dessen Supervision durchgeführt worden sein. Davon zeugt ein ausführlicher Artikel seines Assistenzarztes (und späteren Direktors der Hofheimer Anstalt) Friedrich Reissner. Sein 1867 veröffentlichter Artikel erlaubt den Rückschluss, dass ein Großteil – wenn nicht gar die Mehrheit – der Hofheimer Kranken die sedierenden Injektionen im Rahmen größerer Versuchsreihen erhielten, bei denen die Wirkungen und Nebenwirkungen der erprobten Sedativa monitorisiert wurden.[326] In den Krankenakten aus diesem Zeitraum finden sich nur unregelmäßig Hinweise auf die Gabe von Medikamenten, sodass davon ausgegangen werden muss, dass diese nicht regelmäßig in den Krankenakten festgehalten wurde.[327] Braun wies bereits anhand ihrer ausführlichen Untersuchungen der Hofheimer Krankenakten einen zunehmenden Einsatz von Sedativa ab der Mitte des 19.

Jahrhunderts, Regensburg 1842, S. 271–278. Zum Gebrauch des Zwangsstuhls durch Amelung vgl. hier S. 276.

324 WOLFF, O. J. B.: Über die subcutane Morphiumtherapie bei Geisteskranken. In: APN, 2. Bd. (1870), S. 601–621.

325 Ebd., S. 619.

326 REISSNER: Einspritzungen (1867), S. 74–151. Vgl. hierzu insb. S. 74 ff.

327 Vgl. hierzu Kapitel 4.5 der vorliegenden Arbeit.

Jahrhunderts in Hofheim nach.[328] Sie zeigte, dass Sedativa (vor allem Opium und Morphin) zwar bei Patienten mit unterschiedlichen Diagnosen angewandt wurden, diese jedoch allesamt durch fremdaggressives oder unruhiges Verhalten auffällig geworden waren. Bei einigen der mit diesen Mitteln behandelten Patienten wurde auch noch in den 1860ern die Zwangsjacke angewandt, andere wurden isoliert.[329]

Medikamentöse Versuchsreihen fanden unter der Leitung Georg Ludwigs auch in Heppenheim statt. Eugen Wittich, einer seiner Assistenzärzte, publizierte seinen auf der „Versammlung Südwestdeutscher Irrenärzte“ 1875 in Karlsruhe gehaltenen Vortrag „Ueber die Behandlung der Schlaflosigkeit unruhiger männlicher Irren [sic]“ im „Archiv für Psychiatrie und Nervenkrankheiten“ von 1876. Die Arbeit zeugt vom Gebrauch verschiedener sedierender Mittel, darunter Morphium-Injektionen, Chloralhydrat, das zu diesem Zeitpunkt vornehmlich als Antiepileptikum benutzte Bromkalium und das aufgrund seines Alkoholgehalts ebenfalls „beruhigende“ Bier. Wittich beschränkte sich bei seinen Ausführungen auf die Wirkung der von ihm erprobten Mittel und diskutierte – im Gegensatz zu Reissner – nicht explizit die Verabreichung der Mittel unter Zwang. Während eine Zwangsverabreichung von Bier eher unwahrscheinlich erscheint, dürfte zumindest ein Teil der sedierenden Injektionen unter Zwang appliziert worden sein.[330] Auch in den Heppenheimer Krankenakten ist allerdings die Gabe der Arzneimittel nicht regelmäßig dokumentiert worden, was eine systematische Untersuchung erschwert. Im oben beschriebenen Fall der Anna Margarethe V. wurde beispielsweise trotz immer wieder dokumentierten aggressiven Verhaltens und des langen, mehrjährigen Krankheitsverlaufs beinahe keine Medikation dokumentiert. Eine Anmerkung Wittichs – nämlich dass auf seinem „Bromkaliumbogen“ neben Epileptikern nun auch schlaflose unruhige Kranke auftauchen würden[331] – erlaubt den Rückschluss, dass die Medikation der Patienten möglicherweise auf separaten Bögen festgehalten wurde. Eine solche Praxis würde das Fehlen entsprechender Einträge über die regelmäßige Medikation in den Journalblättern erklären. Die Anfertigung übersichtlicher Medikationsbögen wäre eine naheliegende Verfahrensart in einer Anstalt, in der einige wenige Ärzte hunderte Kranke zu versorgen hatten. Sowohl diese Bögen

328 BRAUN: Defekt (2009). Vgl. die Tabelle 22, S. 449.

329 Ebd., vgl. die Tabelle 19 auf S. 446.

330 WITTICH, EUGEN: Über die Behandlung der Schlaflosigkeit unruhiger männlicher Irren. In: APN, 6. Bd. (1876), S. 473–483.

331 Ebd., S. 479.

als auch die von Wittich beschriebenen Bögen, die zur Erfassung der Wirksamkeit von Sedativa in Heppenheim angelegt wurden,[332] konnten bisher als Quelle nicht erschlossen werden.

Trotz des aufgrund der sehr lückenhaften Quellenlage schwer nachzuweisenden Einsatzes sedativer Medikamente bei unruhigen Kranken scheint deren Gebrauch eine nicht unerhebliche Rolle auch bei der Behandlung von Aufregungszuständen gespielt und somit den von den Verfechtern des „Non-Restraints“ geforderten Verzicht auf mechanische Zwangsmittel erleichtert zu haben. In den vorhandenen Publikationen finden sich jedoch nur punktuelle, indirekte Hinweise auf den Gebrauch sedierender Medikation als Alternative zu Zwangsmitteln. Es erscheint daher wahrscheinlich, dass Sedativa für die Ärzte zwar keine vollkommen befriedigende Alternative zu anderen Mitteln wie der Isolation darstellten, ihr Einsatz jedoch solche Maßnahmen verkürzen oder sogar gelegentlich verhindern konnte. Die zeitliche Überschneidung des zunehmenden Gebrauchs von Sedativa und des voranschreitenden Abbaus mechanischer Zwangsmittel legt den Verdacht nahe, dass hier tatsächlich ein „mechanisches Restraint“ in einem gewissen Maße durch ein „chemisches Restraint“ ersetzt worden war.

4.4.2.8 Fazit: Georg Ludwig und das „Non-Restraint“ in Hofheim und Heppenheim

Georg Ludwig implementierte das „Non-Restraint“ während seiner Leitung in der Hofheimer Anstalt (1855–1865) zögerlich. Vereinzelt wurden noch Zwangswesten benutzt, unruhige Kranke wurden vornehmlich isoliert. Mechanische Zwangsmittel scheinen zum Zeitpunkt der Ankunft Ludwigs bereits verhältnismäßig restriktiv eingesetzt worden zu sein. Diese Entwicklung setzte bereits unter Franz Amelung ein, der die Anstalt bis 1849 leitete. Als limitierend für die Abschaffung der Zwangsmittel erwiesen sich eine Reihe von Umständen, wozu die ungünstigen baulichen und schlechten Personalverhältnisse, hier vor allem die geringe Anzahl an Wartpersonal, zählten. In der 1866 eröffneten Landesirrenanstalt konnte Ludwig seine Auffassung des „Non-Restraint“-Prinzips, das sich mit jenem der in den psychiatrischen Kreisen vorherrschenden Meinung deckte, konsequenter umsetzen. Dieses wurde unter anderem durch die günstigeren baulichen Verhältnisse, an deren Planung Ludwig maßgeblich beteiligt

332 Ebd., S. 475. Es erscheint möglich, dass es sich bei diesen Bögen um ein- und dieselben handelt.

worden war, und den zunehmend besseren Wartpersonalschlüssel erleichtert. Daneben etablierten sich unter ihm eine Reihe an alternativen Interventionsstrategien zum Umgang mit unruhigen oder tobenden Kranken. Hierzu zählten vor allem die häufigen, in der Regel kurzzeitigen Isolierungen in eigens dafür hergerichteten Zellen, aber auch ein zunehmender Gebrauch sedierender Substanzen und ab etwa 1900 die systematische Anwendung von Dauerbädern.

Ludwig vertrat in Bezug auf das „Non-Restraint" einen pragmatischen Standpunkt. Das therapeutische Konzept Ludwigs fand die Anerkennung der zeitgenössischen Psychiater, indem Heppenheim als eine der wenigen Anstalten galt, in der das „Non-Restraint" konsequent umgesetzt worden war. Ein besonderes Augenmaß legte Ludwig auf eine möglichst sichere Inneneinrichtung, insbesondere auf eine sichere und zweckmäßige Gestaltung der Fenster, die einen weiteren Abbau von Zwangsmaßnahmen erlaubten. Seine Entwürfe für eine spezielle Form der Fenstersicherung, die er in Heppenheim verwirklichte und auf der „Versammlung Südwestdeutscher Irrenärzte" vorstellte, fanden den Zuspruch seiner anwesenden Kollegen. Eine Rezeption seiner Ideen bzw. eine Umsetzung seiner Vorschläge in anderen Anstalten konnte allerdings nicht nachgewiesen werden. Eine gestaltende Rolle nahmen die Ärzte der beiden Anstalten bei der öffentlichen Debatte um das „Non-Restraint", die von hochkarätigen Akteuren wie Carl Westphal, Caspar Brosius und Heinrich Laehr dominiert wurde, nicht ein. Die Teilnahme einzelner Ärzte als Zuhörer (Albert Sehrt, Eduard Werle, nicht jedoch Georg Ludwig) an der Debatte zum „Non-Restraint" in Heidelberg im Jahr 1879 konnte nachgewiesen werden.

Als sich das neue Konzept der Behandlung in Wachabteilungen und der Bettbehandlung etablierte, bediente sich Ludwig ihrer frühzeitig. Davon zeugt die bereits im Jahr 1877 erfolgte Eröffnung der neuen Heppenheimer Wachabteilung. Die Einführung dieser neuen Abteilung und der Methode der Bettbehandlung führte nicht zu einer Abschaffung der Isolierungen als Interventionsmethode. Der Tendenz zu einer konsequenten Abschaffung der Isolierzellen, die sich in den 1890er Jahren abzeichnete, folgte Ludwig offenbar nicht mehr, was sich auch in seinem Entwurf für die Gießener Klinik zeigt. Dass seine Auffassung in vielen anderen Punkten noch dem zeitgenössischen Konzept entsprach, beweist der Umstand, dass ein Großteil seiner übrigen Vorschläge beim endgültigen Entwurf berücksichtigt wurde.

Über den Gebrauch sedativer Medikation im Sinne eines „chemischen Restraints" in den hessischen Anstalten gibt es, vor allem bedingt durch die Dokumentationspraxis, wenige verwertbare Daten. Die bisherigen Untersuchungen lassen darauf schließen, dass sedative Medikamente regelhaft zum Einsatz in beiden Anstalten kamen und in Kombination mit anderen Interventionsmethoden benutzt wurden. Die Artikel Friedrich Reissners und Eugen Wittichs lassen darauf schließen, dass in beiden Anstalten sedative Substanzen probatorisch im Rahmen größerer Versuchsreihen und durchaus auch gegen den Willen der Kranken eingesetzt wurden.

4.5 Arzneimittelanwendungen in Hofheim und Heppenheim unter Georg Ludwig

4.5.1 Die „physische" Behandlung in der Psychiatrie des frühen 19. Jahrhunderts

Die Behandlung der Geisteskranken in den Anstalten des frühen 19. Jahrhunderts vereinte in sich Elemente teilweise sich ergänzender, teilweise miteinander in Widerspruch stehender philosophisch-anthropologischer und medizinisch-physischer Ansätze, vor allem aus der antiken Diätetik, der Humoralpathologie, des aus der Mitte des 18. Jahrhunderts aus England stammenden „moral treatment" und des sich ab Ende des 18. Jahrhunderts weit verbreitenden „Brownianismus" nach der Lehre des schottischen Arztes John Brown. Die sich hieraus ableitenden Behandlungsmethoden lassen sich, wie Esquirol um 1800 feststellte, in „moralisch-psychische" und „physische" einteilen. Zu letzteren gehörten unter anderem das Entziehen von Blut durch Aderlässe und Schröpfen, das Verabreichen von Brech- und Abführmitteln und die Anwendung kalter Sturzbäder. Durch diese Einwirkungen sollten krankhafte Körperprozesse, die den Seelenstörungen zugrunde lagen, günstig beeinflusst werden. Dabei wurden manche etablierte Behandlungsmethoden wie das Verabreichen von Laxantien, die bis dahin nach Maßgabe antiker humoralpathologischer Vorstellungen erfolgt waren, durch neuere, naturwissenschaftlich ausgerichtete Theorien validiert und modifiziert übernommen.[333]

Zu Beginn des 19. Jahrhunderts standen keine spezifisch wirksamen Arzneimittel für die Behandlung von Geisteserkrankungen zur Verfügung. Weit verbreitet und wichtigstes Mittel in der psychiatrischen Behandlung war das seit dem Altertum als Schlaf- und Schmerzmittel gebräuchliche Opium, das in der Psychiatrie seit dem 18. Jahrhundert bei Erregungszuständen, Manie und später bei schweren Depressionen zum Einsatz kam. In den folgenden Jahrzehnten wurde das pharmakologische Repertoire der Psychiater durch einige wenige, meist ebenfalls unspezifisch und sedierend wirkende Mittel wie Morphium und

---

333 SCHOTT / TÖLLE: Psychiatrie (2006), Vgl. hierzu insb. S. 419–434.

Brom-Kalium ergänzt. Einen großen Erfolg stellte die Herstellung des Chloralhydrats dar, des ersten synthetischen Sedativums, das im Jahr 1869 eingeführt wurde und sich rasch in der Behandlung etablierte. Die erste spezifisch wirksame Substanz, das Antipsychotikum Chlorpromazin, wurde erst in den 1950er Jahren synthetisiert.[334] Untersuchungen, die einen systematischen und ausführlichen Überblick über die Verordnung von Arzneimitteln bei den verschiedenen Krankheitszuständen in den psychiatrischen Anstalten liefern, gibt es bisher nicht.[335]

4.5.2 Arzneimittelanwendungen und ärztliche Behandlung in Hofheim

Standarisierte diagnostische und therapeutische Prozesse hatten sich in der Hofheimer Anstalt mangels eines fest angestellten ärztlichen Personals bis zum Ende des 18. Jahrhunderts noch nicht etabliert. Bis dahin belief sich die medizinische Versorgung wohl weitgehend auf die Tätigkeit besuchender Bader aus dem nahen Crumstadt, die neben der Durchführung von Aderlässen und Schröpfen an Personal und Hospitaliten auch bei Bedarf wundärztliche Tätigkeiten übernahmen. Erst gegen Ende des Jahrhunderts wurde ein Chirurg bestellt, der die Hofheimer Anstalt immerhin täglich aufsuchte. Die medizinische Aufsichtspflicht oblag

334 Ebd., vgl. hierzu insb. S. 480–495.

335 Zur Geschichte der Psychopharmakotherapie sind folgende Arbeiten erwähnenswert: WEBER, MATTHIAS M: Die Entwicklung der Psychopharmakologie im Zeitalter der naturwissenschaftlichen Medizin. Ideengeschichte eines psychiatrischen Therapiesystems (=Holsboer, Florian (Hrsg.): Angewandte Neurowissenschaft, Bd. 4), München 1999; HALL, FRANK: Psychopharmaka – Ihre Entwicklung und klinische Erprobung. Zur Geschichte der deutschen Pharmakopsychiatrie von 1844 bis 1952 (=Studien zur Psychiatrieforschung, Bd. 7), Hamburg 1997; und LINDE, OTFRIED / DEFREN, GÜNTER (Hrsg.): Pharmakopsychiatrie im Wandel der Zeit. Erlebnisse und Ergebnisse; Wissenschaftsanekdotisches von Forschern und ihren Formeln. Klingenmünster 1988. Die „Opiumkur" und die Herstellung und Erprobung des ersten synthetischen Psychopharmakons (Chloralhydrat) stellen bei den Abschnitten zur Psychopharmakotherapie im 19. Jahrhundert die Schwerpunkte dieser Arbeiten dar. Sie fußen vor allem auf der Auswertung zeitgenössischer Publikationen, während Krankenakten nicht oder nur ausnahmsweise berücksichtigt wurden. Sie dürften daher nur begrenzt Aussagekraft in Bezug auf die alltägliche Verordnungspraxis in den Anstalten des 19. Jahrhunderts haben, in der eine Vielzahl anderer Mittel eingesetzt worden sein könnte, von denen man sich eine positive Wirkung auf die psychische Symptomatik erhoffte – wie die folgende Untersuchung zur Hofheimer Verordnungspraxis zu belegt.

allerdings einem akademischen Arzt in Darmstadt, der jedoch nur in größeren Abständen nach Hofheim kam. Die Anstalt wies gegen Ende des 18. Jahrhunderts also einen deutlich geringeren Medikalisierungsgrad als die „Schwesteranstalten" Haina und Merxhausen auf, wo fest angestellte Chirurgen schon seit längerer Zeit tätig waren.[336] Untersuchungen der Medizinalrechnungen aus dem 18. Jahrhundert der Hospitäler Haina[337] und Merxhausen[338] ergaben, dass die Chirurgen dort eine große Anzahl an unterschiedlichen Arzneien zur Behandlung akuter und chronischer Leiden einsetzten, die die Vielfalt und Chronizität der Erkrankungen der Hospitaliten widerspiegeln. Die untersuchten Quellen erlauben allerdings nur sehr eingeschränkt Rückschlüsse auf die Indikationsgebiete der einzelnen Arzneien, die vornehmlich zum Einsatz in der Behandlung somatischer Krankheitsprozesse kamen. „Psychiatrische" Anwendungsgebiete einzelner Arzneien lassen sich nicht sicher identifizieren.

Ein studierter Arzt zog mit Franz Amelung erstmals im Jahr 1821 auf das Anstaltsgelände des Hospitals Hofheim. Die feste Anstellung Amelungs erlaubte nun die regelmäßige Durchführung von Visiten und die engmaschige Behandlung somatischer Leiden, markiert aber auch den Beginn spezifisch psychiatrischer Diagnose- und Behandlungskonzepte in der Hofheimer Anstalt. Der Wandel zur medizinischen Einrichtung hatte sich hiermit vollzogen. Amelung war im Hofheimer Hospital von 1821 bis zu seinem Tod im Jahr 1849 ärztlich tätig. Er gilt als ein Anhänger einer wissenschaftlich fundierten praktischen Psychiatrie und erwies sich als sehr fruchtbarer Schriftsteller, der auch fremdsprachige Fachliteratur ins Deutsche übersetzte und publizierte. Geisteskrankheiten verstand er als Folge körperlicher und geistiger Ursachen. Seine therapeutischen Ansätze, die sowohl durch seine zahlreichen Publikationen als auch durch die

---

336 VANJA: Hofheim (2007).

337 AUMÜLLER, GERHARD; RUMPF-LEHMANN, BARBARA: Einblicke in das Krankheits-spektrum und die Verschreibungspraxis im Hospital Haina im 18. Jahrhundert – Die Medizinalrechnungen der Hospitalchirurgen. In: Friedrich, Arnd / Sahmland, Irmtraut / Vanja, Christina (Hrsg.): An der Wende zur Moderne. Die hessischen Hohen Hospitäler im 18. und 19. Jahrhundert (=Historische Schriftenreihe des Landeswohlfahrtsverbandes Hessen, Quellen und Studien, Bd. 14), Petersberg 2008, S. 121–138.

338 FRIEDRICH, CHRISTOPH: Arzneimittelanwendungen im Hohen Hospital Merxhausen 1760. In: Friedrich, Arnd / Sahmland, Irmtraut / Vanja, Christina (Hrsg.): An der Wende zur Moderne. Die hessischen Hohen Hospitäler im 18. und 19. Jahrhundert (=Historische Schriftenreihe des Landeswohlfahrtsverbandes Hessen, Quellen und Studien, Bd. 14), Petersberg 2008, S. 139–162.

Untersuchungen der Krankenakten zu belegen sind, spiegeln die charakteristischen Vorstellungen seiner Zeit wider. Sie verbinden Ansätze aus der traditionellen Humoralpathologie, nach der eine Reinigung des Körpers von krankhaften Stoffen u. a. durch Schröpfen, Laxantien und Brechmittel zu erzielen war, mit Ansätzen des neueren „Brownianismus", der Krankheiten als Missverhältnis von Reizstärke und Erregbarkeit des Körpers konzeptualisiert hatte, die durch Reizentzug bzw. -zufuhr positiv zu beeinflussen waren.[339] Vor diesem Hintergrund verabreichte Amelung beispielsweise bei „Melancholie" als einer Form der „Untererregung" das tonisierende Kampfer. Mangelns wirksamer sedierender oder beruhigender Substanzen wurden Erregungszustände eher durch einen „Reizentzug" durch Fizierung im Zwangsstuhl und der Isolierung (s. o.) denn durch Arzneigaben unterbunden. Auch diätetische Maßnahmen im Sinne einer ausgewogenen Ernährung und ausreichend körperlicher Betätigung gehörten zu Amelungs Behandlungskonzept.[340]

In der zweiten Hälfte des 19. Jahrhunderts hatten sich bereits spezifische medizinisch-administrative Prozesse und Diagnose- und Behandlungsalgorithmen etabliert. Die fortan etwas regelmäßiger stattfindende Dokumentation in den Krankenakten, durch die Aufstockung des ärztlichen Personals unter der Leitung Ludwigs erleichtert, die Standarisierung der zur Aufnahme notwendigen Dokumente sowie der zunehmende Gebrauch von Vordrucken erlauben eine etwas bessere Einsicht in alltägliche therapeutische Entscheidungen. Die Aufnahme in das Hofheimer Hospital erfolgte zu diesem Zeitpunkt auf der Grundlage eines Gutachtens in Form eines standarisierten Fragebogens, der durch den zuständigen Kreisarzt auszufüllen war und Krankheitsgeschichte und Symptomatik erfasste. Bei Aufnahme wurden bei den begleitenden Personen Fremdanamnesen erhoben, beim Kranken eine ausführliche körperliche Untersuchung durchgeführt. Die aufzunehmenden Kranken wurden einer Abteilung zugeführt, der Verlauf in einem Krankenjournal festgehalten. Die Einträge in die Akte erfolgten, wie auch aus der oben behandelten Akte der Anna Margarete V. ersichtlich, hierbei in teils sehr unregelmäßig wechselnden, oftmals sehr großen Abständen und zielten darauf ab, besondere Ereignisse oder größere Veränderungen im Krankheitsverlauf festzuhalten. An den Krankenakten lässt sich der Einsatz zahlreicher Arzneien zur Behandlung somatischer Beschwerden nachweisen. Es finden sich außerdem Einträge über die Benutzung sedativ wirkender Substanzen wie Chloral, Bromkalium und Hyoscin oder Opium und Morphium,

339 SCHOTT / TÖLLE: Psychiatrie (2006). Vgl. hierzu insb. S. 421–425.
340 VANJA: Amelung (2004).

die offensichtlich zur Behandlung psychischer Symptome benutzt wurden.[341] Die Unregelmäßigkeit der Einträge über die Gabe von Arzneien dürfte auf die bereits erwähnte gesonderte Dokumentation auf eigens dafür geführten Medikamentenbögen zurückzuführen sein.

Braun, die den Wandel therapeutischer Ansätze und Prozesse in der Anstalt Hofheim im Zeitraum von 1825 bis 1878 untersuchte, konnte in diesem Zeitraum einen zunehmenden Gebrauch sedativ wirksamer Substanzen wie Opium, Morphium und, nach dessen weiter Verbreitung in den 1860er Jahren, auch Chloralhydrat in Hofheim nachweisen. Die Verabreichung dieser Substanzen erfolgte oral oder durch Injektion bei unruhigen Kranken. Braun setzt die Zunahme der Verabreichung sedativer Medikation und die immer häufiger angewandten Isolierungen der Kranken mit der in diesem Zeitraum registrierten Abnahme des Gebrauchs mechanischer Restriktionsmittel wie Zwangsstuhl und Riemen im Rahmen des „Non-Restraint-Prinzips" in einen Zusammenhang und kritisiert diesen Wandel als „*Verinnerlichung des Zwanges*"[342]. Darüber hinaus fand sie in diesem Zeitraum anhand der Krankenakten den Gebrauch von Abführ- und Brechmitteln und vereinzelt die Anwendung von Aderlass und von Blutegeln oder Schröpfköpfen. Bemerkenswert ist hierbei die große Anzahl an Akten, in denen eine Angabe über angewandte Therapeutika fehlt, nämlich in 76 von 103 Akten, sowie die geringe Anzahl der identifizierbaren Substanzen. Auch unklar bleibt, ob die registrierte Zunahme der dokumentierten sedativen Medikation tatsächlich eine häufigere Anwendung dieser Substanzen widerspiegelt oder lediglich auf eine in den späteren Jahrzehnten detailliertere Dokumentation der Krankheitsverläufe zurückzuführen ist, die durch eine zunehmende Anzahl an Ärzten in Hofheim ermöglicht wurde. Für letzteren Umstand spricht auch der von Braun im Zeitraum von 1860 bis 1878 aus 39 Krankenakten nachgewiesene insgesamt achtmalige Gebrauch von Abführ- und Brechmitteln, während in 41 Akten aus dem Zeitraum zwischen 1825 und 1839 der Einsatz einer solchen Arznei lediglich einmal nachzuweisen ist, obwohl Brech- und Abführmittel zu diesem Zeitpunkt noch weit verbreitet Anwendung fanden.[343]

---

341 SAHMLAND: Anstaltsleben (2004).

342 BRAUN: Defekt (2009). Vgl. hierzu S. 369.

343 Ebd., vgl. hier insb. Kapitel IV („Ergründung und Behandlung des Irreseins. Therapien im Wandel"), S. 273–369. Vgl. auch Tabelle 19: Behandlung in Hofheim mit Opium/ Morphium und Chloralhydrat ab 1850, Anhang, S. 446; und Tabelle 22: Behandlungen der Patienten in Hofheim 1825-1878, Anhang, S. 449.

Auch wenn nur ausnahmsweise die Verwendung von Arzneimitteln dokumentiert worden ist, legen andere Quellen wie die publizierten Versuche Friedrich Reissners nahe, dass eine Verabreichung zumindest bestimmter Arzneimittel wie injizierbarer Sedativa niederschwellig erfolgte und eine medikamentöse Therapie im Hofheimer Anstaltsalltag eher der Regel- als der Ausnahmefall gewesen sein dürfte. Die seltenen Notizen über das Verabreichen bestimmter Präparate könnte möglicherweise lediglich das Abweichen von der regelmäßigen medikamentösen Therapie, zum Beispiel bei plötzlicher Veränderung des Krankheitsverlaufes oder dem Auftreten neuer Symptome erfolgt sein. Dafür spricht auch das eklatante Missverhältnis zwischen der vereinzelten Dokumentation über die Verabreichung sedativer Arzneien in den von Salina Braun untersuchten Hofheimer Krankenakten und den sehr zahlreichen, wenn auch nicht genau bezifferten Versuchen Reissners in Hofheim mit ebendiesen Substanzen, die zwischen den Jahren 1858, dem Jahr der Anstellung Reissners in Hofheim, und 1867, dem Jahr der Publikation seiner Ergebnisse, durchgeführt worden sein müssen.

Medikamentöse Therapieversuche nahmen in der psychiatrischen Behandlung in den hessischen Anstalten somit womöglich eine prominente Rolle zu, der aufgrund der schwierigen Quellenlage in den bisherigen Untersuchungen noch nicht ausreichend Rechnung getragen worden ist. Aufstellungen und Rechnungen von Medikamentenbestellungen und -lieferungen sind nicht erhalten oder zumindest noch nicht als Quelle erschlossen worden. Möglicherweise erlaubt eine systematische Katalogisierung des sehr umfassenden Bestandes der historischen Bibliothek des ehemaligen Hofheimer Hospitals (dem heutigen Vitos Philipsshospital Riedstadt) die Erschließung weiterer aussagekräftiger Quellen. Eine solche Aufarbeitung würde jedoch den Rahmen dieser Arbeit sprengen. Einen alternativen, bisher noch nicht gewählten und aufschlussreichen Zugang stellt hingegen die Auswertung der Nachweise zur damals in Hofheim verfügbaren Literatur und eines in der historischen Biblibliothek des ehemaligen Hofheimer Hospitals erhaltenen Exemplars einer Arzneimitteltaxe von 1854 dar, die von einem der dort tätigen Ärzte handschriftlich kommentiert wurde.

4.5.3 Das Werk Friedrich Oesterlens und die Arzneimitteltaxe des Assistenzarztes Ernst Vix

4.5.3.1 Friedrich Oesterlens „Handbuch der Heilmittellehre" im Nachlass des Assistenzarztes Jakob Heller

In der Akte über die Verwaltung des Nachlasses des früh verstorbenen ersten Assistenzarztes Georg Ludwigs, Dr. Jakob Heller, findet sich interessanterweise eine Liste der Bücher aus dessen Eigentum. Darunter befindet sich ein 1851 erschienenes Exemplar der vierten Auflage des in Deutschland weitverbreiteten „Handbuch der Heilmittellehre" des deutschen Arztes Friedrich Oesterlen[344] aufgelistet, an dem sich der junge Assistenzarzt bei der ärztlichen Arbeit orientiert haben dürfte. Das Exemplar ist leider nicht erhalten.

Der aus Württemberg stammende Friedrich Oesterlen (1812–1877), der 1843 habilitierte und in Tübingen als Privatdozent u. a. Heilmittellehre las, publizierte 1844 die erstc Auflage dieses umfangreichen Werkes. Dieses „*ganz aus dem Geiste der therapeutischen Methodenkritik*" geschriebene Buch zeichnete sich durch eine skeptische Haltung gegenüber den traditionellen Arzneien aus. Es erfreute sich unter den deutschen Ärzten rasch großer Beliebtheit, avancierte zum Standardwerk, das in zahlreichen Auflagen erschien, und brachte ihm sogar das Ordinariat für Heilmittellehre an der Universität Dorpat ein.[345]

Als Voraussetzung für den Gebrauch von Arzneien forderte der empirisch-wissenschaftlich ausgerichtete Oesterlen das Wissen über deren genaue Wirkmechanismen:

> „*Als der einzige mögliche Ausgangspunkt für jedes bessere Verständniss müssen die constanten, physiologischen Wirkungen der Stoffe gelten, und um diese richtig zu erfassen, wird ein höherer, ein unbefangenerer Standpunkt erfordert als der einfach therapeutische; jene Wirkungen durften nicht wie so häufig aus den therapeutischen Erfolgen rückwärts konstruiert werden, der Weg musste vielmehr ein umgekehrter seyn.*"[346]

Obwohl das Kompendium ein sehr ausführliches ist und zahlreiche, auch viele traditionelle und naturheilkundliche Substanzen und Präparate auflistet, verdienetn gemäß Oesterlen jedoch nur wenige davon einen Platz im täglichen Repertoire des modernen Arztes:

> „*Einer vollständigen und übersichtlichen Zusammenstellung der einmal gebrauchten Stoffe und Präparate musste bereits mehr Gewicht beigelegt werden. Denn verdienen auch meiner Ansicht gemäss nur die wenigsten darunter die Mühe, sie dem Gedächtniss einzuprägen,*

344 Akte des Landgerichts Groß-Gerau über den Nachlass Jakob Hellers (HStAD, Bestand G 28 Gross-Gerau, Nr. 7834). Vgl. die Liste: „A. Vermögen" unter „4. Bücher" (keine Seitenanzahl).

345 OESTERLEN, OTTO: Oesterlen, Friedrich. In: Allgemeine Deutsche Biographie 24 (1887), S. 511 f. [Online-Version]; URL: https://www.deutsche-biographie.de/pnd117107115.html#adbcontent (Stand: 01.04.2022).
ROTHSCHUH, KARL E.: Friedrich Oesterlen (1812-1877) und die Methodologie der Medizin. In: Sudhoffs Archiv, Bd. 52, H. 2 (1968), S. 97–129, Zitat: S. 102.

346 OESTERLEN, FRIEDRICH: Handbuch der Heilmittellehre, 4. Aufl., Tübingen 1851, Vorwort, S. VI.

so musste doch Jedem die Möglichkeit gegeben seyn, über das eine oder andere Mittel sich Aufschluss zu verschaffen."[347]

Unter jedem Präparat bzw. unter jeder Substanz listete Oesterlen getrennt die bekannten physiologischen Wirkungen und die therapeutischen Anwendungsgebiete auf. Er bezog sich dabei, wo vorhanden, auf die Arbeiten anderer Ärzte und Wissenschaftler. Bei den therapeutischen Indikationen unterschied er „äußerliche" und „innerliche" Anwendungen. Daneben finden sich Anleitungen zur Herstellung konkreter Präparate und zahlreiche und detaillierte weitere Kommentare (etwa zum therapeutischen Umgang mit Intoxikationen durch die betreffenden Mittel), außerdem grundlegende Erklärungen über physiologische Zusammenhänge, die Wirkungen von Medikamenten auf die verschiedenen Organsysteme und ihre Verstoffwechselung. Das Werk beinhaltet weiterhin Tabellen mit den chemischen Eigenschaften wichtiger Stoffe sowie Erläuterungen zu anderen therapeutischen Verfahren wie Diätetik, Kälte- und Wärmeapplikation sowie zur Benutzung elektrischer Verfahren als Therapeutika. Eine zentrale Rolle nehmen bei Oesterlen vier aus seiner Sicht unverzichtbare Präparate ein: Quecksilber, Jod, China und Opium.[348] Die Abschnitte des Werkes, die sich mit den zahlreichen Mitteln auf der Grundlage dieser Substanzen beschäftigen, sind besonders ausführlich.

Auffällig ist eine häufige Überlappung der Indikationen der zahlreichen und unterschiedlichen Substanzen. Vielen Mitteln schreibt Oesterlen eine diuretische oder laxierende Wirkung zu, andere sind als „Adstringentia" (die Sekretion beschränkende oder Muskelkontraktion vermindernde) oder „Irritantia" (reizende, schmerz-, Hyperämie- oder Entzündungsverursachende Mittel) gekennzeichnet.[349] Viele Substanzen zeigen je nach Darreichungsform – äußerlich oder innerlich – bzw. bei verschiedenen Krankheitserscheinungen unterschiedliche Wirkungen und wurden dementsprechend bei teilweise sehr unterschiedlichen Erkrankungen empfohlen – nach dem von Oesterlen zitierten Grundsatz „*praxis est multiplex*".[350] So wird „Zincum sulphuricum" beispielsweise therapeutisch vornehmlich als „*kräftig wirkendes Brechmittel*" z.B. bei Vergiftung mit Narkotika empfohlen, aber auch therapeutische Anwendungen als „Adstringens" bei „*Blenorrhöen der Intestinalschleimhaut*" und als „Antispasticum" bei bestimmten Nervenleiden werden genannt.[351] Wo bestimmte Medikamente den Vorzug

347 Ebd.
348 Ebd., S. 682.
349 Zu den von Oesterlen benutzten Definitionen vgl.: Ebd., S. 27 f.
350 Ebd., S. 163.
351 Ebd., S. 179 f.

vor anderen bei konkreten Krankheitsprozessen zu verdienen schienen, wurde es von Oesterlen vermerkt. Ebenso kennzeichnete er aus seiner Sicht gering oder unwirksame Präparate. Vereinzelt und auf wenige Präparate bzw. Substanzen beschränkt finden sich auch „psychiatrische" Indikationen und Behandlungsempfehlungen. Eines dieser Mittel ist der aus dem medizinischen Repertoire Friedrich Amelungs bekannte Kampfer, für das als „erregendes" Mittel eine Anwendung bei verschiedenen Nervenleiden, darunter *„Lähmungen mit dem Charakter der Depression, bei schwachen, apathischen, indolenten Kranken; ferner bei Wahnsinn (z.B. sog. Puerperalmanie), bei Melancholie und ähnlichen Umständen"*[352] empfohlen wurde.

Zusammenfassend bietet das Werk eine umfassende Übersicht über den Stand der Arzneimitteltherapie um die Jahrhundertmitte und zeugt von einer sich immer stärker abzeichnenden empirisch-wissenschaftlichen Ausrichtung der Medizin. Das nachweisbare Vorhandensein des Werkes im Hospital im Privatbesitz eines Assistenzarztes per se erlaubt jedoch nur sehr bedingt Rückschlüsse auf die alltägliche ärztliche Behandlung in Hofheim – zumal aus den spärlichen Aufzeichnungen in den Krankenakten nicht zu erkennen ist, welche Arzneien im Hospital überhaupt zur Verfügung standen.

4.5.3.2 Die Ausgabe der Großherzoglich-Hessischen Arzneimitteltaxe aus der Bibliothek Ernst Vix´

Weitere Einblicke erlaubt hier allerdings ein Exemplar der Großherzoglichen Arzneimitteltaxe aus dem Jahr 1854, das in der Bibliothek des Philippshospitals Riedstadt – dem ehemaligen Landeshospital Hofheim – erhalten ist. Das kleine, sehr vergriffene Heft ist durch eine handschriftliche Notiz dem Eigentum eines der Assistenzärzte Georg Ludwigs zuzuordnen: Ernst Vix, der im Jahr 1857 in den Dienst der Anstalt getreten war und zeitweise gleichzeitig mit Jakob Heller in Hofheim praktizierte. Diese Arzneimitteltaxe, auf der Grundlage der Preußischen Pharmacopoe von 1846 erstellt, war am 1. Januar 1855 in Kraft getreten. In ihr sind alphabetisch sämtliche im Großherzogtum damals verfügbaren Arzneimittel nebst Angaben zu Gewicht bzw. Abgabeformen und den dazugehörigen Preisen aufgeführt. Interessanterweise markierte sich der junge Assistenzarzt Vix darin die in Hofheim zur Verfügung stehenden Medikamente, wie einer ausführlichen Notiz auf der ersten Seite des Büchleins zu entnehmen ist:

352 Ebd., S. 467.

„Die mit einem + versehenen Arzneimittel sind in der Hausapotheke des Hospitals vorräthig.
Hofheim 1. Dez. 57. Dr. V.

Verzeichniß vorräthiger, zusammengesetzter Medicamente siehe in der Anlage. Arzneimittel die im Augenblicke ausgegangen, aber ihr bestimmtes Standgefäß haben, sind mit – bezeichnet; dsgl. weiter zubereitete oder mit anderen verbundene Medicamente.“[353]

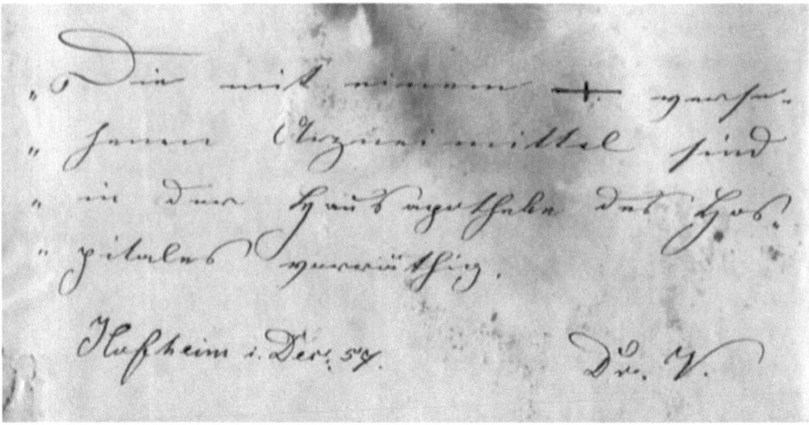

Abbildung 4: Arzneimitteltaxe des Ernst Vix, Detailansicht (handschriftl. Notiz). LWV-Archiv, Vix´ Arzneimitteltaxe (1854), S. 4. Fotografie von Hrn. Gomes (Vitos Philippshospital Riedstadt, 2019). Mit freundlicher Genehmigung.

Auf der Liste wurden 97 Einträge handschriftlich gekennzeichnet. 77 davon hat Vix mit einem „+“ als in der Apotheke vorrätig markiert (davon ist ein „+“ im Nachhinein durchgestrichen worden, zweimal finden sich ein „+“ und ein „–“ untereinander am gleichen Präparat). Die Anordnung erlaubt den Rückschluss, dass das „–“-Zeichen nachträglich ergänzt worden ist. 14 Listengegenstände sind mit einem „–“ als vorübergehend nicht vorrätig markiert.[354] 6 sind mit einem

353 GROSSHERZOGLICHES MINISTERIUM DES INNERN (Hrsg.): Großherzoglich-Hessische Arzneimitteltaxe, Darmstadt 1854. Exemplar aus dem Besitz von Ernst Vix (im Folgenden abgekürzt mit „Vix´ Arzneimitteltaxe“, LWV-Archiv, Best. Philippshospital, Nr. B 591, S. 4).

354 Die Deutung der Kennzeichnung mit „–“ wirkt durch eine missverständliche Erläuterung von Vix auf den ersten Blick problematisch: *„Arzneimittel die im Augenblicke ausgegangen, (…) sind mit – bezeichnet; dsgl. weiter zubereitete oder mit anderen verbundene Medicamente.“* Die Wortwahl scheint auch die Interpretation zu erlauben,

Zeichen, das in etwa „θ" oder einer durchgestrichenen Null entsprechenden Zeichen markiert, das in der handschriftlichen Legende von Vix nicht erläutert wird. Eine Tabelle mit sämtlichen Präparaten ist als Anhang beigefügt.[355] Darüber wurden mehrere handschriftlich ergänzte „zusammengesetzte" Medikamente in der Anlage auf gleiche Weise gekennzeichnet, bei anderen fehlen diese Markierungen.[356]

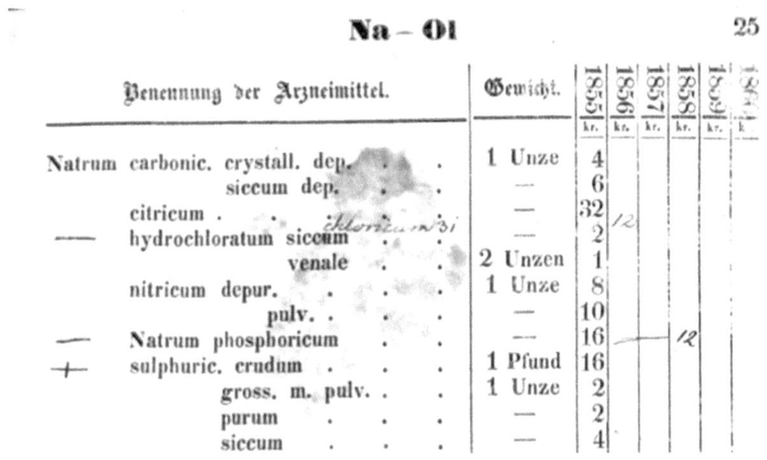

Na – Ol 25

	Benennung der Arzneimittel.	Gewicht.	1855 kr.	1856 kr.	1857 kr.	1858 kr.	1859 kr.	186[illegible] k.
	Natrum carbonic. crystall. dep.	1 Unze	4					
	siccum dep.	—	6					
	citricum	—	32	12				
—	hydrochloratum siccum	—	2					
	venale	2 Unzen	1					
	nitricum depur.	1 Unze	8					
	pulv.	—	10					
—	Natrum phosphoricum	—	16			12		
+	sulphuric. crudum	1 Pfund	16					
	gross. m. pulv.	1 Unze	2					
	purum	—	2					
	siccum	—	4					

Abbildung 5: Arzneimitteltaxe des Ernst Vix, Detailansicht (Markierungen). LWV-Archiv, Vix´ Arzneimitteltaxe (1854), S. 25. Fotografie von Hrn. Gomes (Vitos Philippshospital Riedstadt, 2019). Mit freundlicher Genehmigung.

dass Vix mit „–" nicht nur die nicht vorrätigen, sondern auch die weiterverarbeiteten Arzneien kennzeichnete. Ein solches Vorgehen wäre allerdings unzweckmäßig gewesen. Diese etwas unglückliche Formulierung ist stattdessen so zu interpretieren, dass Vix mit dem gleichen System auch die handschriftlich ergänzten weiterverarbeiteten Medikamente ergänzen wollte – wie er es auch bei mehreren dieser Präparate tat.

355 Vgl. Anhang I, Tabelle 11: Liste der im Landeshospital Hofheim um 1855–1860 verfügbaren Arzneimittel mit Erläuterungen zu den therapeutischen Anwendungsgebieten.

356 Diese „zusammengesetzten" Medikamente sind aufgrund der schwer dechiffrierbaren Handschrift und der benutzten Abkürzungen nicht sicher identifizierbar und daher nicht in die Tabelle im Anhang aufgenommen worden. Unter anderem ist eine opiumhaltige Lösung aufgeführt. Die einzelnen Bestandteile dieser Präparate dürften – wie im Falle des Opiums – jedoch bereits in der Taxe markiert worden sein.

In der Taxe sind neben den Markierungen bezüglich der Verfügbarkeit handschriftlich Ergänzungen vorgenommen worden, die teilweise unleserlich sind. Meist handelt es sich um Einträge über Preisaktualisierungen oder zusätzliche Präparate, die offenbar erst nach der Publikation der Taxe verfügbar wurden. Auch im Abschnitt, in dem die Taxen der Arbeiten wie der Herstellung von Cataplasmen oder Pillen aufgeführt sind, sind ebenfalls handschriftlich Ergänzungen und Durchstreichungen vorgenommen worden. Die Innenseite der hinteren Umschlagsseite des Büchleins wurde dafür benutzt, einige längere Ergänzungen einzutragen. Es scheint sich dabei um einige wenige zusätzliche Präparate in bestimmten Formen zu handeln, die in der Taxe nicht als Vordruck eingetragen waren und offenbar in der Hofheimer Apotheke verfügbar waren. Unter der Überschrift „*Arzneimittel in d. Hausapotheke vorräthig in einzelnen Gaben vertheilt oder in bestimmten Mischungen & Lösungen*“[357] finden sich z. B. neben einigen unleserlichen Präparaten ein opiumhaltiges und ein silbernitrathaltiges Präparat, an anderer Stelle der Seite sind digitalis- und salpeterhaltige Präparate aufgeführt. Die dechiffrierbaren Namen und Zubereitungsformen dieser ergänzten Substanzen lassen darauf schließen, dass es sich dabei um solche Präparate handelt, die im Wesentlichen mit jenen der Taxe übereinstimmen, jedoch für den klinischen Gebrauch im Hospital in bestimmten Darreichungsformen oder Konzentrationen vorrätig gehalten wurden. Außerdem findet sich interessanterweise eine Liste verschiedener Präparate bzw. Lösungen neben einem Verweis auf das Werk „Analyse des Harns“[358] von Carl Neubauer, die offenbar ebenfalls in der Hofheimer Apotheke vorrätig waren und zur Untersuchung des Urins der Kranken verwendet wurden.

---

357 Ebd., S. U3.

358 Bei dem Werk handelt es sich offensichtlich um ein Exemplar einer nicht benannten Auflage des Standardwerks Carl Neubauers, das in den folgenden Jahrzehnten in vielen Auflagen erschien. Die erste Auflage erschien 1854: NEUBAUER, CARL: Anleitung zur qualitativen und quantitativen Analyse des Harns, Wiesbaden 1854.

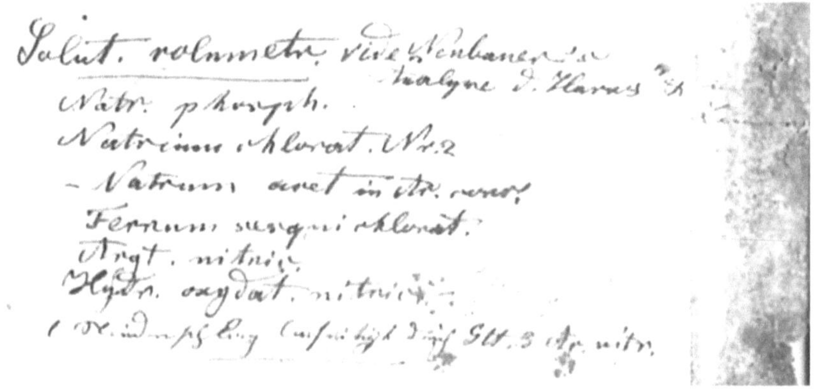

Abbildung 6: Arzneimitteltaxe des Ernst Vix, Detailansicht (Verweis auf Fachwerk). Verweis auf das Werk „Analyse des Harns“ von Carl Neubauer in der Arzneimitteltaxe von Ernst Vix samt Auflistung verschiedener Lösungen. Die Abkürzung „Solut. volumetr.“ dürfte für „Solutio volumetrica“ bzw. „Solutiones volumetricae“ stehen (sinngemäß: Lösung / Lösungen zur Messung des Harns). Vix weist hier außerdem („vide Neubauer´s Analyse d. Harns &...“) möglicherweise auf ein weiteres Werk hin, leider mittlerweile unleserlich. Vix´ Arzneimitteltaxe (1854), S U3. Fotografie von Hrn. Gomes (Philipps-Hospital Riedstadt, 2019). Mit freundlicher Genehmigung.

Die in Hofheim zu diesem Zeitpunkt vorrätigen Präparate und Substanzen weisen, wie aus der angefügten Tabelle ersichtlich, zum Teil sehr unterschiedliche Indikationsbereiche auf. Es ist daher nicht mehr nachvollziehbar, mit welcher Intention die jeweiligen Arzneien in Hofheim im Einzelfall verabreicht wurden. Die meisten der in Hofheim um die Jahrhundertmitte vorrätigen Arzneimittel kamen bei der Behandlung somatischer Krankheitsprozesse zum Einsatz: Es finden sich u. a. Präparate darunter, die zur Behandlung von infektiösen Erkrankungen, Hauterkrankungen, Geschwüren, Leber-, Gallen- und Darmerkrankungen oder Blutarmut eingesetzt werden können. Es finden sich auch viele Arzneien, die zur Linderung von Schmerzen, Krämpfen oder Fieber benutzt werden können, aber auch mehrere Mittel, denen eine beruhigende Wirkung zugeschrieben wurde.

Vorrätig in Form verschiedener Präparate wie Tinkturen waren das von Oesterlen als „*unentbehrlich*“[359] bezeichnete Quecksilber (als „*Hydrargium bichloratum corrosiv.*“, „*Hydrargium oxydatum rubrum praep.*“ und „*Hydrargium*

359 OESTERLEN: Heilmittellehre (1851), S. 682.

rectificatum“[360]), Jod (als „*Tinctura Jodii*”[361]), China (als “*Chininum sulphuricum*[362] ” und als “*Tinctura Chinae simpl.*“[363]) und Opium (als “*Tinctura Opii crocata*” und “*Tinctura Opii simplex*”[364]). Ebenso findet sich ein Opiumderivat (ein Morphiumsalz als “*Morphium aceticum*”[365]) auf der Liste der vorrätigen Arzneimittel.

Unter den von Vix markierten Präparaten sind relativ wenige, bei denen in Oesterlens Werk Anwendungsmöglichkeiten bei Geisteskrankheiten beschrieben sind. Darunter finden sich Kampfer als tonisierendes oder erregendes Mittel sowie sedierende bzw. beruhigende Substanzen wie Chloroform, Morphium und die zwei o. g. Opiumpräparate. Auch der in Hofheim vorhandene „Ätherweingeist“, auch als „Hoffmann´s Tropfen“ bekannt, fand laut Oesterlen als beruhigendes Mittel u. a. bei „Wahnsinn“ Anwendung, dürfte in Hofheim jedoch im Vergleich zu den zuvor genannten, stärker wirksamen sedativen Substanzen eine untergeordnete Rolle in der Behandlung der Geisteskranken gespielt haben.

Vorrätig waren in der Hausapotheke außerdem „*Hirudines officinales*“, medizinische Blutegel. Das Anlegen von Blutegeln gehörte neben dem Aderlass und dem Schröpfen mittels Schröpfköpfen (von Braun als „*entzündungshemmende, blutige Techniken*“ bezeichnet) zu den Behandlungsmethoden aus der traditionellen Heilmittellehre. Blutegel wurden in der häuslichen Behandlung von Geisteskranken häufig bereits vor Aufnahme in die Anstalten angewandt. In der Brown´schen Lehre stellten sie ein Mittel zur „Reizminderung“ dar. Während Aderlässe um die Mitte des 19. Jahrhunderts bereits aufgrund ihrer schlechten Verträglichkeit und potenziellen Gefährlichkeit zunehmend in Kritik gerieten, waren Blutegel und Schröpfen zu diesem Zeitpunkt noch als Maßnahme verbreitet.[366] Oesterlen, der diese Praktiken als „*mechanische, chirurgische Mittel*“[367] aufführte (und sich in seinem Werk daher nicht näher mit diesen befasste), zählte Aderlass und Blutegel zu den „*unwirksameren oder gefährlicheren Mittel[n]*“[368]. Der Einsatz von Blutegeln in der Psychiatrie ist auch zum Ende des 19. Jahrhunderts noch nachweisbar. Der Königsberger Professor Franz Meschede

360 Vix´ Arzneimitteltaxe (1854), S. 20.
361 Ebd., S. 36.
362 Ebd., S. 9.
363 Ebd., S. 35.
364 Ebd., S. 36.
365 Vgl. ebd., S. 24 und OESTERLEN: Heilmittellehre (1851), S. 700 f.
366 BRAUN: Defekt (2009). Vgl. hierzu S. 314–318.
367 OESTERLEN: Heilmittellehre (1851), S. 3.
368 Ebd., S. 831.

hielt beispielsweise bei der „Versammlung Deutscher Naturforscher und Ärzte" in Wiesbaden im Jahr 1887 einen Vortrag über den Einsatz von Blutegeln als antiphlogistisches Mittel bei vier Fällen von „paralytischer Geistesstörung", in denen eine zerebrale „Congestion" als organische Ursache vermutet wurde.[369]

Einzelne Präparate aus der Hofheimer Hausapotheke schienen jedoch nicht mehr ganz dem neuesten Stand wissenschaftlicher Erkenntnis entsprochen zu haben. So war in Hofheim ein in der Regel vorhandenes, jedoch von Vix als nicht vorrätig gekennzeichnetes Chlornatron-Präparat („*Natrum hydrochloratum siccum*"), laut Oesterlen nicht mehr gebräuchlich.[370] Mittlerweile selten in Gebrauch seien auch das in der Hofheimer Hausapotheke ebenfalls als aktuell nicht vorrätig gekennzeichnete Chlorbaryum[371], Chlorcalcium[372] und das „phosphorsaure Natron"[373] gewesen. Das „essigsaure Natron"[374] habe laut Oesterlen gar keine therapeutische Anwendung mehr gehabt, ebenso sei der Gebrauch von Arnika-Blüten[375] bereits obsolet gewesen. Auch diese beiden wurden von Vix als aktuell nicht vorrätig gekennzeichnet.

Bei den anderen von Vix als nicht vorrätig markierten Präparaten handelt es sich um „Wollblumen („*Flores Verbasci*"[376]), um salzsaures Eisenoxyd („*Liquor Ferri sesquichlorati*"[377]), eine arsenhaltige Lösung („*Solutio arsenicalis (Fowleri)*"), die aufgrund schlechter Verträglichkeit nur ausnahmsweise in Gebrauch

369 Vgl. hierzu den Bericht über die 60. Versammlung Deutscher Naturforscher und Ärzte in Wiesbaden im Jahr 1887. In: AZP, 44. Bd. (1887). Bericht über die Versammlung: Ebd., S. 534–549. Beitrag von Meschede und anschließende Diskussion: Ebd., S. 543–548.

370 Vix' Arzneimitteltaxe (1854), S. 25 und OESTERLEN: Heilmittellehre (1851), S. 302 f.

371 Ebd., vgl. jeweils Vix' Arzneimitteltaxe (1854), S. 8 und OESTERLEN: Heilmittellehre (1851), S. 259 f.

372 Ebd., vgl. jeweils Vix' Arzneimitteltaxe (1854), S. 8 und OESTERLEN: Heilmittellehre (1851), S. 257 f.

373 Ebd., vgl. jeweils Vix' Arzneimitteltaxe (1854), S. 25 und OESTERLEN: Heilmittellehre (1851), S. 244.

374 Ebd., vgl. jeweils Vix' Arzneimitteltaxe (1854), S. 24 und OESTERLEN: Heilmittellehre (1851), S. 248.

375 Ebd., vgl. jeweils Vix' Arzneimitteltaxe (1854), S. 16 und OESTERLEN: Heilmittellehre (1851), S. 498 f.

376 Ebd., vgl. jeweils Vix' Arzneimitteltaxe (1854), S. 16 und OESTERLEN: Heilmittellehre (1851), S. 774.

377 Ebd., vgl. jeweils Vix' Arzneimitteltaxe (1854), S. 23 und OESTERLEN: Heilmittellehre (1851), S. 413.

kam,[378] und zwei Gewürzmischungen – „*Species aromaticae*“[379] und „*Species ad Cataplasma*“[380]. Letztere diente der Herstellung von breiigen Umschlägen.

Die Auswertung dieses Exemplars der Arzneimitteltaxe zeigt, dass in Hofheim über einen gewissen Zeitraum hinweg sowohl traditionelle Arzneimittel, die offenbar nicht mehr dem medizinischen Standard der Zeit entsprachen, als auch Arzneimittel aus der modernen, zunehmend an empirisch-wissenschaftlichen Methoden orientieren Medizin ihren Platz hatten. Die Behandlungsmethoden scheinen sich hier in einer gewissen Umbruchphase befunden zu haben. Es ist dabei auffällig, dass es sich bei den nicht mehr vorrätigen Präparaten zum großen Teil um solche handelte, die laut Oesterlen in der zeitgenössischen Medizin obsolet oder aufgrund anderer Umstände selten in Gebrauch gewesen seien, während die als unverzichtbar geltenden Mittel durchaus vorhanden waren. Für die fehlende Verfügbarkeit der mit „–“ markierten Gegenstände bieten sich unterschiedliche Erklärungen an. Arzneimittel, die zunehmend seltener benutzt wurden, könnten schlicht nicht mehr nachgekauft, aber noch nicht endgültig aus dem Bestand der Hausapotheke gestrichen worden sein. Für diese These spricht der Umstand, dass Vix die Markierung „–“ nicht nachträglich abänderte, um einen wiederaufgefüllten Vorrat zu kennzeichnen, obwohl er das Büchleich für einen längeren Zeitraum mit sich getragen haben muss, wovon die handschriftlichen Aktualisierungen der Preise einzelner Medikamente bis 1860 zeugen. Die nicht vorrätigen Arzneien könnten allerdings auch über einen längeren Zeitraum aus unterschiedlichen Gründen nicht zum Kauf verfügbar gewesen seien. Gegen den ebenfalls berechtigten Einwand, dass diese Arzneien gerade aufgrund ihres starken und häufigen Gebrauchs aufgebraucht worden sein könnten, spricht der Umstand, dass solche, die von Oesterlen als unverzichtbar bezeichnet wurden, durchaus vorrätig waren, obwohl sie ebenfalls in größeren Mengen eingesetzt worden sein dürften. Der fehlende oder seltenere Nachkauf zunehmend außer Gebrauch geratender Präparate bietet sich nach derzeitigem Wissensstand als plausibelste Erklärung für ihr Nichtvorhandensein an. Die hier angedeutete allmähliche Veränderung der Hofheimer Hausapotheke dürfte den gerade stattfindenden Wandlungsprozess in der Hofheimer Anstalt von traditioneller

378 Ebd., vgl. jeweils Vix′ Arzneimitteltaxe (1854), S. 32 und OESTERLEN: Heilmittellehre (1851), S. 216 f.

379 Ebd., vgl. jeweils Vix′ Arzneimitteltaxe (1854), S. 32 und OESTERLEN: Heilmittellehre (1851), S. 506.

380 Ebd., vgl. jeweils Vix′ Arzneimitteltaxe (1854), S. 32 und OESTERLEN: Heilmittellehre (1851), S. 773.

Heilmittellehre zu einer modernen, wissenschaftlich fundierten Pharmakotherapie widerspiegeln. Eine Erschließung weiterer Quellen (wie Apothekenrechnungen, Bestelllisten, etc.) aus der historischen Bibliothek des ehemaligen Hospitals sollten, insofern vorhanden, weitere Rückschlüsse auf diesen Prozess erlauben.

4.5.4 Spätere Behandlungsansätze

In den folgenden Jahren zählten das ab etwa 1860 zunehmend gebräuchliche Chloralhydrat und das subkutan injizierte Morphium zu den zwei *„geschätztesten Schlafmitteln“*[381], wie der Heppenheimer Assistenzarzt Wittich in seinem Artikel im „Archiv für Psychiatrie und Nervenkrankheiten“ von 1876 bemerkte. Es wurden in Heppenheim auch Behandlungsversuche mit Bromkalium als Sedativum unternommen. Bromkalium fand seit den 1860er Jahren zunehmende Verbreitung bei der Behandlung der Epilepsie und etablierte sich in den folgenden Jahren bei dieser Indikation als das Hauptmittel, was sich in einer großen Anzahl an klinischen Versuchen und Publikationen niederschlug.[382] Als Schlafmittel war die auch sedierend wirkende Substanz zu diesem Zeitpunkt, wie Wittich betonte, aber noch nicht verbreitet.

---

381 WITTICH: Schlaflosigkeit (1876), S. 475.

382 HALL: Psychopharmaka (1997), S. 109–116. Vgl. bspw. den Artikel eines Pforzheimer Arztes, der in der gleichen Zeitschrift erst ein Jahr zuvor veröffentlicht worden war: OTTO, A.: Ueber Bromkalium als Mittel gegen Epilepsie, in: APN, 5. Bd. (1875), S. 24–59. Die weite Verbreitung des Mittels kommt besonders deutlich im Bromkalium-Versandgeschäft zum Ausdruck, das sich in der Anstalt Bethel bei Bielefeld unter ihrem Leiter Pastor Friedrich von Bodelschwingh etablierte. Dort wurden gegen Ende des 19. Jahrhunderts neben der eigenen Pfleglinge jährlich mehrere tausend außerhalb der Anstalt lebende Epilepsiekranke auf dem Postweg mit Bromkalium versorgt. Allein 1897 wurden 2540 kg Bromkalium-Pulver *„in alle 5 Erdteile“* inklusive einer in zehn Sprachen verfügbaren Gebrauchsanleitung verschickt. Diese Einrichtung wurde auch kritisiert. Bemängelt wurde bspw. in einer Arbeit zur Epilepsiebehandlung von 1884 im Hinblick auf mögliche Nebenwirkungen, dass nicht kontrolliert werden könne, ob die Kranken sich wie im Prospekt empfohlen einer regelmäßigen ärztlichen Kontrolle unterzogen. Zu Bethel vgl. SIEBOLD, M.: Kurze Geschichte und Beschreibung der Anstalten Bethel, Sarepta, Nazareth, Wilhelmsdorf und Arbeiterheim bei Bielefeld, 3. Aufl., Bielefeld 1898, S. 65–68 (Zitat: S. 65). Zur Kritik vgl. KÜHNER, AUGUST: Wie sind Epileptiker zu behandeln? Mit besonderer Berücksichtigung der dabei herrschenden Irrthümer und Vorurtheile. Leipzig und Neuwied 1884, S. 17–24. Die potenziell erheblichen Nebenwirkungen von höheren Bromdosierungen waren bereits seit den 1870er bekannt. Vgl. hierzu HALL: Psychopharmaka (1997), S. 111.

Der Übergang von Behandlungs- zu Forschungsversuchen scheint an dieser Stelle fließend. Wirkungsstärke und Nebenwirkungen der erprobten Arzneimittel wurden von den Anstaltsärzten dokumentiert. Wo eines kontraindiziert erschien, wurde von einer Gabe abgesehen. Bei nicht ausreichendem Ansprechen auf eines der angewandten Mittel wurde zu einem anderen Mittel gewechselt, wie Wittich am Beispiel von Chloralhydrat und Morphium berichtete. Die Grenzen der zeitgenössischen Psychopharmakotherapie werden am Umstand deutlich, dass Wittich auch die Verabreichung von Bier an die Kranken als weiteres schlafförderndes Mittel ins Spiel brachte. Er referierte zu Versuchen in der Heppenheimer Anstalt, im Rahmen derer fünfzehn Kranken abends ein bis zwei Liter Bier mit einem Alkoholgehalt von ca 4%[383] gegeben und Wirkungen und Nebenwirkungen monitorisiert wurden. Auch wenn Wittich Nachteile dieser Methode einräumte – etwa die ungünstige Wirkung bei Psychosen oder die manchmal darunter beobachtete deutliche Gewichtszunahme – empfahl er auch dieses Mittel als weitere Alternative.[384]

4.5.5 Fazit: Georg Ludwig und die pharmakologische Behandlung in Hofheim und Heppenheim

Die Untersuchung pharmakologischer Behandlungsansätze in Hofheim wurde bisher durch die spärliche und inkonsequente Dokumentation in den Krankenakten limitiert. Die hier untersuchten Quellen erlaubten erstmals einen differenzierteren Einblick in die alltägliche Verordnungspraxis in der Hofheimer Anstalt. Die Aufstellung der Hofheimer Hausapotheke lässt auf eine große Vielfalt dort behandelter, unterschiedlicher somatischer und psychischer Krankheitsprozesse schließen. Die Tätigkeit im Landeshospital setzte bei den Ärzten

---

383 Hierbei scheint es sich um Bier im heute gebräuchlichen Sinne zu handeln, nicht um das sog. „Dünnbier", das sich durch einen niedrigeren Alkoholgehalt auszeichnete und als Getränk eine Ausweichmöglichkeit darstellte, wenn sauberes Trinkwasser nicht verfügbar war. Die Hofheimer Anstalt unterhielt Anfang der 1870er Jahre noch eine eigene, kostspielige Brauerei und beschäftigte dafür einen Brauer und einen Küfer. Die Ausgaben hierfür waren in Hofheim, das weiterhin über kein ausreichend gutes Trinkwasser verfügte, zu diesem Zeitpunkt wohl deutlich höher als in vergleichbaren Anstalten. Vgl. hierzu den „Bericht des ersten Ausschusses über die Vorlage Gr. Ministeriums der Finanzen, Hauptvoranschlag der Staatsausgaben für das Jahr 1872 (…)". In: Verhandlungen der Zweiten Kammer 1872. Beilagen: 9. Bd. (1872), Beilage Nr. 580 zum 105. Protokoll. Vgl. den Abschnitt „O. Irrenanstalten" (S. 151–161), hier insb. S. 158.

384 WITTICH: Schlaflosigkeit (1876).

dementsprechend nicht nur psychiatrisches, sondern ebenso ein breitgefächertes allgemeinmedizinisches und chirurgisches Wissen voraus. Konsultationen bei Ärzten anderer Disziplinen dürften im abgelegenen Hofheim nicht regelhaft möglich gewesen sein. Dieser Umstand wird zusätzlich durch die Vielfalt der wissenschaftlichen und medizinischen Literatur in der Hofheimer Bibliothek bzw. im Nachlass des Assistenzarztes Jakob Heller verdeutlicht.[385]

Unter den in Hofheim vorhandenen Arzneien lassen sich einige wenige identifizieren, die zur Behandlung von Symptomen einer psychischen Erkrankung eingesetzt werden konnten. Es handelt sich vornehmlich um sedierende Substanzen. Der überwiegende Teil der vorhandenen Mittel war hingegen, wie der Abgleich mit den im Werk Oesterlens erfassten Anwendungsgebieten erlaubt, zur Behandlung von somatischen Krankheitsprozessen bestimmt. Das in Hofheim verfügbare pharmakologische Repertoire spiegelte den Stand der zeitgenössischen Pharmakotherapie bzw. Psychopharmakotherapie wider und lässt darauf schließen, dass die in Hofheim etablierten Behandlungsprozesse ebenfalls dem Standard der Zeit entsprochen haben dürften. Während des 19. Jahrhunderts erweiterte sich allmählich der psychiatrische Arzneischatz, vor allem um weitere sedierende Substanzen. Sie fanden auch in die von Ludwig geleitete Heppenheimer Anstalt Eingang. Sowohl in Hofheim als auch in Heppenheim wurden, belegbar durch die Beiträge der jeweiligen Ärzte in den Fachzeitschriften, klinische Versuche mit manchen dieser Arzneien durchgeführt. Diese Versuche werden in dieser Arbeit gesondert behandelt.[386] Bemerkenswert ist in diesem Zusammenhang die durchaus ernstgemeinte „Testung“ von Bier als alltägliches Mittel gegen Unruhezustände. Sie ist ein weiterer Ausdruck des an vielen Stellen belegbaren Pragmatismus Georg Ludwigs, aber auch ein Ausdruck der Hilflosigkeit der um Behandlung bemühten psychiatrisch tätigen Ärzteschaft, die bis zur Verfügbarkeit der ersten spezifisch wirksamen Substanz noch bis zur Mitte des 20. Jahrhunderts warten müssen sollten.

4.6 Ludwigs „Heppenheimer Tabellen“ und die Befunderhebung psychischer Symptome in Heppenheim

Neben der medikamentösen Behandlung entwickelten sich auch die diagnostischen Werkzeuge weiter. Die Lehre psychiatrischer Symptome, die

385 Zur wissenschaftlichen Literatur in Hofheim vgl. Kapitel 5.1 der vorliegenden Arbeit.
386 Vgl. Kapitel 5.2 der vorliegenden Arbeit.

Psychopathologie, sollte sich jedoch erst zu Beginn des 20. Jahrhunderts mit der im Jahr 1913 veröffentlichten Arbeit „Allgemeine Psychopathologie" von Karl Jaspers endgültig als eigenständiges Fachgebiet etablieren und zu einer zunehmenden Standarisierung der Befunderhebung im deutschen Sprachraum führen.[387] Bestrebungen um Vereinheitlichung der psychiatrischen Symptomatologie und Nosologie gab es jedoch bereits in den vorangegangenen Jahrzehnten, wie die Diskussionen in diesem Zusammenhang auf den psychiatrischen Fachversammlungen belegen. Auch in diesem Bereich setzte Georg Ludwig einen eigenen Akzent. Als der Verein Deutscher Irrenärzte 1874 in Eisenach tagte,[388] waren aus Heppenheim Georg Ludwig und Eugen Wittich anwesend, aus Hofheim der Direktor Sehrt und die Assistenzärzte Lehr und Weber, außerdem der mittlerweile in Darmstadt ansässige Friedrich Reissner. Auf dieser Versammlung stellte der Wiener Professor Theodor Meynert (1833–1892) „Zählzettel" vor, die einer standardisierten und differenzierten Erfassung der Krankengeschichten, des körperlichen Zustandes und der psychischen Symptome des Kranken dienen sollten. Meynert vertrat eine streng nach empirisch-naturwissenschaftlichen Prinzipien ausgerichtete Psychiatrie.[389] Im Anschluss an das Referat Meynerts stellte Ludwig der Versammlung eigene „Tabellenformularien" vor, die seit 1873 in der Heppenheimer Anstalt *„als Hülfsmittel bei dem Studium der Symptome der Geisteskrankheiten"*[390] benutzt wurden. Die von Georg Ludwig vorgestellten diagnostischen Formularien unterschieden sich in einigen Punkten von jenen Theodor Meynerts. Die Heppenheimer Tabellen dienten vornehmlich der Ergänzung der Krankengeschichte um für den Untersucher objektivierbare Symptome. Erfasst wurde beispielsweise *„der Zustand des Schweigens, oder der der psychomotorischen Unruhe, oder der der Unreinlichkeit (d.h. der Verunreinigung des Zimmers, der Kleider etc. mit Urin und Kot)"*[391]. Das Wichtigste unter den von Ludwig vorgestellten Formularen erfasste die Symptomatik eines Kranken innerhalb der ersten 24 Stunden in der Anstalt. Es wurde vom Ersten und Zweiten Assistenzarzt mit Hilfe des Wartpersonals ausgefüllt und anschließend dem Direktor vorgelegt. Aus der Auswertung dieser Bögen

---

387 SCHOTT / TÖLLE: Psychiatrie (2006). Vgl. hierzu insb. S. 146–153.

388 AZP, 32. Band, 1875. Zum Bericht über die Versammlung vgl. S. 194–220.

389 SKOPEC, MANFRED: Meynert, Theodor. In: Neue Deutsche Biographie 17 (1994), S. 400 f. [Online-Version]; URL: https://www.deutsche-biographie.de/pnd117009334.html#ndbcontent (Stand: 01.04.2022).

390 AZP, 32. Bd. (1876), S. 214.

391 Ebd.

versuchte Ludwig die von ihm „*Marschrouten*“ genannten Verläufe bestimmter Symptomkonstellationen zu identifizieren, Symptome miteinander in Verbindung zu bringen und die daraus resultierenden Erkenntnisse therapeutisch nutzbar zu machen. Die standardisierte Erhebung der psychischen Symptome bzw. deren Verläufe erlaube ein empirisch begründetes Vorgehen bei der Behandlung der Kranken:

> „*Was sich aber auch finden und ergeben wird, eine veränderte Einrichtung des Formulars oder ein mit Hilfe desselben gewonnenes Resultat, Positives oder Negatives, die Rechtfertigung der Methode oder das Gegenteil, Alles wird dem Boden der strengsten Empirie entsprossen sein.*“[392]

Dieses sollte auch den neuen, noch unerfahrenen Ärzten an der Anstalt eine akurate, standardisierte Befunderhebung ermöglichen (was Theodor Meynert allerdings auf der Versammlung zuvor über seine Formularien ebenfalls behauptet hatte). Ihre Zweckmäßigkeit versuchte Ludwig dem versammelten Kollegium durch die Darstellung zweier Krankheitsverläufe aus der Heppenheimer Anstalt zu beweisen, indem er mithilfe seines Klassifikationssystems den unterschiedlichen Verlauf des Symptoms der „Unreinlichkeit“ bei beiden sich durch eine hochgradige psychomotorische Erregung auszeichnenden Kranken darstellte. Die Kasuistiken sind im Bericht der Versammlung leider nicht erhalten. Ludwig nutzte schließlich die Vorstellung seiner Formularien laut dem Berichterstatter außerdem, um die Bedeutung des „Non-Restraints“ für die psychiatrische Forschung zu betonen:

> „*L. bemerkt beiläufig, dass Jedem, der sich mit solchen statistischen Untersuchungen befasse, die Bedeutung und der Nutzen des „Nichtzwanges“ für die wissenschaftliche psychiatrische Forschung besonders klar vor Augen trete. Denn von einem nutzbringenden wissenschaftlichen Eindringen in das Wesen eines Symptoms könne selbstverständlich dann keine Rede sein, wenn sich die Entwickelung dieses Symptoms unter dem Einfluss künstlichen Zwangs befinde. L. weist dies an dem Symptom der Unreinlichkeit näher nach.*“[393]

Die von Ludwig vorgestellten Formularien befanden sich zum Zeitpunkt ihrer Vorstellung in Eisenach – erst ein Jahr nach ihrer Einführung in der Landesirrenanstalt – noch in der Bearbeitung. Dennoch bot Ludwig den Anwesenden an, die Heppenheimer Formularien samt Gebrauchsanweisung den Ärzten anderer Anstalten zur Verfügung zu stellen. Das von ihm verwendete Klassifikationssystem ignorierte nach Ansicht des Berichterstatters allerdings „*prinzipiell jede zur*

392 Ebd., S. 215.
393 Ebd., S. 216.

Zeit vorhandene Klassifikation der Geisteskrankheiten".[394] Dagegen folgten die detaillierten Formularien Meynerts, um eine objektive und ausführliche Erfassung des psychischen und körperlichen Gesamtbildes des Kranken bemüht, der gängigen Auffassung in Bezug auf die Klassifikation, indem Symptome ausgehend von den zugrundeliegenden Störungen wie Melancholie oder Manie erfasst wurden. Im Gegensatz zu den orthodoxeren Formularien Meynerts wurden Ludwigs „Heppenheimer Tabellen" nicht als Beilage zu den Protokollen der Versammlung abgedruckt. Sie wurden nicht gut angenommen, seine Methode offenbar als zu umständlich und oberflächlich wahrgenommen.[395] Für seine Abweichung von den tradierten und verbreiteten Klassifikationssystemen und dem stattdessen gewählten Fokus auf bestimmte Verhaltensauffälligkeiten blieb Ludwig offenbar eine wissenschaftliche Begründung schuldig. Seine Vorschläge fanden in der Literatur keine weitere Erwähnung.

Eine standardisierte Befunderhebung psychischer Symptome ist in den Heppenheimer Krankenakten nachweisbar. In der Akte der Anna Margarethe V.[396], die im Jahr 1880 in die Landesirrenanstalt aufgenommen wurde und bis zu ihrem Tod im Jahr 1908 dort verblieb, finden sich Hinweise auf ein solches Vorgehen. Im ersten Journaleintrag, der etwa zwei Wochen nach ihrer Aufnahme am 21. August erfolgte, ist ein körperlicher und psychischer Untersuchungsbefund als „*Status praesens*" dokumentiert. Der Befund weist mehrere nummerierte Abschnitte auf, die jedoch nicht mit Titel versehen wurden und nach einer strengen Vorlage erhoben worden zu sein scheinen. Unter dem Punkt „A. Körperl. Untersuchung" werden beispielsweise unter 1. Körpergröße, Gewicht, Allgemein- und Ernährungszustand, unter 3. a. die Schädelform, unter 5. der Puls beurteilt, unter 11. wird der Befund der Untersuchung der Brustorgane dokumentiert. Im zweiten Abschnitt wird unter „B." der Befund der „psychischen Untersuchung" wiedergegeben. Beurteilt werden hier nacheinander unterschiedliche Qualitäten bzw. Symptome unter verschiedenen Punkten, die zwar nicht mit Überschriften versehen wurden, jedoch aufgrund der Befundung folgenden Kategorien zugeordnet werden können:

---

394 Ebd., S. 215.

395 Ebd., S. 214 f.

396 Krankenakte der Anna Margarethe V. (LWV-Archiv, Best. K 14, Nr. 2261).

1. die Grundstimmung
2. das „Vorstellen“[397]
3. das Bewusstsein
4. das Gedächtnis
5. die Sinneswahrnehmungen
6. der Stand des Denkens
7. das Bewusstsein der Kranken bezüglich „Scham“ und „moralischer Begriffe“
8. das „Streben“[398] der Kranken
9. das Vorliegen von Wahnideen und Halluzinationen

Die Art der Gliederung, aber gerade auch das Fehlen von Überschriften erlauben den Rückschluss, dass sich der untersuchende Arzt dabei an einem festen Schema orientierte. Es bleibt unklar, ob er sich zur Beurteilung der einzelnen Kategorien eines standarisierten Fragekatalogs bediente. Es ist anzunehmen, dass diese hier indirekt nachgewiesene Einteilung der von Ludwig nur wenige Jahre zuvor in Eisenach vorgestellten Methodik folgte. Sie dürfte damit in ihren Grundzügen der zeitgenössischen Klassifikation psychischer Symptome entsprochen haben. Sie ähnelte der aufwendigen Klassifikation, die Theodor Meynert in Eisenach vorgelegt hatte und die Zustimmung des Fachkollegiums fand, erscheint aber deutlich einfacher zu sein. Es bleibt unklar, ob es sich hierbei um ein vereinfachtes System für den alltäglichen Gebrauch handelte oder ob das Klassifikationssystem Ludwigs schlicht knapper war – zumal auf der Versammlung in Eisenach ein wesentlicher Kritikpunkt ihre Oberflächlichkeit bzw. Unvollständigkeit gewesen zu sein scheint. Ludwigs System wurde nicht publiziert, in den untersuchten Akten ist weder eine „Heppenheimer Tabelle“ noch ein anderer standarisierter Fragenkatalog erhalten. Ein direkter Vergleich dieser Einteilung und jener Meynerts ist daher nicht mehr möglich. Auch bleibt es an dieser Stelle unklar, inwieweit die Methoden der Befunderhebung in Heppenheim durch neue wissenschaftliche Erkenntnisse und die Klassifikationssysteme anderer Ärzte und Anstalten beeinflusst wurde und ob es Ludwig durch die Vorstellung seines Klassifikationssystems gelang, die Praxis anderer Ärzte zu beeinflussen. Die Vernachlässigung bzw. die knappe Darstellung der Ausführungen Ludwigs in der „Allgemeinen Zeitschrift“ erzeugt jedenfalls den Eindruck, dass er mit seinem System keinen großen Anklang im Kollegium fand. Einzelne

397 Aus dem Kontext am ehesten mit dem heute gebräuchlichen psychopathologischen Begriff des „formalen Gedankengangs“ gleichzusetzen.

398 Aus dem Kontext am ehesten mit dem heute gebräuchlichen psychopathologischen Begriff des „Antriebs“ gleichzusetzen.

Aspekte, wie etwa seinen als ungewöhnlich empfundenen Vorschlag, die Entwicklung der Symptomatik auch über einen gewissen Zeitraum zu erfassen, scheinen jedoch immerhin interessant genug gewesen zu sein, um über sie zu berichten. Die Entwicklung früher psychopathologischer Klassifikationssysteme im 19. Jahrhundert ist bisher kaum untersucht worden, was die Beleuchtung dieser Zusammenhänge sehr erschwert.

Zusammenfassend lässt sich feststellen, dass Ludwig mit großer Wahrscheinlichkeit in Heppenheim eine standardisierte Befunderhebung etablierte. Sie entsprach in ihren Grundzügen der zeitgenössischen, noch sehr uneinheitlichen Symptomlehre. Ludwig betrieb auf diesem Gebiet eine eigene Forschungstätigkeit, die sich hier bisher nur indirekt durch seinen Vortrag in Eisenach nachweisen lässt. Eine standarisierte Befunderhebung lässt sich in einzelnen Krankenakten nachweisen. In seinem Bestreben ist eine stark empirisch-wissenschaftliche Haltung erkennbar. Ludwig setzte sich mit seinen Entwürfen in diesem Zusammenhang allerdings nicht gegen die etablierte Methodik durch. Seine Vorschläge scheinen eher seiner praktischen Erfahrung denn einer systematischen Forschung auf diesem Gebiet entsprungen zu sein, wofür auch der Umstand spricht, dass keine Publikationen aus seiner Hand zu verwandten Themen erhalten sind. Ebenso wenig lassen sich einschlägige Beiträge von ihm in den Versammlungsprotokollen finden. Offenbar setzte er seine Vorstellungen zum Teil in der Heppenheimer Anstalt durch. Eine künftige, ausführliche Auswertung der Heppenheimer Krankenakten unter diesem Gesichtspunkt könnte womöglich weitere Rückschlüsse auf diese Praxis erlauben.

4.7 Arbeitstherapie und Ernährung unter Georg Ludwig

4.7.1 Arbeitstherapie

Diätetik bezeichnet das aus der Antike tradierte Prinzip der „gesunden Lebensführung", die auf einer Balance körperlicher und geistiger Bedürfnisse beruht, etwa jenen nach Arbeit und Ruhe, nach Schlaf und Wachsein, nach einer ausgewogenen Ernährung. Diese Prinzipien lassen sich in der Geschichte der psychiatrischen Einrichtungen der Neuzeit an vielerlei Stellen nachweisen und kommen in den Regimen der frühen Anstaltspsychiatrie des beginnenden 19. Jahrhunderts noch klar zum Ausdruck. Eine besondere Rolle spielte, auch vor dem Hintergrund der sich im Zuge der zunehmenden Industrialisierung der Gesellschaft verändernden Arbeitsbedingungen, in dieser Zeit die Arbeitstherapie. Die Arbeit wurde einerseits als Mittel zur Resozialisierung und Genesung verstanden, andererseits aber auch als *„pädagogisches Ziel"*, zu dem der Mensch hingeführt werden sollte. Die „Arbeitstherapie" gewann in den Psychiatrien zunehmend an Bedeutung und wurde zu Beginn des 19. Jahrhunderts Fokus des sich allmählich entwickelnden wissenschaftlich-psychiatrischen Diskurses. Die Bedeutung der Arbeit für die körperliche und geistige Gesundung der „Irren" wurde bereits von Pinel und Reil in den ersten Jahren des 19. Jahrhunderts hervorgehoben und als therapeutisches Mittel breit in den neuen deutschen Anstalten wie Siegburg und Illenau angewandt. Die Kranken leisteten durch ihre Tätigkeit, bspw. in den Werkstätten oder Gärten, oftmals sogar einen wirtschaftlichen Beitrag für die Anstalt. Die Grenze zwischen therapeutisch intendierter und ökonomisch motivierter Arbeit lässt sich hierbei nicht immer klar ziehen. John Connolly, der das Prinzip des „Non-Restraint" formulierte, sah in der Arbeitstherapie das wichtigste therapeutische Mittel und unterstrich seine Bedeutung für die Verwirklichung einer zwangsfreien Behandlung, vorausgesetzt, sie geschehe auf ärztliche Anordnung und nicht gegen den Willen des Kranken.[399] Der „Beschäftigung" kam auch nach Griesinger eine zentrale Bedeutung in der Behandlung von Geisteskrankheiten zu. Dazu eigneten sich insbesondere solche Arbeiten, die mit körperlicher Beschäftigung und an der freien Luft einhergingen, wie Arbeiten im Garten oder auf dem Feld. Wo solche nicht verfügbar seien, trat Griesinger für Arbeiten im Haushalt oder in den Werkstätten ein. Chronisch Kranken sollte etwa durch das Erlernen einer neuen Tätigkeit (und durch den möglicherweise damit verdienten Lohn) Selbstwirksamkeit und Zielstrebigkeit vermittelt werden. Die Wirtschaftlichkeit für die Anstalt sollte dabei unberücksichtigt bleiben. Ob bei der Auswahl die zuvor ausgeübte Tätigkeit des Kranken berücksichtigt bzw. ob eine der ursprünglichen Tätigkeit ähnelnde Beschäftigung gefördert oder eher sogar als mutmaßlich zur Exazerbation der Erkrankung beitragender Umstand vermieden werden sollte, erläuterte Griesinger an dieser Stelle nicht.[400]

Im 1535 gestifteten Hofheimer Hospital richtete sich die „Behandlung" der dort untergebrachten Kranken nach den Prinzipien der antiken Diätetik und der klösterlichen Lebensordnung. Hierzu gehörte neben einer ausreichenden Ernährung und „Gemütsruhe" auch ausreichend Beschäftigung, die die Hospitaliten in der täglichen Mitarbeit in der Landwirtschaft und in den vielfältigen Betrieben innerhalb der Anstalt, wie der Küche und den Werkstätten fanden. Sie unterstützten das Personal des Hospitals im Haushalt und bei der Versorgung der Kranken.[401] In der ersten Hälfte des 19. Jahrhunderts wurden die

399 SCHOTT / TÖLLE: Psychiatrie (2006). Vgl. hierzu insb. S. 435–440.
400 GRIESINGER: Pathologie (1867), S. 500–502.
401 VANJA: Hofheim (2007).

Hospitaliten noch in vielerlei Bereichen der Anstalt beschäftigt. Die fehlende Trennung zwischen therapeutisch intendierter Arbeit und ökonomisch motivierter Beschäftigung der Hospitaliten wird in einer Publikation des Gießener Professors Ferdinand von Ritgen über das Großherzoglich-Hessische Medizinalwesen deutlich. Dieses im Jahr 1842 veröffentlichte Werk dürfte den Usus unter der Leitung Amelungs (1821 bis 1849) widerspiegeln. Über die Beschäftigungsmöglichkeiten im Hofheimer Hospital schreibt von Ritgen:

> *„Die Hospitaliten werden auf mannigfaltige Weise zum Besten der Anstalt beschäftigt und damit zugleich ein Hauptzweck in Bezug auf Besserung ihres Zustandes erzielt. Die Männer werden hauptsächlich zu Gartenarbeiten, Holzmachen, Karrenführen o.ä. verwendet. In den ersteren dienen mehrere große Gartenanlagen, in welchen sämmtliches Zugemüse, welches die Anstalt verbraucht, unter Anleitung des Gärtners von Hospitaliten gezogen wird. Mehrere werden auf den Büreau´s der Verwaltung mit Abschreiben beschäftigt, andere begleiten [sic] bestimmte Posten als Thorwächter; mehrere werden in der Brauerei, in der Bäckerei, im Waschhaus verwendet; andere zum Reinigen der Stuben, Gänge und Höfe, zum Herbeitragen der Speisen aus der Küche, zum Reinigen der Geschirre, überhaupt zur Aushülfe beim Wartgeschäft benutzt. Einige verrichten Weißbinder-, Wagner-, Schuhmacher-, Schneider-, Küfer- und Drechslerarbeiten; andere beschäftigen sich mit Papparbeiten, Zeichnen, Malen, manche auch mit Schreiben, Lesen und Rechnen. Die Frauen werden mit Spinnen, Nähen, Flicken und Stricken, mit Wollkämmen, Waschen, Tuchbleichen, ferner ebenfalls theilweise mit Gartenarbeiten, mit dem Belesen der Gemüße beschäftigt und ebenfalls zur Aushülfe in der Küche und bei den mannigfachen Verrichtungen des Wartgeschäfts verwendet.“*[402]

In Hofheim wurden die arbeitsfähigen Hospitaliten auch in der zweiten Hälfte des 19. Jahrhunderts noch mit unterschiedlichen Arbeiten im Anstaltsbetrieb beschäftigt. Dazu zählten Tätigkeiten auf dem Holzhof, in der Gärtnerei, in der Koch- und Waschküche, in der Bäckerei, auf der Bleiche und in den Werkstätten. Für die weiblichen Pfleglinge stand ein eigener Arbeitssaal zur Verfügung. Beschäftigen konnten sich die Kranken auch mit Haushaltstätigkeiten in den Krankenabteilungen. Aus den untersuchten Quellen geht nicht hervor, ob außer diesen Tätigkeiten irgendeine Form der körperlichen Ertüchtigung vorgesehen war oder gefördert wurde. Bei einem durchschnittlichen Krankenstand von 368 Kranken wurden im Laufe des ganzen Jahres 1876 in Hofheim lediglich 101 Kranke mit solchen Arbeiten beschäftigt, dazu noch weitere mit verschiedenen Arbeiten wie Holzsägen in den Aufenthaltshöfen, wenn die Witterung

---

402 RITGEN, FERDINAND AUGUST MARIA VON: Das Medicinalwesen des Großherzogthums Hessen in seinen gesetzlichen Bestimmungen dargestellt, 2. Bd., Darmstadt 1842. Zur Beschäftigung von Kranken in der Hofheimer Anstalt vgl. S. 462 f.

es erlaubte. Die vergleichsweise niedrige Zahl scheint zwei Rückschlüsse zu erlauben. Erstens, dass nur solche Pfleglinge beschäftigt wurden, die dazu geistig und körperlich in der Lage waren; zweitens, dass eine Beschäftigung unter Zwang zumindest nicht regelhaft erfolgte. Die verhältnismäßig geringe Zahl beschäftigter Pfleglinge dürfte als Hinweis für den Rückgang ökonomisch motivierter Beschäftigung zugunsten einer vornehmlich therapeutisch intendierten Beschäftigung der Kranken zu deuten sein. Interessanterweise sah man regelhaft von einer Beschäftigung des Kranken in seiner gewohnten Arbeit ab, offenbar in der Annahme, sie habe zur Entwicklung der Geistesstörung beigetragen:[403]

> *„In der Regel hat man es vermieden, die Kranken in dem Metier zu beschäftigen, welches sie vor ihrer geistigen Erkrankung betrieben haben, da erfahrungsgemäss nur von der totalen Versetzung derselben aus den gewohnten Verhältnissen, in welchen sich die geistige Störung entwickelt und ausgebildet hat, ein günstiger Einfluss auf den Verlauf derselben zu erwarten steht.“*[404]

In der Landesirrenanstalt in Heppenheim wurde hingegen Beschäftigung ausdrücklich – zumindest in der offiziellen Berichterstattung – nur jenen Kranken angeboten, bei denen sie aus ärztlichen Gründen indiziert schien und die dafür Interesse zeigten. Eller stellte bereits fest, dass in Heppenheim zwar Beschäftigungsmöglichkeiten vorhanden waren, Arbeit als Therapiemodalität jedoch eher zurückhaltend eingesetzt wurde.[405] Von einer zwangsweisen Beschäftigung, die nicht nur unnötig, sondern als schädlich angesehen wurde, wurde indes im Geiste des „Non-Restraint“-Prinzips abgesehen. Im Gegensatz zum Landeshospital Hofheim wurden in Heppenheim allerdings deutlich mehr Pfleglinge mit Arbeiten beschäftigt: Im Jahr 1876 wurden bei einem Krankenstand von durchschnittlich 128 männlichen Pfleglingen täglich im Durchschnitt zwischen 68 und 91, von durchschnittlich 162 weiblichen Kranken wurden zwischen 57 und 76 mit diversen Aufgaben versehen. Die Männer waren vornehmlich auf dem Holzhof und in den Gärten tätig, während die Frauen Handarbeiten verrichteten und u. a. in der Küche, der Waschküche und in den Krankenabteilungen mithalfen. Werkstätten gab es in der Landesirrenanstalt im Gegensatz zur Hofheimer Anstalt nicht.[406]

---

403 Hofheim und Heppenheim 1866–1877 (1880). Vgl. Teil I, S. 28 und Teil II, S. 15. und 33.

404 Ebd., Teil I, S. 28.

405 ELLER: Heppenheim (1993), S. 17 f.

406 Ebd., Teil I, S. 69. und Teil II, S. 63.

Der höhere Prozentsatz beschäftigungsfähiger Pfleglinge und das Fehlen von Werkstätten, für die laut Heppenheimer Bericht für 1876 auch kein Bedarf bestanden haben soll, erklärt sich am ehesten durch das Konzept der Heppenheimer Anstalt, die eher auf die Behandlung akuter Fälle ausgerichtet war. Bei den akut Erkrankten dürfte es sich oftmals um körperlich relativ gesunde Personen gehandelt haben, während in Hofheim mehr chronisch kranke und körperlich geschwächte Pfleglinge behandelt wurden, die längerfristig in der Anstalt verblieben und eher einer Beschäftigung und Aktivierung bedurften. Die Vernachlässigung der Beschäftigungstherapie ist aber auch dem allmählichen Wandel der Behandlungskonzepte in der Psychiatrie geschuldet, das sich zunehmend an den Prinzipen der Wachsaal- und Bettbehandlung ausrichtete und Geisteskrankheiten als organische Prozesse verstand, deren Heilung Schonung und Ruhe erforderte. Dieses Prinzip fand im letzten Viertel des 19. Jahrhunderts unter Ludwig, dessen Auffassung psychiatrischer Erkrankungen als organische Störungen gut belegbar ist, auch in der Heppenheimer Anstalt durch die Einrichtung der Wachabteilungen und schließlich durch die Einführung der Bettbehandlung Anwendung. Dieses dürfte zu einer deutlichen Einschränkung der Beschäftigung als Therapiemodalität geführt haben, was sich jedoch im oben erwähnten Bericht, der nur den Zeitraum bis 1877 erfasst, noch nicht abbilden konnte. Die Konsequenz, mit der Ludwig offensichtlich dieses Prinzip der Ruhe und Schonung in „seiner" Anstalt etablierte, handelte ihm, wie Pelman im Nachruf Ludwigs anekdotisch bemerkt, nicht nur Beifall bei seinen Zeitgenossen, sondern auch die ein oder andere sarkastische Bemerkung ein:

> *„Einer der fahrenden Psychiater jener Zeit hatte sich nun in seinem Reiseberichte in einer nicht gerade allzu taktvollen Weise hierüber lustig gemacht und erzählt, wie die Kranken in Heppenheim zur Betätigung ihres motorischen Dranges keine andere Entäußerung fänden, als ihre Pfleger durchzuprügeln, und daß sie hiervon den ausgiebigsten Gebrauch machten."*[407]

4.7.2 Ernährung

Zur Verpflegung im Hofheimer Hospital gehörte seit der Stiftung im Jahr 1535 eine ausreichende und nach den zeitgenössischen Maßstäben ausgewogene Verköstigung der Kranken mit mehreren täglichen Mahlzeiten in Form von unter anderem Suppen, Fleisch- oder Fischgerichten. Kranken wurde eine den individuellen Bedürfnissen entsprechende Kost angeboten, wohlhabenderen

407 PELMAN, CARL: Nekrolog für Georg Ludwig. In: AZP, 67. Bd. (1910), S. 673–677, Zitat: S. 675.

Pfleglingen standen gegen Aufpreise „Luxusgüter" wie Kaffee oder Tee zur Verfügung.[408] Die Kost richtete sich im 19. Jahrhundert nach den drei unterschiedlichen Verpflegungsklassen der Hospitaliten, an denen sich auch das jährliche Kostgeld orientierte. Die in Hofheim übliche Kost der unterschiedlichen Klassen beschreibt von Ritgen in seiner Publikation von 1842:

> *„In Ansehung der Kost erhält die erste Klasse: des Morgens eine Portion guten Kaffee mit einem Weißbrod; des Mittags Suppe, Gemüse und Fleisch oder Mehlspeise, Hülsenfrüchte u.s.w.; des Abends Braten und Salat, oder Ragout, oder Wurst, einmal Butter und Käse. Außerdem täglich ½ Maas Bier, Sonntags ½ Schop. Wein, Brod nach Bedürfniß. Die zweite Klasse erhält: des Morgens eine Portion leichteren Kaffee nebst einem Weißbrod; des Mittags Suppe, Gemüß und Fleisch oder Mehlspeise, oder Hülsenfrüchte; des Abends eine Port. gute Suppe. Außerdem täglich ½ Maas Bier; Brod nach Bedürfniß. Die dritte Klasse erhält: des Morgens, die Männer eine Port. Warmbier, aus Bier, Milch, Wasser, Mehl und Kochzucker bereitet, - die Weiber eine Port. leichten Milchkaffee, größtentheils aus geröstetem Korn bereitet; des Mittags eine Suppe und eine Port. Gemüße, dreimal wöchentlich eine Port. Fleisch mit Fleischbrühe, einmal Hülsensuppe; des Abends eine Port. Suppe. Außerdem täglich 2 Schoppen Bier und Brod nach Bedürfniß."*[409]

An Festtagen wie dem Erntefest wurden den Hospitaliten besondere Speisen wie Braten serviert. Die Verwaltung des Hospitals räumte den Kranken darüber hinaus die Möglichkeit ein, ihren Speiseplan um Kaffee, Bier, Brot oder andere Speisen oder Getränke aufzubessern, wenn sie Arbeiten in der Anstalt verrichteten. Neben dem regulären Speiseplan standen unterschiedliche Krankenkosten zur Verfügung: *„Diät"*, *„strenge Diät"* und *„Diät mit Fleisch"*. Dem Arzt stand es zu, wo er es für medizinisch indiziert hielt, die Kost den individuellen Bedürfnissen der Kranken über die geltende Speiseordnung hinaus anzupassen.[410]

Eine solche individuelle Verordnung ist in einer Krankenakte aus dem Landeshospital Hofheim aus dem Jahr 1861, also noch unter der Leitung Ludwigs, erhalten. Der 28-jährige Ludwig D. wurde am 5. August 1861 aufgenommen, nachdem er infolge einer fieberhaften Erkrankung unter einer Geisterveränderung gelitten, er getobt und seine Eltern bedroht habe. Der zuständige Kreisarzt unterstrich unter den im Vordruck des Aufnahmegutachtens angebotenen Diagnosen *„Wahnsinn mit Tobsucht"*. Für den 7. August 1861 ist eine ausführliche körperliche und psychopathologische Untersuchung dokumentiert. Im Zuge

408 VANJA: Hofheim (2007).
409 RITGEN: Medicinalwesen (1842), S. 461 f.
410 Ebd., S. 462.

dieser erfolgte auch die Festlegung der Diät des Kranken in der vorgedruckten Spalte für „Therapie“ des Krankenjournals in folgender Weise:[411]

> *„Morgensuppe*
> *1 Fleischbrühe*
> *u. 1 Ei*
> *1 Einf. Diät.*
> *½ Fleisch;*
> *1 Loth Butter*
> *¼ Bier (2x)*
> *1 [nicht identifizierbare Maßeinheit]*[412] *Brot*
> *1 Abdsuppe IIIer Cl.“*

Und dann etwas weiter unten für den gleichen Tag in derselben Spalte: *„Nahrhafte u. leicht verdauliche Kost. ¼ Schpp Bier (2x) zu* [unleserlicher Text] *2x i* [nicht identifizierbare Maßeinheit] *pro die.“* Im Verlauf finden sich in der Therapiespalte einzelne Ergänzungen zu der Diät, während vereinzelt auch das Essverhalten des Kranken dokumentiert wurde, wo es für die Behandlung von Relevanz war. Am 20. September 1861 wurde bspw. festgehalten, dass der Kranke die Fleischbrühe verweigert habe, und in der Therapiespalte abends *„1 Fleischbrühe u. 1 Ei ab.“* verordnet, Ende September oder Anfang Oktober war es 2x/d[413] 1 Kaffee. Zusammenhänge zwischen bestimmten Krankheitsverläufen und der Verordnung spezifischer Diäten sind aufgrund der Spärlichkeit der Dokumentation leider nicht nachvollziehbar. Erkenntlich ist, dass auf eine ausgewogene und ausreichende Ernährung geachtet wurde und dass das Essverhalten der Kranken bei der Auswahl und Anpassung der Diät berücksichtigt wurde.

Mit der zunehmend verbreiteten Auffassung von psychischen Erkrankungen als körperliche Prozesse gewann die Ernährung, aber auch der soziale Aspekt der gemeinsamen Mahlzeit als potentielle therapeutische Momente unter den Psychiatern an Bedeutung. Wilhelm Griesinger betonte in seinem weit verbreiteten Lehrwerk die Bedeutung einer ausreichenden Ernährung für den Genesungsprozess, indem sie in der Lage sei, dem Kranken *„Beruhigung, Schlaf und Wohlbehagen“* zu bringen und seinen Allgemeinzustand verbessere.[414] Neben der Ernährung an sich habe das Essen in Gemeinschaft darüber hinaus ebenfalls einen gesundenden Effekt auf den psychisch Kranken:

---

411 Krankenakte des Ludwig D. (HStAD, Bestand G 16 A, Nr. 6799).
412 Hier wird eine nicht identifizierbare Maßeinheit genannt.
413 Zeichen unleserlich, aus dem Kontext am ehesten „d“.
414 GRIESINGER: Pathologie (1867), S. 493.

> *„Gemeinschaftliches Essen in den Irrenanstalten, wo es sein kann, befördert die Lust am Essen, die Geselligkeit und übt den Kranken und Genesenden wieder in jenen humanen Formen, welche der äussere Träger gesunder Gefühle sind, und die er so oft vergessen hatte“.*[415]

Dieser Auffassung folgte auch Ludwig, der, wie Eller und Vanja bereits feststellten, der Ernährung der Kranken einen hohen Stellenwert beimaß.[416] Sein Büro befand sich in der unmittelbaren Nähe der Heppenheimer Küche, in der er sich einen eigenen Arbeitsplatz eingerichtet hatte. Hier konnte er die Küchenarbeit überwachen und anhand der Speisezettel und eines Verzeichnisses der Kranken die individuelle Diät für jeden Pflegling festlegen, was eine Kenntnis der einzelnen Krankheitsverläufe vorausgesetzt haben muss. Ludwig verbrachte hier, so der mit ihm befreundete Psychiater Carl Pelman, einen „beträchtlichen“ Teil seiner Zeit. Er nutzte dabei seine Unabhängigkeit als Direktor, um sich über die nach Pflegeklassen vorgesehene Speiseordnung hinwegzusetzen, wo er es für die Genesung der weniger bemittelten Kranken für notwendig erachtete:

> *„Ein an eine königl. preußische Speiseordnung gewohntes und zu ihr eingeschriebenes Herz musste sich über diese Formlosigkeit empören, womit er einem Kranken der 3. Verpflegungsklasse kurzer Hand die Speiseform der 1. Klasse zuschrieb, bloß weil sie ihm zu seiner Genesung dienlich war, und wie es zu allem diesen keiner vorherigen Beratungen, keiner Extraverordnungen, Ausgebelisten und dergl. bedurfte und nur der Wille des Herrn Direktors an die Stelle der Buchungen trat.“*[417]

In einem Vortrag, den Ludwig nach seinem Weggang aus der Heppenheimer Anstalt bei einem Treffen der „Wanderversammlung Hessischer Irrenärzte“ hielt und der später in der „Allgemeinen Zeitschrift für Psychiatrie“ abgedruckt wurde, hob er erneut die Bedeutung der Kost in der psychiatrischen Behandlung unter Berufung auf eine Schrift des Hallenser Psychiatrie-Professors Eduard Hitzig hervor: Die Ernährung beeinflusse bekannterweise auch bei Gesunden den psychischen Zustand. Daher solle insbesondere bei psychisch Kranken die Diät nicht nur hinsichtlich Nährwerte und der anfallenden Kosten gestaltet, sondern der Auswahl der Ernährung und der Gestaltung der Mahlzeiten besondere Aufmerksamkeit zuteilwerden.[418]

---

415 Ebd.

416 Vgl. ELLER: Heppenheim (1993), S. 17 f. und VANJA: Heil- und Pflegeanstalt (1993), S. 52 f.

417 PELMAN: Nekrolog (1910), S. 675.

418 LUDWIG, GEORG: Über die Anlage besonderer Speisesäle in den öffentlichen Irrenanstalten. In: AZP, 61. Bd. (1904), S. 169–184. Vgl. hierzu S. 169 f.

In der neuen Heppenheimer Anstalt waren in den einzelnen nach Geschlecht und Stand getrennten Krankenabteilungen eigene Speisesäle (oder hierzu Tagräume, die bei Bedarf umfunktioniert werden konnten) vorgesehen. So verfügten beispielsweise die Abteilung für männliche ruhige Kranke aus niederen Ständen und männliche störende Kranke aus niederen Ständen im ersten Stock über einen eigenen kleinen Speisesaal. In der Abteilung für Tobsüchtige fungierten hingegen zwei Tagräume als Speisesäle. Analog hierzu verfügten die einzelnen Abteilungen für die Kranken mittlerer und höherer Stände im zweiten Stockwerk jeweils über eigene Säle. Das Wirtschafts- und Dienstpersonal verfügte außerdem über einen eigenen Speisesaal im Wirtschaftsgebäude, das Wartpersonal über eigene Speisesäle im ersten Stockwerk.[419]

Dieses System getrennter Säle wurde von Georg Ludwig ab 1881 grundlegend reformiert. In diesem Jahr stellte er bei der vorgesetzten Behörde einen Antrag, um drei Räume im Wirtschaftsgebäude zu einem etwa 100 Quadratmeter großen Speisesaal zu vereinigen. In diesem sollten zu den Mittag- und Abendmahlzeiten bis zu 73 ausgewählte Kranke aus den Abteilungen für ruhige und unruhige männliche Pfleglinge niederer Stände Platz finden. Die Kranken suchten den Saal über einen Korridor im Souterrain auf, durch den es möglich war, von den entsprechenden Abteilungen direkt bis ins Wirtschaftsgebäude zum Speisesaal zu gelangen, ohne auf dem Weg andere Abteilungen passieren zu müssen. Dieser Korridor, eine von Ludwig erdachte und nach seinen Plänen beim Bau umgesetzte Besonderheit der Heppenheimer Anstalt, erlaubte es, dass die Ärzte vom Wirtschaftsgebäude ohne Umwege direkt in die distal gelegenen Abteilungen der Unruhigen und Tobsüchtigen gelangen konnten, und umgekehrt dafür, dass Kranke aus diesen Abteilungen für Termine oder Gespräche in die Büros des Wirtschaftsgebäudes überführt werden konnten, ohne den Korridor durch die anderen Krankenabteilungen passieren zu müssen. Über diesen Gang konnten die Kranken ohne Aufsehen zu erregen nun den externen Speisesaal aufsuchen. In diesem wurde das Essen aus der unmittelbar angrenzenden Küche in großen Schüsseln durch eine Öffnung in der Wand in den Saal gereicht, wo es von zwei Wärtern geschöpft und von vier kellnernden Wärtern den Kranken gereicht wurde. Die Mahlzeit wurde innerhalb von etwa 25 Minuten von den Kranken konsumiert. Im Anschluss wurden Speisereste und Geschirr durch diese Öffnung in die Küche zurückgereicht. Dieses Vorgehen erlaubte laut Ludwig eine effiziente, einfach zu überwachende Verköstigung der Kranken. Diese Oberaufsicht erlaubte es, rasch zu erfahren, welche Speisen den Kranken gefallen oder

419 LUDWIG: Heppenheim (1862).

nicht, der Transport der Speisen und des Geschirrs werde vereinfacht, Geschirr werde gespart und gehe durch kürzere Transportwege seltener zu Bruch. Die Verköstigung der Kranken in einem großen, luftigen Saal sei zudem hygienischer, erleichtere die Reinigung und vermeide das Verbleiben von Essensresten auf den Stationen, was die Luft verbessere und Ungeziefer abhalte. Hierdurch könne verhindert werden, dass das Wartpersonal einen Teil der Kost für sich beanspruche oder sie missbrauche, um Kranke im Gegenzug zu der Verrichtung von Arbeiten für das Wartpersonal zu „überfüttern".

Ludwig hebt in seinem Vortrag über die Anlage solcher Speisesäle, der als Artikel in der „Allgemeinen Zeitschrift für Psychiatrie" von 1904 erschien, jedoch weitere, nämlich therapeutische Vorteile dieser Einrichtung hervor. Die Kranken zeigten, wie er bemerkte, während der zusammen eingenommenen Mahlzeiten ein ruhigeres und geordneteres Verhalten. Die Verlagerung der gemeinsamen Mahlzeit von den üblicherweise dafür hergerichteten Tagräumen der einzelnen Abteilungen in einen gemeinsamen, zentralen Saal sollte dem Kranken einen Durchbruch der mit unangenehmen Erfahrungen verbundenen Routine der Abteilungen erlauben und in ihm Erinnerungen an das frühere Leben in geistiger Gesundheit wecken. Durch das ihm Anvertrauen des zerbrechlichen Geschirrs, des gefährlichen Bestecks, der zu schonenden Tischdecke sollte dem Kranken Selbständigkeit und Verantwortung vermittelt und dessen Selbstwirksamkeit gestärkt werden. Die hierdurch vermittelte Haltung, mutmaßte Ludwig, würden die Kranken über die Mahlzeiten hinaus bewahren können. Als positiven Nebeneffekt beschrieb dieser, dass die pflegeaufwendigeren, zu den Mahlzeiten in den Abteilungen verweilenden Kranken dadurch vom Wartpersonal unter größerer Rücksicht individueller Bedürfnisse versorgt werden konnten. Nicht nur für die Kranken, auch für das Wachpersonal könne, so Ludwig, der Betrieb eines zentralen Speisesaals ein nützliches „Erziehungsmittel" darstellen. Das Wartpersonal, das aufgrund seiner Sozialisierung dem Geisteskranken häufig mit Unverständnis und Rohheit begegne, werde durch seine Tätigkeit als Kellner im Betrieb des Saals wieder in die Stellung des „Dieners" des Kranken versetzt. Der große Saal erlaube den Vorgesetzten die Beaufsichtigung und gegebenenfalls Korrektur der Verkehrsformen und des Umgangs zwischen Wartepersonal und Kranken.[420]

Die Zweckmäßigkeit dieser Einrichtung wurde von Heinrich Laehr im Rahmen eines Berichtes über Fortschritte im Anstaltswesen im Jahr 1884 auf der Jahresversammlung des „Vereins Deutscher Irrenärzte" gewürdigt, der anerkennend

420 LUDWIG: Speisesäle (1904).

bemerkte, dass es trotz täglich zweimaliger Mahlzeiten in solch einer großen Gruppe zu keinen erheblichen Störungen gekommen, kein Geschirr zerbrochen worden sei. Der Speisesaal wurde außerdem auch von den Wärtern und Bediensteten benutzt, die in zwei Schichten dort speisen konnten. Offensichtlich aufgrund dieser guten Erfahrungen wurde der Bau einer vergleichbaren Räumlichkeit in noch größerem Maßstab für die Abteilung für weibliche Kranke geplant.[421]

Der Speisesaal für die Frauenabteilung war 1903 jedoch noch nicht realisiert worden, weil er umfangreiche bauliche Veränderung voraussetzte, für die offenbar die Mittel fehlten. Im Jahr 1893 konnte allerdings zur Entlastung des Saales für die männlichen Kranken ein zusätzlicher, externer Speisesaal im Obst- und Gemüsegarten eröffnet werden. In diesem konnten bei guter Witterung die in den Gärten beschäftigten männlichen Kranken verköstigt werden. Mit seinen Anschauungen hinsichtlich des in der Landesirrenanstalt verwirklichten Bauprinzips des durch den Korridor mit den Krankenabteilungen verbundenen zentralen Speisesaals konnte sich Ludwig in der Fachöffentlichkeit nicht durchsetzen, zumal er mit dem in der Psychiatrie neu aufgekommenen Pavillon-Baustil nicht vereinbar war. Ein von Ludwig Meyer inspirierter Bauplan für die Marburger Irrenanstalt sah zunächst einen externen Speisesaal für die gemeinsame Nutzung Kranker beider Geschlechter vor, wurde jedoch, wie Ludwig berichtet, nicht realisiert, am ehesten weil der Saal mit den anderen Gebäuden der im Pavillon-Stil erbauten Anstalt nicht unmittelbar verbunden und der Besuch desselben aus den verstreut liegenden Anstaltsgebäuden unpraktisch war, indem die Kranken den Weg auch bei widrigen Wetterverhältnissen oder in Dunkelheit hätten zurücklegen müssen.[422]

Den Vortrag über die Anlage von Speisesälen auf der 65. „Wanderversammlung Hessischer Irrenärzte" nutzte Georg Ludwig, um aus seinem Ruhestand, in dem er sich seit 1897 befand, seinen Nachfolgern und jungen Kollegen seine Ansichten hinsichtlich der verschiedensten, mit der Ernährung und Verköstigung der psychisch Kranken verbundenen Fragestellungen zu unterbreiten. Er zeigte hierbei deutlich die ihn charakterisierende divergente Denkweise, die es ihm erlaubte, sich mit den sehr unterschiedlichen Facetten dieser Thematik

---

421 LAEHR, HEINRICH: Die Fortschritte des Irrenanstaltswesens in Deutschland während der letzten Jahre. In: AZP, 41. Bd. (1885), S. 592–616. Vgl. zu Heppenheim S. 612 f.

422 LUDWIG: Speisesäle (1904).

gleichzeitig auseinanderzusetzen, aber auch seine Fähigkeit, diese komplexen Überlegungen in einfache, praktizierbare Konsequenzen zu übertragen.

4.7.3 Fazit: Arbeitstherapie und Ernährung unter Georg Ludwig

Zusammenfassend lässt sich feststellen, dass Georg Ludwig die gültigen Prinzipien seiner Zeit auf dem Gebiet der Arbeitstherapie und der Ernährung als Direktor umsetzte. Maßnahmen in diesem Zusammenhang lassen sich – auch wegen der besseren Quellenlage – für seine Tätigkeit in Heppenheim nachweisen. Nach den Maßgaben des „Non-Restraints" wurden dort Kranke zur Beschäftigung motiviert, wo es die Ärzte der Anstalt für indiziert hielten. Dabei wurde kein Zwang angewandt. Sie scheint in Heppenheim vorrangig unter therapeutischer Indikation verordnet worden zu sein, während sich ökonomische Interessen nicht nachweisen ließen und daher vermutlich nachrangig waren. Die Einführung von Wachabteilungen und die Etablierung der „Bettbehandlung" in den deutschen Anstalten führten zu einer Abnahme der therapeutischen Arbeit. Diese Veränderungen sind auch für die Landesirrenanstalt Heppenheim nachweisbar. Ludwig setzte diese neuen Behandlungsansätze offenbar besonders konsequent und verhältnismäßig frühzeitig um.

Der Ernährung der Kranken in der Landesirrenanstalt maß Ludwig, wie Eller und Vanja bereits feststellten, einen besonderen Wert bei. Die Kost versuchte er den individuellen Bedürfnissen anzupassen, was eine gute Kenntnis der einzelnen Krankheitsgeschichten und -verläufe vorausgesetzt haben muss. Es bleibt unklar, ob er sich hierzu bei der Verordnung der individuellen Kost tatsächlich über die Speiseverordnung unter Nutzung seines politischen Gewichtes hinwegsetzte – wie Pelman im Nekrolog auf Ludwig (den kürzlich verstorbenen Freund womöglich etwas idealisierend) impliziert –, oder ob solche Ausnahmen im Falle einer ärztlichen Indikation ausdrücklich erlaubt oder erwünscht waren. Ausnahmen scheinen zumindest, wenn man den Bericht von Ritgens berücksichtigt, bereits unter Amelung gebräuchlich gewesen zu sein.

Neu ist die Erkenntnis, in welchem ausgeprägten Maß Ludwig die gemeinsame Mahlzeit als psychotherapeutisches Moment zu nutzen suchte. Vanja vermutete hinter der Inklusion unruhiger Kranker bei den gemeinsamen Mahlzeiten vor allem eine disziplinierende Intention.[423] Ludwig erhoffte sich jedoch vom Essen in Gemeinschaft offenbar, wie die oben dargestellten Zusammenhänge belegen, vor allem die Vermittlung von Selbstwirksamkeit, die Förderung

423 VANJA: Heil- und Pflegeanstalt (1993), S. 53.

gesellschaftlicher Fähigkeiten und eine individuellere Betreuung der einzelnen Kranken, wodurch letztlich die Symptome der Geisteskrankheit günstig beeinflusst werden sollten. Die Beziehung zwischen Wartpersonal und Kranken sollte günstig beeinflusst und überwacht werden können, die Abläufe innerhalb der Anstalt praktischer und effizienter gestaltet werden. Die Aufmerksamkeit Ludwigs galt hierbei vor allem dem Wohl und der bestmöglichen Versorgung der Kranken. Die dafür notwendigen Veränderungen wie der Bau der Speisesäle für männliche Kranke in Heppenheim ließ er im Rahmen seiner Möglichkeiten durchführen. Seine Vorstellungen in diesem Zusammenhang waren eng an seine Ansichten in Bezug auf die baulichen Konzeptionen in der Anstaltspsychiatrie geknüpft. Die Art der Einrichtung seines externen Speisesaals wurde von seinen Fachkollegen an mehreren Stellen als zweckmäßig gelobt. Er konnte sich jedoch langfristig hiermit nicht durchsetzen, unter anderem aufgrund der sich verändernden psychiatrisch-baulichen Konzepte – vom „Korridorstil" zum „Pavillonstil", der mit Ludwigs Vorschlägen schwer zu vereinbaren war. Der von ihm projizierte Speisesaal für den Frauenbau wurde nicht mehr realisiert. Seine Anschauungen propagierte er jedoch noch nach Eintreten in den Ruhestand im Rahmen eines Vortrags auf der „Wanderversammlung Hessischer Irrenärzte" vor seinen jungen Kollegen und Nachfolgern und durch die Publikation desselben in der „Allgemeinen Zeitschrift für Psychiatrie".

5. Wissenschaft in den Anstalten Hofheim und Heppenheim

5.1 Literatur in Hofheim und Heppenheim

Die Gründung einer medizinischen Anstaltsbibliothek im Landeshospital Hofheim erfolgte spätestens 1857. In diesem Jahr wurde die Gründung der Sammlung als eines der Items aufgelistet, um eine höhere Budgetforderung vor der Zweiten Kammer der Landstände des Großherzogtums zu begründen. Die Einrichtung dieser Bibliothek dürfte somit auf Ludwig zurückgehen, der die Leitung des Landeshospitals 1855 übernommen hatte. Die Bibliothek hielt zu diesem Zeitpunkt bereits die seit 1844 erscheinende „Allgemeine Zeitschrift für Psychiatrie".[424] Es erscheint als wahrscheinlich, dass die Ärzte Hofheims bis dahin die für ihre Arbeit notwendigen Werke selbst hatten erwerben müssen. Insbesondere in der Zeit bis zur Genehmigung der ersten Assistenzarztstelle unter Ludwig Hohenschild dürfte der bis dahin einzige Arzt der Anstalt lediglich eine private Bibliothek unterhalten haben.

Der dokumentierte Nachlass eines 1857 verstorbenen Hofheimer Assistenzarztes scheint zu bestätigen, dass die Anschaffung medizinischer Literatur den Ärzten zunächst selbst überlassen war. Nachdem der junge Assistenzarzt Jakob Heller nach etwa anderthalbjähriger Tätigkeit im Hospital im November des Jahres 1857 unerwartet verstorben war, wurde sein gesamtes Eigentum im Mai des darauffolgenden Jahres versteigert. Darunter befanden sich, wie einer Liste aus den Nachlassdokumenten entnommen werden kann, 16 Werke in teils mehreren Bänden und die teilweise aus seiner Studienzeit stammen dürften. Es handelte sich dabei vor allem um wissenschaftliche und medizinische Fachbücher. Unter anderen sind ein Werk über Chemie in zwei Bänden, eines über Anatomie in zwei Bänden, eines zur Heilmittellehre, eines zur Geburtshilfe, eines zur Pathologie und Therapie, eines zur Chirurgie in zwei Bänden, eines zur „Physiologie des Nervensystems", eines zur Augenheilkunde, und zwei Werke zu Botanik mit insgesamt drei Bänden aufgeführt. Außerdem besaß Heller *„Einige Dissertationen und unvollständige Bücher verschiedenen Inhaltes"*[425] . Daneben finden

---

424 Verhandlungen der Zweiten Kammer 1857/59, Beilagen: 3. Bd. (1857). Vgl. zur Gründung der Bibliothek Hofheims Beilage Nr. 140. zum 12. Protokoll, S. 242 f.

425 Akte des Landgerichts Groß-Gerau über den Nachlass Jakob Hellers (HStAD, Bestand G 28 Gross-Gerau, Nr. 7834). Vgl. das Inventar, Nr. 16.

sich auf der Liste außerdem einige nichtmedizinische Werke wie ein lateinisch-deutsches Handwörterbuch, ein Schulatlas, ein Werk zu Geographie, ein kleiner Band eines Werkes Friedrich Schillers und eine neun Bände umfassende Sammlung des Werkes Shakespeares.[426]

Der spätestens ab 1857 unternommene Aufbau der Hofheimer Bibliothek erfolgte allmählich und parallel zur Vermehrung des ärztlichen Personals. Im Jahr 1876 bestand die wissenschaftliche Bibliothek in Hofheim immerhin bereits aus 148 Werken verschiedener medizinischer Fachrichtungen in 242 Bänden. Von diesen Werken waren 38 aus dem Gebiet der Psychiatrie, 70 aus den Gebieten der Chirurgie, der internistischen und forensischen Medizin und der Hygiene und 40 Werke waren den Gebieten der Anatomie, Histologie, Physiologie und Naturwissenschaften zuzuordnen. Im Jahr 1876 wurden beispielsweise ein Werk über „Elektrotherapie" von Pierson, „Pathologische Diagnostik" von Orth, „Sektionstechnik" von Virchow und die Fortsetzungen der Werke „Allgemeine und spezielle Chirurgie" von Pitha / Billroth und „Pathologie und Therapie" von Seitz-Niemeyer akquiriert. Daneben hatte man auch die beiden großen psychiatrischen Zeitschriften abonniert – die „Allgemeinen Zeitschrift für Psychiatrie" und das „Archiv für Psychiatrie und Nervenkrankheiten".[427] Auch 1877 wurde die Hofheimer Bibliothek erneut um einige wenige Bände ergänzt: das „Handbuch der Gewerbe-Hygiene" von Eulenberg und „Verfälschung der Nahrungsmittel" von Dietrich, außerdem die Fortsetzungen der Werke von Seitz-Niemeyer und Pitha / Billroth.[428] Eine *„nennenswerte wissenschaftliche Sammlung"* gab es in Heppenheim hingegen auch zehn Jahre nach der Eröffnung der Landesirrenanstalt noch nicht.[429] Im Jahr 1877 wurde mithilfe eines hierfür bewilligten Kredites die wissenschaftliche Bibliothek erweitert.[430] *„Pathologisch-anatomische Abnormitäten"*, die gelegentlich bei der Sektion der Leichname Heppenheimer Hospitaliten festgestellt wurden, wurden nach einem nicht erwähnten Prozess der anatomischen Präparation aufbewahrt. Hierfür geeignete Fälle, wie explizit im Bericht beklagt wird, seien jedoch selten.[431] Es bleibt unklar, zu welchem Zweck diese Präparate angefertigt wurden. Sie finden in den untersuchten Quellen sonst nirgends Erwähnung. Am ehesten dürften sie wohl der Weiterbildung

---

426 Ebd., vgl. zu den aufgelisteten Werken das Inventar unter „4. Bücher".
427 Hofheim und Heppenheim 1866–1877 (1880), Teil II, S. 17.
428 Ebd., Teil II, S. 35.
429 Ebd., Teil I, S. 69.
430 Ebd., Teil II, S. 88.
431 Ebd., Teil II, S. 63–64.

der eigenen Ärzte oder als Anschauungs- und Vergleichsmaterial für Krankenuntersuchungen, Obduktionen und wissenschaftliche Vorträge gedient haben. Bei der ersten Versammlung des „Vereins Deutscher Irrenärzte“ in Eisenach im Jahr 1860 nutzte Ludwig beispielsweise ein solches Präparat einer in Hofheim verstorbenen Kranken als Anschauungsobjekt für einen Vortrag über eine neuroanatomische Struktur.[432]

Zusammenfassend lässt sich beurteilen, dass Literatur und wissenschaftliche Präparate sowohl Hofheimer als auch später Heppenheimer Ärzten als Mittel zur Fortbildung dienten, allerdings nur eingeschränkt verfügbar waren. Die wissenschaftliche Bibliothek in Hofheim wurde spätestens 1857 gegründet, vermutlich im Zuge der weiteren Reformen, die Georg Ludwig nach seinem Antritt in Hofheim durchführte. Eine umfangreichere wissenschaftliche Bibliothek wurde in Heppenheim erst ab 1877 aufgebaut. Eine größere Sammlung anatomischer Präparate scheint es in beiden Anstalten bis zum Ende des 19. Jahrhunderts nicht gegeben zu haben. Ein Abonnement der beiden wichtigsten psychiatrischen Fachzeitschriften lässt sich für Hofheim nachweisen. Es erscheint sehr wahrscheinlich, dass auch die Heppenheimer Anstalt die beiden Zeitschriften abonniert hatte. Durch diese Zeitschriften konnten sich die Ärzte beider Anstalten mit den aktuellen psychiatrischen Themen auseinandersetzen und die publizierten Protokolle der Versammlungen der Fachgesellschaften verfolgen. Interessanterweise waren in Hofheim Werke verschiedenster medizinischer Disziplinen vorhanden. Diese Vielfalt spiegelt die facettenreiche Tätigkeit der Anstaltsärzte wider, die sich nicht nur auf die Behandlung der Geisteserkrankung beschränkte, sondern sich auch auf die Behandlung somatischer Leiden der Hospitaliten erstreckte.

5.2 Forschung und Publikationen Hofheimer und Heppenheimer Ärzte

Bis zur flächendeckenden Gründung psychiatrischer Universitätskliniken – auf dem Gebiet des Großherzogtums Hessen erst im Jahr 1896 in Form der Gießener Universitätsklinik – verfügten lediglich die Ärzte der Anstalten über ein erforschbares psychiatrisches Patientenkollektiv. Bezeichnenderweise handelte es sich bei allen Herausgebern der im Jahr 1844 publizierten ersten psychiatrischen

432 Bericht über die Versammlung deutscher Irrenärzte zu Eisenach am 12. und 13. September 1860 (im Folgenden abgekürzt mit: „Versammlung Eisenach 1860“). Anhang zu AZP, 17. Bd. (1860). Vgl. hier S. 46–48.

Fachzeitschrift mit großer Reichweite, der „Allgemeinen Zeitschrift für Psychiatrie", nicht um universitäre, sondern um Anstaltspsychiater.[433] Die psychiatrische Universitätsmedizin sollte daraufhin erst im Laufe der zweiten Hälfte des 19. Jahrhunderts allmählich an Einfluss gewinnen und zunehmend auch für die Anstalten die Maßstäbe für Diagnostik und Behandlung geistiger Erkrankungen setzen.[434]

Die wissenschaftliche Tätigkeit der Hofheimer und Heppenheimer Ärzte ist bisher kaum untersucht worden. In den exemplarisch untersuchten Verwaltungs- und Krankenakten aus den Anstalten in Hofheim und Heppenheim finden sich keinerlei Hinweise auf eine wissenschaftliche Tätigkeit der dort beschäftigten Ärzte. Braun stellte bei ihren Untersuchungen fest, dass die Hofheimer Ärzte im Vergleich mit ihren in Siegburg tätigen Zeitgenossen im untersuchten Zeitraum wenig publizierten.[435] Dieser Umstand scheint nahezulegen, dass wissenschaftliche Tätigkeit zumindest im Landeshospital Hofheim eine zugunsten der Versorgung der Hospitaliten untergeordnete Rolle spielte. Eher vereinzelt findet man in den Fachzeitschriften der Zeit Arbeiten aus der Hand Heppenheimer oder Hofheimer Ärzte. Die teils sehr unterschiedlichen Themengebiete, die sie behandelten, erlauben den Rückschluss, dass an den Anstalten keine groß angelegten, gelenkten wissenschaftlichen Projekte verfolgt wurden. Die publizierten Arbeiten scheinen vielmehr das Resultat des Engagements einzelner Ärzte auf dem Boden spezifischer Interessen gewesen zu sein.

5.2.1 Wissenschaftliche Publikationen in Hofheim vor 1855

Die Veröffentlichung medizinischer Schriften in Hofheim setzte mit der Ankunft des ersten fest angestellten Arztes, Ludwig Franz Amelung, im Jahr 1821 ein. Amelung erwies sich als ein sehr ergiebiger medizinischer Schriftsteller. Zu seinen zahlreichen Arbeiten zählen Lehrbücher, Abhandlungen und Artikel, vornehmlich auf dem Gebiet der Psychiatrie und Forensik. Die intensivste Phase seiner medizinisch-schriftstellerischen Tätigkeit scheint die Dekade von 1827 bis 1837 gewesen zu sein.[436] Die publizierten Sektionsbefunde und psychiatrischen

---

433 Damerow leitete ab 1844 die Anstalt in Nietleben bei Halle, Flemming ab 1830 die Anstalt auf dem Sachsenberg in Schwerin, Roller ab 1842 die Anstalt Illenau in Achern.

434 BRAUN: Defekt (2009), S. 298.

435 Ebd., S. 301. Vgl. hier auch FN 151.

436 BIRD, FRIEDRICH LUDWIG HEINRICH: Beitrag zu Franz Amelung (Nekrolog Nr. 93). In: Neuer Nekrolog der Deutschen, 27. Jg., erster Teil (1849), Weimar 1851, S. 300–304.

Arbeiten lassen auf eine rege wissenschaftliche Tätigkeit Amelungs am Hospital schließen. Seine Tätigkeit ist unter diesem Gesichtspunkt noch nicht ausführlich untersucht worden.[437]

Für die Jahre unter Ludwig Hohenschild (1849–1855) lassen sich hingegen keine Publikationen aus Hofheim nachweisen. Die in sein Direktorat fallende Intensivierung der Debatte um die Reform Hofheims bzw. um den Neubau der Anstalt und seine damit verbundene Mitarbeit in der Planungskommission sowie seine Tätigkeit als forensischer Gutachter[438] und die Erledigung der durch die Verwaltung Hofheims anfallenden Bürokratie dürften außerdem kaum Spielraum für eine systematische Forschungsarbeit im Hospital gelassen haben. Ohnehin ist nichts von einem spezifischen Interesse Hohenschilds an psychiatrisch-wissenschaftlichen Fragestellungen überliefert. Jahresberichte, aus denen man Rückschlüsse zu einer etwaigen wissenschaftlichen Arbeit im Landeshospital unter Hohenschild ziehen könnte, wurden ebenfalls nicht publiziert.

5.2.2 Wissenschaftliche Tätigkeit und Publikationen Georg Ludwigs

Die Publikationen, die Georg Ludwig in den Fachzeitschriften veröffentlichte, lassen sich zwei größeren Themengebieten zuordnen: der „öffentlichen Irrenfürsorge" im weiteren Sinne und der Anatomie bzw. der anatomischen Pathologie.

Bei dieser Aufzählung nicht berücksichtigt wurden die Einzelschriften, die Ludwig offenbar im Eigenverlag teils mit den Jahresberichten des Hilfsvereins für Geisteskranke, teils davon unabhängig herausgab und in denen er sich offenbar vornehmlich Fragen der öffentlichen Irrenfürsorge im Großherzogtum widmete.[439] Sie konnten für diese Untersuchung nicht erschlossen werden. Ihre Reichweite ist ungewiss, dürfte jedoch in wissenschaftlichen Kreisen deutlich geringer als jene der in den Fachzeitschriften platzierten, im Folgenden behandelten Arbeiten ausgefallen sein.

437 Zur Tätigkeit Amelungs vgl. Kapitel 3.3 der vorliegenden Arbeit.

438 Zur Tätigkeit Hohenschilds vgl. Kapitel 3.4. der vorliegenden Arbeit.

439 Vgl. Kapitel 2.2 der vorliegenden Arbeit. Zu den Einzelschriften vgl. SCHMEEL: Hilfsvereine (1930), S. 68 f.

5.2.2.1 Wissenschaftliche Publikationen Ludwigs zur öffentlichen Irrenfürsorge

In die Kategorie der „öffentlichen Irrenfürsorge“ fallen Artikel Ludwigs, in denen er sich mit der „Wärterfrage“, den Aspekten der Anstaltsarchitektur sowie der Organisation des öffentlichen Irrenwesens beschäftigte. Die Inhalte dieser sehr heterogenen Arbeiten werden in den einzelnen Kapiteln im jeweiligen Kontext thematisiert und hier nur der Übersicht und Vollständigkeit halber gesondert aufgezählt. Ludwig publizierte bereits während seiner Hofheimer Zeit einen kommentierten Entwurf der sich gerade im Bau befindlichen Heppenheimer Anstalt, der in der „Allgemeinen Zeitschrift für Psychiatrie“ von 1862 erschien.[440] Im Jahr 1896 (also über dreißig Jahre später) veröffentlichte er einen weiteren kommentierten Bauplan, diesmal jedoch jenen der geplanten psychiatrischen Klinik an der Gießener Universität, der in den definitiven Entwurf einfließen sollte.[441] Der Vortrag Ludwigs auf der Versammlung Südwestdeutscher Irrenärzte von 1878 zur „Verwahrung der Fenster in Irrenanstalten“ im Kontext der baulichen Voraussetzungen für die Umsetzung des Non-Restraint-Prinzips erschien als Teil des Protokolls der Versammlung in der „Allgemeinen Zeitschrift“ von 1880 und ist als eigenständige Publikation aufzufassen.[442] Mit innenarchitektonischen Fragestellungen beschäftigte sich Ludwig ebenfalls in einem weiteren Artikel in der gleichen Zeitschrift im Jahr 1904, in er sich mit der baulichen Konzeption der Speisesäle in den Anstalten auseinandersetzte. [443] Im Kontext seiner Beteiligung in den Jahren 1895 und 1896 an der öffentlichen Diskussion der „Wärterfrage“ wurden seine zur Diskussion vorgelegten Leitsätze zur „Wärterfrage“ als Teil des Protokolls über die Versammlung des Vereins Deutscher Irrenärzte im Jahr 1896 in der „Allgemeinen Zeitschrift für Psychiatrie“ von 1897 publiziert.[444] In der folgenden Ausgabe – nachdem er sich vor der Versammlung nicht mit seinen Ansichten hatte durchsetzen können, legte er seine Überzeugungen nochmal in Form eines Artikels mit dem Titel „Die äußeren Ursachen der sogenannten Wärternot“[445] dar, publizierte aber auch in

440 LUDWIG: Heppenheim (1862).

441 LUDWIG: Giessen (1896).

442 LUDWIG: Fenster (1880).

443 LUDWIG: Speisesäle (1904).

444 LUDWIG, GEORG: Neun Leitsätze für die Berathung der Wärterfrage. In: AZP, 53. Bd. (1897). Fußnoten auf S. 810–813. Bericht über die Versammlung des VDI 1896: Ebd., S. 798–866.

445 LUDWIG, GEORG: Die äusseren Ursachen der sogenannten Wärternoth. In: AZP, 54. Bd. (1898), S. 108–118.

diesem Zusammenhang keine weiteren Arbeiten mehr.[446] In seiner letzten Veröffentlichung im Jahr 1901 publizierte er in der „Allgemeinen Zeitschrift" einen Artikel mit dem Titel „*Die hessischen Provinzialsiechenanstalten und die Geisteskranken*"[447], in der er zu organisatorischen Fragen der Irrenfürsorge im Großherzogtum Stellung nahm.

5.2.2.2 Die pathologisch-anatomischen Arbeiten Georg Ludwigs

Während seiner ersten Jahre in Hofheim beschäftigte sich Georg Ludwig offenbar mit pathologisch-anatomischen Fragestellungen. Aus den Jahren 1856 und 1857 sind zwei Publikationen erhalten, die in der „Allgemeinen Zeitschrift für Psychiatrie" publiziert wurden. Nach Übernahme der Leitungsgeschäfte in Hofheim im Jahr 1855 und endgültig der Direktion im Jahr 1857 wandte sich sein wissenschaftliches Interesse jedoch zunehmend den organisatorischen Fragestellungen in der Psychiatrie zu. Dennoch zeugen die zwei erhaltenen, im Folgenden dargestellten Artikel von einer regen wissenschaftlichen Neugierde und Tätigkeit in seinen ersten Hofheimer Jahren.

5.2.2.2.1 Die Publikation Ludwigs zum Gebrauch des Augenspiegels bei psychisch Kranken im zeitgenössischen Forschungskontext

In der „Allgemeinen Zeitschrift für Psychiatrie" von 1856 publizierte Ludwig einen knapp über zehn Seiten langen Artikel mit dem Titel „Aufforderung zum Gebrauche des Augenspiegels bei Irren".[448] Die Publikation ist bereits in einem kurzen Artikel von John[449] (jedoch noch nicht zufriedenstellend) behandelt worden und soll hier ausführlicher beschrieben und kontextualisiert werden.

Diese Arbeit Ludwigs ist auf den 1. Juni 1855 datiert, also zu einem Zeitpunkt, zu dem er noch als Assistenzarzt unter Hohenschild beschäftigt war. Der Augenspiegel war in die Augenheilkunde erst wenige Jahre zuvor, im Jahr 1851, mit einer kurzen, Aufsehen erregenden Schrift von Hermann Helmholtz (1821–1894, ab 1883 „Hermann von Helmholtz") eingeführt worden: Der

446 Zum Inhalt vgl. das Kapitel 6.4 der vorliegenden Arbeit.

447 LUDWIG: Provinzialsiechenanstalten (1901). Zum Inhalt vgl. das Kapitel 3.6 der vorliegenden Arbeit.

448 LUDWIG, GEORG: Aufforderung zum Gebrauche des Augenspiegels bei Irren. In: AZP, 13. Bd. (1856), S. 72–82.

449 JOHN: Augenspiegel (2003).

„Beschreibung eines Augenspiegels zur Untersuchung der Netzhaut im lebenden Auge".[450] Der in Berlin ausgebildete Physiologe und Physiker bekleidete seit 1849 eine Professur für Physiologie in der Königsberger Universität und setzte durch die Erfindung des Augenspiegels und wenig später des Ophthalmometers einen entscheidenden Impuls für die Entwicklung der modernen Augenheilkunde. Er löste dadurch eine große Anzahl experimenteller und theoretischer Arbeiten auf diesem Gebiet aus.[451] Der Wiener Augenarzt und spätere Professor Eduard Jäger (1818–1884) publizierte in den Jahren darauf mehrere bedeutende illustrierte Werke, u. a. im Jahr 1855 die „Ergebnisse der Untersuchung des menschlichen Auges mit dem Augenspiegel" und im gleichen Jahr die „Beiträge zur Pathologie des Auges". Sein illustrierter ophthalmologischer Handatlas von 1868 sollte als Standardwerk in die Augenheilkunde Eingang finden. Er legte im Jahr 1853 der „Königlichen und Kaiserlichen Gesellschaft der Ärzte in Wien" einen von ihm modifizierten Augenspiegel vor.[452] Er habilitierte sich im gleichen Jahr an der Wiener Universität als Privatdozent, an der er fortan lehrend tätig war.[453] Ein ausführlicher Vortrag über den Fortschritt der Augenheilkunde durch die Einführung des Augenspiegels bei einer Versammlung der Wiener Ärztegesellschaft lässt sich auch für das Jahr 1854 nachweisen.[454] Georg Ludwig hielt sich während seiner Bildungsreise vom 29. April bis zu seiner Abreise am 25. August 1854 in Wien auf und besuchte dort auch Vorlesungen an der Wiener Universität. Es erscheint daher wahrscheinlich, dass er dort Vorlesungen zur Ophthalmologie bei Eduard Jäger hörte. Bei seinen Untersuchungen bediente er sich später jedenfalls des von Jäger modifizierten Augenspiegels, den er aufgrund seiner guten Bildauflösung, vor allem aber aufgrund seiner praktischen Handhabung schätzte, *„ein Vorzug, der gerade für uns Irrenärzte sehr bedeutend ist, da*

---

450 HELMHOLTZ; HERMANN VON: Beschreibung eines Augenspiegels zur Untersuchung der Netzhaut im lebenden Auge, Berlin 1851. Als Nachdruck in: Sudhoff (Hrsg.): Klassiker der Medizin, Bd. 4, Leipzig 1910.

451 GERLACH, WALTHER: Hermann von Helmholtz. In: Neue Deutsche Biographie 8 (1969), S. 498–501 [Online-Version]; URL: https://www.deutsche-biographie.de/pnd11854893X.html #ndbcontent (Stand: 01.04.2022).

452 HAJEK, SALOMON (Hrsg.): Geschichte der K. K. Gesellschaft der Ärzte in Wien von 1837 bis 1888, Wien 1889. Vgl. hierzu S. 47 f.

453 STELLAMOR, HELGA: Eduard Jäger von Jaxtthal. In: Neue Deutsche Biographie 10 (1974), S. 271 f. [Online-Version]; URL: https://www.deutsche-biographie.de/pnd117610690.html#ndbcontent (Stand: 01.04.2022).

454 „Wissenschaftliche Neuigkeiten" / Beitrag zur Augenheilkunde. In: Medizinische Neuigkeiten für praktische Ärzte, 4. Jg., Nr. 20 (1854), S. 155.

es manchmal gilt den Spiegel rasch in Sicherheit zu bringen".[455] Der Leipziger Arzt Adolf Coccius (1825–1890) hatte, wie Ludwig einräumt, wohl als Erster auf die Möglichkeit hingewiesen, vom Augenspiegel als diagnostisches Instrument auch bei Geisteskrankheiten Gebrauch zu machen. Coccius, der später zum Leiter der Leipziger Augenklinik und Augenheilanstalt und zum Professor für Augenheilkunde avancieren sollte, publizierte eine größere Anzahl ophthalmologischer Werke, darunter im Jahr 1853 eine ausführliche Arbeit über den von Helmholtz eingeführten Augenspiegel.[456] Er spekulierte bereits 1853, dass das neue Instrument in der psychiatrischen Diagnostik nützlich werden könne:

> *„Man kann in der Tat ohne Überschätzung dieses Instrumentes sagen, dass es nicht bloss für Augenärzte, sondern auch für praktische Ärzte und Irrenärzte brauchbar werden wird, da […] gewisse Gehirnkrankheiten, mit Störung des Sehens verbunden, sich zum Teil an der Netzhaut und dem Sehnerven markieren.*"[457]

Er rief seine ärztlichen Leser dazu auf, „Gehirnkranke mit gleichzeitiger Gesichtsstörung" mit dem Augenspiegel zu untersuchen, „da es nach unseren Erfahrungen möglich scheint, dass der Augenspiegel in manchen Fällen objektive Andeutungen über die Art der Gehirnkrankheit gibt."[458]

Ergebnisse aus entsprechenden Untersuchungen publizierte Coccius jedoch nicht. Nach eigenen Angaben unabhängig von der Arbeit Coccius´, die er zu diesem Zeitpunkt nicht gekannt haben soll, untersuchte Ludwig mit dem neuen Instrument mehrmals „*zwanzig und einige Kranke*" in der Hofheimer Anstalt. Er habe dabei repräsentative Kranke aus „*aller Hauptklassen des Irreseins, akute, chronische Fälle, periodisch Kranke*" ausgewählt und „*bei allen […] Abweichungen von den normalen Verhältnissen gefunden*"[459]. In den exemplarisch für diese Untersuchung herangezogenen Krankenakten fanden sich keine Notierungen zu derartigen Versuchen. Ludwig dürfte seine Protokolle und Ergebnisse separat aufgezeichnet haben. Die Untersuchungen umfassten eine Anwendung des Augenspiegels nach vorheriger Inspektion des Auges, der Prüfung der Sehkraft

455 LUDWIG: Augenspiegel (1856), S. 78.

456 COCCIUS, ADOLF: Über die Anwendung des Augenspiegels nebst Angabe eines neuen Instruments. Mit einer litographierten Tafel, Leipzig 1853. Zu den biografischen Daten von Adolf Coccius vgl. PAGEL, JULIUS LEOPOLD: Coccius, Ernst Adolf. In: Allgemeine Deutsche Biographie 47 (1903), S. 502 [Online-Version]; URL: https://www.deutsche-biographie.de/pnd117691704.html#adbcontent (Stand: 01.04.2022).

457 COCCIUS: Augenspiegel (1853), S. VIII.

458 Ebd., S. 194.

459 LUDWIG: Augenspiegel (1856). Sämtliche Zitate dieses Absatzes: S. 78.

anhand einer Strichskala (aus einem Werk Eduard Jägers über den Star) und eine Prüfung des Pulses. Da Ludwig den Augenspiegel wohl auch während der Tobsuchtsanfälle an den Kranken anwendete, dürfte zumindest ein Teil der Untersuchungen unter Anwendung von Zwang durchgeführt worden sein. Mindestens in einem Fall zeichnete er sich den Augenhintergrund samt Gefäßzeichnung eines Kranken ab, um ihn bei einer späteren Befundung vergleichen zu können. Er stützte sich bei seinen Untersuchungen auf Arbeiten Eduard Jägers und des Berliner Augenarztes Albrecht von Gräfe (1828–1870). Von Gräfe gilt als Begründer der modernen Ophthalmologie, führte den Helmholtz´schen Augenspiegel in die klinische Praxis ein und gründete 1854 die erste ophthalmologische Fachzeitschrift und 1863 die noch heute bestehende „Deutsche Ophthalmologische Gesellschaft".[460]

Ludwig glaubte, zwischen den erhobenen Befunden des Augenhintergrundes und der psychiatrischen Symptomatik eine Korrelation festgestellt zu haben. Bei einem Kranken habe er etwa im Zusammenhang mit Tobsuchtsanfällen eine passager veränderte Durchblutung der Netzhaut festgestellt. Er gab auch ein weiteres, ausführlich geschildertes Fallbeispiel eines 1854 aufgenommenen Hospitaliten wieder, bei dem er ebenfalls im Rahmen von Tobsuchtsanfällen Abnormitäten festgestellt hatte. Er beschrieb einzelne Befunde, ohne jedoch eine klare Hypothese über die Art der vermuteten Zusammenhänge zu formulieren. Eine systematische Wiedergabe der Netzhaut- und psychischen Befunde der untersuchten Kranken blieb ebenfalls aus. Ohnehin scheint die vordergründige Absicht dieser ersten ausführlichen Arbeit zu diesem Thema gewesen zu sein, seine psychiatrischen Kollegen zu weiteren Untersuchungen zu animieren. Entsprechend sein abschließender Apell: „*Möchte der Augenspiegel keinem Irrenarzt fremd bleiben*!"[461]

Er selbst publizierte keine weiteren Arbeiten mehr zur Anwendung des Augenspiegels bei Geisteskranken. Sein Interesse an dieser neuen Untersuchungsmethode dürfte sich jedoch erhalten haben: In der historischen Bibliothek des ehemaligen Landeshospitals Hofheim ist ein illustriertes Werk über den Gebrauch des Augenspiegels erhalten, das 1862 – also etwa sechs Jahre nach der Publikation des Artikels Ludwigs – erschien.[462] Es dürfte ebenso kein Zufall sein,

460 KATNER, WILHELM: Albrecht von Graefe. In: Neue Deutsche Biographie 6 (1964), S. 710 [Online-Version]; URL: https://www.deutsche-biographie.de/pnd118541234.html#ndbcontent (Stand: 01.04.2022).

461 LUDWIG: Augenspiegel (1856), S. 82.

462 Bei dem Werk handelt es sich um eine Ausgabe von ZANDER, ADOLF: Der Augenspiegel. Seine Formen und sein Gebrauch, 2. Auflage, Leipzig und Heidelberg 1862

dass sich im inventarisierten Nachlass des 1857 verstorbenen ersten Assistenzarztes Jakob Heller ein Werk über Augenheilkunde finden lässt.[463] Bei dem Werk aus Hellers Nachlass (als „Meyr, Augenheilkunde" ins Inventar aufgenommen) handelte es sich wahrscheinlich um das 1852 erschienene „Kompendium der Augenheilkunde" des Wiener Dozenten und Augenarztes Ignaz Meyr.[464]

Bis Ende der 1870er Jahre wurden mehrere Arbeiten über Untersuchungen des Augenhintergrundes an Geisteskranken publiziert.[465] Im psychiatrischen Lehrbuch des Würzburger Dozenten Hermann Emminghaus (1845–1904) von 1878 ist auch ein kurzer Abschnitt der Ophthalmoskopie gewidmet.[466] Ludwig wird hier sogar mit den „ersten Mitteilungen" zu dieser Untersuchungsmethode bei Geisteskrankheiten akkreditiert. Die bis dahin verfügbaren Publikationen mehrerer Autoren hätten zwar, wie von Ludwig bereits beobachtet, das Auftreten von Veränderungen der Durchblutung der Netzhaut bei Geisteskranken bestätigen können, jedoch keine eindeutigen Zusammenhänge zwischen Befunden des Augenhintergrundes und bestimmten Krankheitsausprägungen oder Symptomen aufdecken können. Noch im 20. Jahrhundert wurde diese von Ludwig mitinitiierte Forschung weitergeführt: Im Jahr 1903 publizierte der Königsberger Professor und Direktor der dortigen Augenklinik Hermann Kuhnt (1850–1925) mit einem seiner Oberärzte seine Ergebnisse aus der Untersuchung von 600 bis 700 Geisteskranken in der Anstalt im ostpreußischen Kortau. Die Verfasser zitieren in der Einleitung auch die Arbeit Ludwigs und weisen auf seine Rolle neben Adolf Coccius als Begründer dieser Forschungsrichtung hin. Sie erhoben bei ihren Untersuchungen zwar eine große Anzahl abnormer Befunde bei den untersuchten Geisteskranken, gingen dabei jedoch ähnlich wie die Autoren vor

---

(LWV Best. Philippshospital, B 174). Das Werk ist analog zu den anderen erhaltenen Werken aus dem Zeitraum auf der ersten Seite mit der üblichen handschriftlichen Kennzeichnung als Bestandteil der Bibliothek des Landeshospitals kenntlich gemacht worden. Es erscheint daher wahrscheinlich, dass es noch unter Ludwig (und nicht nachträglich) in die Bibliothek aufgenommen worden ist.

463 Akte des Landgerichts Groß-Gerau über den Nachlass Jakob Hellers (HStAD, Best. G 28 Gross-Gerau, Nr. 7834). Vgl. zu den aufgelisteten Werken das Inventar unter *„4. Bücher"*.

464 MEYR, IGNAZ: Compendium der Augenheilkunde, Wien 1852.

465 KUHNT, HERMANN / WOKENIUS, HUGO: Über Veränderungen der Netzhautmitte bei Geisteskranken. In: Zeitschrift für Augenheilkunde, 9. Bd. (1903). S. 89–107. Zu den verschiedenen Arbeiten auf diesem Gebiet vgl. hier S. 89.

466 EMMINGHAUS, HERMANN: Allgemeine Psychopathologie zur Einführung in das Studium der Geistesstörungen, Leipzig 1878.

ihnen streng deskriptiv vor und formulierten keine Hypothesen über Kausalzusammenhänge. Die von ihnen erhobenen abnormen Befunde veranlassten sie jedoch, weitere Untersuchungen auf dem Gebiet zu empfehlen. Die Publikation Ludwigs war zu diesem Zeitpunkt beinahe ein halbes Jahrhundert alt.

5.2.2.2.2 Publikation eines abnormen Sektionsbefundes 1857 und die Sektionen in Hofheim und Heppenheim

In der „Allgemeinen Zeitschrift für Psychiatrie" von 1857 publizierte Ludwig einen vierseitigen Sektionsbefund einer im Januar 1857 in Hofheim verstorbenen Hospitalitin.[467] Ausschlaggebend für die Veröffentlichung des Sektionsprotokolls war eine neuroanatomische Besonderheit. Nach einer kurzen Vorstellung der psychischen Symptomatik der Kranken erläuterte Ludwig ausführlich die anatomischen Verhältnisse des sezierten Gehirns. Im Anschluss führte er noch einen ähnlichen Fall an, bei dem die besagte anatomische Besonderheit bei der Sektion im Jahr 1855 ebenfalls festgestellt worden sei. Der Hofheimer Direktor bewies bei der Beschreibung tiefgreifende neuroanatomische und anatomische Kenntnisse. Er ging bei der ausführlichen Beschreibung der psychopathologischen Symptomatik und des anatomischen Befundes streng deskriptiv vor – eine Theorie in Bezug auf die Art der vermuteten Korrelation von psychischer Symptomatik und dem auffälligen Sektionsbefund formulierte er nicht. Seine Arbeit fügt sich thematisch in die frühe neurologisch-psychiatrische Grundlagenforschung des 19. Jahrhunderts. Mangels in vivo anwendbarer diagnostischer Möglichkeiten war eine Erforschung der Ätiologie psychiatrischer Symptome nur posthum am Leichnam des Kranken möglich. Histologische und anatomische Studien bildeten daher in dieser Zeit den Schwerpunkt der wissenschaftlichen Tätigkeit vieler Psychiater, die hierfür oftmals über eigene Labore und Sektionsräume in ihren Anstalten verfügten. Schott und Tölle äußerten in diesem Zusammenhang die überzeugende Theorie, dass psychiatrisch tätige Ärzte in dieser Art der Forschung einen Ausgleich fanden für die damals fehlenden Ansatzpunkte in Erforschung und Behandlung von Geisteskrankheiten.[468] Insofern fügen sich die Bemühungen Ludwigs auf diesem Gebiet gut in die wissenschaftliche Praxis der Zeit. Allerdings dürfte diese verhältnismäßig knappe Arbeit zu einem einzelnen auffälligen Befund vor dem Hintergrund der damals sehr zahlreichen und

---

467 LUDWIG: Hirnventrikel (1857).

468 SCHOTT / TÖLLE: Psychiatrie (2006), S. 279–285. Zu dem Gheeler „Irrendorf" vgl. S. 280–281, zu den „Agricolen Colonien" vgl. S. 82 f.

zum Teil sehr umfangreichen Publikationen auf diesem Gebiet keinen bedeutenden Beitrag dargestellt haben. Bereits unter Franz Amelung, wie u. a. die in der „Allgemeinen Zeitschrift für Psychiatrie" publizierten Jahresberichte des Landeshospitals Hofheim für 1844 und 1845 beweisen, wurden die Leichname von Hospitaliten unter wissenschaftlichen Gesichtspunkte seziert. Amelung fügte diesen jeweils gleich mehrere Berichte über Sektionen an, die er selbst durchgeführt hatte. Seine detaillierten anatomischen Beschreibungen lassen auf eine große Routiniertheit schließen. Diese Sektionen erfolgten nicht nur zur Klärung der Todesursache, sondern auch aus wissenschaftlichem Interesse: Bei der Beschreibung eines Befundes einer im Jahr 1845 in Hofheim verstorbenen Hospitalitin formulierte Amelung beispielsweise einen klaren Verdacht hinsichtlich einer Korrelation der psychischen Symptomatik mit dem abnormen anatomischen Befund und verwies dabei auf vergleichbare Sektionsbefunde des französischen Irrenarztes Aubanel.[469]

Auch unter Ludwig wurde die Praxis der Sektionen fortgesetzt, möglicherweise sogar ausgebaut. Ein Teil der Forderung nach einem höheren Budget für das Landeshospital vom Jahr 1857 wurde mit der Einrichtung „*eines geeigneten Sektionzimmers*" begründet.[470] Die Einrichtung des neuen Sektionszimmers dürfte auf den 1855 die Leitung angetretenen Ludwig zurückgehen. Für eine regelmäßige Durchführung von Sektionen im Hospital unter dem neuen Direktor spricht auch der Umstand, dass sich im Nachlass des 1857 verstorbenen Assistenzarztes Jakob Heller ein „*kleines, anatomisches Besteck (unvollständig)*" findet.[471] Auch der in der „Allgemeinen Zeitschrift für Psychiatrie" von 1860 publizierte Artikel des Assistenzarztes erlaubt den Rückschluss, dass die Sektion verstorbener Hospitaliten zur Routine gehörte (s. u.). Auch bei der Planung der neuen Landesirrenanstalt in Heppenheim, an der Ludwig entscheidend mitwirkte und deren Bauplan er in der „Allgemeinen Zeitschrift für Psychiatrie" von 1862 vorstellte, war die Einrichtung eines separaten „Leichenhauses" vorgesehen, in dem ein Leichenausstellungsraum, ein Arbeitszimmer mit einer

469 AMELUNG: Übersicht (1846), S. 263–266. Amelung spekuliert unter Verweis auf Untersuchungen Aubanels über den Zusammenhang eines heftigen „Gemütsaffekts" als Erkrankungsursache und dem Vorliegen einer bestimmten Pseudomembran am Gehirn. Auch hinsichtlich einer Durchblutungsstörung als angenommene Ätiologie teilt Amelung seine Überlegungen mit.

470 Verhandlungen der Zweiten Kammer 1857/59, Beilagen: 3. Bd. (1857), Beilage Nr. 140. zum 12. Protokoll, S. 242.

471 Akte des Landgerichts Groß-Gerau über den Nachlass Jakob Hellers (HStAD, Bestand G 28 Gross-Gerau, Nr. 7834). Vgl. das Inventar unter 5.

eigenen pathologisch-anatomischen Sammlung und ein Sektionszimmer mit Deckenlicht und Kellerraum Platz fand.[472] Anlässlich der regelmäßigen Sektionen der Leichen wurden auffällige Organsysteme zumindest gelegentlich für die anatomisch-pathologische Sammlung als Präparate erhalten.[473]

Zahlreiche Sektionsprotokolle aus Hofheim aus den 1860er und 1870er Jahren sind im Bestand der historischen Bibliothek des Hofheimer Hospitals (dem heutigen Vitos Philippshospital in Riedstadt) als Teil des Archivs des Landeswohlfahrtsverbandes Hessen erhalten. Eine Auswertung dieser Protokolle wird vermutlich eine ausführlichere Beleuchtung der Praxis der Sektionen im Landeshospital erlauben. Sektionsberichte aus der Landesirrenanstalt Heppenheim sind nach derzeitigem Kenntnisstand nicht erhalten. Es sind ebenfalls keine Publikationen zu Sektionsbefunden aus der Hand Heppenheimer Ärzte bekannt.

5.2.3 Forschungsprojekte Hofheimer Assistenzärzte – Untersuchungen zu parasitären Erkrankungen und pharmakologische Versuche

Von Jakob Heller, dem ersten Assistenzarzt, den Georg Ludwig im Hospital Hofheim im Jahr 1856 eingestellt hatte, sind keine Publikationen überliefert. Er starb bereits kurz darauf, im Jahr 1857, und dürfte somit keine Gelegenheit gehabt haben, sich nennenswert wissenschaftlich am Hospital zu betätigen.[474] Für die beiden anderen Assistenzärzte, die in den folgenden Jahren unter Ludwig beschäftigt waren, nämlich Ernst Vix (1857–1864 als Assistenzarzt in Hofheim) und Friedrich Reissner (1858–1865 als Assistenzarzt, 1865–1870 als Direktor in Hofheim) lässt sich eine intensive wissenschaftliche Tätigkeit am Hospital nachweisen, die in mehreren Publikationen in Fachzeitschriften mündeten. Darüber hinaus publizierten sie vereinzelt Rezensionen zu zeitgenössischen wissenschaftlichen Werken.

---

472 LUDWIG: Heppenheim (1862).

473 Hofheim und Heppenheim 1866–1877 (1880), Teil II, S. 63 f.

474 Vgl. zu den biografischen Daten die Personalakte Jakob Hellers (HStAD, Best. G 16, Nr. 3) und die Akte des Landgerichts Groß-Gerau über den Nachlass Hellers (HStAD, Best. G 28, Nr. 7834).

5.2.3.1 *Die wissenschaftliche Tätigkeit von Ernst Vix*

5.2.3.1.1 *Die Publikation zum Vorkommen von Entozoen bei Geisteskranken*

Ernst Vix publizierte mehrere Arbeiten während seiner Tätigkeit im Landeshospital, darunter einen sehr ausführlichen Artikel mit dem Titel „*Ueber Entozoen bei Geisteskranken, ins Besondere über die Bedeutung, das Vorkommen und die Behandlung von Oxyuris vermicularis*“ in der „Allgemeinen Zeitschrift für Psychiatrie“ von 1860.[475] Bei Vix handelte es sich mit großer Wahrscheinlichkeit um einen der Söhne von Karl Wilhelm Vix, dem Tierarzt und Professor für Tierheilkunde an der Gießener Universität, der eine maßgebliche Rolle in der Akademisierung der Tierarzneikunde in Deutschland spielte.[476] Diese Verwandtschaft dürfte einen entscheidenden Einfluss auf seine wissenschaftlichen Interessen gehabt haben.

Die in drei Teilen in aufeinanderfolgenden Heften des 1860er Bandes der „Allgemeinen Zeitschrift“ publizierte und über 160 Seiten (!) umfassende Arbeit stellt Vix´ wichtigste wissenschaftliche Publikation dar und zeugt von einer intensiven Forschungstätigkeit und einem breit aufgestellten Interesse. Die Arbeit wurde später von mehreren anderen Autoren zitiert.[477] Die Arbeit stützt sich auf die Untersuchung von „*weit über 100 Personen*“[478] auf das Vorkommen der Parasiten bei Geisteskranken und die Ergebnisse ausgedehnter probatorischer Behandlungen mit unterschiedlichen Mitteln. Untersucht wurden geisteskranke als auch nichtgeisteskranke Hospitaliten.[479] Vix bediente sich

475 VIX: Entozoen (1860).

476 Zu Karl Wilhelm Vix und dessen Rolle in der Entwicklung der Tierarzneikunde als akademisches Fach vgl. GIESE, CHRISTIAN: Von der Vieharzneykunst zur Veterinärmedizin. Über die Anfänge der Tierheilkunde an der Gießener Universität. In: Giessener Universitätsblätter, 22. Jg., H. 1 (1989), S. 65–75. URN: urn:nbn:de:hebis:26-opus-95034; URL: http://geb.uni-giessen.de/geb/volltexte/ 2013/9503/ (Stand: 01.04.2022). Vgl. zu Vix hier insb. S. 67 ff. Vgl. auch HABERMEHL, KARL-HEINZ: Karl-Wilhelm Vix: Begründer der akademischen tierärztlichen Ausbildung in Deutschland. In: Giessener Universitätsblätter, 5. Jg., H. 2 (1972), S. 23–39. URN: urn:nbn:de:hebis:26-opus-97833; URL: http://geb.uni-giessen.de/geb/volltexte/2013/9783/ (Stand: 01.04.2022).

477 Vgl. zum Beispiel RECKE, WILHELM BARON VON DER: Die Cholera, die Wechselfieber und die Helminthiasis, Leipzig und Heidelberg 1873, S. 214 ff. und REICH, EDUARD: Die Ursachen der Krankheiten, der physischen und der moralischen, Leipzig 1867, S. 387 f.

478 VIX: Entozoen (1860), S.151

479 Ebd.

zur Rekrutierung seiner Probanden vornehmlich der ihm unterstellten Männerabteilung,[480] berücksichtigte jedoch auch eine „genügende" Anzahl an Frauen – ohne aber die genaue Zahl zu nennen. Eine nach heutigen wissenschaftlichen Maßstäben übliche Einteilung in Kontrollgruppen fand nicht statt.

Vix vermutete, dass die durch Würmer verursachte chronische Reizung des Darmes einen maßgebenden und dauernden Einfluss auf die Geisteserkrankung habe und die Äußerung derselben beeinflusse. Die Vermutungen stützten sich u. a. auf die Tatsache, dass ein Wurmbefall einer der häufigsten Leichenbefunde der mit Marasmus verstorbenen Hospitaliten darstellte. Vermutet wurde etwa ein Zusammenhang zwischen dem Merkmal der „Hysterie" und einem vermeintlich mit der Besiedelung von Entozoen zusammenhängender Befund der Genitalien bei Frauen.[481] Auf die vermuteten Zusammenhänge des Wurmbefalls mit bestimmten psychischen Symptomen geht Vix in seiner Arbeit allerdings nicht näher ein. Stattdessen widmete er den größten Teil seiner Untersuchung der biologischen Charakterisierung der Würmer und deren Lebenszyklus und den hygienischen und therapeutischen Implikationen. Der Wurmbefall sei unabhängig von dem schädlichen Einfluss einer solchen chronischen und infektiösen Erkrankung auf die Psyche auch *per se* ein Krankheitsprozess, der Leidensdruck verursache und behandelt werden müsse. Er stellte fest, dass bei der Verbreitung der Wurmerkrankungen einerseits das enge Zusammenleben in der Anstalt, andererseits auch das incompliante und unhygienische Verhalten mancher der befallenen Kranken sei, wie das „*Einbringen unreiner Gegenstände in den Mund, wie es bei Geisteskranken oft triebartig ausgeübt*"[482] werde, oder Manipulationen am Anus, durch die Wurmeiner von ausscheidenden Personen in die Umwelt getragen würden. In Bezug auf prophylaktische Maßnahmen leitet Vix neben dem sehr gründlichen Waschen vom häufig von Wurmeiern befallenen, rohen Salat zur Verzehrung in der Anstalt folgende Empfehlungen ab:

> „*Beobachtung der grösst möglichsten allgemeinen Reinlichkeit, Waschen der Hände vor jeder Mahlzeit, besonders wenn Brod und Aehnliches unmittelbar aus der Hand gegessen wird, Verhütung des gemeinschaftlichen Gebrauches von Essgeräthschaften, Schwämmen, Weisszeug und Kleidungsstücken.*"[483]

480 Zusammenstellung der Irrenanstalten Deutschlands im Jahre 1861. Supplementheft zu AZP, 19. Bd. (1862), Vgl. S. 28 f.

481 VIX: Entozoen (1860), S. 153.

482 Ebd., S. 294.

483 Ebd., S. 247 f.

Darüber hinaus seien bereits befallene Kranke genau zu überwachen, um zu verhindern, dass sie sich während einer Reinigung und Wurmkur durch Ingestion von Wurmeiern selbst reinfizierten. Auch sollte sie wenn möglich konsequent von anderen Pfleglingen abgesondert werden. Es ist aus der Arbeit Vix´nicht ersichtlich, ob und in welchem Maß diese Empfehlungen in Hofheim Anwendung fanden. Die Untersuchungen der Würmer und ihrer Eier umfassten u. a. aufwendige mikroskopische, körperliche Untersuchungen und Analysen der Fäces. Es finden sich darüber hinaus auch wiederholt Hinweise auf zahlreiche Sektionen, in denen konkordante Befunde erhoben wurden. In mindestens einem Fall beteiligte sich auch der praktische Arzt Dr. Dittmar, der unter Hohenschild im Hospital tätig gewesen war an der Arbeit.[484] Auch Georg Ludwig und Friedrich Reissner, der zweite Assistenzarzt an der Hofheimer Anstalt, unterstützten Vix offenbar in einem nicht genannten Umfang bei den Untersuchungen.[485]

Die in dem Abschnitt „Therapeutisches"[486] niedergelegten Erfahrungen im Zusammenhang mit ausgedehnten und zahlreichen Versuchen, die Wurmeier durch die Anwendung unterschiedlicher Mittel – verschiedene Säuren, Essig, destilliertes Wasser, Elektrizität, Druck, Temperaturveränderungen etc. – zeugen davon, dass Vix ausgedehnte klinische Versuchsreihen im Hospital durchführte. Hierzu wurde den Kranken nach natürlicher oder herbeigeführter Defäkation zunächst der Darm noch mit Wasser mittels einer „Falldouche" ausgespült, die an einen Gummischlauch mit einer „geknöpften Hornspitze" befestigt war. Verabreicht wurde daraufhin eine Essiglösung als Klystier mit dem Ziel, die Würmer bzw. Wurmeier abzutöten und abzutreiben. Um eine möglichst große Anzahl dieser auch in den höheren Darmregionen zu erfassen, erfolgte eine solche kurze Anwendung wiederholt.[487] Die konkrete Anzahl der auf diese Weise behandelten Probanden ist nicht festgehalten. Es ist davon auszugehen, dass ein Großteil der zuvor untersuchten Hospitaliten mit diesem Mittel probatorisch behandelt wurde. In einigen Fällen wurden, wie Vix einräumt, Komplikationen registriert. Ein Hospitalit beispielsweise habe bei der Einführung der Hornspitze der Klystierspritze eine Stichverletzung in der Darmwand erlitten, die schwerwiegende und lebensbedrohliche Komplikationen nach sich gezogen und wohl beinahe den Tod des Kranken zur Folge hatte.[488] Vix macht in seiner Arbeit nebenbei

484 Ebd., S. 31.
485 Ebd., S. 168.
486 Ebd., S. 250–292.
487 Ebd., S. 277 f.
488 Ebd., S. 280.

darauf aufmerksam, dass solche Verwundungen durch Klystiere möglicherweise häufig unerkannt bleiben könnten. Die Versuche mit Klystieren einer Kaliumlösung wurden indes schlechter vertragen, weswegen hier die Versuchsreihe kleiner ausfiel. Auch die hohen Kosten führten Vix, der nach einem breit anwendbaren, kostengünstigen Arzneimittel Ausschau hielt, dazu, sich anderen Substanzen zu widmen. Eine weitere Reihe an Versuchen erfolgte mit Klystieren einer Natronseife. Bei allen behandelten Patienten ließ sich laut Vix durch die Behandlung der Wurmbefall vermindern bzw. nicht mehr nachweisen. In einigen Fällen ereignete sich ein Rezidiv, bei denen er eine Reinfektion vermutete.[489] Vix sollte wenige Jahre später, im Jahr 1863, eine weitere Arbeit aus dem gleichen Themengebiet mit dem Titel „Beiträge zur Kenntnis der Nematoden“ in einer weiteren wissenschaftlichen, nicht psychiatrischen Fachzeitschrift publizieren, dem „Archiv für Naturgeschichte“.[490] In der Arbeit wurden Aspekte von Physiologie und Anatomie der Fadenwürmer diskutiert. Er zitierte dabei aus fachrelevanten Arbeiten und bewies dabei eine ausgedehnte Expertise auf diesem Gebiet.

5.2.3.1.2 Weitere wissenschaftliche Beiträge von Ernst Vix

Die wissenschaftlich-medizinischen Interessen von Ernst Vix beschränkten sich nicht lediglich auf diesen Bereich, sondern waren breit gefächert und umfassten offenbar ebenso anatomisch-chirurgische Fragestellungen. Bei einer frühen Versammlung des „Vereins Deutscher Irrenärzte“ in Landau im Jahr 1861 hielt er einen Vortrag über *„Schädelmessungen am Lebenden“*, dessen Wortlaut leider nicht erhalten ist. Er stellte außerdem einen selbst konstruierten Apparat zur Berechnung des Hirnvolumens vor.[491] Über eine darüber hinausgehende wissenschaftliche Tätigkeit auf diesem Gebiet ist nichts erhalten. Mit anatomischen Fragestellungen im weiteren Sinne beschäftigte er sich jedoch weiterhin, wie die Publikation einer Kasuistik mit dem Titel *„Auftreten multipler Sarkome und deren Verhalten auf der Darmwand“* im darauffolgenden Jahr zeigt, diesmal bemerkenswerter Weise in einer chirurgischen Fachzeitschrift.[492] Er behandelte

---

489 Ebd., S. 279.

490 VIX, ERNST: Beiträge zur Kenntnis der Nematoden. In: Archiv für Naturgeschichte, 29. Jg., 1. Bd. (1863), S. 75–80.

491 Bericht über die Versammlung in Landau und Speyer vom 11. bis 20. September 1861. In: AZP, 18. Bd. (1861), S. 791–873. Zu Vix´ Beitrag vgl. S. 866–871.

492 VIX, ERNST: Auftreten multipler Sarkome und deren Verhalten auf der Darmwand. In: Archiv für klinische Chirurgie, 2. Bd. (1862), S. 102–117.

darin den Fall eines 50-jährigen Mannes, der sich in Hofheim aufgrund von „Schwachsinn" befand und bei dem mehrere Geschwülste festgestellt worden waren, die Vix als Sarkome identifizierte. Er nahm interessanterweise die chirurgische Resektion der Tumoren am Kopf und im Gesicht und die chirurgische Nachbehandlung selbst vor. Das so entnommene Material wurde von Vix mikroskopisch untersucht und mit charakteristischen Befunden verglichen. Nachdem der Hospitalit verstorben war, führte er eine ausführliche Sektion durch und dokumentierte detailreich das Ergebnis. Auch in dem kurz angerissenen zweiten Fall einer in Hofheim an einem gynäkologischen Tumor leidenden und später verstorbenen Hospitalitin wurde das Sektionsergebnis dokumentiert und eine mikroskopische Untersuchung des histologischen Tumorpräparats durchgeführt. Er bewies dabei umfassende gynäkologische, anatomische und neuroanatomische Kenntnisse. Auf die psychiatrische Krankheitsgeschichte der beiden Hospitaliten ging er nicht nennenswert ein.

Vix resümierte außerdem im Jahr 1863 eine neu erschienene Arbeit des Arztes N. Rüdiger über detaillierte anatomische Untersuchungen von Nervensystemen bzw. der Innervation von Organen. Er beschränkt sich auf eine Wiedergabe des Inhaltes ohne kritischen Kommentar.[493] Eine direkte Verbindung zu den speziellen wissenschaftlichen Interessen von Vix lässt sich nicht herstellen. Jedoch zeugt es vom gleichen regen anatomisch-pathologischen Interesse, das auch in seinen eigenen Publikationen unmissverständlich zum Ausdruck kam. Er verließ das Hospital kurze Zeit später, im Jahr 1864, und wurde zum Obermedizinalrat in Darmstadt ernannt. Hier dürfte er klinisch nicht mehr nennenswert tätig gewesen sein, wodurch sich auch der Umstand erklären lässt, dass ab diesem Zeitpunkt keine weiteren wissenschaftlichen Publikationen aus seiner Hand erhalten sind.[494]

---

493 VIX, ERNST: Rezension einer Arbeit des Arztes N. Rüdiger („Ueber die Verbreitung des Sympathicus in der animalen Röhre, dem Rückenmark und Gehirn"). In: AZP, 20. Bd. (1863), S. 295–301.

494 In späteren Jahren setzte er sich jedoch intensiv mit der Methode der Feuerbestattung auseinander und publizierte in diesem Zusammenhang mehrere Arbeiten. Vgl. hierzu den Beitrag zu Ernst Vix in: PAGEL, JULIUS LEOPOLD (Hrsg.): Biographisches Lexikon hervorragender Ärzte des neunzehnten Jahrhunderts mit einer historischen Einteilung, Berlin 1901, Sp. 1778 f.

5.2.3.2 Die wissenschaftliche Tätigkeit von Friedrich Reissner und die pharmakologischen Versuche in der Hofheimer Anstalt

Friedrich Reissner, der seit 1858 als Assistenzarzt in Hofheim tätig war und nach dem Weggang Ludwigs 1865 zum Direktor avancieren sollte, publizierte in der „Allgemeinen Zeitschrift für Psychiatrie" von 1862 einen kurzen, knapp siebenseitigen Beitrag über eine Arbeit eines Dr. Voppels mit dem Titel „Über die Harnbeschaffenheit bei Irren". Dieser hatte über einen Zeitraum von teilweise bis zu zwei Jahren den Urin von vierzehn Geisteskranken auf seine chemische Beschaffenheit untersucht und die Resultate in Form ausführlicher deskriptiver Tabellen publiziert. Er knüpfte dabei an ähnliche, weniger ausführliche Arbeiten anderer Autoren an, ohne jedoch die ebenfalls veröffentlichten ausführlichen Arbeiten zu diesem Thema zu würdigen, was Reissner kritisierte, der interessanterweise mit der dazugehörigen Literatur vertraut zu sein schien. Der Hofheimer Arzt übte darüber hinaus deutliche Kritik an den vom Autor verwendeten Methoden zur Analyse des Harns und bewies hierbei herausragende Kenntnisse auf dem Gebiet der Chemie.[495] Ein direkter Bezug zur eigenen wissenschaftlichen Tätigkeit Reissners in Hofheim lässt sich nicht feststellen. Sein wichtigster Beitrag erschien einige Jahre später in Form einer ausführlichen Arbeit mit dem Titel „Ueber Einspritzungen von Arzneimitteln in das Unterhautbindegewebe bei Geisteskranken" in der „Allgemeinen Zeitschrift für Psychiatrie" von 1867, also zu einem Zeitpunkt, zu dem er bereits die Hofheimer Anstalt leitete. Das Ausmaß der Untersuchungen und Behandlungen, die der Publikation zu Grunde liegen, dürfte jedoch mehrere Jahre in Anspruch genommen haben und zumindest zum großen Teil während seiner Zeit als Assistenzarzt erfolgt sein. Die Arbeit wurde vielfach in der einschlägigen Fachliteratur in den folgenden Jahren zitiert und im Kontext der wachsenden Anzahl an Publikationen zur pharmakologischen Behandlung Geisteskranker veröffentlicht.[496]

Die Arbeit Reissners fügt sich in den Kontext einer zunehmend nach empirisch-wissenschaftlichen Prinzipien ausgerichteten pharmakologischen Forschung in der Psychiatrie. Während sich pharmakologische Behandlungsversuche am Menschen bis in die Medizin des Altertums zurückverfolgen lassen,

---

495 REISSNER, FRIEDRICH: Rezension eines Beitrages des Arztes H. Voppel („Über die Harnbeschaffenheit bei Irren"). In: AZP, 19. Bd. (1862), S. 500–506.

496 Zitiert wird Reissners Arbeit bemerkenswerter Weise von Albert Eulenburg selbst in einer späteren Auflage des grundlegenden Werkes, das Reissner in seinem Artikel zitiert: EULENBURG, ALBERT: Die hypodermatische Injektion der Arzneimittel, 3. Auflage, Berlin 1875. Vgl. S. 170 und 172.

entwickelte sich eine standardisierte Versuchspraxis erst allmählich ab dem Beginn des 19. Jahrhunderts. Kontrollgruppen im heutigen Sinne waren zu dem Zeitpunkt der Publikationsreihe noch nicht üblich, jedoch etablierten sich ab der Jahrhundertmitte zunehmend größere Beobachtungsreihen, die gelegentlich auch Vergleiche von mit unterschiedlichen Arzneien behandelten Krankengruppen umfassten.[497] Diese Entwicklungen lassen sich auch für die Psychiatrie nachweisen. Ein frühes Zeugnis dieser Bestrebungen, aus der organisierten Durchführung psychopharmakologischer Versuche neue Erkenntnisse zu erlangen, stellen die auf der psychiatrisch-anthropologischen Sektion der „Versammlung Deutscher Naturforscher und Ärzte" in Aachen im Jahr 1847 gefassten Beschlüsse dar. In diesem kleinen Forum, bestehend aus dreizehn Psychiatern aus England, Holland und Deutschland, wurden auch pharmakologische Themen behandelt, nämlich der Gebrauch von Emetika und des Opiums bei psychisch Kranken. Die anwesenden Ärzte beschlossen konkret, *„dass verschiedene Irrenärzte sich vereinigen mögen, über die Wirksamkeit von bestimmten Arzneimitteln bei Geistesstörungen Beobachtungen anzustellen und Erfahrungen zu sammeln"*.[498] Jeweils drei Ärzte sollten einem Arzneimittel zugeordnet werden, *„um mit demselben in den ihnen geeignet scheinenden Fällen Versuche anzustellen"*. Im Anschluss sollten die jeweiligen Ärzte ihre Ergebnisse unter Berücksichtigung von *„Wirksamkeit, Indikation und (...) Kautelen"* durch Publikation in der „Allgemeinen Zeitschrift für Psychiatrie" der Ärzteschaft zugänglich machen. Damit verbunden war der Aufruf an alle Ärzte, einschlägige Erfahrungen mit diesen Medikamenten mit der jeweiligen Arbeitsgruppe zu teilen. Auf der folgenden Naturforscherversammlung wollte man das eingegangene Material prüfen und die Durchführung neuer Versuchsreihen koordinieren. Es wurden folgende vier Teilprojekte zu verschiedenen Substanzen vereinbart: *„Tartarus stibiatus und Sulphas cupri, im Vergleich zueinander"*, *„Digitalis und Digitalin, im Vergleich zueinander"*, *„Opium und seine Präparate"* und *„Campher"*. Bemerkenswerter Weise wurde der nicht anwesende Hofheimer Direktor Amelung mit der Teilnahme an den Versuchsreihen mit Campher beauftragt.[499] Mit den Versuchen war wohl vor dem Hintergrund fehlender spezifischer Therapieoptionen die Hoffnung verbunden, Mittel zu finden, mit denen sich psychische Symptome wirksamer beeinflussen ließen. Das Fehlen standardisierter Vorgehensweisen

497 HALL: Psychopharmaka (1997). Vgl. S. 324–327.
498 AZP, 5. Bd. (1848), S. 109.
499 AZP, 5. Band 1848. Bericht über die Versammlung: S. 105–115.

und die gering entwickelten Austauschplattformen treten hier noch deutlich als Hürden für den wissenschaftlichen Fortschritt in Erscheinung.

Der Gebrauch in der Behandlung psychischer Krankheitserscheinungen des hier ebenfalls aufgezählten Opiums lässt sich bis in die Antike zurückverfolgen. Gegen Mitte des 19. Jahrhunderts etablierte es sich zunehmend in der Psychiatrie, als erstmals größer angelegte und gesteuerte Behandlungsversuche vorgenommen, eine zunehmende Anzahl an Arbeiten veröffentlicht und erste systematische Behandlungsgrundsätze formuliert worden waren. Es kam hierbei aufgrund seiner euphorisierenden Wirkung vornehmlich in der Behandlung depressiver Syndrome zum Einsatz, wurde jedoch auch bei einer Vielzahl anderer Störungen verordnet. Indikationsgebiete, unerwünschte Nebenwirkungen sowie das Risiko einer Abhängigkeitsentwicklung wurden in den 1850er Jahren in der psychiatrischen Fachöffentlichkeit kontrovers diskutiert. Eine besondere Rolle kam dem Morphin als Hauptalkaloid des Opiums aufgrund seiner sedierenden Eigenschaften zu, während andere Opiumalkaloide wie Narcein und Papaverin andere Wirkungsprofile aufwiesen und seltener Anwendung fanden. Insbesondere das Morphin wurde Gegenstand ausgedehnter pharmakologischer Versuche und erfreute sich in der Psychiatrie rasch großer Beliebtheit, nicht zuletzt aufgrund einer weiteren Neuerung in der Medizin, der Einführung der subkutanen Injektion[500] als weitere Verabreichungsmethode. Diese erlaubte eine einfache Anwendung des Mittels auch bei widerstrebenden Kranken.[501] Im einflussreichen Werk Albert Eulenburgs von 1865 über die subkutane Injektion von Arzneimitteln wird beispielsweise ein Gebrauch zur Behandlung von „maniakalischen Zuständen“ beschrieben.[502] Für die klinisch-pharmakologischen

---

500 Der britische Arzt Alexander Wood hatte im Jahr 1855 die Ergebnisse seiner Versuche mit der Injektion von Arzneien in das Unterhautbindegewebe publiziert und in den Fachkreisen damit großes Aufsehen erregt. Die Methode verbreitete sich unter den deutschen Ärzten schnell und verursachte eine große Anzahl an Arbeiten unterschiedlichster Disziplinen über die Versuche mit injizierbaren Arzneien an Menschen und Tieren. Um diese neue Methode zu propagieren, lobte die Berliner „Hufelandsche Gesellschaft“ gar im Jahr 1863 einen Preis für eine Schrift über die „*Wirkungsweise und therapeutische Anwendung der hypodermatischen Injektionen, begründet durch physiologische Versuche und klinische Erfahrungen*“ aus, der Albert Eulenburg für seine später sehr einflussreiche Arbeit „Die hypodermatische Injektion der Arzneimittel“, die in erster Auflage im Jahr 1865 erschien, verliehen wurde. Vgl. hierzu: EULENBURG: Injektion (1875), Vorrede, S. V.

501 Vgl. WEBER: Opiumkur (1987) und HALL: Psychopharmaka (1997). Zu Opium vgl. hier insb. S. 93–106.

502 EULENBURG: Injektion (1875), S. 102.

Studien in der Psychiatrie boten sich die psychiatrischen Anstalten durch das große und oftmals über längere Zeiträume dort verpflegte Patientenklientel hervorragend an, wovon auch die in Hofheim und Heppenheim durchgeführten Versuche zeugen. Für Georg Ludwig selbst ist kein besonderes Interesse an klinisch-pharmakologischen Fragestellungen nachzuweisen. Er veröffentlichte zumindest keine entsprechenden Arbeiten. Dennoch dürfte er die Interessen seiner Assistenzärzte unter anderem durch die Anschaffung von Literatur und durch die Teilnahme an Versammlungen (s. u.) gefördert und ihnen die notwendige Zeit und die Mittel für eine derart ausgedehnte wissenschaftliche Tätigkeit eingeräumt haben.

5.2.3.3 Die pharmakologischen Versuchsreihen Friedrich Reissners

Der Artikel, den Friedrich Reissner in der „*Allgemeinen Zeitschrift für Psychiatrie*" im Jahr 1867 publizierte, stellt die erste (!) ausführliche Arbeit über die Behandlung Geisteskranker mit injizierbaren Sedativa in einer deutschen Fachzeitschrift dar. Reissner dürfte sich im Kontext seiner Versuche intensiv mit der verfügbaren Literatur zu Sedativa und den Injektionstechniken und -instrumenten auseinandergesetzt haben. Hiervon zeugen die zahlreichen Verweise auf relevante Werke in seiner Arbeit. Er griff bei seinen Erläuterungen nicht nur auf deutsche Autoren, sondern auch auf die Arbeiten ausländischer, etwa französischer Wissenschaftler zurück.[503] Auch Arbeiten über Tierversuche standen ihm zur Verfügung.[504] Interessanterweise ist in der historischen Bibliothek des Vitos Philippshospitals Riedstadt (dem ehemaligen Landeshospital Hofheim) ein Exemplar der ersten Auflage der oben genannten Arbeit Eulenburgs aus 1865 erhalten.[505] Es erscheint sehr wahrscheinlich, dass es sich um das von Reissner benutzte Exemplar handelt.

503 Ebd., S. 93. Hier wird eine Arbeit Claude Bernards zitiert.

504 Ebd., S. 95.

505 LWV-Archiv, Best. Philippshospital, B131. Auf der ersten Seite ist der Band, wie andere ältere Werke des Bibliotheksbestands, als zur Hofheimer Bibliothek zugehörig handschriftlich mit der Kennzeichnung „B 26" versehen worden. Der Vermerk wurde später durchgestrichen und durch einen Exlibris-Stempel ersetzt.

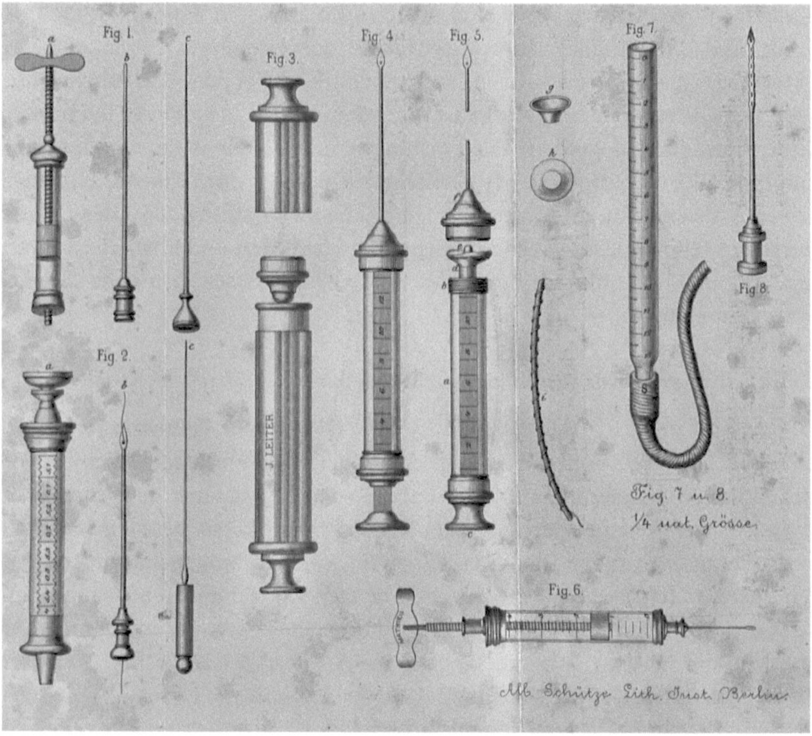

Abbildung 7: Lithographie mit verschiedenen Spritzenmodellen für subkutane Injektionen. Aus: ALBERT EULENBURG: Die hypodermatische Injektion der Arzneimittel, Berlin 1875.

Die hier beschriebenen Versuche Reissners sind abzugrenzen von der psychopharmakologischen Behandlungspraxis, die zu diesem Zeitpunkt in der Hofheimer Anstalt etabliert war und an anderer Stelle dieser Arbeit behandelt wird. Die bisherigen Untersuchungen konnten bereits einen zunehmenden Gebrauch sedierender Substanzen ab der Mitte des 19. Jahrhunderts in der Anstalt verzeichnen. Eine Untersuchung dieser Entwicklungen war anhand der inkonsequenten Dokumentation in den Krankenakten des Hospitals nur sehr begrenzt möglich.[506] Der Artikel Reissners erlaubt hingegen einen wesentlich

506 Vgl. hierzu das Kapitel 4.5 der vorliegenden Arbeit.

umfangreicheren Einblick in die pharmakologischen Behandlungsmethoden, indem er auf über siebzig Seiten (!) seine Erfahrungen mit unterschiedlichen Arzneien mitteilte. Es handelte sich dabei nicht nur um solche Mittel, von denen er sich einen Einfluss auf die psychischen Symptome versprach. Zur Anwendung per Injektion gelangten so unter anderem auch Curare, Atropin[507] und Hanfextrakt.[508] Einem großen Teil seiner Publikation widmete er aber den Wirkungen und Nebenwirkungen verschiedener subkutan verabreichter Opiate. In der Behandlung von Geisteskranken kamen diese Stoffe aufgrund ihrer sedierenden Wirkung zum Einsatz, insbesondere vor dem Hintergrund der zunehmend restriktiven Verwendung mechanischer Zwangsmittel mit der Etablierung des „Non-Restraint". Reissner behauptete in diesem Zusammenhang: „*... die Anwendung der Opiumstoffe liegt auch bei Geistesgestörten am Nächsten, weil man hier zur Benutzung der sedativen Methode fortwährend genötigt wird.*"[509] Er betonte die Zweckmäßigkeit der neuen Methode vor dem Hintergrund der oftmals unkooperativen psychiatrischen Patienten:

> *„Die subcutanen Injectionen sind indessen gerade in der irrenärztlichen Praxis von ausserordentlicher Wichtigkeit, und zwar vorzugsweise aus einem Grunde, der die übrigen Aerzte nur in zweiter Linie interessieren kann, nämlich wegen der häufigen Schwierigkeit oder Unmöglichkeit, dem Kranken auf anderem Wege beizukommen [sic]. (...) Es giebt Kranke, die zum freiwilligen Verschlucken von Arzneimitteln überhaupt nicht zu bewegen sind. Das sind entweder Melancholiker, die aus Angst oder Stupor überhaupt zu keinen positiven Handlungen kommen, und deren negativer Affect oft so weit geht, dass sie selbst die allerersten Bedingungen des Stoffwechsels ausser Acht setzen, und sich auch täglich die nöthige Nahrung mit der Schlundsonde beibringen und Urin und Faeces mit Katheter und Clysopompe entnehmen lassen. Oder es handelt sich um Exaltations-, namentlich Wahnsinnsformen. Die Kranken widerstreben dem Einnehmen auf das Aeusserste, weil sie sich nicht für krank und den Arzt für einen unberechtigten Aufdringling halten."*[510]

Neben der sicheren Gabe auch bei widerstrebenden Kranken erlaube die Injektion laut Reissner es dem Arzt außerdem sicherzustellen, dass die verordnete Dosierung tatsächlich komplett eingenommen und nicht etwa ausgespuckt werde, was eine angemessene Behandlung verhindere. Die wiederholte Betonung dieser Zusammenhänge lässt darauf schließen, dass die Incompliance bei der Medikamenteneinnahme ein weit verbreitetes und alltägliches Problem darstellte und die Behandlungsabläufe der Anstalt empfindlich gestört haben muss:

---

507 REISSNER: Einspritzungen (1867), S. 88.
508 Ebd., S. 147.
509 Ebd., S. 87.
510 Ebd., S. 75 f.

„Es giebt indessen noch eine, viel zahlreichere Klasse von Geisteskranken, die das Einnehmen zwar nicht absolut verweigern, bei denen man aber auf eine regelmässige Therapie nicht rechnen kann, weil sie entweder aus Angst, oder aus Morosität, oder wegen Hallucinationen, oder wie manche Tobsüchtige aus Lust am Schabernack oder aus plötzlichem Stimmungswechsel, mehr oder weniger häufig die verordnete Dosis gar nicht oder was noch schlimmer ist, nur zum Theil nehmen. Man vergeudet mit Parlamentiren, mit Bitten und Drohen eine unverhältnissmässige Zeit, um schliesslich zu sehen, wie der Kranke einen, in seiner Grösse noch dazu unbekannten Teil der genommenen Arznei wieder ausspeit. Allen diesen Übelständen wird durch die subcutane Injection mit einem Schlage abgeholfen.“[511]

Die subkutane Injektion bot im Vergleich zu den anderen Verabreichungsmethoden bei einer Zwangsmedikation entscheidende Vorteile, indem sie schneller und risikoärmer war. Widersprachen die Pfleglinge einer oralen Medikation, konnte in dringend indizierten Fällen die Zwangsmedikation stattdessen (wenn in dieser Form verfügbar) als Klystier verabreicht werden oder oral unter Zwang verabreicht werden. Hierfür musste allerdings eine Schlundsonde gelegt werden, was einen erheblichen und risikobehafteten Eingriff darstellte und für die Kranken in der Regel eine drastische Erfahrung bedeutet haben dürfte. Reissner führte in diesem Zusammenhang exemplarisch einen Fall eines Kranken an, der durch Aspiration während des Legens einer Schlundsonde eine Pneumonie entwickelte.

Reissner untersuchte die Wirkung der Opiumalkaloide Morphin, Codein, Narcein, Thebain, Narkotin und Papaverin. Die genaue Anzahl der Menschen, die er mit diesen Mitteln behandelte, ist leider nicht festgehalten -- einzelne Formulierungen lassen darauf schließen, dass es sich um sehr viele, womöglich um hunderte Kranke handelte. Ebenso wenig lässt sich der Arbeit entnehmen, ob die Versuche an Kranken eines oder beider Geschlechter erfolgten und ob eine Einteilung in verschiedene Gruppen oder Kontrollgruppen vorgenommen wurde.

Als Messwerte für die Wirkung der erprobten Pharmaka dienten eine genaue klinische Beobachtung und die gezielte klinische Untersuchung (des Pulses, der Temperatur, der Vigilanz, der Respiration, der Pupillen etc.).[512] Die Mittel wurden durch Reissner in das Unterhautbindegewebe injiziert. Indikation für die Verabreichung dieser Substanzen waren meist Erregungszustände der sogenannten unruhigen Kranken. Einige Textstellen legen jedoch nahe, dass bei vielen Patienten solche Behandlungen nicht nur ausnahmsweise, sondern durchaus regelmäßig angewandt wurden.[513] Andere Formulierungen erlauben den Rückschluss,

511 Ebd., S. 77.
512 Ebd., S. 110.
513 Ebd., S. 107.

dass zumindest ein Teil der Behandlungen unter Zwang geschah: „*Allen diesen Uebelständen wird durch die subcutane Injection mit einem Schlage abgeholfen. Man ist dadurch im Stande, auch den widerstrebensten Kranken einer regelmässigen und consequenten Therapie zu unterwerfen.*“[514] Den Darstellungen ist nicht zu entnehmen, wie viele dieser Behandlungen mit dem Einverständnis des Kranken bzw. unter Zwang erfolgten. Die Abgrenzung zwischen unfreiwilligen und freiwilligen Behandlungen dürfte im klinischen Alltag nicht notwendig gewesen sein – nichts im Artikel Reissners deutet darauf hin, dass Kranke sich einer solchen Maßnahme, wenn sie ärztlich indiziert erschien, durch Widerspruch entziehen konnten. Rechtliche Rahmenbedingungen für die Durchführung klinischer Versuche waren zu diesem Zeitpunkt noch nicht geschaffen worden.[515] Ziel der Verabreichung war nicht in jedem Fall eine Sedierung oder Beruhigung. In mehreren Fällen wurde Morphin zur Linderung von Zahnschmerzen verabreicht.[516] Einen an Neuralgie leidenden Krankenwärter behandelte Reissner mit einer Injektion mit Narcein, einem anderen Opiumalkaloid.[517] Von Versuchen an gesunden Personen, die Reissner interessanterweise auch erwogen haben muss, zumal er es implizit erwähnt, sah er unter Berücksichtigung der damit verbundenen Risiken und möglichen Nebenwirkungen ab.[518] Dies hielt ihn offenbar nicht davon ab, die Indikation für einen Behandlungsversuch großzügig zu stellen und auch solche Kranke probatorisch zu behandeln, bei denen die geistige Erkrankung keine unmittelbare Intervention zu erfordern schien: „*Meine Versuche an relativ gesunden, harmlos schwachsinnigen Individuen ergeben für Mengen unter und bis 60 Mgr. Narcein gar keine Einwirkung irgendwelcher Art.*“[519]

Er tauschte seine Erfahrungen aus den Versuchen mit den Ärzten der neu eröffneten Anstalt in Heppenheim und mit seinem ehemaligen Kollegen Ernst Vix aus, der mittlerweile in Darmstadt als Obermedizinalrat tätig war.[520] Nach Antritt der Direktion band er auch den Hofheimer Assistenzarzt Eduard Werle in die Behandlungsversuche mit ein.[521] Eher am Rande und auf den letzten Seiten seiner Arbeit berichtete Reissner außerdem über Versuche mit anderen

514 Ebd., S. 77.
515 Vgl. das Kapitel 5.2.5 der vorliegenden Arbeit.
516 REISSNER: Einspritzungen (1867), S. 119.
517 Ebd., S.133.
518 Ebd., S.119.
519 Ebd., S. 133.
520 Ebd., bspw. auf den SS. 118, 120 u. 140.
521 Ebd., S. 140 f.

Mitteln.[522] Er teilte kurz seine Ergebnisse aus den Versuchen mit der subkutanen Injektion von Hanf-Extrakt, die er an einer nicht benannten Anzahl an Personen vorgenommen hatte. Trotz „mehrfacher" Versuche habe er keine therapeutisch nutzbare Wirkung nachweisen können. Darüber hinaus führte er offenbar mehrere Versuche mit unterschiedlichen Substanzen durch, von denen er sich eine abführende Wirkung erhoffte. Laxantien gehörten zu diesem Zeitpunkt zum etablierten Arzneimittelrepertoire und dürften nicht nur zur Behandlung von Symptomen des Magen-Darm-Trakts wie einer Obstipation, sondern vor dem Hintergrund möglicherweise noch humoralpathologisch gefärbter Behandlungsprinzipien mit der Absicht erfolgt sein, systemische Wirkungen zu erzielen und hierdurch eine Linderung der psychischen Symptomatik herbeizuführen.[523] Die Indikationen, unter denen Reissner die Behandlungsversuche mit Laxantien durchführte, lassen sich den knappen Darstellungen jedoch nicht entnehmen. Die Versuche fruchteten nicht, die erwünschte Wirkung blieb aus. Die Gaben führten Reissner zufolge in einigen Fällen zu Nebenwirkungen, die nicht bedrohlich gewesen seien. Da Laxantien zu den häufig eingesetzten Arzneien gehörten, hätte die Entdeckung einer injizierbaren Substanz weitreichende Folgen im Anstaltsalltag gehabt. Die risikobehaftete Anwendung von Klystieren bei sich wehrenden Kranken, mit denen die Darmwand verletzt werden konnte, hätte damit vermieden werden können.[524]

Reissner veröffentlichte keine weiteren Arbeiten zu diesem Themengebiet, bevor er im Jahr 1870 ausschied und zum Obermedizinalrat in Darmstadt ernannt wurde. Er wurde zum 1. Januar 1877 mit der Leitung des Impfinstitutes des Großherzogtums Hessen betraut.[525] Es bleibt ungewiss, ob diese Versuche nach seinem Ausscheiden aus der Anstalt weitergeführt wurden. In den untersuchten Krankenakten aus der Hofheimer Anstalt ließen sich keine Hinweise für diese experimentellen Behandlungen identifizieren, was nahelegt, dass diese gesondert dokumentiert wurden. In den archivierten Beständen finden sich solche Dokumente allerdings nicht. Eine Untersuchung bisher nicht erschlossener Quellen könnte, insofern vorhanden, weitere Erkenntnisse ermöglichen.

522 Ebd., S. 149–151.

523 Vgl. hierzu das Kapitel 4.5 der vorliegenden Arbeit.

524 REISSNER: Einspritzungen (1867), S. 149.

525 Großherzogliches-Hessisches Regierungsblatt auf das Jahr 1877, Darmstadt 1877, Nr. 1, S. 4.

5.2.4 Pharmakologische Versuche in Heppenheim und die Versuchsreihen Eugen Wittichs

Medikamentöse Behandlungsversuche erfolgten auch in der 1866 unter der Leitung Georg Ludwigs eröffneten Landesirrenanstalt in Heppenheim. Die treibende Kraft scheint der Heppenheimer Assistenzarzt Eugen Wittich gewesen zu sein, der als zweiter Assistenzarzt neben Eduard Werle eingestellt worden war.[526] Er arbeitete in Heppenheim bis zu seinem Tod im März 1898 im Alter von 51 Jahren infolge eines chronischen Herzleidens.[527]

5.2.4.1 Pharmakologische Versuche mit Morphium, Chloralhydrat, Bromkalium und Bier

Die Ergebnisse seiner pharmakologischen Behandlungsreihen präsentierte Wittich in Form eines Vortrages auf der 10. „Wanderversammlung Südwestdeutscher Irrenärzte“ in Karlsruhe im Jahr 1875. Unter dem Titel *„Über die Behandlung der Schlaflosigkeit unruhiger männlicher Irren“* (sic) wurden sie im Jahr darauf gesondert als Artikel im „Archiv für Psychiatrie und Nervenkrankheiten“ abgedruckt, was das wissenschaftliche Gewicht dieser Arbeit verdeutlicht.[528] Wittich knüpft bei seinen Ausführungen an eine ausführliche Arbeit über die subkutane Injektion von Morphium bei psychisch Kranken an, die in der gleichen Zeitschrift einige Jahre zuvor erschienen war.[529] Wittich hatte festgestellt, dass die vorhandenen zwei, in den Anstalten am meisten etablierten Schlafmittel – das subkutan verabreichte Morphium und Chloralhydrat – nicht bei allen Kranken den erwünschten Erfolg erzielten. Bei manchen wirkten diese Mittel gar nicht, bei anderen schien sich nach einer bestimmten Zeit ein Gewöhnungseffekt einzustellen. Die Ärzte in Heppenheim alternierten unterschiedliche Sedativa offenbar, um diesem Gewöhnungseffekt entgegenzuwirken. Wittich berichtet in diesem Zusammenhang über seine eigenen Erfahrungen und die Implikationen für den klinischen Alltag:

> *„Ich habe bereits erwähnt, dass mich nicht selten ein Narcoticum im Stiche liess, um, nachdem es wenige Tage ausgesetzt war, wieder seine volle Wirkung zu entfalten, und praktisch hat mich diese Erfahrung besonders bei sehr hartnäckigen Fällen von Schlaflosigkeit*

526 LAEHR, HEINRICH: Die Heil- und Pflegeanstalten für Psychisch-Kranke in Deutschland, der Schweiz und den benachbarten deutschen Ländern, Berlin 1875, S. 52.

527 Vergleiche die „Personal-Nachrichten“ in: AZP, 54. Bd. (1898), S.322.

528 WITTICH: Schlaflosigkeit (1876).

529 WOLFF: Morphiumtherapie (1870).

unruhiger Irren [sic] dazu geführt, dem einen Mittel, wenn es seine Wirkung zu versagen begann, ein anderes zu substituieren, um dann später wieder das erste zu versuchen, und mit dieser Methode so lange fortzufahren, bis schliesslich alle Mittel unnötig geworden waren; und das Wechseln der Mittel führt jedenfalls praktisch weiter, als wenn man durch Steigerung der Dosen eines Mittels die gewünschte Wirkung erzwingen will".[530]

Die Identifikation neuer sedierender Mittel hatte vor dem Hintergrund des teilweise fehlenden Ansprechens einerseits, der eintretenden Gewöhnung andererseits eine hohe praktisch-klinische Relevanz. Über einen Zeitraum von zwei Jahren wurde deshalb in der Landesirrenanstalt die Gabe sedativer Medikamente konsequent dokumentiert. Dabei bediente man sich drei unterschiedlicher Markierungen, um einen vollen Erfolg, einen teilweisen Erfolg und einen fehlenden Erfolg der eingesetzten Arznei zu kennzeichnen. Diese Dokumentation diente anschließend zur Messung der Effektstärken der jeweiligen Mittel: „*Diese Aufzeichnungen ergeben Tabellen, aus welchen nach einem gewissen Zeitraum mit annähernder Sicherheit und in objektiver Weise, fast nach der Art eines Rechenexempels, der therapeutische Wert der erwähnten Arzneimittel sich muss feststellen lassen.*"[531] Diese Dokumente sind leider nicht erhalten bzw. noch nicht erschlossen worden. Ziel dieser Versuche war die Charakterisierung individueller Wirkprofile der getesteten Arzneien bzw. die Erarbeitung individueller, auf der Symptomkonstellation des Kranken begründeter Indikationen: „*Wir hoffen auf diese Weise nach und nach Symptomengruppen zu finden, für die dieses oder jenes Narcoticum therapeutisch indiziert oder kontraindiziert erscheint.*"[532] Wittich behandelte hierfür versuchsweise kleine Gruppen mit den zu erprobenden Substanzen.

25 Kranke erhielten Morphium als subkutane Injektion in unterschiedlichen Dosierungen, 20 wurden mit Chloralhydrat behandelt. Sie wurden engmaschig kontrolliert und untersucht, um Wirkungen und Nebenwirkungen zu identifizieren. Bei beiden Gruppen registrierte Wittich in Bezug auf die erhoffte schlafindizierende Wirkung mehrere Erfolge, Teilerfolge und Misserfolge. Er unterstrich unter Betonung der relativ häufigen Misserfolge und mit einem Hinweis auf bestimmte Fälle, in denen eine Gabe des Chloralhydrats kontraindiziert gewesen sei, die Notwendigkeit einer Suche nach weiteren Sedativa.[533] Als

---

530 WITTICH: Schlaflosigkeit (1876), S. 478.
531 Ebd., S. 475.
532 Ebd.
533 Ebd., S. 475–477.

Alternativen nannte er zwei andere Mittel, nämlich das bereits seit Jahrzehnten im psychiatrischen Gebrauch befindliche Bromkalium und Bier.

Bromkalium wurde in Deutschland nach seiner Ersthersteilung in Frankreich im Jahr 1826 in den 1830er Jahren eingeführt und seit den 1850er Jahren in der Behandlung der Epilepsie verwendet, wo es sich aufgrund seiner im Vergleich zu den bis dahin vorhandenen Mitteln starken Wirksamkeit großer Beliebtheit erfreute. Aufgrund seiner sedierenden und hypnotischen Eigenschaften wurde es bald auch in der Psychiatrie eingesetzt. In den 1870er Jahren lassen sich viele Publikationen über klinische Versuche mit Bromkalium an Geisteskranken nachweisen. Als limitierend für ihren Einsatz erwiesen sich aber die in höheren Dosierungen auftretenden Vergiftungserscheinungen, die dazu beitrugen, dass es bis zum Ende des 19. Jahrhunderts als therapeutische Option wieder deutlich an Bedeutung verlor.[534] Die schlaffördernde Wirkung des Bromkaliums belegte Wittich durch seine detailliert wiedergegebenen Untersuchungen an 20 Kranken mit unterschiedlichen Dosierungen. Er erreichte damit einen vollen Erfolg im Sinne eines herbeigeführten Schlafs bei neun Kranken, bei sechs Kranken einen teilweisen Erfolg, bei fünf blieb er mit dem Mittel erfolglos. Er hob hervor, dass unter den neun mit Erfolg behandelten Fällen *„2 [waren], die fruchtlos mit Morphium, 2, die fruchtlos mit Chloral und 3, die fruchtlos sukzessive mit beiden Mitteln behandelt worden waren."*[535] Auch hier wurden engmaschige klinische Kontrollen durchgeführt und vermeintliche Wirkungen und Nebenwirkungen erfasst.

Als weiteres Mittel setzte Wittich Bier versuchsweise bei männlichen Kranken ein. Vom enthaltenen Alkohol versprach er sich den bekannten sedierenden Effekt. Seine Ausführungen zeigen, dass ihm die gesundheitsschädlichen Eigenschaften des Alkohols und die ungünstige Wirkung desselben bei Geisteskranken durchaus bewusst waren: *„Der Alkohol steht zwar bei Psychosen, besonders was deren Ätiologie betrifft, und wohl nicht mit Unrecht, nicht im besten Geruch* [sic]."[536] Dennoch hielt er eine Verordnung moderater Mengen unter bestimmten Umständen für vertretbar und betonte das damals ebenfalls bereits bekannte Abhängigkeitspotenzial der Opiumderivate und des Chloralhydrats. Das Bier, bei dem es sich um 4%iges (und somit nicht um das bspw. in Hofheim in der Krankenkost gebräuchliche Dünnbier mit einem Alkoholgehalt von unter 2%) handelte, testete er in Mengen von ein bis zwei Litern, die 15 Kranke innerhalb

534 HALL: Psychopharmaka (1997). Vgl. hierzu S. 109–111.
535 WITTICH: Schlaflosigkeit (1876), S. 479.
536 Ebd., S. 481.

von einer bis anderthalb Stunden zu trinken hatten. In acht Fällen trat der Schlaf ein, in vier Fällen wurde das Bier erfolglos konsumiert, zwei verweigerten den Konsum. Einer geriet in einen Rauschzustand, den Wittich dazu bewog, die „Bierkur" zu unterbrechen. Wittich spekulierte, dass neben dem Alkohol auch andere Inhaltsstoffe die sedierende Wirkung des Bieres mitverursachen könnten. Er empfahl die Gabe als alternatives Sedativum besonders für chronische Kranke, die sich in einem reduzierten Ernährungszustand befanden. Über die Rezeption dieser Arbeit ist nichts bekannt. Ihre Platzierung in einer der renommierten psychiatrischen Fachzeitschriften legt nahe, dass sie in den entsprechenden Fachkreisen zumindest gelesen wurde.

5.2.4.2 Pharmakologische Versuche mit Campher

Einen weiteren, kurzen Artikel über die Anwendung von Campher bei Geisteskranken[537] publizierte Wittich zwei Jahre später in der „Berliner Klinischen Wochenschrift", einem thematisch breit gefächerten medizinischen Journal, das seit 1864 regelmäßig wöchentlich erschien. Campher war gegen Ende des 18. Jahrhunderts zur Behandlung unterschiedlichster Beschwerden in Gebrauch. Die Behandlung von Geisteskranken mit Campher konkret lässt sich hingegen zumindest bis in das 16. Jahrhundert zurückverfolgen. Jedoch beschränkte sich die Anzahl der Publikationen zum Einsatz dieses Mittels bei der Behandlung von Geisteskranken auch im ausklingenden 18. Jahrhundert noch auf einige wenige Fallpublikationen.[538] Es wurde zu den „Stärkungsmitteln" gezählt. Sein Nutzen bei der Behandlung Geisteskranker in den 1830er Jahren war noch umstritten.[539] Wohl aufgrund dieser unbefriedigenden Datenlage beschlossen die auf der „Versammlung Deutscher Naturforscher und Ärzte" von 1847 zusammengekommenen Psychiater, weitere klinische Versuche durchzuführen, womit Franz Amelung beauftragt wurde.[540] Amelung dürfte diese Versuche aufgrund seines

---

537 WITTICH, EUGEN: Kampher gegen die Schlaflosigkeit weiblicher Irren [sic]. In: Berliner Klinische Wochenschrift, 15. Bd., Nr. 11 (1878), S. 148 f.

538 Vgl. das ausführliche Werk des Wittenberger Apothekers DORFFÜRST, AUGUST: Abhandlung über den Kampher, worin dessen Naturgeschichte, Reinigung, Verhalten gegen andere Körper, Zerlegung und Anwendung beschrieben wird, Wittenberg und Zerbst 1793. Zur Geschichte des Camphers in der Psychiatrie bzw. zu den Studien bis Ende des 18. Jahrhunderts vgl. hier insbesondere §99, S. 225–230.

539 BRAUN: Defekt (2009). Vgl. S. 332 f., hier bezugnehmend auf das Werk Friedrich Birds von 1836: Pathologie und Therapie, S. 338.

540 AZP, 5. Bd. (1848). Bericht über die Versammlung: S. 105–115.

kurze Zeit später eingetretenen Todes nicht mehr durchgeführt haben. Campher war in der Apotheke der Hofheimer Anstalt jedenfalls verfügbar und dürfte seinen Platz in der Behandlung gehabt haben.[541] Die Indikationen, die eine Verordnung begründeten, sind aufgrund fehlender Quellen nicht mehr nachvollziehbar. Hinweise auf regelmäßige Anwendungen oder gar Versuchsreihen mit Campher unter Hohenschild, Ludwig oder den späteren Direktoren Hofheims sucht man vergeblich. Der Artikel Wittichs erlaubt jedoch den Rückschluss, dass es in Heppenheim regelmäßig in der Behandlung Geisteskranker als Beruhigungsmittel eingesetzt wurde. Es konnte oral oder – was Wittich als zusätzlichen Vorteil hervorhob – auch als subkutane Injektion verabreicht werden. Mit dem Artikel reagierte Wittich auf den Vortrag eines anderen Arztes, der auf der Versammlung des „Psychiatrischen Vereins zu Berlin" im Jahr 1877 gehalten wurde. Dieser hatte unter Berufung auf einschlägige französische Literatur einer bestimmten Campherverbindung – dem „Monobrom-Kampher" – die hypnotische Wirkung angezweifelt. Wittich sah sich durch diese Feststellung nach eigenen Angaben genötigt, den Nutzen des gewöhnlichen Camphers als Schlafmittel durch einen eigenen Beitrag zu verteidigen.[542] Dieser sollte sich nach eigenen Angaben in die Mitteilungen der Psychiater Dr. Rabow und Ludwig Meyer einreihen, die in den vergangenen Ausgaben der Berliner Klinischen Wochenschrift ebenfalls Beiträge über die Behandlung Geisteskranker veröffentlicht hatten. Die Publikation dieser Artikel in diesem nicht fachpsychiatrischen Journal verfolgte das Ziel (in den Worten Wittichs) *„innerhalb der Irrenanstalt gesammelte und erprobte therapeutische Erfahrungen dem Publikum der praktischen Ärzte mitzuteilen und zur Berücksichtigung zu empfehlen."*[543] Die Wirkung des Camphers illustrierte Wittich durch ein dramatisches Fallbeispiel einer unruhigen Kranken:

> *„Die Kranke zeigt die heftigste Angst; sie ist in steter Bewegung, ob sie sich nun im Bett hin und her wiegt und wälzt, oder im Zimmer rast- und planlos umherirrt, sie stöhnt und jammert, indem sie stets dieselben Töne ausstösst; […]. Die Kranke hat jede Aufmerksamkeit für ihre äussere Erscheinung verloren, jede Annäherung des Arztes oder der Wärterin abgewehrt, das Nehmen der Nahrung wird verweigert, alle Versuche der Kranken zuzureden, sie zu nähren, sie zu reinigen etc. steigern die Erscheinungen der Unruhe zu einem höheren Grad, während die Form derselben unverändert bleibt, die Sinnes-Wahrnehmungen sind*

541 Vgl. Anhang I: Tabelle 11: Liste der im Landeshospital Hofheim um 1855–1860 verfügbaren Arzneimittel mit Erläuterungen zu den therapeutischen Anwendungsgebieten.

542 Vgl. WITTICH: Kampher (1878), S. 148; und die Mitteilung über den Vortrag Dr. Böttchers Im Rahmen der Versammlung des „Psychiatrischen Vereins zu Berlin" im Jahr 1877 in: AZP, 34. Bd. (1878), S. 623 f.

543 WITTICH: Kampher (1878), S. 148.

> *gestört, die Kranke weiss nicht recht, wo sie ist und was sie soll, sie bezeichnet die Personen in ihrer Umgebung mit den verschiedensten Namen als alte Bekannte und jammert dann bisweilen selbst über ihre Verwirrtheit und ihre Unfähigkeit, sich zu orientieren; in manchen Fällen treten Halluzinationen der verschiedensten Art, insbesondere des Gesichts und Gehörs auf, ihr Inhalt, wie der Inhalt der Vorstellungen überhaupt, ist Elend, Angst, Furcht und Schrecken, dabei fehlen einzelne distincte und die Kranke leidet Wahn-Ideen, vielmehr herrscht auch hier dieselbe diffuse Rastlosigkeit und Unordnung, wie in den äusserlichen locomotorischen Erscheinungen […].*“[544]

Wittich berichtet nach weiteren Ausführungen und Beschreibung des desolaten körperlichen Befunds, wie er zunächst zu den etablierten Mitteln gegriffen habe – allerdings erfolglos:

> „*Vergebens versucht man eine solche Kranke auf dem gewöhnlichen Wege zu beruhigen. Die Anwendung von Chloralhydrat, Morphium und Bromkalium lässt ebenso im Stich, wie die Anwendung von Bädern der verschiedensten Art. Bei dem Widerstreben der Kranken ist man fast auf die subkutane Anwendung von Morphium beschränkt. Mehr erreicht man aber nicht als höchstens eine ganz vorübergehende Abschwächung der Unruhe […].*“

Abhilfe habe in diesem Fall erst der Kampher verschafft:

> „*In diesen Fällen […] hat nun mir und der Kranken die subkutane Anwendung des Kamphers nicht selten die besten Dienste getan. Schon wenige Minuten nach der Injektion beruhigt sich die Kranke und sinkt bald in mehrstündigen Schlaf. Erwacht, zeigt sie wohl die früheren krankhaften Erscheinungen wieder, aber in geringerem Grade, oder sie zeigt schon nach dem ersten Schlaf eine grössere Ruhe und Besonnenheit, zugleich mindert sich die Abneigung gegen das Nehmen der Nahrung. Die Wiederholung der Injektion sichert wiederholt den Schlaf und die günstige Nachwirkung auf das psychische Befinden.*“[545]

Eine konkrete Anzahl der versuchsweise Behandelten nennt der Heppenheimer Arzt nicht. Die Formulierungen Wittichs weisen allerdings darauf hin, dass Campher nicht nur ausnahmsweise, sondern bei einer größeren Zahl an Kranken eingesetzt wurde.

5.2.5 Rechtliche und ethische Aspekte der medikamentösen Behandlungsversuche

Ab der Mitte des 19. Jahrhunderts lässt sich eine zunehmende Anzahl an Publikationen über pharmakologische Versuche an Geisteskranken nachweisen. Ethische und rechtliche Fragestellungen wurden jedoch erst gegen Ende des 19.

544 Ebd.
545 Ebd., S. 149.

Jahrhunderts öffentlich problematisiert. Eine erste Richtlinie wurde vom Preußischen Kultusministerium erst gegen 1900 geschaffen. Sie betraf jedoch lediglich solche Versuche am Menschen, bei denen nicht eine therapeutische Intention im Vordergrund stand. Spezifischere Regelungen wurden im deutschsprachigen Raum erst Jahrzehnte später geschaffen, ein eigenes Arzneimittelgesetz trat erst im Jahr 1976 in Kraft.[546] Die in Hofheim und Heppenheim stattgehabten Versuche müssen dementsprechend in diesem Kontext einer fehlenden spezifischen Gesetzgebung interpretiert werden. Auf die Durchführung der Versuche scheinen sich vielmehr ethische Vorstellungen limitierend ausgewirkt zu haben, während rechtliche Aspekte offenbar eine untergeordnete Rolle bei der Abwägung spielten. So bemerkt Reissner im Zusammenhang mit der Wirkung des injizierbaren Morphin-Präparates:

> *„Ich selbst habe über die Wirkung der Morphin-Injektionen auf gesunde Menschen keine Erfahrungen; ich konnte mich zu derartigen Versuchen nicht entschliessen, da ich aus Beobachtungen an Kranken die höchst unangenehmen Erscheinungen, die dabei auftreten können, genügend kannte."*[547]

Es finden sich auch andere Textstellen, die auf eine vorangegangene Risiko-Nutzen-Abwägung schließen lassen. Bei manchen widerstrebenden Kranken sah er etwa von den zu den Versuchen dazugehörigen Temperaturkontrollen ab, wenn dabei eine Verletzungen riskiert werden musste: *„Bei erheblichem Widerstande habe ich sofort meine Absicht aufgegeben, da ich mich nicht für berechtigt halte, einen Kranken der Möglichkeit einer Verletzung des Mastdarmes durch den Bruch des Thermometers auszusetzen"*[548].

Die von Friedrich Reissner angestellten Versuche mit injizierbaren Sedativa sind therapeutische Versuche, keine experimentellen Versuche am Menschen. Die *„eminent [toxische] Wirksamkeit"*[549] dieser Arzneien war ihm bekannt. Nicht umsonst griff er bei seiner Planung auf Daten zu Tierversuchen mit den ihn interessierenden Substanzen zurück, wo diese verfügbar waren. Etwas anders steht es um seine Versuche mit Injektionen von Hanfextrakten und insbesondere bei seinen Versuchen zur Ermittlung eines injizierbaren Abführmittels. Hier war die bisherige Datenlage, wie er selbst einräumt, viel dünner. Beim letztlich erfolglosen Versuch, ein solches Präparat zu finden, beschränkte er sich anscheinend aus diesem Grund auf solche Kranke, bei denen ein Abführmittel

---

546 HALL: Psychopharmaka (1997). Vgl. zu den Hintergründen S. 352–367.

547 REISSNER: Einspritzungen (1867), S. 119.

548 Ebd., S. 107.

549 Ebd., S. 100.

dringend indiziert war und die sich der freiwilligen Einnahme widersetzt hatten. Er nahm jedoch auch erhebliche Nebenwirkungen wie eine schwere Entzündung der injizierten Hautstelle in Kauf, wie eine kasuistische Schilderung nahelegt.[550] Durch die Feststellung einer Indikation und dem Mangel alternativer therapeutischer Interventionsmethoden lassen sich diese Versuche insgesamt als Behandlungsversuche einordnen. Jedoch ist auch insbesondere dann, wenn Reissner Arzneien verabreichte, zu denen es wenige oder keine wissenschaftlichen Erkenntnisse gab, deutlich ein Übergang zu experimentellen Versuchen erkennbar. Im Gegensatz zu Reissner bediente sich Wittich bei seinen Versuchen in Heppenheim ausschließlich bereits in der Psychiatrie (im Falle des Bromkaliums allerdings unter einer anderen Indikation) gebräuchlicher Arzneien. Auch er monitorisierte Wirkungen und Nebenwirkungen engmaschig. In den Fällen, in denen deutliche Nebenwirkungen wie Erbrechen oder Abszesse auftraten, unterließ Wittich eine weitere Behandlung mit dem entsprechenden Mittel.[551] Es bleibt mangels aufschlussreicher Quellen unklar, in welchem Maß die auf diese Weise behandelten Kranken über die Versuche aufgeklärt wurden. Die rechtlichen Rahmenbedingungen wurden hierfür erst in den ersten Jahrzehnten des 20. Jahrhunderts geschaffen.[552]

5.2.6 Anderweitige Forschung in Heppenheim 1866–1900

In der ersten Dekade nach Eröffnung der Landesirrenanstalt – von 1866 bis 1875 – veröffentlichten Heppenheimer Ärzte keine einzige wissenschaftliche Arbeit.[553] In den Jahren 1876 und 1878 publizierte Eugen Wittich seine beiden oben behandelten Arbeiten zu der Wirkung von Sedativa respektive im „Archiv für Psychiatrie und Nervenkrankheiten“ und in der „Berliner Klinischen Wochenschrift“.

In der „Allgemeinen Zeitschrift“ von 1887, also fast ein Jahrzehnt später, erschien ein Artikel eines (allerdings ehemaligen) Assistenzarztes aus Heppenheim in einer psychiatrischen Fachzeitschrift. Es handelt sich dabei um eine Arbeit mit dem Titel „Über die Bedeutung der Irrenanstalten für die Verhütung des Selbstmordes der Geisteskranken“ von Friedrich Mülberger, der mittlerweile an die württembergische Heilanstalt Kennenburg gewechselt war.[554] Unter

550 Ebd., S. 151.

551 WITTICH: Schlaflosigkeit (1876), S. 476.

552 HALL: Psychopharmaka (1997), S. 359.

553 Hofheim und Heppenheim 1866–1877 (1880), Teil I, S. 69.

554 MÜLBERGER, FRIEDRICH: Über die Bedeutung der Irrenanstalten für die Verhütung des Selbstmordes der Geisteskranken. In: AZP, 43. Bd. (1887), S. 104–124.

Berufung auf die statistischen Untersuchungen mehrerer Autoren, insbesondere eines ausführlichen Werks des Erlanger Professors und Direktors der dortigen Kreisirrenanstalt Friedrich Wilhelm Hagen,[555] hob Mülberger die Bedeutung der Irrenanstalten zur Verhütung von Suiziden innerhalb der psychisch kranken Bevölkerung hervor. Er kommentierte hierzu ausführlich und kritisch die von Hagen vorgelegten Zahlen. Dieser hatte postuliert, dass Suizide unter den hospitalisierten Geisteskranken weitaus seltener als unter den nichthospitalisierten seien und daraus geschlossen, dass bis zu über 90% durch eine rechtzeitige Aufnahme in die Anstalt zu verhindern seien. Entsprechend ausführliche Zahlen konnte Mülberger, da die Zentralstelle für Landesstatistik im Großherzogtum keine Daten über die Umstände der einzelnen Suizidfälle im Land erhob, nicht vorlegen. Aus den wenigen ihm vorhandenen Daten leitete er ähnliche Zusammenhänge für das Großherzogtum ab und stellte fest, dass die hessischen Anstalten „*in über 97 pCt. der Fälle, in welchem Selbstmord eingetreten wäre, denselben verhütet, und dass ausserhalb der Anstalten sich in den angegebenen 9 Jahren 135mal mehr Geisteskranke entleibt haben, wie innerhalb derselben.*“[556] Schließlich führte er die statistischen Zahlen zu Suiziden in der Landes-Irrenanstalt Heppenheim für die Jahre 1876–1884 den Lesern als statistisches Material und Anregung zu weiteren Untersuchungen vor (u. a. etwa das Geschlecht der Kranken und Anzahl der versuchten und vollendeten Suizide), ohne jedoch diese oder die Hintergründe näher zu erläutern. Die für seine Nachforschungen notwendigen Akten seien ihm von Georg Ludwig überlassen worden.

Mit Ausnahme der eigenen Publikationen Ludwigs lassen sich bis zum Beginn des 20. Jahrhunderts keine wissenschaftlichen Arbeiten aus der Hand Heppenheimer Ärzte mehr nachweisen. Die spärliche Anzahl an Publikationen durch die Assistenzärzte legt nahe, dass in der Heppenheimer Anstalt Forschung eine untergeordnete Rolle spielte. Die sehr unterschiedlichen Schwerpunkte der Ärzte erlauben darüber hinaus den Rückschluss, dass in Heppenheim wie auch zuvor in Hofheim Forschungsprojekte nicht institutionalisiert betrieben wurden und in ein übergreifendes wissenschaftliches Projekt eingeordnet waren, sondern auf den individuellen Interessen der einzelnen Ärzte fußten. Allerdings handelte es sich bei den veröffentlichten Arbeiten um qualitativ hochwertige, die in die maßgeblichen Fachjournale ihrer Zeit Eingang fanden. Die behandelten

555 HAGEN, FRIEDRICH WILHELM: Statistische Untersuchungen über Geisteskrankheiten. Nach den Ergebnissen der ersten fünfundzwanzig Jahre der Kreis-Irrenanstalt zu Erlangen unter Mitwirkung von deren Hülfsärzten, Erlangen 1876.

556 MÜLBERGER: Selbstmord, S. 109.

Themen fügten sich in die Schwerpunkte der zeitgenössischen psychiatrischen Forschung. Auch wenn Georg Ludwig als Direktor selbst keine wissenschaftliche Tätigkeit auf den von seinen Assistenzärzten gewählten Forschungsgebieten entfaltete, duldete er offensichtlich die von Eugen Wittich durchgeführten Versuche und unterstützte Friedrich Mülberger bei seiner Arbeit durch die Bereitstellung von Akten. Er selbst leistete seinen wissenschaftlichen Beitrag vornehmlich auf anderen Gebieten – nämlich jenen der öffentlichen Irrenfürsorge und der „Wärterfrage“ (s. u.).

5.3 Bildungsreisen und Versammlungen in der Psychiatrie

Der wissenschaftliche Austausch psychiatrisch tätiger Ärzte fand nach abgeschlossenem Studium im 19. Jahrhundert größtenteils durch Publikation, persönlichen Briefverkehr oder im Kontext von Bildungsreisen und Fachversammlungen statt. Die Teilnahme an diesen wissenschaftlichen Foren ermöglichte den Ärzten einerseits die Rezeption neuer Erkenntnisse, andererseits auch die Verbreitung eigener Ideen und Konzepte. Es ist naheliegend, dass sich Georg Ludwig als einer der Hauptakteure in der damaligen Psychiatrie des Großherzogtums Hessen dieser wissenschaftlichen Kanäle bediente. Letztere sind im Kontext der Psychiatrie des Großherzogtums Hessen bisher so gut wie gar nicht beleuchtet worden. Die Recherchen förderten keine Hinweise auf einen systematischen wissenschaftlichen Briefverkehr zwischen den Ärzten der Hofheimer und Heppenheimer Anstalten und anderen Ärzten oder Wissenschaftlern zutage. Er dürfte zumindest in einem gewissen Maß sicherlich stattgefunden haben, ist aber offenbar nicht erhalten geblieben. Stattdessen lassen sich zahlreiche Stellen identifizieren, die auf die Wahrnehmung von Bildungsreisen und auf die zumindest sporadische Teilnahme an regionalen und überregionalen Tagungen schließen lassen.[557] Als Untersuchungszeitraum wurden die Jahre 1850 bis 1910 (dem Todesjahr Georg Ludwigs) gewählt.

5.3.1 Bildungsreisen Hofheimer Ärzte

Das Reisen bildete bereits seit der Renaissance nicht nur eine Ergänzung, sondern einen wesentlichen Bestandteil der theoretischen und praktischen Ausbildung von Ärzten.[558] Solche Reisen erfolgten aus eigener Initiative oder im

557 Tabellen über die Teilnahme Hofheimer und Heppenheimer Ärzte an psychiatrischen Fachversammlungen sind im Anhang 2 dieser Arbeit zu finden.

558 ENGELHARDT, DIETRICH VON: Reisen von Ärzten in der Neuzeit. In: Kästner, Ingrid / Kiefer, Jürgen (Hrsg.): Reisen von Ärzten und Apothekern im 18. und 19.

Auftrag der eigenen Landesregierung bzw. des Landesfürsten, die durch den Import fremden Wissens eine Verbesserung der heimatlichen Strukturen und Umstände erhofften.[559] Im 19. Jahrhundert nahmen diese Reisen im Kontext der zunehmenden Spezialisierung der medizinischen Fachrichtungen immer mehr den Charakter spezifischer Ausbildungsreisen an.[560] Ein wichtiges Mittel für die Verbreitung des Wissens bildeten Reiseberichte, die in großer Auflage publiziert wurden und sich bis ins 19. Jahrhundert nicht nur beim Fach-, sondern auch beim Laienpublikum großer Beliebtheit erfreuten.[561] Ziel der reisenden Ärzte und Wissenschaftler waren ausländische Krankenhäuser und wissenschaftliche Institute, darunter oft jene Frankreichs, Englands, Belgiens, Italiens. Eine Arbeit, die sich ausschließlich mit der Geschichte der Bildungsreisen in der Psychiatrie befasst, gibt es bisher noch nicht. Aus einigen vorhandenen Arbeiten lassen sich einige der bevorzugten Ziele im 18. und 19. Jahrhundert zusammenstellen. Im Rahmen von Ausbildungsreisen unter psychiatrisch interessierten Ärzten war im 19. Jahrhundert ein Besuch von der berühmten Anstalt Esquirols und der Anstalten Englands üblich. Vor der Errichtung der neuen Irrenanstalt in Frankfurt bereiste Heinrich Hoffmann mit einem Architekten die Anstalten gleich mehrerer europäischer Länder, um sich Notizen zu machen.[562] Nach Gheel hingegen reisten Psychiater aus vielen europäischen Ländern, um die dort praktizierte Familienpflege Geisteskranker kennenzulernen. Heinrich Damerow und Wilhelm Griesinger sind unter den deutschen Ärzten, die an den belgischen Ort reisten, um sich mit dieser der deutschen Anstaltspflege entgegengesetzte Versorgungsform vertraut zu machen.[563]

Jahrhundert (=Europäische Wissenschaftsbeziehungen, Bd. 10), Aachen 2015, S. 7–38. Vgl. hier S. 9 f.

559 BAYER, FRIEDRICH-WILHELM: Reisen deutscher Ärzte ins Ausland (1750–1850). Inaugural-Dissertation zur Erlangung der medizinischen Doktorwürde an der Friedrichs-Wilhelms-Universität zu Berlin, Berlin 1937. Vgl. hier insb. die Beispiele auf S. 7.

560 HEISCHKEL, EDITH: Die Ärztereise im späteren 19. Jahrhundert. In: Sudhoffs Archiv Für Geschichte der Medizin und der Naturwissenschaften, Bd. 37, H. 3 von 4 (1953), S.260–265.

561 BAYER: Reisen (1937), S 9 f.

562 HEISCHKEL: Ärztereise (1953), S. 261.

563 ENGELHARDT: Reisen (2015), S. 30.

Ein beliebtes Ziel psychiatrischer Ausbildungsreisen im deutschsprachigen Raum wurde die im Jahr 1842 eingeweihte Anstalt Illenau bei Achern in Baden.[564] Die vom Psychiater Christian Friedrich Wilhelm Roller (1802–1878) mitentworfene und nach der Eröffnung geleitete Anstalt galt als „*Musterbeispiel einer relativ verbundenen Heil- und Pflegeanstalt*“[565]. Die Anstalt zeichnete sich durch einen vergleichsweise hohen Medikalisierungsgrad mit regelmäßigen Visiten, Fallbesprechungen und sogar einem poliklinischen Betrieb aus.[566] Daneben wurden hier vielerlei zeitgenössische Konzepte umgesetzt, indem beispielsweise die Professionalisierung des Wärterberufs durch eine intensive Ausbildung des Wartpersonals vorangetrieben wurde – Roller bemühte sich gar um die Einrichtung einer Wärterschule.[567] An seiner Anstalt fanden auch „*mehrmonatliche Kurse für praktische Ärzte*“ statt.[568] Diese nach zeitgenössischen Maßstäben vorbildhafte Einrichtung wurde nicht nur von den Psychiatern aufgesucht, auch „*Gelehrte, Ärzte, (…) alte und junge, Staatsmänner, Juristen, der sozialen Fürsorge und allgemeinen Wohltätigkeit ergebene Menschenfreunde*“ fanden sich unter den zahlreichen in- und ausländischen Besuchern der ersten Jahre.[569] Die Anstalt war Ziel von „*[zahlreichen] Kommissionen von Ärzten, Architekten und Verwaltungsbeamten aus Ländern, in welchen man sich mit Errichtung oder Verbesserung ähnlicher Anstalten [befaßte]*“.[570] Solche Bildungsreisen und die dabei entstehenden Reiseberichte nahmen beim Wissenstransfer in der Psychiatrie insbesondere vor der Herausgabe der ersten psychiatrischen Fachzeitschriften und der Herausbildung der ersten psychiatrischen Vereine eine zentrale Rolle ein.

Es sind keine veröffentlichten Reiseberichte aus der Hand Hofheimer Ärzte erhalten. Ihre Reisen können allerdings aus anderen Quellen nachgewiesen werden. So ist überliefert, dass Franz Amelung vor seiner Anstellung in Hofheim im Jahr 1820 medizinische Einrichtungen in Frankreich, der Schweiz, Oberitalien, mehreren Städten Österreichs und Prag besuchte. In Paris hielt er

564 KIRCHHOFF, THEODOR: Deutsche Irrenärzte: Einzelbilder ihres Lebens und Wirkens, 1. Band, Berlin 1921.Vgl. den Beitrag zu Christian Friedrich Wilhelm Roller, S. 189–201.

565 Ebd., S. 189.

566 Ebd., S. 192.

567 Ebd., S. 193.

568 Ebd., S. 195.

569 Ebd., S. 194.

570 DIRECTION DER GROSSH. HEIL- und PFLEGEANSTALT ILLENAU (Hrsg.): Illenau. Geschichte, Bau, inneres Leben, Statut, Hausordnung, Bauaufwand und finanzielle Zustände der Anstalt, Karlsruhe 1865, S. 66.

sich gar zwei Monate auf.[571] Sein Nachfolger Ludwig Hohenschild sammelte zumindest an Wiener Krankenhäusern Erfahrungen, vermutlich im Rahmen der üblichen Bildungsreise.[572] Ob zu diesen Erfahrungen auch eine psychiatrische Tätigkeit gehörte, lässt sich allerdings nicht mehr feststellen. Vermutlich aufgrund der eigenen guten Erfahrungen ermöglichte er es seinem Assistenzarzt Georg Ludwig, ebenfalls eine solche Reise anzutreten: Im März des Jahres 1854 beantragte Hohenschild eine Freistellung Ludwigs zu einer viermonatigen Reise zu Bildungszwecken. Er forderte außerdem von der zuständigen Behörde für Ludwig eine rückwirkende Vergütung für die Zeit ein, in der Ludwig provisorisch angestellt gewesen war und die ihm zustehende Verpflegung nicht in Anspruch genommen hatte. Dieses dürfte der Finanzierung der geplanten Reise gedient haben. Die Forderung belief sich auf vierhundert Gulden, einer hohen Summe, die in etwa dem in Hofheim üblichen Jahresgehalt eines Assistenzarztes entsprach. Die Freistellung bedurfte einer Genehmigung durch die zuständigen Ämter und wurde durch die Bestellung einer Vertretung möglich, die – wie Hohenschild der Behörde in Aussicht gestellt hatte – von dem in der Nähe praktizierenden Dr. Dittmar wahrgenommen worden sein dürfte.[573] Georg Ludwig besuchte daraufhin zunächst die Anstalt in Illenau, wo er etwa eine Woche blieb.[574] Sein Name findet sich auch in einer Publikation von 1865 auf einer Liste prominenter Ärzte und Psychiater, die sich ins Illenauer Fremdenbuch eingeschrieben hatten.[575] Am 29. April erreichte er Wien, wo er sich fast vier Monate lang aufhielt.[576] Aus seinen Mitschriften geht hervor, dass er an der Wiener Universität die Vorlesungen von Vertretern der „ neuen Wiener Schule“ hörte. Zu diesen gehörten u. a. Carl von Rokitansky (1804–1878), Joseph Skoda (1805–1881) und Ferdinand von Hebra (1816–1880). Ihnen wird die Verbreitung der aus Frankreich und Großbritannien stammenden klinischen Konzeption der Medizin im deutschen Sprachraum zugeschrieben. Diese sah u. a. neben der genauen Untersuchung und Beobachtung des Kranken auch eine Kontrolle und Ergänzung der Diagnose durch Sektion vor.[577] Vom 23. August

---

571 VANJA: Amelung (2004), S. 81 f.

572 Vgl. das Kapitel 3.4 der vorliegenden Arbeit.

573 Vgl. Personalakte Georg Ludwig (HStAD, Best. P 18, Nr. 59).

574 Vgl. die erste Seite des Reisetagebuchs Georg Ludwigs (LWV-Archiv, Ludwig, 1).

575 ILLENAUER DIRECTION: Illenau (1865), S. 65 f.

576 Vgl. Reisetagebuch Georg Ludwigs (LWV-Archiv, Ludwig, 1).

577 ELLER: Heppenheim (1993). Vgl. hierzu S. 12, hier zit. n. Erwin Ackerknecht: Geschichte der Medizin. 4. Auflage. Stuttgart 1979. S. 127 und 134 f. Zur

bis zum 26. August hielt er sich schließlich in der Heilanstalt Winnenthal auf,[578] die 1834 als Irrenheilanstalt eröffnet worden war und – ähnlich wie die Illenauer Anstalt – einen Vorbildcharakter genoss. Der praktische Arzt Popp, der 1844 einen Reisebericht über die von ihm besuchten zahlreichen Irrenanstalten im In- und Ausland publizierte, hielt die Anstalt in Winnenthal gar für *„unbestreitbar eine der besten und in jeder Beziehung musterhaftesten Irrenheilanstalten Deutschlands"*.[579] Das Kennenlernen beider „Musteranstalten" dürfte wertvolle Erfahrungen und einen wichtigen Impuls zu seiner späteren Tätigkeit auf dem Gebiet der Anstaltsplanung dargestellt haben. In seiner späteren Laufbahn sollte sich Georg Ludwig entscheidend an der Planung der Anstalt in Heppenheim und der Gießener psychiatrischen Universitätsklinik beteiligen und sich intensiv mit Fragestellungen auf dem Gebiet der Inneneinrichtung psychiatrischer Anstalten beschäftigen, etwa mit der Einrichtung der Isolierzellen oder der Speiseräume (s. o.). Der Besuch der Vorlesungen der Vertreter der „Wiener Schule" dürfte einen Einfluss auf sein naturwissenschaftlich geprägtes Störungs- und Behandlungskonzept psychiatrischer Erkrankungen gehabt haben, das, wie in den entsprechenden Kapiteln dieser Arbeit gezeigt worden ist, in den Behandlungsmethoden in den von ihm geleiteten Anstalten deutlich zum Tragen kam.

Georg Ludwig ermöglichte auch seinem Assistenzarzt Ernst Vix die Durchführung einer Bildungsreise, der im Jahr 1862 einen viermonatigen Urlaub für eine Bildungsreise beantragte. Nach erteilter Genehmigung durch die Behörden bereiste dieser, wenn er seine im Briefverkehr dargelegten Absichten umsetzte, ab April 1862 Österreich, Bayern, Sachsen und Württemberg. Der wissenschaftlich versierte und breit interessierte (s. o.) Vix nahm sich vor, nicht nur die jeweiligen Irrenanstalten, sondern auch die „wissenschaftlichen Institute" aufzusuchen, was womöglich die örtlichen Universitäten einschloss.[580] Im Briefverkehr mit der Behörde betonte Ludwig den Nutzen solcher Reisen für die Weiterentwicklung der Psychiatrie im Großherzogtum und verwies zur Unterstützung des Antrages seines Assistenzarztes auf die Bewilligung seiner eigenen Reise im Jahr 1854:

„Neuen Wiener Schule" vgl. auch: ECKART, WOLFGANG U.: Geschichte, Theorie und Ethik der Medizin. 8. Aufl., Berlin 2017. S. 182–184.

578 Vgl. das Reisetagebuch Georg Ludwigs (LWV-Archiv, Ludwig, 1).

579 POPP, GEORG JULIUS: Kurze Beschreibung mehrerer Irren-Anstalten Deutschlands, Belgiens, Englands, Schottlands und Frankreichs, Erlangen 1844. Zum Bericht über die Anstalt in Winnenthal Vgl. S. 9–32, zum Zitat vgl. S. 21.

580 Personalakte Ernst Vix (HStAD, Best. G 16 A, Nr. 4). Vgl. den Brief vom 17. März 1862.

„Zu demselben Zweck wurde bekanntlich dem gehorsamst Unterzeichnenden unterm 13. April 1854 gleichfalls ein viermonatlicher Urlaub bewilligt und dürfte es soweit unnötig erscheinen, die Wichtigkeit ja Notwendigkeit solcher Reisen abermals näher darzutun und auf den Nutzen hinzuweisen, der […] unserer Landesirrenanstalt und dem vaterländischen Irrenwesen überhaupt aus der erwähnten Reise unmittelbar erwachsen würde.“[581]

Ausdrücklich wurde im Briefverkehr betont, dass durch den seit 1858 beschäftigten zweiten Assistenzarzt eine Vertretungsmöglichkeit gewährleistet war.[582] Die dünne ärztliche Personaldecke in Hofheim tritt hier deutlich als Hindernis für den wissenschaftlichen Austausch in Erscheinung, indem sogar die Beurlaubungen für die im Sinne der Anstalt nützlichen Bildungsreisen (und trotz nachdrücklicher Unterstützung durch den Direktor) nur ausnahmsweise möglich und mit hohen bürokratischen Hürden verbunden waren. Es erscheint daher nicht verwunderlich, dass Bildungsreisen für die anderen in Hofheim unter Ludwig tätigen Ärzte – nämlich Dr. Dittmar, den früh verstorbenen Jakob Heller und den bereits erwähnten zweiten Assistenzarzt Friedrich Reissner, der Vix während dessen Reise vertrat – nicht zu belegen sind. Sie sind für die Ärzte der 1866 eröffneten Heppenheimer Anstalt ebenfalls nicht nachzuweisen. Neben den genannten Hürden begünstigte in der zweiten Hälfte des 19. Jahrhunderts die zunehmende Verlagerung des wissenschaftlichen Austauschs in die sich allmählich etablierenden Fachversammlungen die Einstellung dieser Praxis. Längere Bildungsreisen wurden nun von gezielteren Reisen zu Kongressen und Versammlungen abgelöst.

5.3.2 Psychiatrischer Austausch auf der „Versammlung Deutscher Naturforscher und Ärzte“

Mit dem Aufkommen wissenschaftlicher Kongresse und Versammlungen und dem zunehmenden Ausbau der Verkehrsinfrastruktur änderte sich auch das Reiseverhalten der Ärzteschaft. Die ausgedehnten, meist mehrmonatigen Bildungsreisen wurden unüblicher, dafür unternahmen die Wissenschaftler und Ärzte häufiger kurzfristige und mehrtägige Reisen.[583] Ziel waren nun zunehmend die Tagungsorte der Fachversammlungen, die neuen Hauptforen wissenschaftlichen Austauschs. Eine bedeutende Rolle hatten hierbei die „Versammlung deutscher Naturforscher und Ärzte“ und die sich aus dieser Organisation im Laufe der Jahrzehnte herangebildeten spezialisierten Vereine. Der

581 Ebd.
582 Ebd.
583 HEISCHKEL: Ärztereise (1953), S. 265.

„Verein deutscher Naturforscher und Ärzte“[584] wurde im Jahr 1822 gegründet. Dessen Tagungen fanden als Wanderversammlungen jährlich in wechselnden Städten unter Beteiligung und Mithilfe lokaler wissenschaftlicher Vereine statt und dienten dem mündlichen Austausch. Neben der Teilnahme hochkarätiger Wissenschaftler aus dem deutschsprachigen Raum war auch eine Beteiligung lokaler, in der Nähe des jeweiligen Tagungsortes ansässiger Wissenschaftler und Ärzte üblich.[585] Neben dem eigentlichen Programm bot der Besuch des Tagungsortes auch Gelegenheit zum Kennenlernen der Institute und Universitäten vor Ort und zum kulturellen Austausch.[586] Die Teilnehmerzahl betrug im Gründungsjahr 60 und sollte schnell wachsen: In den Jahren 1850 bis 1865 wurden mehrere hundert, gelegentlich gar über tausend Teilnehmer registriert.[587] 1828 wurden im Zusammenhang mit dem einsetzenden Spezialisierungsprozess in den Wissenschaften fachspezifische Sektionen eingerichtet, in

584 Im Folgenden mit „VDNÄ“ abgekürzt.

585 Bei dem VDNÄ handelte es sich um den ersten naturwissenschaftlich-medizinischen Verein mit nationaler Reichweite, dessen Mitglieder in regelmäßig stattfindenden Versammlungen tagten. In dem bis dahin einzigen wissenschaftlichen Verein mit nationalem Anspruch, der im Jahr 1652 gegründeten „Leopoldinisch-Carolinischen Akademie für Naturforscher“ verkehrten die Mitglieder untereinander lediglich postalisch. Der wissenschaftliche Austausch fand bis dahin größtenteils in losen, nicht formalisierten Netzwerken statt. Die Verbreitung der entsprechenden Wissens fand durch die Publikation in den einschlägigen Fachzeitschriften – sofern vorhanden –, im Briefverkehr oder im Rahmen von Gelehrten- und Bildungsreisen statt. Vgl. hierzu: STEIF, YVONNE: Wenn Wissenschaftler feiern. Die Versammlungen deutscher Naturforscher und Ärzte 1822 bis 1913 (=Schriftenreihe zur Geschichte der Versammlungen Deutscher Naturforscher und Ärzte, Bd. 10), Stuttgart 2003. Vgl. insb. Kapitel II. 1.: „Vom naturwissenschaftlichen Verein zum wissenschaftlichen Kongreß“, S. 24–69.

586 Für die angereisten Teilnehmer wurde beispielsweise 1849, als die Versammlung in Regensburg stattfand, eine Liste mit den örtlichen Sehenswürdigkeiten abgedruckt. Aufgeführt werden hier nicht nur „wissenschaftliche Anstalten“ wie das Krankenhaus, sondern auch andere Sehenswürdigkeiten wie eine örtliche Bleistiftfabrik oder das alte Rathaus mit der „Folterkammer“ inkl. der jeweiligen Öffnungszeiten für den Besuch. Um den Verkehr in der Tagungsstadt zu erleichtern, wurden die ortsüblichen Fahrpreise der Lohnkutschen aufgelistet, interessanterweise nebst dem Vermerk, dass Trinkgelder nicht üblich seien. Vgl. hierzu: FÜRNROHR / HERRICH-SCHAEFFER (Hrsg.): Tagblatt der 26. Versammlung deutscher Naturforscher und Ärzte, Regensburg 1849, S. 5 f. u. S. 8.

587 STEIF: Versammlungen (2003). Vgl. Anhang 6: Die Teilnehmerzahlen der VDNÄ 1822 bis 1913, S. 309.

denen sich interessierte Teilnehmer außerhalb der allgemeinen Sitzungen trafen. Unter diesen Sektionen fanden sich auch eine „anatomisch-physiologische" und eine „praktisch-medizinische".[588] Die Bildung einer psychiatrischen Sektion wurde erstmals auf der VDNÄ von 1846 in Kiel mit dem Zweck beschlossen, *„die praktische Psychiatrie nach allen Richtungen zu fördern, und einen gegenseitigen Austausch der Erfahrungen praktischer Irrenärzte zu veranlassen"*.[589] An der ersten von vier Sitzungen nahmen lediglich neun Personen teil, an der zweiten bereits 50, an der dritten sogar 70.[590] Neben Ärzten waren auch mehrere Juristen anwesend.[591] Diskussionsgegenstände der ersten Sitzungen waren die relevanten wissenschaftlich-psychiatrischen Themen der Zeit wie die Einführung des „Non-Restraint"-Prinzips, Hypothesen zur Ätiologie von Geisteskrankheiten und Indikationen und Kontraindikationen von Opiumbehandlungen. Die Teilnehmer verpflichteten sich der Bekämpfung von *„bestehenden Irrthümer und Vorurtheile"*[592] in der Bevölkerung (der Begriff der Stigmatisierung hatte sich noch nicht etabliert). Diese Vorurteile hatte man als Hindernis für die eigentlich erstrebte möglichst frühe Aufnahme neu Erkrankter in die Anstalten erkannt. Diskutiert wurden auch anzustrebende Gesetzesreformen zur Verbesserung des Irrenwesens, beispielsweise die Einführung einer *„theoretischen und praktischen Belehrung sämmtlicher Ärzte über Gemütskrankheiten"*.[593]

Georg Ludwigs akademischer Lehrer Ferdinand von Ritgen (1787–1867), der seit 1814 Professor für Chirurgie und Geburtshilfe an der Universität in Gießen lehrte, spätestens ab 1836 auch psychiatrische Vorlesungen hielt und das Lehrfach Psychiatrie 1837 offiziell übernahm (ein Lehrstuhl sollte allerdings erst 1895 geschaffen werden),[594] trat bereits bei den frühen Versammlungen der VDNÄ als prägender Akteur auf. Er nahm an den Versammlungen in den Jahren 1823, 1825, 1827 und 1832 und in diesem Kontext möglicherweise auch an den Sitzungen der psychiatrischen Sektion teil.[595] Für Franz Amelung lässt sich zumindest

---

588 Ebd., vgl. hierzu Kapitel II. 3.: „Auf zu neuen Ufern? Die VDNÄ 1828 bis 1853", S. 82–101.

589 MICHAELIS, G. A. / SCHERK, H. L. (Hrsg.): Amtlicher Bericht über die 24. Versammlung Deutscher Naturforscher und Ärzte in Kiel im September 1846, Kiel 1847. Vgl. hierzu S. 168–180. Zitat: S. 169.

590 Ebd. Vgl. FN S. 170.

591 Ebd., S. 180.

592 Ebd., S. 179.

593 Ebd., S. 180.

594 ENKE: Gießen (2003), S. 59 f.

595 STEIF: Versammlungen (2003), S. 76.

eine Teilnahme an der Versammlung der VDNÄ im Jahr 1842 in Mainz nachweisen, bei der er sogar einen Vortrag über den „*Consens des Gehirnes mit den Organen des Unterleibes in Bezug auf psychische Krankheiten*" hielt.[596] Ärzte aus dem Großherzogtum Hessen waren bei diesen ersten richtungsweisenden Sitzungen der psychiatrischen Sektion im Jahr 1846 jedoch nicht anwesend. Der Nachweis einer Teilnahme bzw. Nichtteilnahme ist aufgrund der unregelmäßig veröffentlichten und teilweise nicht auffindbaren Berichte erschwert. Im Jahr 1849 waren auf der Versammlung in Regensburg keine Hofheimer Ärzte anwesend.[597] Amtliche Berichte mit offiziellen Teilnehmerlisten für die Versammlungen der Jahre 1850 und 1851 sind nicht auffindbar oder wurden nicht publiziert. In den folgenden Jahren fand der Direktor Ludwig Hohenschild jedenfalls nicht den Weg zu den Versammlungen der VDNÄ: Als sie 1852 in Wiesbaden (also in relativer Nähe zur Hofheimer Anstalt) stattfand, war Hohenschild nicht anwesend.[598] Von der 30. Versammlung im Jahr 1853 in Tübingen ist keine Teilnehmerliste erhalten, ein amtlicher Bericht wurde in diesem Jahr offenbar nicht publiziert. Im Jahr 1854 in Göttingen war Hofheim ebenfalls nicht vertreten.[599] Im Jahr 1855 fand keine Versammlung statt.[600] Hohenschild, dem ein ausgeprägtes und wissenschaftlich breit gefächertes Interesse nachgewiesen werden kann, dürfte vor allem durch seine ärztliche und administrative Arbeit in Hofheim, später auch durch seine Arbeit in der Kommission im Kontext des geplanten Neubaus einer Anstalt im Großherzogtum am Besuch solcher Versammlungen gehindert worden sein. Das Fehlen eines fest eingestellten Assistenzarztes, der in Abwesenheit des Direktors nicht nur die ärztliche, sondern auch die anfallende administrative Arbeit verrichten konnte, dürfte eine längere Beurlaubung Hohenschilds ohnehin bis zur Einstellung Ludwigs 1853 sehr erschwert haben.[601] Als die

---

596 GRÖSER / BRUCH (Hrsg.): Amtlicher Bericht über die Versammlung deutscher Naturforscher und Ärzte zu Mainz im September 1842, Mainz 1843.Vgl. zum Vortrag Franz Amelungs S. 276 f., zur Teilnehmerliste vgl. S. 370.

597 FÜRNROHR / HERRICH-SCHAEFFER (Hrsg.): 26. Versammlung (1849). Vgl. die Teilnehmerliste auf den S. 10-12, 17-18, 27-28, 36, 43 und 50.

598 FRESENIUS, R. / BRAUN (Hrsg.): Amtlicher Bericht über die neunundzwanzigste Versammlung Deutscher Naturforscher und Ärzte zu Wiesbaden im September 1852, Wiesbaden 1853. Vgl. das Mitglieder- und Teilnehmerverzeichnis auf den S. 296–312.

599 BAUM / LISTING (Hrsg.): Amtlicher Bericht über die ein und dreissigste Versammlung Deutscher Naturforscher und Ärzte zu Göttingen im September 1854, Göttingen 1860. Vgl. Mitglieder- und Teilnehmerliste auf S. 228–238.

600 STEIF: Versammlungen (2003). Vgl. Tabelle des 4. Anhangs, S. 301–303.

601 Vgl. hierzu Kapitel 3.4 der vorliegenden Arbeit.

Versammlung 1856 in Wien stattfand, war Georg Ludwig, zu diesem Zeitpunkt provisorischer Direktor Hofheims, bemerkenswerter Weise vor Ort.[602] Er wird im Bericht als Teilnehmer der „medizinischen Abteilung“ geführt, beteiligte sich jedoch nicht mit einem eigenen Vortrag.[603] Auch an der Tagung in Bonn 1857 nahm Ludwig teil.[604] Beim Treffen 1858 in Karlsruhe waren die Hofheimer Ärzte hingegen nicht vertreten.[605] Für das Jahr 1859 ist keine Publikation auffindbar, die eine Teilnehmerliste beinhaltet.

5.3.3 Hofheimer und Heppenheimer Ärzte und der „Verein Deutscher Irrenärzte“

Im Jahr 1854 erfolgte in Verbindung mit der VDNÄ die Gründung einer „Deutschen Gesellschaft für Psychiatrie“.[606] In den ersten fünf Jahren wuchs die Mitgliederzahl dieser offen und im Rahmen der Versammlungen der VDNÄ tagenden Gesellschaft von 38 auf über dreihundert Mitglieder. Davon waren über zweihundert Gerichtsärzte[607], über siebzig Irrenärzte und über vierzig praktische Ärzte.[608] Im „Correspondenzblatt der deutschen Gesellschaft für Psychiatrie und gerichtliche Psychologie“, der Publikation dieser Vereinigung, sucht

602 HYRTL / SCHRÖTTER (Hrsg.): Amtlicher Bericht über die zwei und dreissigste Versammlung Deutscher Naturforscher und Ärzte zu Wien im September 1856, Wien 1858. Vgl. das Mitgliederverzeichnis auf S. X.

603 Ebd., S. 172.

604 NOEGGRATH, J. / KILIAN, H. F. (Hrsg.): Amtlicher Bericht über die drei und dreissigste Versammlung Deutscher Naturforscher und Ärzte zu Bonn im September 1857, Bonn 1859. Vgl. S. 18.

605 EISENLOHR / VOLZ (Hrsg.): Amtlicher Bericht über die vier und dreissigste Versammlung Deutscher Naturforscher und Ärzte zu Carlsruhe im September 1858, Karlsruhe 1859. Vgl. das Mitglieder- und Teilnehmerverzeichnis, S. 299–316.

606 STEIF: Versammlungen (2003). Vgl. Anhang 7: Naturwissenschaftliche und medizinische Fachvereinigungen und ihre Verbindung zur VDNÄ, S. 311.

607 Im Original „Gerichts-Ärzte“, womit am ehesten wohl Rechtsmediziner oder Gerichtsmediziner gemeint waren, die im Rahmen von juristischen Prozeduren forensisch-psychiatrische Fragestellungen erörtern mussten, etwa zur Schuld- oder Zurechnungsfähigkeit von Straftätern. Hiervon zeugt bspw. das Werk des bekannten Gerichtsmediziners FRIEDREICH, JOHANN BAPTIST, das in mehreren Auflagen erschien: System der gerichtlichen Psychologie für Gerichtsärzte, Richter und Vertheidiger, Regensburg 1852.

608 Correspondenzblatt der deutschen Gesellschaft für Psychiatrie und gerichtliche Psychologie, 5. Jg., Nr. 19 (1858), Neuwied 1858, S. 146 f.

man vergeblich nach den Namen der Hofheimer Ärzte in der Mitgliederliste.[609] 1857 war Ludwig ebenfalls noch nicht Mitglied, als er an der 33. Versammlung der VDNÄ in Bonn teilnahm.[610] Die Gesellschaft verlor im Zusammenhang mit der durch die Redakteure der „Allgemeinen Zeitschrift für Psychiatrie“ vorangetriebenen Versammlungen ab 1860 und der Gründung des „Vereins deutscher Irrenärzte“ als erste geschlossene Fachgesellschaft allerdings schnell an Bedeutung.[611] Einen deutlichen Inflexionspunkt stellt das Jahr 1860 statt, in dem die VDNÄ im fernen Königsberg stattfand. Um einer möglichst großen Anzahl an Irrenärzten eine Teilnahme an einer Versammlung zu ermöglichen, wurde daher durch die Redakteure der „Allgemeinen Zeitschrift für Psychiatrie“ zu einer gesonderten Zusammenkunft im besser erreichbareren Eisenach aufgerufen.[612] Die Versammlung fand dort am 12. und 13. September im „Gasthof zum halben Monde“ statt. Unter den zwanzig Teilnehmern am ersten Tag waren Georg Ludwig und sein zweiter Assistenzarzt Friedrich Reissner. Daneben finden sich so prominente Namen wie jene Heinrich Damerows und Heinrich Laehrs.[613] Es wurden wissenschaftliche und organisatorische Themen diskutiert, An den Referaten beteiligte sich Ludwig mit einem Beitrag über die Funktion der neuroanatomischen Struktur der „Oliven“ und belegte seine Thesen hierzu offenbar mithilfe eines mitgebrachten Präparats einer im August 1859 verstorbenen und durch ihn obduzierten Hospitalitin.[614] Unter den organisatorischen Diskussionsgegenständen nahm die Vereinheitlichung und Reform der Irrengesetzgebung in den deutschsprachigen Ländern eine prominente Rolle ein. Die anwesenden Ärzte beschlossen, eine Zusammenstellung der relevanten Gesetzgebung ihrer Herkunftsländer zu erstellen und zur Publikation an die „Allgemeine Zeitschrift für Psychiatrie“ einzureichen. Ludwig oblag die Anfertigung und Einsendung einer Sammlung der im Großherzogtum Hessen geltenden Gesetze.[615] Sein Beitrag wurde daraufhin neben jenen der anderen Ärzte in

609 Ebd., 1. Jg., Nr. 1 (1854), S. 3 f.

610 Ebd., 4. Jg., Nr. 18 (1857), S. 143 f.

611 SCHMUHL, HANS WALTHER: Die Gesellschaft Deutscher Neurologen und Psychiater im Nationalsozialismus, Berlin-Heidelberg 2016. Vgl. S. 26, zit. n. EHRHARDT, HELMUT: 130 Jahre Deutsche Gesellschaft für Psychiatrie und Nervenheilkunde, Wiesbaden 1972.

612 Vgl. AZP, 17. Bd. (1860), S. 224.

613 Versammlung Eisenach 1860 (1860), S. 3 f.

614 Ebd., S. 46–48. Zu den anatomischen Präparaten vgl. auch das Kapitel 5.1 dieser Arbeit.

615 Ebd., S. 13–16.

einem separat herausgegebenen Supplementheft „Gesetze und Verordnungen in Deutschland betreffs der Geisteskranken" im Jahr 1862 publiziert.[616] Diskutiert wurde auch über die Neuerrichtung psychiatrischer Kliniken und die Schaffung von Lehrstühlen für Psychiatrie an den deutschen Universitäten. Die Versammlung sprach sich mit Nachdruck dafür aus und forderte sogar, dass Psychiatrie ein obligater Unterrichtsgegenstand im Medizinstudium werden müsse.[617] Das Kollegium beriet sich schließlich zur Gründung eines neuen Vereins. Von einer besseren Organisation, einem größeren zeitlichen Rahmen erhoffte man sich eine bessere Steuerbarkeit hinsichtlich der behandelten Themen und eine stärkere Spezialisierung. Gleichzeitig schuf man damit ein Forum, in dem standespolitische Interessen diskutiert und bildungspolitische Forderungen ausgearbeitet werden konnten. Der Verein, der aus diesen Bestrebungen erwuchs, sollte in den kommenden Jahrzehnten zunächst als „Verein Deutscher Irrenärzte"[618], später als „Deutscher Verein für Psychiatrie" zum wichtigsten wissenschaftlich-psychiatrischen Forum avancieren. Bei diesem handelte es sich um den Vorläufer der heutigen DGPPN, der „Deutschen Gesellschaft für Psychiatrie und Psychotherapie, Psychosomatik und Nervenheilkunde", dem aktuell wichtigsten psychiatrischen Verein Deutschlands, was die Bedeutung dieser ersten Versammlungen unterstreicht.[619]

In den darauffolgenden Jahren tagte der neue Verein allerdings noch in keiner gefestigten Form. Zur Versammlung der VDNÄ vorausgehenden Zusammenkunft der Irrenärzte in Landau im September 1861 reisten die beiden Assistenzärzte Hofheims, Ernst Vix und Friedrich Reissner, an. Zuvor hatte sich Vix an den Vorbesprechungen zum Treffen im April beteiligt. Reissner übernahm eine Funktion als Sekretär des Treffens. Vix hielt vor der Versammlung einen Vortrag über *„Schädelmessungen am Lebenden"* und stellte in einem weiteren Beitrag einen selbst konstruierten Apparat zur Berechnung des Hirnvolumens vor.[620] Auf den Versammlungen der Irrenärzte 1862 in Dresden nahmen die Hofheimer

616 Gesetze betr. d. Geisteskranken (1862). Zum Beitrag Ludwigs vgl. S. 27–30.

617 Versammlung Eisenach 1860 (1860), S. 16–19.

618 Im Folgenden abgekürzt mit „VDI".

619 Zur Geschichte der DGPPN vgl. FEHLEMANN, SILKE; FANGERAU, HEINER; DÖRRE, STEFFEN; SCHNEIDER, FRANK: 175 Jahre psychiatrische Fachgesellschaften in Deutschland. Die Geschichte der DGPPN und ihrer Vorgängerorganisationen, Berlin 2017.

620 Bericht über die Versammlung in Landau und Speyer vom 11. Bis 20. September 1861. In: AZP, 18. Bd. (1861), S. 791–873. Zu Vix´ Beitrag vgl. S. 866–871.

Ärzte hingegen nicht teil.[621] 1863 fand in Berlin wohl lediglich eine kleinere Vorversammlung der Irrenärzte unmittelbar vor der anstehenden Versammlung der VDNÄ in Stettin statt, von der offenbar keine vollständige Teilnehmerliste publiziert wurde.[622]

Einen festen Rahmen sollte die Versammlung erst bei ihrem Treffen im Jahr 1864 in Frankfurt am Main erhalten, bei dem sie sich ein Statut gab und fortan als „Verein deutscher Irrenärzte" firmierte.[623] Bis zum Ende des Jahres 1864 bestand der Verein aus 91, zum großen Teil sehr prominenten Mitgliedern. Darunter befanden sich auch die drei Hofheimer Ärzte.[624] Als Ziel setzte sich der Verein die *„Förderung des gesammten Irrenwesens"*.[625] Georg Ludwig nahm an dieser Versammlung teil und tagte hier mit 31 anderen Ärzten, u. a. einigen der wichtigsten Vertreter der zeitgenössischen deutschen Psychiatrie, unter vielen anderen mit Carl Friedrich Flemming, Heinrich Damerow und Carl Westphal, dem späteren Direktor der Klinik für Psychiatrie der Charité. Anwesend waren außerdem mehrere Ärzte aus Illenau sowie aus den fernen Sankt Petersburg, Riga und Kiew angereiste Vertreter, was die Reichweite dieser Versammlungen veranschaulicht. Zu den diskutierten Themen gehörten u. a. erneut die Bestrebungen um die Einführung einer einheitlichen Irrengesetzgebung, die Erhebung einer einheitlichen Statistik über die Anstalten bzw. Kranken in den deutschsprachigen Ländern. Ludwig lud im Anschluss an die Versammlung zu einem gemeinsamen Ausflug zur noch nicht fertiggestellten Heppenheimer Anstalt für den 16. September ein.[626] Es lässt sich nicht mehr feststellen, wer von den anwesenden Ärzten der Einladung folgte – einer von ihnen äußerte sich jedoch in einem Bericht für die „Allgemeine Zeitschrift für Psychiatrie", wenn auch ziemlich knapp, sehr positiv über die noch im Bau befindliche Anstalt.[627] Im Anschluss an die Versammlung in Frankfurt traf sich noch die psychiatrische Sektion der

621 Bericht über die Versammlung der Irrenärzte in Dresden, am 15. und 16. September 1862. In: AZP, 19. Bd. (1862), S. 587–593. Vgl. Teilnehmerliste auf S. 587-588.

622 Vgl. die Mitteilung zur Versammlung der VDNÄ in: AZP, 20. Bd. (1863), S. 438–439.

623 Bericht über die Versammlung deutscher Irrenärzte zu Frankfurt a.M. und Giessen im Jahre 1864 (im Folgenden abgekürzt mit „Versammlung Frankfurt/Giessen 1864"). Supplementheft zu AZP, 21. Bd. (1864). Vgl. hierzu S. 7–16 und die Teilnehmerliste auf S. 7 f.

624 Ebd., S. 66–71.

625 Ebd., vgl. das Statut des deutschen Vereins der Irrenärzte, §1 auf S. 9.

626 Ebd., S. 12.

627 Vgl. die kurze Mitteilung zur Versammlung in Frankfurt in: AZP, 21. Bd. (1864), S. 470–472. Zu Heppenheim vgl. ebd., S. 471 f.

VDNÄ zu Gießen, an der der Assistenzarzt Ernst Vix teilnahm und bei der er die Funktion des Sekretärs ausübte.[628] Vix hatte zu diesem Zweck einen achttägigen Urlaub beantragen müssen.[629] An der Versammlung in Gießen nahmen interessanterweise auch der spätere Hofheimer Arzt und Direktor Albert Sehrt und der spätere Hofheimer und Heppenheimer Arzt, und ebenfalls Hofheimer Direktor Eduard Werle teil. Sehrt wird zu diesem Zeitpunkt noch als „cand. med." aufgeführt, Werle als „stud. med.".[630]

5.3.3.1 Die Versammlung im Jahr 1867 in der Heppenheimer Anstalt

Nachdem im Jahr 1865 in Hildesheim keine Hofheimer Ärzte anwesend waren[631] und die Versammlung im Jahr 1866 aufgrund der *„politischen Lage Deutschlands"* – hiermit gemeint war wohl der preußisch-österreichische Krieg – ausgefallen war,[632] tagte die Versammlung im September des Jahres 1867 in der erst im Vorjahr eröffneten Landesirrenanstalt in Heppenheim. Für Georg Ludwig und das Großherzogtum dürfte es ein besonderes Ereignis dargestellt haben, brachte sie doch viele der führenden Psychiater des deutschsprachigen Raums nach Heppenheim, wo sie von Angehörigen der Regierung des Großherzogtums begrüßt wurden, unter denen sogar der Ministerpräsident Reinhard Carl Friedrich von Dalwigk (1802–1880) war. Auf der vierzig Namen umfassenden Teilnehmerliste finden sich unter vielen anderen jene Heinrich Laehrs, Ludwig Meyers und Wilhelm Griesingers. Auch der spätere Illenauer Direktor und hier noch als „Hilfsarzt" aufgeführte Heinrich Schüle war anwesend und beteiligte sich mit einem Vortrag. Als Gastgeber fungierten Georg Ludwig und sein Assistenzarzt Eduard Werle. Aus Hofheim waren die Assistenzärzte Dr. Sehrt und Dr. Spamer angereist, von denen sich allerdings keiner mit einem Vortrag oder einem längeren Beitrag beteiligen sollte. Das Protokoll von den zwei Versammlungstagen lässt auf eine große Vielfalt der behandelten Themen schließen: Schüle befasste sich

628 Versammlung Frankfurt/Giessen 1864 (1864), S. 17.

629 Personalakte Ernst Vix (HStAD, Best. G 16 A, Nr. 4).Vgl. den Brief vom 29. August 1864.

630 LEUCKERT / WERNHER (Hrsg.): Amtlicher Bericht über die 39. Versammlung deutscher Naturforscher und Ärzte in Giessen im September 1864, Giessen 1865. Albert Sehrt, Ernst Vix und Eduard Werle sind jeweils als Teilnehmer auf den S. 52, 54 und 55 aufgeführt.

631 Bericht über die Versammlung des VDI 1865. In: AZP, 22. Bd. (1865), S. 331–351. Teilnehmerliste: S. 332–334.

632 Vgl. die Mitteilung in: AZP, 23. Bd. (1866), S.427.

in seinem Vortrag mit einer klinisch-wissenschaftlichen Fragestellung *(„Ueber die pathologisch-anatomische Grundlage der allgemeinen Paralyse“).*[633] Diskutiert wurden außerdem forensisch-psychiatrische Fragestellungen, etwa anhand einer Schrift des allerdings abwesenden Carl Friedrich Flemming mit dem Titel *„Corollarium betreffend das Verhältniss der Lebens-Versicherungs-Anstalten zu den geisteskranken Selbstmördern“.*[634] Auch Griesinger beteiligte sich mit einer forensisch-psychiatrischen Eingabe und forderte, dass die Erstellung eines forensisch-psychiatrischen Gutachtens nur auf der Grundlage einer persönlichen Begutachtung stattfinden dürfe. Die Versammlung beschloss daraufhin nach entsprechender Erörterung in allerdings etwas abgemilderter Form, dass *„psychisch-forensische Gutachten, wo immer möglich, nicht allein nach Acten, sondern auch auf Grund geeigneter persönlicher Untersuchung abgegeben werden sollen“.*[635] Debattiert wurden darüber hinaus rechtliche Aspekte der Aufnahmebestimmungen in Irrenanstalten. Es wurden außerdem kleinere Beiträge wie eine kleine anatomische Demonstration von pathologischen Nasenknorpeln sowie die Mitteilung über ein neues Desinfektionsmittel protokolliert. Georg Ludwig nutzte die Gelegenheit der Ausrichtung in „seiner“ Anstalt, um am Ende des zweiten Tages auf einen der zwei ausgeschriebenen Plätze im Vorstand zu kandidieren. Er unterlag jedoch deutlich den sich ebenfalls bewerbenden und wesentlich prominenteren Carl Friedrich Flemming und Wilhelm Griesinger.

5.3.3.2 Teilnahme und Beteiligung der Heppenheimer und Hofheimer Ärzte an den Versammlungen des „Vereins Deutscher Irrenärzte“ bis zum Beginn des 20. Jahrhunderts

Bei den darauffolgenden Versammlungen in den Jahren 1868 in Dresden[636] und 1869 in Innsbruck[637] waren weder Hofheimer noch Heppenheimer Ärzte anwesend. Der Verein tagte daraufhin bis mindestens 1877 regelmäßig im

633 Bericht über die Versammlung des VDI 1867. In: AZP, 24. Bd. (1867), S. 697–721. Vgl. hierzu S. 699. Teilnehmerliste: S. 697 f.

634 Ebd., S. 711.

635 Ebd., S. 716.

636 LAEHR, HEINRICH: Bericht über die psychiatrischen Versammlungen zu Dresden im September 1868. Supplementheft zu AZP, 25. Bd. (1868). Bericht über die Versammlung des VDI 1868: S. 5–15. Teilnehmerliste: S. 5-7.

637 Bericht über die Versammlung des VDI 1869. In: AZP, 26. Bd. (1869), S. 662–706. Vgl. außerdem die Teilnehmerliste der VDNÄ 1869 auf S. 707–709. Das Treffen des VDI fand in diesem Jahr im Rahmen des Treffens der VDNÄ statt.

Rahmen der Versammlung der VDNÄ, womit sie als Veranstaltung konkurrieren musste.[638] Der VDI verlor außerdem zwischenzeitlich offenbar an Bedeutung: Im Jahr 1871, nachdem das Treffen im Jahr 1870 vermutlich aufgrund des Deutsch-Französischen Krieges ausgefallen war,[639] gelang es dem Verein lediglich dreizehn Teilnehmer auf die in Rostock am Rande der VDNÄ stattfindende Sitzung zu holen.[640] Eine Teilnahme der Hofheimer und Heppenheimer Ärzte an den Versammlungen des Vereins ist in den folgenden Jahrzehnten unregelmäßig, eine Beteiligung an der wissenschaftlichen Diskussion nur ausnahmsweise nachzuweisen, wie aus der anliegenden Tabelle ersichtlich wird.[641] Sie besuchten häufiger und zahlreicher solche Versammlungen, die im oder in der Nähe des Großherzogtums stattfanden. So nahmen beispielsweise an dem Versammlungen in Frankfurt am Main im Jahr 1864 drei Ärzte aus der Hofheimer Anstalt,[642] im Jahr 1887 jeweils zwei Ärzte aus Hofheim und Heppenheim[643] und im Jahr 1900 jeweils drei und vier Ärzte der beiden Anstalten teil,[644] während bei den Treffen in Berlin im Jahr 1883 kein Arzt aus einer der beiden Anstalten,[645] im Jahr 1886 jeweils nur einer[646] und im Jahr 1901 keiner[647] anwesend war. Gelegentlich, vermutlich durch spezifische Interessen gesteuert, nahmen manche Ärzte auch weitere Reisen in Kauf. Dies war etwa der Fall, als Georg Ludwig mit einem der Heppenheimer Assistenzärzte im Jahr 1895 die Versammlung in Hamburg

---

638 In Kassel tagte der Verein im Jahr 1878 „ausnahmsweise“ unabhängig von der VDNÄ. Vgl. hierzu AZP, 35. Bd. (1879), S. 520.

639 STEIF: Versammlungen (2003), S. 302.

640 Vgl. hierzu AZP, 28. Bd. (1872), S. 146 f.; und AZP, 29. Bd. (1873), S. 103.

641 Vgl. Anhang II, Tabelle 12: Anwesenheit und Beteiligung Hofheimer und Heppenheimer Ärzte auf den Versammlungen des „Vereins Deutscher Irrenärzte“ bis 1911.

642 Versammlung Frankfurt/Giessen 1864 (1864). Teilnehmerliste: S. 7 f.

643 Bericht über die Versammlung des VDI 1887. In: AZP, 44. Bd. (1888), S. 499–534. Teilnehmerliste: S. 499.

644 Bericht über die Versammlung des VDI 1900. In: AZP, 57. Bd. (1900), S. 535–606. Teilnehmerliste: S. 535 f.

645 Bericht über die Versammlung des VDI 1883. In: AZP, 40. Bd. (1884), S. 623–666. Teilnehmerliste: S. 623.

646 Bericht über die Versammlung des VDI 1886. In: AZP, 43. Bd. (1887), S. 297–328. Teilnehmerliste: S. 297. Zum Open Door-System“ vgl. den Vortrag und die Diskussion auf den S. 305–317.

647 Bericht über die Versammlung des VDI 1901. In: AZP, 58. Bd. (1901), S. 684–739. Teilnehmerliste: S. 684 f.

besuchte, um sich an der Diskussion der „Wärterfrage" aktiv zu beteiligen.[648] In späteren Jahren lässt sich eine stärkere Präsenz der Ärzte aus beiden Anstalten bei den Versammlungen nachweisen,[649] was auf die allmähliche Vermehrung des ärztlichen Personals, aber auch auf andere Faktoren wie eine bessere Erreichbarkeit durch die zunehmende Entwicklung der Verkehrsinfrastruktur des 1871 ausgerufenen deutschen Kaiserreiches zurückzuführen sein dürfte. Außer bei der Beteiligung an der Diskussion um die „Wärterfrage" in Hamburg im Jahr 1895 (s. u.) lassen sich für die Reisen zu den ferneren Versammlungen keine konkreten Absichten wie eine Beteiligung an einer spezifischen Diskussion oder an einer Abstimmung ausmachen. Üblicherweise handelte es sich bei einem großen Teil der Teilnehmer um Ärzte aus der Umgebung des Versammlungsortes, wie beispielsweise die Anwesenheitsliste der Versammlung aus dem Jahr 1894 in Dresden zeigt,. Zu dieser erschienen zahlreiche Ärzte aus der weiteren Umgebung, u. a. aus Halle, Leipzig und Berlin.[650] Wichtigere oder besonders interessierte Psychiater nahmen dabei auch fernere Reisen in Kauf, wie in diesem Fall die Vorsitzenden Grashey und Pelman, die jeweils aus München und Bonn angereist waren. Bei der unregelmäßigen Teilnahme der Hofheimer und Heppenheimer Ärzte an den Versammlungen des „Vereins Deutscher Irrenärzte" handelte es sich daher um keine Besonderheit, sondern entsprach vielmehr der gängigen Praxis jener Ärzte, die nicht unmittelbar in die Organisation des Vereins eingebunden waren.

Einzelne Psychiater aus Hofheim und Heppenheim sind bei den Versammlungen besonders häufig anzutreffen. Hervorzuheben ist die häufige Teilnahme Eduard Werles, der zunächst als Heppenheimer Assistenzarzt, später auch als Direktor der Hofheimer Anstalt die Treffen der Versammlung in den Jahren 1867 in Heppenheim als einer der Gastgeber, 1875 in München,[651] 1879 in Heidelberg,[652] 1881 in Frankfurt am

648 Bericht über die Versammlung des VDI 1895. In: AZP, 52. Bd. (1896), S. 817–868. Teilnehmerliste: S. 817 f.

649 Vgl. Anhang II, Tabelle 12: Anwesenheit und Beteiligung Hofheimer und Heppenheimer Ärzte auf den Versammlungen des „Vereins Deutscher Irrenärzte" bis 1911

650 Bericht über die Versammlung des VDI 1894. In: AZP, 51. Bd. (1895), S. 781–843. Teilnehmerliste: S. 781

651 Bericht über die Versammlung des VDI 1875. In: AZP, 33. Bd. (1877), S. 24–59. Teilnehmerliste: S. 24.

652 Bericht über die Versammlung des VDI 1879. In: AZP, 36. Bd. (1880), S. 631–678. Teilnehmerliste: 631 f. Zum Beitrag Werles vgl. S. 652. Außerdem war Dr. Spamer aus Gießen anwesend, der hier als Privatdozent aufgeführt wird.

Main,[653] 1884 in Leipzig,[654] 1885 in Baden,[655] 1886 in Berlin[656] und 1887[657] und 1893[658] in Frankfurt am Main besuchte. Nach seinem Tod wurde sein Andenken vermutlich aufgrund seiner regelmäßigen Beteiligung bei der Versammlung im Jahr 1895 in Hamburg von den anwesenden Psychiatern geehrt.[659] Er scheint bei den Versammlungen des Vereins keine wissenschaftlichen Vorträge gehalten oder einen relevanten organisatorischen Beitrag geleistet zu haben, beteiligte sich jedoch unter den Ärzten Hofheims und Heppenheims (Ludwig ausgenommen) am häufigsten mit eigenen Angaben an den Diskussionen. Ab dem Jahr 1887 ist auch die mehrmalige Teilnahme des späteren zunächst Hofheimer, dann Heppenheimer Direktors Eberhard Bieberbach und ab 1891 des späteren Hofheimer Direktors Rudolph Mayer nachzuweisen.

Eine aktivere Beteiligung der Ärzte aus dem Großherzogtum lässt sich für die Versammlung in den Jahren 1874 und in kleinerem Maßstab für jene im Jahr 1875 nachweisen. Als man in Eisenach im Jahr 1874 zusammentrat,[660] waren die Hofheimer und Heppenheimer Ärzte interessanterweise sehr präsent. Aus Heppenheim waren Ludwig und der Assistenzarzt Wittich, aus Hofheim waren Albert Sehrt und die Assistenzärzte Weber und Lehr angereist. Sie stellten somit einen bedeutenden Teil der insgesamt 29 Teilnehmer. Ludwig kandidierte erneut – nach seiner Niederlage bei der Heppenheimer Versammlung

653 Bericht über die Versammlung des VDI 1881. In: AZP, 38. Bd. (1882), S. 657-728. Teilnehmerliste: S. 657.

654 Bericht über die Versammlung des VDI 1884. In: AZP, 41. Bd. (1885), S. 564–646. Teilnehmerliste: S. 564. Vgl. zum Beitrag zu Hofheim und Heppenheim S. 612 f.

655 Bericht über die Versammlung des VDI 1885. In: AZP, 42. Bd. (1886), S. 444–513. Teilnehmerliste: S. 444.

656 Bericht über die Versammlung des VDI 1886. In: AZP, 43. Bd., (1887), S. 297- 328. Teilnehmerliste: S. 297. Zum Open Door-System" vgl. Vortrag und Diskussion auf S. 305–317.

657 Bericht über die Versammlung des VDI 1887. In: AZP, 44. Bd. (1888), S. 499–534. Teilnehmerliste: S. 499.

658 Bericht über die Versammlung des VDI 1893. In: AZP, 50. Bd. (1894), S. 333–380. Teilnehmerliste: S. 333 f.

659 Bericht über die Versammlung des VDI 1895. In: AZP, 52. Bd. (1896), S. 817–868. Teilnehmerliste: S. 817 f.

660 Die Versammlung tagte in diesem Zeitraum regelmäßig im Rahmen der VDNÄ, die jedoch im Jahr 1874 im fernen Breslau tagen sollte. Der Verein Deutscher Irrenärzte entschied sich daher zu einem gesonderten Treffen im Vorfeld im besser zu erreichenden Eisenach. Vgl. hierzu den Bericht über die Versammlung der VDNÄ 1874. In: AZP, 31. Bd. (1875), S. 697–730. Teilnehmerliste: S. 697.

einige Jahre zuvor, im Jahr 1867 – um einen Platz im Vorstand, unterlag bei der Bewerbung um eine der beiden zu besetzenden Stellen im Vorstand abermals deutlich den anderen Kandidaten, dem bekannten Göttinger Professor Ludwig Meyer (1827–1900)[661] und August Zinn (1825–1897), der zuvor die Anstalt St. Pirminsberg in St. Gallen geleitet und umfassend reformiert hatte und 1872 zum Direktor der Anstalt in Neustadt-Eberswalde ernannt worden war.[662] Ein konkreter Grund für die geringe Popularität Ludwigs bei den Abstimmungen lässt sich nicht ausmachen. Bei seinen beiden Konkurrenten handelte es sich jedoch um bereits sehr verdiente und angesehene Psychiater, während Ludwig bis auf den guten Ruf, den die Heppenheimer Anstalt genoss, bisher keine überregional bedeutenden Leistungen vorzuweisen hatte. Sein Profil sollte sich durch die Entwicklung des Hilfsvereins für Geisteskranke, seine Rolle in der Diskussion um die „Wärterfrage" und seine Mitwirkung im öffentlichen Irrenwesen des Großherzogtums erst in den folgenden Jahrzehnten weiter schärfen und ihm zu größerer Bekanntheit verhelfen. Auch inhaltlich konnte Ludwig bei der Versammlung keinen Erfolg vermelden. Im Kontext der Bestrebungen um die Erforschung der psychiatrischen Symptomatologie und die Standardisierung der Terminologie hatte der Wiener Professor Theodor Meynerts „Zählzettel" als diagnostisches Hilfsmittel zur Erhebung der Krankengeschichte und Erfassung der Symptomatik vorgestellt, woraufhin Ludwig eigene Formulare für diesen Zweck vorstellte. Diese wurden vom Kollegium zwar kommentiert, stießen insgesamt jedoch auf wenig Resonanz. Diskussions- oder sonstige weitere Beiträge der Hofheimer und Heppenheimer Ärzte wurden nicht protokolliert.[663]

Eduard Werle war als Heppenheimer Assistenzarzt im Jahr 1875 bei der Versammlung in München anwesend. Als auf dieser eine Resolution gefasst wurde, ihren Mitgliedern die Einrichtung von Hilfsvereinen nach dem Beispiel der bereits bestehenden zu empfehlen, wurde neben den Berichten der Berliner und Kurmärkischen Hilfsvereine auch jener des Hessischen Hilfsvereins an die

661 MEYER, JOACHIM ERNST: Meyer, Ludwig. In: Neue Deutsche Biographie, 17. Bd. (1994), S. 364 f. [Online-Version]; URL: https://www.deutsche-biographie.de/pnd117565059.html#ndbcontent (Stand: 01.04.2022).

662 BANDORF (kein Vorname angegeben): Zinn, August. In: Allgemeine Deutsche Biographie 45 (1900), S. 334–336 [Online-Version]; URL: https://www.deutsche-biographie.de/ pnd104295937.html#adbcontent (Stand: 01.04.2022).

663 Bericht über die Versammlung des VDI 1874. In: AZP, 32. Bd. (1876), S. 194–219. Teilnehmerliste: S. 194. Zu den Beiträgen Meynerts und Ludwigs vgl. S. 210–216. Zu den Formularien Ludwigs vgl. auch Kapitel 4.6 der vorliegenden Arbeit.

Anwesenden verteilt, was durch Werle geschehen sein dürfte.[664] Dieser besuchte auch, zusammen mit dem Hofheimer Direktor Albert Sehrt, die Tagung im Jahr 1879 in Heidelberg, nachdem bemerkenswerter Weise die Hofheimer und Heppenheimer Ärzte der Versammlung im Vorjahr im relativ nahegelegenen Kassel ferngeblieben waren. Während für Sehrt keine aktive Rolle bei der Veranstaltung in Heidelberg nachgewiesen werden kann, beteiligte sich der Heppenheimer Assistenzarzt Werle anlässlich eines Referates Westphals über die Implementierung des „Non-Restraints" in Deutschland an der Diskussion und berichtete über die Umsetzung des Prinzips in der Landesirrenanstalt. Im Rahmen der Berichterstattung über die Neuerungen an den deutschen Anstalten bei der Versammlung in Leipzig wurden, wahrscheinlich ebenfalls durch Werle, auch kurz die baulichen und die Veränderungen der Einrichtung der Anstalten in Hofheim und Heppenheim dargestellt.[665]

Georg Ludwig wurde bei der Versammlung im Jahr 1878 in Kassel nach zwei gescheiterten Anläufen in den Jahren 1867 und 1874 nun erstmals in den Vorstand gewählt. Vermutlich wurde er in Abwesenheit gewählt, da sein Name nicht auf der Teilnehmerliste vermerkt wurde. Die Annahme der Wahl bekundete er demnach wahrscheinlich telegrafisch.[666] Er schied wie vorgesehen zwei Jahre später aus dem Vorstand aus und lehnte eine Wiederwahl aus gesundheitlichen Gründen ab, wie auf der Versammlung 1880 in Eisenach bekannt gegeben wurde.[667] Im Jahr 1893 wurde Ludwig erneut in den sich von fünf auf sieben Mitglieder vergrößernden Vorstand gewählt.[668] Von seiner Arbeit in diesem Gremium geht allerdings aus den untersuchten Quellen nichts hervor.[669]

664 Bericht über die Versammlung des VDI 1875. In: AZP, 33. Bd. (1877), S. 24–59. Teilnehmerliste: S. 24.

665 Bericht über die Versammlung des VDI 1879. In: AZP, 36. Bd. (1880), S. 631–678. Teilnehmerliste: S. 631 f. Zum Beitrag Werles vgl. S. 652. Außerdem war Dr. Spamer aus Gießen anwesend, der hier als Privatdozent aufgeführt wird.

666 Bericht über die Versammlung des VDI 1878. In: AZP, 35. Bd., (1879), S. 520–547. Teilnehmerliste: S. 521.

667 Bericht über die Versammlung des VDI 1880. In: AZP, 37. Bd., (1881), S. 521–573. Teilnehmerliste: S. 521. Zu Ludwigs Ablehnung bzgl. einer Wiederwahl vgl. S. 563.

668 Bericht über die Versammlung des VDI 1893. In: AZP, 50. Bd. (1894). S. 333–380. Teilnehmerliste: S. 333 f.

669 Möglicherweise lässt sich seine Tätigkeit durch die Erschließung weiterer Quellen, bspw. der möglicherweise erhaltenen Korrespondenz zwischen den Mitgliedern des Vorstandes näher beleuchten. In den untersuchten Quellen lässt jedoch nichts darauf schließen, dass Ludwig in dieser Position besonders gestalterisch tätig gewesen sei.

Er scheint jedoch in dieser Funktion keine größeren Veränderungen oder Projekte auf den Weg gebracht zu haben. Etwas widersprüchlich mutet der Umstand an, dass Ludwig während der Jahrzehnte seiner Tätigkeit zwar relativ selten bei den Versammlungen des Vereins zugegen war, sich jedoch wiederholt um einen Platz im Vorstand bewarb. Im Gegensatz zu anderen gewählten Vorstandmitgliedern (wie dem erwähnten Göttinger Professor Ludwig Meyer oder die zuvor im Jahr 1867 in Heppenheim in den Vereinsvorstand gewählten Carl Friedrich Flemming und Wilhelm Griesinger) verfügte er über ein weniger bedeutendes wissenschaftliches Profil. Mit seinen Ideen vertrat er darüber hinaus zumindest gelegentlich randständige Positionen (beispielsweise in der Diskussion um die „Wärterfrage" in den Jahren 1895/96, s. u.). Er dürfte aus diesen Gründen für die versammelten Psychiater nicht die naheliegende Wahl dargestellt haben. Seine Rolle in der öffentlichen Irrenfürsorge und der Erfolg des Hessischen Hilfsvereins für Geisteskranke dürfte ihm über die Jahrzehnte seiner Tätigkeit dennoch ein gewisses Maß an Anerkennung eingehandelt haben, das schließlich in seiner zweimaligen Wahl zum Ausdruck gekommen sein dürfte.

In der Dekade von 1885 bis 1894 lässt sich nach einer Phase mehrerer Jahre, in denen sich die Ärzte aus dem Großherzogtum kaum auf den Versammlungen präsent zeigten, wieder eine stärkere Beteiligung der Heppenheimer und nun auch wieder der Hofheimer Ärzte an den Versammlungen des Vereins nachweisen. Die stärkere Beteiligung der Hofheimer Ärzte in dieser Periode ist dem Umstand geschuldet, dass Eduard Werle, der nach dem Ableben Albert Sehrts im Jahr 1885 die Leitung der Hofheimer Anstalt übernommen hatte,[670] weiterhin gelegentlich die Versammlungen besuchte. In diesen Jahren wohnten die Heppenheimer und Hofheimer Ärzte u. a. den Diskussionen um die Einrichtung von Wachabteilungen in den psychiatrischen Anstalten[671], das in Schottland populär gewordene „Open-Door-System"[672] und den Erörterungen der

670 MAYER: Hofheim (1904), S. 101.

671 Bericht über die Versammlung des VDI 1885. In: AZP, 42. Bd. (1886), S. 444–513.

672 Bericht über die Versammlung des VDI 1886. In: AZP, 43. Bd. (1887), S. 297–328. Zum Open Door-System" vgl. den Vortrag und die Diskussion auf den S. 305–317. Dr. Siemerling aus Berlin definiert das „Open-Door-System" in seinem Referat folgendermaßen unter Berufung auf einen Bericht einer schottischen Kommission: *„Die leitenden Grundzüge des Open-Door-Systems lassen sich zurückführen auf die Gewährung einer außerordentlich weiten Ausdehnung der persönlichen Freiheit für die Anstaltsinsassen. Und zwar sucht man dieses zu erreichen durch die Beseitigung des Türverschlusses, durch Entfernung der umschlossenen Höfe, kurz durch Fortfall aller Hindernisse, welche*

rechtlichen Aspekte der Aufnahmeprozeduren in die Anstalten und der Entmündigung von Geisteskranken[673] bei, ohne sich jedoch selbst nennenswert mit eigenen Beiträgen oder gar Vorträgen zu beteiligen. Bei den Tagungen des VDI in den Jahren 1885 in Baden[674] und 1886 in Berlin[675] waren Werle als Direktor Hofheims und der Heppenheimer Assistenzarzt Dr. Stühlinger anwesend. Zur 1887 im nahen Frankfurt stattfindenden Versammlung waren sogar aus den Anstalten jeweils zwei Ärzte angereist, darunter Georg Ludwig und sein Assistenzarzt Dr. Stühlinger aus Heppenheim und aus Hofheim Direktor Werle und der Assistenzarzt Eberhard Bieberbach (dem späteren Direktor erst der Hofheimer, dann der Heppenheimer Anstalt). Eine aktive Beteiligung wurde jedoch auch hier für keinen dieser Ärzte im Versammlungsprotokoll festgehalten.[676] In den folgenden Jahren nahmen die Ärzte der beiden Anstalten wieder seltener an den Versammlungen teil.

5.3.3.3 Die Diskussion der „Wärterfrage" im „Verein Deutscher Irrenärzte" und die Hofheimer und Heppenheimer Ärzte

In den Jahren 1895 und 1896 treten die Heppenheimer und Hofheimer Ärzte im Kontext der Diskussion um die „Wärterfrage" noch einmal deutlich auf der Versammlung des „Vereins Deutscher Irrenärzte" in Erscheinung. Unter dem Begriff der „Wärterfrage" sind die Fragestellungen im Zusammenhang mit der Professionalisierung des Wartberufs zu verstehen, die von einem großen Teil der psychiatrischen Ärzte befürwortet wurde und die man durch unterschiedliche Maßnahmen voranzutreiben versuchte. Als Mittel wurden beispielsweise eine Verbesserung der Besoldung und Ausbildung des Wartpersonals und die Einführung einer Pensionsberechtigung in Erwägung gezogen.[677] Bei der Versammlung in Hamburg im Jahr 1895, zu der Ludwig mit einem seiner Assistenzärzte aus Heppenheim angereist war, beschloss das Kollegium, sich der „Wärterfrage"

---

einer freien Bewegung in allen Teilen innerhalb der Anstalt, sowie der ungehinderten Kommunikation nach außen hin im Wege stehen." Zitat: Ebd., S. 306.

673 Bericht über die Versammlung des VDI 1893. In: AZP, 50. Bd., (1894), S. 333–380.

674 Bericht über die Versammlung des VDI 1885. In: AZP, 42. Bd., (1886), S. 444–513. Teilnehmerliste: S. 444.

675 Bericht über die Versammlung des VDI 1886. In: AZP, 43. Bd., (1887), S. 297–328. Teilnehmerliste: S. 297.

676 Bericht über die Versammlung des VDI 1887. In: AZP, 44. Bd., (1888), S. 499–534. Teilnehmerliste: S. 499.

677 HÖLL / SCHMIDT-MICHEL: Irrenpflege (1989). Vgl. hierzu insb. S. 45–55.

erneut anzunehmen und einer ausführlichen Überprüfung zu unterziehen. Ludwig wurde für die Folgeversammlung mit einem von zwei Referaten zur „Wärterfrage" beauftragt.[678] Als der Verein im folgenden Jahr 1896 in der Heppenheimer Anstalt tagte, waren die gastgebenden Heppenheimer und die Hofheimer Ärzte gut vertreten: Für Heppenheim waren Georg Ludwig sowie die Assistenzärzte Kratz und Römheld zugegen, aus Hofheim Direktor Bieberbach und der Assistenzarzt Mayer angereist. Auf der Versammlung hielten der prominente Münchner Psychiater Hubert Grashey und Georg Ludwig die Referate zur „Wärterfrage", mit denen sie im Vorjahr beauftragt worden waren. Ludwig, der eine feste Hierarchie in der Anstalt befürwortete und einer Professionalisierung des Wartberufs skeptisch gegenüberstand, erntete mit seinen Ansichten auch in der folgenden Diskussion im Gegensatz zu dem reformwilligen Grashey wenig Zustimmung.[679] Die Zusammenhänge und Inhalte dieser Diskussion werden in dieser Arbeit gesondert behandelt (s. u.). Ludwig legte seine Anschauungen schließlich in einem Artikel in der „Allgemeinen Zeitschrift für Psychiatrie" nieder und beteiligte sich daraufhin nicht mehr an der öffentlichen Debatte.[680] Für ihn dürfte dies einen bedeutenden Misserfolg dargestellt und ihn zum Rückzug aus der Diskussion bewegt haben. Als die „Wärterfrage" im folgenden Jahr auf der Versammlung in Hannover im Jahr 1897 erneut aufgegriffen wurde und u. a. Diplomierung des Wartpersonals diskutiert wurde, waren jedenfalls weder Ludwig noch sonstige Hofheimer oder Heppenheimer Ärzte angereist.[681]

5.3.3.4 Nach 1897: Zunehmende Dominanz universitärer Psychiater und Anstaltspsychiater als Zuhörer

In den folgenden Jahren waren Heppenheimer und Hofheimer Ärzte immer wieder auf den Versammlungen anwesend. Lediglich bei den entlegenen Versammlungen des Vereins im Jahr 1899 in Halle[682] und 1901 in

678 Bericht über die Versammlung des VDI 1895. In: AZP, 52. Bd. (1896), S. 817–868. Teilnehmerliste: S. 817 f. Zu Ludwig vgl. S. 841.

679 Bericht über die Versammlung des VDI 1896. In: AZP, 53. Bd. (1897), S. 798–866. Teilnehmerliste: S. 798 f. Zu den Referaten und zur Diskussion zur „Wärterfrage" vgl. die S. 799–825.

680 Zum Inhalt des Referats Ludwigs und zur öffentlichen Diskussion der „Wärterfrage" vgl. Kapitel 6.4 der vorliegenden Arbeit.

681 Bericht über die Versammlung des VDI 1897. In: AZP, 54. Bd. (1898), S. 875–937. Teilnehmerliste: S. 875. Zur Diplomierung des Wartpersonals vgl. S. 898–906.

682 Bericht über die Versammlung des VDI 1899. In: AZP, 56. Bd. (1899), S. 610–676. Teilnehmerliste: S. 610.

Berlin[683] waren keine Ärzte einer der beiden Anstalten zugegen. Sonst erschienen sie vergleichsweise zahlreich, beteiligten sich aber nicht mit Eingaben oder Beiträgen, sondern nahmen lediglich als passive Zuhörer teil. Auf der Versammlung in Bonn im Jahr 1898 waren aus Heppenheim und Hofheim jeweils zwei Ärzte,[684] 1900 im nahen Frankfurt aus Heppenheim sogar vier und aus Hofheim drei Ärzte anwesend.[685] Bei der Versammlung 1902 in München waren ein Heppenheimer und drei Hofheimer Ärzte anwesend.[686] Bei den Versammlungen 1903 in Jena[687] und 1904 in Göttingen[688] war Heppenheim mit je einem Arzt vertreten. Die Versammlung wurde zunehmend von den Vertretern der universitären Psychiatrie dominiert, die Ende des 19. Jahrhunderts die Führungsrolle im wissenschaftlich-psychiatrischen Diskurs übernahmen. Die Anstaltspsychiater verloren dabei an Bedeutung, die wissenschaftliche Arbeit in den Anstalten nahm ab.[689] Dies spiegelt sich auch deutlich in der großen Anzahl an Beiträgen der Psychiater der universitären Einrichtungen in Marburg und Gießen auf den Versammlungen in dieser Dekade wieder. Auf den Teilnehmerlisten finden sich beispielsweise immer wieder die Namen des Marburger Professors Franz Tuczek (1852–1925), der 1894 die Leitung der Marburger Anstalt übernommen hatte, und des ersten Direktors der 1895 eröffneten Gießener Universitätsklinik für Psychiatrie Robert Sommer (1864–1937).[690] Die Bedeutung der neuen Gießener Klinik wird durch die Wahl Gießens (zusammen mit Frankfurt am Main) zum Austragungsort der Versammlung im Jahr 1907 deutlich, bei der die Gastgeber zahlreiche Vorträge in den neuen Räumlichkeiten hielten.[691]

---

683 Bericht über die Versammlung des VDI 1901. In: AZP, 58. Bd. (1901), S. 684–739. Teilnehmerliste: S. 684 f.

684 Bericht über die Versammlung des VDI 1898. In: AZP, 55. Bd. (1898), S. 780–840. Teilnehmerliste: S. 780 f.

685 Bericht über die Versammlung des VDI 1900. In: AZP, 57. Bd. (1900), S. 535–606. Teilnehmerliste: S. 535 f.

686 Bericht über die Versammlung des VDI 1902. In: AZP, 59. Bd. (1902), S. 693–736. Teilnehmerliste: S. 693. Bei der Diskussion zu Irrenhilfsvereinen wird der hessische Hilfsverein als Vorbild auf S. 722. genannt.

687 Bericht über die Versammlung des VDI 1903. In: AZP, 60. Bd. (1903), S. 905–978. Teilnehmerliste: S. 905 f.

688 Bericht über die Versammlung des VDI 1904. In: AZP, 61. Bd. (1904), S. 724–768. Teilnehmerliste: S. 724 f.

689 SCHOTT / TÖLLE: Psychiatrie (2006), S. 296 f.

690 Vgl. die Teilnehmerlisten der Versammlungen 1894–1904 im Anhang.

691 Bericht über die Versammlung des VDI 1907 In: AZP, 64. Bd. (1907), S. 416–504. Teilnehmerliste: S. 416 f.

5.3.4 Hofheimer und Heppenheimer Ärzte und der „Verein Südwestdeutscher Irrenärzte“

Nach der im Jahr 1860 erfolgten Gründung des „Vereins Deutscher Irrenärzte“ wurden seit Ende der 1860er Jahre auch zunehmend regionale Vereine gegründet. Sie ermöglichten einen wissenschaftlichen Austausch und die gemeinsame Erörterung organisatorischer Fragestellungen in den entsprechenden Landesteilen, ohne kostspielige und langwierige Reisen zur oftmals sehr weit entfernt stattfindenden „Versammlungen Deutscher Naturforscher und Ärzte“ bzw. zu den Tagungen des „Vereins Deutscher Irrenärzte“ unternehmen zu müssen. Im Jahr 1867 wurden gleich vier Vereine ins Leben gerufen: Der „Psychiatrische Verein zu Berlin“, die „Berliner Gesellschaft für Psychiatrie und Nervenkrankheiten“, die „Wanderversammlung Südwestdeutscher Irrenärzte“ und der „Psychiatrische Verein der Rheinprovinz“. Es folgten bald der „Verein der Irrenärzte Niedersachsens und Westfalens“ im Jahr 1868 und der „Verein der ostdeutschen Irrenärzte“ im Jahr 1872.[692] Für den wissenschaftlichen Austausch im Großherzogtum Hessen ist die bereits erwähnte, im Jahr 1867 gegründete „Versammlung Südwestdeutscher Irrenärzte“[693] von besonderer Bedeutung. Christian Friedrich Wilhelm Roller, Leiter der als „Musteranstalt“ bekannten Anstalt in Illenau bei Achern, hatte, offenbar angeregt durch einen Aufruf Heinrich Laehrs zur Gründung von Lokalversammlungen, zu dem Treffen eingeladen.[694] Es diente dem praktischen Austausch unter den Anstaltspsychiatern der Regionen. Eine (allerdings mittlerweile ergänzte und überarbeitete) Geschäftsordnung dieses Vereins ist aus dem publizierten Protokoll einer Versammlung aus dem Jahr 1900 erhalten.[695] Sie sah eine einmal jährliche Zusammenkunft im Spätherbst vor, als regelmäßiger, aber nicht ausschließlicher Tagungsort war Karlsruhe vorgesehen. Das geographische Einzugsgebiet der Versammlung umfasste um die Jahrhundertwende „*das Großherzogtum Baden, die bayerischen Kreise Unterfranken mit Aschaffenburg und Pfalz, das Reichsland Elsass-Lothringen, das Großherzogtum Hessen, die preussische Provinz Hessen-Nassau und die Hohenzollernschen Lande*

692 LAEHR, HEINRICH: Die Anstalten für psychisch-kranke in Deutschland, Österreich, der Schweiz und den baltischen Ländern. 7. Aufl., Berlin 1912. S. 218 f.

693 In der damaligen Literatur werden die Bezeichnungen „Versammlung“ und „Verein“ bei der Benennung dieser Versammlung synonym verwendet.

694 Vgl. hierzu die Mitteilung in: AZP, 24. Bd. (1867), S. 235.

695 Bericht über die Versammlung des VSI 1900. In: AZP, 58. Bd. (1901), S. 466–495. Zur erwähnten Geschäftsordnung vgl. die S. 484–487.

und das Königreich Württemberg".[696] Der Zweck der Zusammenkunft wurde folgendermaßen definiert: „*Die Tätigkeit der Versammlung bezweckt die Pflege und den Ausbau der theoretischen und praktischen Psychiatrie mit besonderer Rücksichtsnahme auf die Interessen der öffentlichen Irrenfürsorge.*" Hierzu wurden an zwei aufeinanderfolgenden Tagen Referate aus dem „*Gebiet der Psychiatrie oder ihrer Hilfswissenschaften*" gehalten.[697] Im Anschluss konnte bei Bedarf eine Diskussion stattfinden, die, vermutlich um einen geordneten Ablauf gewährleisten zu können, von der Geschäftsführung der Versammlung jedoch auch untersagt oder beendet werden konnte. Die Satzung unterschied eine Mitgliedschaft, die Ärzten aus dem definierten Einzugsgebiet vorbehalten war, und einen Status als einfacher Teilnehmer, der auch Nicht-Ärzten ermöglicht wurde, jedoch die Präsenz auf öffentliche Sitzungen beschränkte. Die neue Versammlung avancierte innerhalb weniger Jahre zum wichtigsten psychiatrischen Forum Südwestdeutschlands, auf der sich unter vielen anderen die führenden Ärzte der Anstalten und Kliniken in Heidelberg, Karlsruhe und Illenau und die Ärzte der Anstalten im Großherzogtum Hessen austauschten. Die Versammlung war für die Anstaltsärzte aus der Region im Gegensatz zu den Versammlungen der VDNÄ und des VDI in erreichbarer Nähe. Für die Ärzte der Heppenheimer und Hofheimer Anstalten dürfte sie daher das wichtigste Forum des wissenschaftlichen Austauschs dargestellt haben. Durch die Publikation in der „Allgemeinen Zeitschrift für Psychiatrie" wurden die Protokolle den Fachkreisen des gesamten deutschsprachigen Raums zugänglich gemacht.

5.3.4.1 Die erste „Versammlung Südwestdeutscher Irrenärzte" im Jahr 1867 und die Tagungen bis 1873

Die erste lokale Versammlung südwestdeutscher Irrenärzte fand am 26. und 27. März 1867 in Karlsruhe statt. Anwesend waren neben etwa zwanzig Ärzten aus den nahegelegenen Anstalten auch Mitglieder der württembergischen und badischen Regierungen und der badischen Obermedizinalbehörde. In Professor Brenner aus Basel fand man, wie ausdrücklich betont wurde, einen Vermittler zwischen dem neu gegründeten Verein und der Schweiz, was die Wichtigkeit solcher Versammlungen für die überregionale Vernetzung verdeutlicht. Aus dem Großherzogtum Hessen war Georg Ludwig angereist.[698] Bei der ersten

696 Ebd., S. 484.
697 Ebd., S. 485.
698 Bericht über die Versammlung des VSI 1867. In: AZP, 24. Bd. (1867), S. 235–240. Teilnehmerliste: S. 235.

Versammlung hielt Roller einen Vortrag, in dem er allgemeine Grundsätze zur Irrenfürsorge formulierte und seinen anwesenden Kollegen zur Diskussion stellte. Er erörterte unter anderem die Rolle und Organisation der psychiatrischen Anstalten sowie über alternative Verpflegungsformen psychisch Kranker wie der Familienpflege nach dem Vorbild des Gheeler „Irrendorfs" oder die Verpflegung in landwirtschaftlichen „Irrenkolonien"[699] und stellte in diesem Zusammenhang fest, dass Behandlung und Pflege der Geisteskranken vorzugsweise in Heil- und Pflegeanstalten stattzufinden habe, während die Pflege von Geisteskranken durch Familien aus der Umgebung nur in Einzelfällen sinnvoll, die Einrichtung eines „Irrendorfes" nach dem Vorbild Gheels nicht wünschenswert sei. An der anschließenden Diskussion, in der sich die meisten Teilnehmer für eine familiäre Pflege in Einzelfällen und gegen die Errichtung von Kolonien aussprachen, beteiligte sich Ludwig interessanterweise mit einer Eingabe, bei der er auf einen Versuch einer *„ländlichen Colonisation"*[700] in der Umgebung Hofheims Bezug nahm, der offenbar jedoch an unüberwindbaren, nicht näher erläuterten Hindernissen gescheitert sei. Den von Roller formulierten Grundsatz, dass Irrenfürsorge „Sache des Staats" sei, wollte Ludwig sogar zur „Pflicht des Staats" korrigiert wissen, konnte sich mit dieser verbindlichen Formulierung jedoch im Kollegium nicht durchsetzen. Ludwig beteiligte sich darüber hinaus ebenso, wie im Protokoll allerdings nur kurz vermerkt wurde, an der Diskussion, die auf einen Vortrag Heinrich Schüles über das „Delirium acutum" folgte.[701] Die als Erfolg gefeierte Versammlung, in der noch viele andere Themen erörtert worden waren, wurde mit einem geselligen Mittagsmahl am zweiten Tag beendet:

---

699 Im belgischen Dorf Gheel wurden seit etwa dem 15. Jahrhundert psychisch Kranke gegen ein Entgelt in Familien verpflegt. Die Verpflegung des Kranken in einer Familie bot diesem mehr Freiheiten und die Möglichkeit zu einer Teilnahme an einem „normaleren" Leben, war aber auch mit bestimmten Anforderungen und Schwierigkeiten verbunden. In den „Agricolen Colonien" arbeiteten Kranke unter Aufsicht und in relativer Freiheit in landwirtschaftlichen Betrieben. Vgl. hierzu den Abschnitt „32. Extramurale Versorgung" in: SCHOTT / TÖLLE: Psychiatrie (2006), S. 279–285. Zum Gheeler „Irrendorf" vgl. S. 280 f., zu den „Agricolen Colonien" vgl. 282 f.

700 Bericht über die Versammlung der VSI 1867. In: AZP, 24. Bd., 1867, S. 235–240. Vgl. hierzu S. 239. Aus den untersuchten Quellen lassen sich keine weiteren Informationen zu diesem Versuch der besonderen Versorgung im Umland der Hofheimer Anstalt finden. Möglicherweise lassen sich weitergehende Erkenntnisse zu diesen Versuchen durch die Erschließung weiterer Quellen in der historischen Bibliothek des Hospitals im heutigen Vitos Philippshospital Riedstadt gewinnen.

701 Bericht über die Versammlung des VSI 1867. In: AZP, 24. Bd. (1867), S. 235–240.

> *„In allen Berührungen der Mitglieder dieser Versammlung herrschte ein freundlicher, von gegenseitiger Achtung und Zuneigung getragener Ton, der sich immer und überall, in den Diskussionen, im traulichen Zwiegespräch, so wie in zahlreichen Trinksprüchen kund gab. […] Um eine erhebende Erinnerung reicher kehrten die Kollegen zu ihrem Berufe zurück, den Jeder um so lieber gewonnen hatte, je lebendiger ihm eine solche Gemeinschaft zum Bewusstsein gekommen war.“*[702]

Die zweite Versammlung, zu der 21 Teilnehmer zusammenkamen, fand im darauffolgenden Jahr in Heidelberg statt. Diesmal waren zwar keine Ärzte aus Heppenheim, dafür gleich drei Ärzte aus der Hofheimer Anstalt zugegen. Darunter waren der Direktor Friedrich Reissner und der Assistenzarzt Albert Sehrt, der später selbst zum Direktor avancieren sollte. Gehalten wurden viele Vorträge, darunter vom Illenauer Direktor Heinrich Schüle („*Ueber eine Hemmungsbildung des Gehirns*“), vom Leiters der Anstalt Kennenburg bei Esslingen, Karl Stark („Ueber Speichelfluss bei Geisteskranken ohne Localaffection“) und vom Leiter der Anstalt Klingenmünster, Hermann Dick, der über die „*internationale Irrenstatistik*“ referierte, ein Projekt, das auf der Weltausstellung in Paris im Jahr zuvor ins Leben gerufen worden war.[703] Eine regelmäßige Teilnahme der Ärzte aus dem Großherzogtum Hessen an der Versammlung lässt sich in den darauffolgenden Jahren nicht nachzuweisen. Das Protokoll der dritten Versammlung im Jahr 1869 wurde offenbar nicht veröffentlicht.[704] An der vierten Versammlung in Baden-Baden im Mai 1870[705] und an der Versammlung in Karlsruhe im Jahr darauf[706] nahmen weder Heppenheimer noch Hofheimer Ärzte teil. Die in diesen Jahren vorgetragenen Referate und Beiträge zu organisatorischen und rechtlichen Fragestellungen, einen ausführlichen Vortrag über Sedativa auf der Versammlung in Baden, die Erörterungen des Vereins zur Einrichtung von Hilfsvereinen für bedürftige Entlassene und die vielen anderen behandelten Sachverhalte dürften die Hofheimer und Heppenheimer Ärzte in

702 Ebd., S. 240.

703 Bericht über die Versammlung der VSI 1868. In: AZP, 26. Bd. (1869), S. 372–377. Teilnehmerliste: S. 372 f. Zu den Vorträgen vgl. S. 373 f.

704 Die fehlende Publikation der Versammlung von 1869 lässt sich vermutlich damit erklären, dass „Allgemeine Zeitschrift für Psychiatrie“ für das Jahr 1870 keinen Band herausgab. Der 26. Band erschien 1869, der 27. Band erschien erst im Jahr 1871. In keinem von beiden ist das Versammlungsprotokoll publiziert worden.

705 Bericht über die Versammlung des VSI 1870. In: AZP, 27. Bd. (1871), S. 586–594. Teilnehmerliste: S. 586.

706 Bericht über die Versammlung des VSI 1871. In: AZP, 29. Bd. (1873), S. 97–101. Teilnehmerliste: S. 97.

der „Allgemeinen Zeitschrift für Psychiatrie“, die in beiden hessischen Anstalten abonniert wurde,[707] nachgelesen haben.

Das Protokoll der Versammlung im Jahr 1872 in Straßburg wurde offenbar nicht veröffentlicht. An der Versammlung im Mai 1873, zu der sich 18 Teilnehmer einfanden, nahm wieder Georg Ludwig teil, der sich an der Diskussion um die Versorgung geisteskranker Sträflinge – wie vom Berichterstatter hervorgehoben wird – besonders beteiligte. Leider ist weder der Inhalt des Referats noch der Beitrag Ludwigs erhalten. Er trug auch mit eigenen Erfahrungen zur Diskussion anlässlich eines Vortrags eines anderen Arztes über den Gebrauch von Bromkali in der Behandlung Epilepsiekranker bei, indem er im Einklang mit dem Leiter der Illenauer Anstalt, Heinrich Schüle, vor den unerwünschten Wirkungen größerer Dosierungen warnte.[708] Die Einladung des ehemaligen Hofheimer Arztes Ernst Vix für das folgende Jahr nach Metz wurde nicht angenommen. Stattdessen wurde die Heppenheimer Anstalt als Tagungsort bestimmt.[709]

5.3.4.2 *Die Versammlungen in den Jahren 1874 und 1875 und die Gründung des „Vereins Südwestdeutscher Neurologen und Irrenärzte“*

Die siebte Tagung der „Südwestdeutschen Psychiatrische Vereins“ fand am 2. und 3. Mai 1874 in Heppenheim statt. Die Heppenheimer und Hofheimer Anstaltsärzte waren als Gastgeber zahlreich anwesend: Neben Georg Ludwig waren auch Eugen Wittich, Eduard Werle und ein weiterer Assistenzarzt vor Ort, aus Hofheim waren der Direktor Albert Sehrt und ein Assistenzarzt angereist.[710] Auf Ludwigs Einladung waren diesmal nicht nur Irrenärzte, sondern auch *„eine große Anzahl von akademischen Lehrern, Anatomen, Physiologen, inneren Klinikern und Neurologen“*[711] in Heppenheim erschienen, was eine Rekordanzahl von 81 Teilnehmern zur Folge hatte. Ludwig annoncierte bei der Begrüßung des Kollegiums seine Absicht, eine neue Versammlung ins Leben zu rufen, die Vertreter

707 Zur Literatur in den Anstalten vgl. Kapitel 5.1 der vorliegenden Arbeit.

708 Bericht über die Versammlung des VSI 1873. In: AZP, 30. Bd. (1874), S. 469–471.

709 Ebd., S. 471.

710 Bericht über die Versammlung des VSI 1874. In: AZP, 31. Bd. (1875), S. 463–484. Teilnehmerliste: S. 463 f. Anwesend waren außerdem der in Gießen tätige Dr. Spamer (mittlerweile in Gießen tätig) und Dr. Reissner (mittlerweile in Darmstadt),

711 Bericht über die Versammlung Südwestdeutscher Neurologen und Irrenärzte (im Folgenden abgekürzt mit „VSNI“) 1900. In: APN, 33. Bd. (1900), S. 643–702. Vgl. hierzu S. 647. Zur Rede Erbs vgl. S. 646–656.

aus Neurologie und Psychiatrie zusammenführen und den Austausch zwischen diesen Disziplinen intensivieren sollte. In seiner Begrüßungsrede nahm Ludwig direkt Bezug auf Wilhelm Griesinger und dessen Bemühungen um einen regeren Austausch zwischen Psychiatrie und Neurologie:

> *„Nicht minder förderlich war aber auch, wie wir glaubten, überhaupt der Standpunkt, von welchem aus wir unser Programm formulirt haben. Wir beschränkten uns nicht auf das seither innegehaltene spezifisch psychiatrische Gebiet, wir dehnten vielmehr unsere Bestrebungen auch auf das Nachbargebiet der Neurologie aus. Wir occupirten also den Standpunkt, welchen unser unvergessliche Griesinger von vornherein als maassgebend bezeichnet hat für sein Archiv für Psychiatrie und Nervenkrankheiten, dessen hochgeschätzten Herausgeber Herrn Prof. Dr. Westphal wir heute als lieben Gast in unserer Mitte begrüssen.“*[712]

Der im Jahr 1868 verstorbene Wilhelm Griesinger hatte für den Austausch dieser Disziplinen durch die Beteiligung an der Gründung des „Archivs für Psychiatrie und Nervenkrankheiten“, einer Fachzeitschrift, in der neurologische und psychiatrische Beiträge erschienen, sowie durch die Gründung der „Medizinischen und Psychologischen Gesellschaft“, der späteren „Berliner Gesellschaft für Psychiatrie und Nervenheilkunde“, einen entscheidenden Impuls gesetzt. Griesinger verfolgte in der psychiatrischen Lehre einen pluridimensionalen Ansatz, der medizinisch-naturwissenschaftliche und psychologische Standpunkte vereinte. Sein hier in Heppenheim anwesender Nachfolger und Mitherausgeber des „Archivs“, der Berliner Professor Carl Westphal, vertrat jedoch einen stärker biologisch-neuropathologisch ausgerichteten Ansatz, der in der Auswahl der Publikationen der Zeitschrift zum Ausdruck kam.[713] Sein Konzept spiegelte sich auch im Programm der Heppenheimer Tagung wider: Bei den an den beiden Tagen vorgetragenen Referaten dominierten deutlich die neuropathologischen Themen. Am zweiten Tag der Versammlung stellten die drei Heppenheimer Ärzte Ludwig, Wittich und Werle geschlossen einen Antrag, der im Sinne eines gemischten neurologisch-psychiatrischen Ansatzes eine weitreichende Umgestaltung der Versammlung vorsah. Sie sollte zu einer Versammlung von

---

712 Bericht über die Versammlung des VSI 1874. In: AZP, 31. Bd. (1875), S. 463–484. Zitat: S. 465.

713 SCHOTT / TÖLLE: Psychiatrie (2006). Vgl. zur Tätigkeit Griesingers: „6. Magna Charta der Psychiatrie: Griesinger“, S. 66–78. Zur naturwissenschaftlich bzw. neurologisch ausgerichteten Psychiatrie und der Rolle Westphals vgl. „7. Naturwissenschaftliche Grundlegung“, S. 78–88 (hier insb. die Abschnitte „Hirnpsychiatrie“, S. 85 f. und „Klinische Psychiatrie und Hirnforschung“ auf S. 87 f.) und „9. Neurologie und Psychiatrie“, S. 89–93.

Irrenärzten und Neurologen erweitert, ihr Einzugsgebiet von Südwestdeutschland auf ganz Süddeutschland ausgedehnt werden. Die Organisation sollte ihren Charakter als Wanderversammlung zugunsten einer Sesshaftigkeit in der Heppenheimer Anstalt (!) als ständigem Tagungsort aufgeben, die sich zur Organisation und Ausrichtung der jährlichen Treffen bereit erklärte. Ludwig versuchte offenbar darüber hinaus, die Reichweite der Versammlung auch in Bezug auf die Teilnehmenden zu vergrößern und den Austausch zwischen den Anstaltsärzten und den Psychiatern und Neurologen an den Universitäten zu fördern, indem der Antrag auch eine *„möglichst ausgedehnte aktive Beteiligung“* der akademischen Lehrer der Hochschulen aus dem Einzugsgebiet der Versammlung vorsah. Sein Ziel war es offenbar, der sich allmählichen abzeichnenden Tendenz zur Spaltung von Anstalts- und universitärer Psychiatrie entgegenzuwirken. Tatsächlich führte die fehlende Vernetzung von Anstalten und Universitätskliniken gegen Ende des 19. Jahrhunderts zur Heranbildung einer „Zweiklassenpsychiatrie“, bei der die Anstaltspsychiater letztlich die wissenschaftliche Deutungshoheit zugunsten der universitären Psychiater einbüßen mussten.[714] Aufgrund der Kritik zahlreicher Anwesender, dass ein derartig weitreichender Entschluss nicht ohne vorherige Bekanntmachung in der Tagesordnung gefasst werden könne, wurde jedoch die Abstimmung auf die Versammlung des folgenden Jahres vertagt, die erneut in Heppenheim stattfinden sollte.[715] Bei dieser Versammlung im Mai 1875 waren als Gastgeber Ludwig, Wittich und Werle anwesend, aus Hofheim waren zwei Assistenzärzte angereist, außerdem (wahrscheinlich auf Einladung und zur Unterstützung seines ehemaligen Direktors) der mittlerweile in Darmstadt tätige Friedrich Reissner. Insgesamt kamen 72 Teilnehmer zusammen.[716] Der Antrag vom Vorjahr wurde, vermutlich aufgrund der geringen Aussicht auf Erfolg, am zweiten Tag von den Heppenheimer Ärzten zurückgezogen. Stattdessen unterbreiteten sie dem Kollegium einen neuen Antrag, der nur noch die Umwandlung der „Wanderversammlung Südwestdeutscher Irrenärzte in eine „Versammlung Süddeutscher Neurologen und Irrenärzte“ vorsah, ohne dass Heppenheim als ständiger Tagungsort designiert wurde. Der Versuch, die

714 Ebd., S. 296 f.

715 Bericht über die Versammlung des VSI 1874. In: AZP, 31. Bd. (1875), S. 463–484 (vgl. hier insb. den Antrag der Heppenheimer Ärzte und die folgende Diskussion auf den S. 477–478); und der Bericht über die Versammlung der VSNI 1900 in: APN, 33. Bd. (1900), S. 643–702.

716 Bericht über die Versammlung des VSI 1875. In: AZP, 32. Bd. (1876), S. 534–570. Teilnehmerliste: S. 534 f.

Heppenheimer Anstalt zum ständigen Versammlungsort zu machen, dürfte den Teilnehmern zu weit gegangen sein, zumal die Größe und Besetzung der projizierten Versammlung mit der vergleichsweise sehr geringen wissenschaftlichen Bedeutung der Heppenheimer Anstalt klar im Widerspruch stand. Als Motive für die Verwandlung der Versammlung unterbreiteten die Heppenheimer Ärzte folgende Punkte in ihrem Antrag:

1. *„Zwischen der Neurologie und der Psychiatrie liegt kein indifferentes Grenzgebiet; eher wäre es möglich, zwischen diesen beiden Disziplinen und dem übrigen Teil der Medizin eine neutrale Grenze nachzuweisen. Die Lehre von den Form- und Lebensverhältnissen der gesunden und kranken Nerven und die Lehre von den gesunden und kranken Seelenzuständen entwickeln sich um so sicherer und fruchtbarer und werden dem Verständnis um so zugänglicher, je mehr der innige Zusammenhang und die gegenseitige funktionelle Abhängigkeit der betreffenden Lebenserscheinungen erkannt und in Theorie und Praxis anerkannt wird. Die hier in Betracht kommende und durch die Erfahrung bereits wohlbegründete Aufgabe besteht darin, die beiderseitigen Berührungspunkte der genannten Disziplinen aufzusuchen und in der Richtung dieser Berührungspunkte vorzudringen.*
2. *Ein zeitweiser persönlicher und mündlicher Verkehr zwischen einer größeren Zahl von Neurologen und Irrenärzten liegt im Interesse der Wissenschaft und wirkt auf die Teilnehmer fruchtbringend und anregend.*
3. *Die spezifischen Eigentümlichkeiten und Vorzüge der seitherigen Wanderversammlungen der südwestdeutschen Irrenärzte werden bei zweckmäßiger Anordnung der von uns beantragten Versammlungen nicht beeinträchtigt.*
4. *Ein lebendiger persönlicher Verkehr zwischen den Irrenärzten und den praktischen Ärzten erscheint aus bekannten Gründen als ein dringendes Bedürfnis. Unser Antrag begünstigt und fördert diesen Verkehr, indem er einen möglichst zahlreichen Besuch von Seiten der praktischen Ärzte für die von uns vorgeschlagenen Versammlungen sicherstellt.“*[717]

Die vorgeschlagene Umwidmung in eine gemischte neurologische und psychiatrische Versammlung wurde trotz der Einwände einiger Teilnehmer angenommen, jedoch entschied sich die Mehrheit der Anwesenden gegen eine Ausweitung des Einzugsgebietes der Versammlung auf ganz Süddeutschland. Heinrich Schüle, der aus Illenau angereist war und sich für die Beibehaltung einer ausschließlich psychiatrischen Versammlung ausgesprochen hatte, schlug

717 Ebd., S. 547 f.

die Einrichtung einer zweiten Jahresversammlung vor, die fortan im Herbst tagen sollte. Der Antrag wurde angenommen. Als nächster Tagungsort für die ausschließlich psychiatrische „Herbstversammlung" wurde Karlsruhe gewählt, für die darauffolgende, nun gemischte neurologisch-psychiatrische „Frühjahrsversammlung" Baden-Baden.[718] Die von den Heppenheimer Ärzten beabsichtigte Umwandlung der Versammlung geschah somit eigentlich nicht, indem die „Versammlung Südwestdeutscher Irrenärzte" als „Herbstversammlungen" fortbestand. Vielmehr führten die von Ludwig angeregten Entschlüsse dazu, dass das wissenschaftliche Angebot um ein zusätzliches Forum, der neuen „Versammlung Südwestdeutscher Neurologen und Irrenärzte" (s. u.) erweitert wurde.

5.3.4.3 Heppenheimer und Hofheimer Ärzte auf den Versammlungen des „Vereins Südwestdeutscher Irrenärzte" bis 1910

Bis zum Ende des 19. Jahrhunderts nahmen insbesondere die Heppenheimer Ärzte häufig an den Tagungen der „Versammlung Südwestdeutscher Irrenärzte" teil.[719] Ab dem Jahr 1898 lässt sich hingegen eine geringere Beteiligung Heppenheimer und eine stärkere Präsenz Hofheimer Ärzte nachweisen.

Ludwig selbst besuchte in seiner Kondition als Direktor der Heppenheimer Anstalt die Tagungen der Versammlung in den Jahren 1876, 1878, 1887, 1891, 1892 und 1895, nach seinem Ausscheiden in den Ruhestand aus der Heppenheimer Anstalt auch die Versammlungen in den Jahren 1898, 1900 und 1901. Im Jahr 1902 hatte sich der Gesundheitszustand Ludwigs offenbar derart verschlechtert, dass er absagen musste. Er sollte die Versammlung bis zu seinem Tod im Jahr 1910 nicht mehr besuchen. Er wurde während seiner Zeit als Direktor der Heppenheimer Anstalt zu den Versammlungen stets von mindestens einem Assistenzarzt begleitet. In den Jahren 1880, 1884 und 1888 reisten Assistenzärzte aus Heppenheim auch ohne ihn an. Besonders häufig war bei den Tagungen des Vereins der Assistenzarzt Eugen Wittich anzutreffen, der in diesem Zeitraum in den Jahren 1880, 1884, 1887, 1888, 1891, 1895 teilnahm. Möglicherweise war er ebenfalls trotz fehlendem Eintrag in die Teilnehmerliste auf der Versammlung im Jahr 1893 anwesend oder beteiligte sich zumindest organisatorisch im Vorfeld derselben, da er als Geschäftsführer der Versammlung aufgeführt wurde. Ludwig dürfte die treibende Kraft hinter der regelmäßigen

---

718 Ebd., S. 548 f.

719 Vgl. Anhang II, Tabelle 13: Anwesenheit und Beteiligung Hofheimer und Heppenheimer Ärzte auf den Versammlungen des „Vereins Südwestdeutscher Irrenärzte" bis 1910.

Teilnahme der Heppenheimer Ärzte an diesem Forum dargestellt haben, was den Umstand erklären würde, dass nach der letzten Teilnahme Ludwigs im Jahr 1901 die Heppenheimer Ärzte im Zeitraum bis 1909 (im Jahr 1910, dem Todesjahr Ludwigs, fiel die Versammlung aus) nur noch unregelmäßig an den Versammlungen teilnahmen.

Die Heppenheimer Ärzte waren in diesem regionalen Forum deutlich aktiver als bei den Versammlungen des „Vereins Deutscher Irrenärzte". Sie beteiligten sich gelegentlich mit eigenen Vorträgen und Diskussionsbeiträgen, waren aber vornehmlich als passive Zuhörer zugegen. Allerdings muss in diesem Zusammenhang berücksichtigt werden, dass die Protokolle der Versammlungen – insbesondere jene der ersten Jahre – sehr knapp gehalten sind und sich bei der Wiedergabe von Diskussionen vor allem auf besonders aussagekräftige Beiträge der anwesenden Psychiater bzw. auf Eingaben der namhaften Teilnehmer beschränken. So ist es denkbar, dass sich die Heppenheimer und Hofheimer Ärzte über das Protokollierte hinaus mit Fragen oder Eingaben äußerten. Die stärkste Beteiligung am wissenschaftlichen Diskurs in diesem Forum ist für Ludwig nachzuweisen, der auf vier Versammlungen eigene Vorträge hielt: Im Jahr 1878 stellte er zwölf Thesen über die „*Verwahrung der Fenster in Irrenanstalten*" vor.[720] Im Jahr 1887 stellte er elf Thesen zur Erörterung der Frage vor, wie man die Anzahl „rechtzeitiger" Aufnahmen in die Anstalt erhöhen könne.[721] Im Jahr 1895 legte Ludwig in einem längeren Referat seine Ansichten zur „Wärterfrage" dar und löste damit eine kontroverse Diskussion aus.[722] Im Jahr 1900 beteiligte sich Ludwig mit einem Vortrag mit dem Titel

720 Bericht über die Versammlung der VSI 1878. In: AZP 36. Bd. (1880), S. 475–481. Zum Vortrag Ludwigs vgl. S. 476–478. Der Vortrag Ludwigs wird im Kapitel 4.4 der vorliegenden Arbeit ausführlicher behandelt.

721 Bericht über die Versammlung des VSI. In: AZP, 44. Bd. (1888), S. 550–564. Teilnehmerliste: S. 550. Zum Vortrag Ludwigs und der anschl. Diskussion vgl. S. 553 f., zum Zitat vgl. S. 553. Von der frühzeitigen Aufnahme versprach man sich eine bessere Genesungschance. Die Diskussion um die möglichst frühe Aufnahme neu Erkrankter war zu diesem Zeitpunkt bereits seit mehreren Jahrzehnten Gegenstand der Diskussionen in der Psychiatrie. Vgl. hierzu auch Kapitel 4.2 der vorliegenden Arbeit.

722 Bericht über die Versammlung des VSI 1895, in: AZP, 52. Bd. (1896), S. 1119–1160. Vgl. die Teilnehmerliste auf S. 1119. Zum Referat Ludwigs vgl. S.1128–1137. Zum Inhalt des Referates und dem Kontext der Diskussion vgl. Kapitel 6.4 der vorliegenden Arbeit.

„Die hessischen Provinzialsiechenanstalten und die Geisteskranken".[723] Die Vorträge, deren Kontext und Inhalt in den entsprechenden Kapiteln dieser Arbeit erörtert werden, lassen sich den Themengebieten der öffentlichen Irrenfürsorge bzw. -gesetzgebung, dem Kontext der Bestrebungen um die Professionalisierung des Wartberufs und dem Gebiet der baulichen Konzeption von Irrenanstalten im Kontext der Implementierung des Non-Restraints zuordnen. Darüber hinaus wurden Diskussionsbeiträge von Ludwig im Anschluss eines Vortrags eines Heidelberger Arztes *„über akute halluzinatorische Verwirrtheit"* im Jahr 1891 und im Zusammenhang mit einer Kasuistik zu chirurgischen Behandlungen von Epileptikern protokolliert.[724] Auch im Jahr 1901 äußerte sich Ludwig im Anschluss an einen Vortrag über die Anwendung von Sedativa und Dauerbädern als „Beruhigungsmittel" und zur Debatte um die Errichtung sogenannter „Volksheilstätten für Nervenkranke".[725] Für die Heppenheimer Assistenzärzte sind vereinzelt Vorträge in diesem Zeitraum nachzuweisen. Im Gegensatz zu den oben genannten Themengebieten der Vorträge Ludwigs sind ihre Eingaben eher dem Gebiet der psychiatrischen Praxis zuzuordnen. Der Assistenzarzt Eugen Wittich hielt bei der Versammlung im Jahr 1876, zu der er zusammen mit Ludwig angereist war, einen Vortrag über die *„Behandlung der mit Aufregung verbundenen Schlaflosigkeit männlicher Irren"*, in dem er seine Ergebnisse aus pharmakotherapeutischen Versuchen in der Heppenheimer Anstalt präsentierte.[726] Auch der Heppenheimer Assistenzarzt Schaeffer stellte im Jahr 1892 eine Kasuistik zu einem klinisch-pharmakologischen Thema, in der er zu vermeintlichen Nebenwirkungen einer Behandlung mit Sulfonal und zu daraus resultierenden diagnostischen Implikationen Stellung nahm.[727] Daneben lassen sich gelegentlich

723 Bericht über die Versammlung des VSI 1900. In: AZP, 58. Bd. (1901), S. 466–495. Teilnehmerliste: S. 466. Zum Vortrag Mattheys vgl. S. 493–495. Zum Inhalt des Vortrags Ludwigs vgl. Kapitel 3.6 der vorliegenden Arbeit.

724 Bericht über die Versammlung des VSI 1891. In: AZP, 48. Bd. (1892), S. 651–674. Teilnehmerliste: S. 651. Vgl zum Zitat: S. 651. Zu Ludwig vgl. S. 653 und S. 661.

725 Bericht über die Versammlung des VSI 1901. In: AZP, 59. Bd. (1902), S. 115–177. Teilnehmerliste: S.115. Vgl. zu den Diskussionsbeiträgen S. 116–133 und S. 138.

726 Bericht über die Versammlung des VSI 1876. In: AZP, 33. Bd., 1877, S. 206–235. Teilnehmerliste: S. 206. Vgl. die Notiz zum Vortrag Wittichs auf S. 216. Eine Diskussion im Anschluss an den Vortrag, der im 6. Band für das Jahr 1876 des „Archiv für Psychiatrie und Nervenkrankheiten" als Artikel erscheinen sollte, ist nicht dokumentiert. Zum Inhalt der Publikation vgl. Kapitel 5.2.4 der vorliegenden Arbeit.

727 Bericht über die Versammlung des VSI 1892. In: AZP, 50. Bd. (1894), S. 1075–1090. Teilnehmerliste: S. 1075. Zu dem Beitrag Schäffers vgl. S. 1089.

kleinere Diskussionsbeiträge nachweisen, so etwa im Jahr 1888, als der Assistenzarzt Wittich seine eigenen Erfahrungen im Anschluss an einen Vortrag Friedrichs Jollys (1844–1904, Direktor der Straßburger Psychiatrie, später Direktor der psychiatrischen Klinik der Charité) über die Behandlung von Manien mit Opium mitteilte.[728] In den Jahren 1897[729], 1901[730] und 1902[731] äußerte sich der neue Direktor Heppenheims, Eberhard Bieberbach, mit kurzen Beiträgen zu verschiedenen Themen und berichtete u. a. kurz über die erfolgreichen Versuche mit Dauerbädern in der Heppenheimer Anstalt. Insgesamt scheinen sich die Heppenheimer Ärzte selten zu Wort gemeldet zu haben, während die Vorträge und Debatten in der Regel von prominenteren Vertretern dominiert wurden.

Hofheimer Ärzte nahmen im Zeitraum bis 1898 nur ausnahmsweise teil – nämlich nur im Jahr 1887, als der Assistenzarzt und spätere Direktor Hofheims (1895–1897) und Heppenheims (ab 1897) Eberhard Bieberbach auf der Versammlung zugegen war, sich laut Protokoll allerdings nicht nennenswert an dem Geschehen beteiligte. Ab 1898 ist hingegen plötzlich eine sehr regelmäßige Teilnahme der Hofheimer Ärzte nachzuweisen. Dieser Umstand lässt sich am ehesten durch die Übernahme der Anstaltsleitung Rudolph Mayers im Oktober 1897[732] erklären, der hier ein größeres Engagement gezeigt haben dürfte. Sein Wirken ist in diesem Kontext noch nicht untersucht worden. Bis auf die Vorstellung einer Kasuistik bei der Versammlung im Jahr 1900 zur „Frauenparalyse" durch den Hofheimer Arzt Matthey beteiligten sich die Hofheimer Ärzte allerdings im untersuchten Zeitraum bis 1910 weiterhin lediglich als passive Zuhörer.[733]

Ludwig übernahm in späteren Jahren eine kleinere organisatorische Rolle bei den Treffen des „Vereins Südwestdeutscher Irrenärzte". Er beteiligte sich im Jahr

---

728 Bericht über die Versammlung des VSI 1888. In: AZP, 46. Bd. (1890), S. 45–56. Teilnehmerliste: S. 45. Zur Mitteilung Wittichs vgl. S. 48.

729 Bericht über die Versammlung des VSI 1897. In: AZP, 55. Bd. (1898), S. 38–77. Teilnehmerliste: S. 38. Zum Referat einschl. Diskussion zur Versorgung außerhalb der Anstalten vgl. S. 39–55.

730 Bericht über die Versammlung des VSI 1901. In: AZP, 59. Bd. (1902), S.115–177. Teilnehmerliste: S. 115. Vgl. hierzu S. 116–133. Zu Bieberbachs Beiträge vgl. S. 136 und S. 144.

731 Bericht über die Versammlung des VSI 1902. In: AZP, 60. Bd. (1903), S. 177–231. Teilnehmerliste: S. 177, zu Bieberbachs Beitrag vgl. S. 187 f.

732 MAYER: Hofheim (1904). Vgl. hierzu S. 101 f.

733 Bericht über die Versammlung des VSI 1900. In: AZP, 58. Bd. (1901), S. 466–495. Teilnehmerliste: S. 466. Zum Vortrag Mattheys vgl. S. 493–495.

1892 mit einer einleitenden Rede zum historischen Kontext im Zusammenhang mit einem Vortrag zur Einrichtung von Isolierzellen an den Anstalten.[734] In den folgenden Jahren wurde er im Jahr 1895 und nach seinem Eintritt in den Ruhestand im Jahr 1898 mit dem Vorsitz am jeweils ersten Versammlungstag, im Jahr 1901 mit dem Vorsitz der Versammlung betraut. In dieser Funktion übte er eine leitende bzw. organisatorische Rolle bei dem Treffen aus, etwa bei der Diskussion und Annahme verschiedener Anträge. Im Jahr 1895 ließ er beispielsweise mittels eines Antrages über die Annahme einer Resolution des nicht anwesenden Gießener Professors Robert Sommer im Kontext der Bemühungen um eine bessere Etablierung der Psychiatrie als Prüfungsfach an den Universitäten abstimmen.[735] Eine nennenswerte Gestaltungsmöglichkeit war mit diesem Vorsitz allerdings nicht verbunden. Im Jahr 1898, als die Versammlung ausnahmsweise nicht in Karlsruhe, sondern infolge eines Antrags Emil Kraepelins im Vorjahr in der Psychiatrischen Klinik in Heidelberg stattfand, wurde von einer Gruppe mehrerer Psychiater um die einflussreichen Heinrich Schüle und Carl Fürstner ein Antrag gestellt, zu einem festen Tagungsort zurückzukehren. Auf Initiative Ludwigs, der den Vorsitz für den ersten Tag innehatte und die Lösung vom festen Tagungsort Karlsruhe befürwortete, wurde der entsprechende Paragraph der Satzung vom Kollegium durch Abstimmung modifiziert. Sein Vorschlag, die Versammlung zu einer Wanderversammlung nach dem Muster der von ihm in den Jahren 1874 und 1875 ins Leben gerufenen „Wanderversammlung Südwestdeutscher Neurologen und Irrenärzte“ umzuwidmen, ging dem Kollegium allerdings anscheinend zu weit, der Antrag versandete.[736] Ludwig wurde auf dieser Versammlung zusammen mit dem Schussenrieder Anstaltspsychiater Heinrich Kreuser beauftragt, eine aktualisierte Geschäftsordnung zu entwerfen, die nach einer (im publizierten Protokoll nicht wiedergegebenen) Diskussion, an der sich auch Ludwig selbst beteiligte, bei der Versammlung im Jahr 1900 vom Kollegium angenommen wurde, bei der Ludwig ebenfalls anwesend war.[737] Ein letztes Mal

734 Bericht über die Versammlung des VSI 1892. In: AZP, 50. Bd. (1894, S. 1075–1090. Teilnehmerliste: S. 1075. Zu den Beiträgen Ludwigs vgl. S. 1083–1085.

735 Bericht über die Versammlung des VSI 1895. In: AZP, 52. Bd. (1896), S. 1119–1160. Teilnehmerliste: S. 1119. Zum Antrag vgl. S. 1127 f.

736 Bericht über die Versammlung des VSI 1898. In: AZP, 56. Bd. (1899), S. 246–274. Teilnehmerliste: S. 246–247.

737 Bericht über die Versammlung des VSI 1900. In: AZP, 58. Bd. (1901), S. 466–495. Teilnehmerliste: S. 466.

wurde bei der Versammlung im folgenden Jahr 1901 Georg Ludwig mit dem Vorsitz der Versammlung betraut.[738]

5.3.5 Hofheimer und Heppenheimer Ärzte und die „Versammlung Südwestdeutscher Neurologen und Irrenärzte“

Die Versammlungen des „Vereins Südwestdeutscher Irrenärzte“ in den Jahren 1874 und 1875 hatten durch die Bestrebungen Ludwigs, wie oben dargestellt, die Gründung eines neuen gemischt neurologisch-psychiatrischen Forums zur Folge gehabt, der „Versammlung Südwestdeutscher Neurologen und Irrenärzte“. Sie wurde auch als „Frühjahrsversammlung“ bezeichnet, um sie von den im Herbst stattfindenden Treffen des „Vereins Südwestdeutscher Irrenärzte“ zu unterscheiden.[739] Einen offiziellen Charakter erhielt sie im darauffolgenden Jahr 1876, als sie im Mai in Baden tagte. Unter den zahlreich angereisten Ärzten waren auch die beiden Direktoren der beiden hessischen Anstalten (Albert Sehrt und Georg Ludwig), die von jeweils einem ihrer Assistenzärzte begleitet wurden. Die als „Wanderversammlung“ konzipierte Tagung gab sich am zweiten Veranstaltungstag ein Statut, das Ludwig entworfen hatte und nach einer kleinen Änderung angenommen wurde.[740] Die neue Versammlung wurde ihrer Bezeichnung allerdings kaum gerecht, indem sie in den folgenden 25 Jahren mit einigen wenigen Ausnahmen stets in Baden-Baden tagte. Die Teilnehmerzahl schwankte in den ersten Jahren zwischen 40 und 60 und nahm bis zum Ende des Jahrhunderts auf bis zu über 90 zu. Mit der wachsenden Teilnehmerzahl wuchs auch die Zahl der dort gehaltenen Referate von zunächst unter zehn auf zuletzt über zwanzig. Dabei dominierten die neurologischen Vorträge, die nach einer Aufzählung Erbs auf der Versammlung von 1900 etwa sieben Achtel aller vorgestellten Arbeiten stellten. Eine ähnliche Zusammenkunft neurologisch und psychiatrisch tätiger Ärzte bestand zwar schon seit 1867 mit der „Medizinisch-Psychologischen Gesellschaft“ in Berlin, die „Versammlung Südwestdeutscher Neurologen und Irrenärzte“ sei laut Erb jedoch eine der ersten Versammlungen

738 Bericht über die Versammlung des VSI 1901. In: AZP, 59. Bd. (1902), S. 115–177. Teilnehmerliste: S.115.

739 Vgl. den Bericht über die Versammlung des VSI 1874. In: AZP, 31. Bd. (1875), S. 463–484; und den Bericht über die Versammlung des VSNI 1900. In: APN, 33. Bd. (1900), S. 643–702.

740 Bericht über die Versammlung des VSNI 1876. In: APN, 7. Bd. (1876), S. 231–244.

ihrer Art und die erste Versammlung in Deutschland überhaupt gewesen, die die beiden Fächer im Namen vereinte.[741]

In den ersten Jahren der neuen Versammlung bis zum Jahr 1882 waren die Ärzte der Heppenheimer Anstalt regelmäßig vertreten.[742] Die Assistenzärzte reisten auch ohne Georg Ludwig an. Für die Hofheimer Ärzte lässt sich hingegen eine deutlich unregelmäßigere Teilnahme verzeichnen. Ab 1883 sind die Heppenheimer Ärzte gelegentlich, die Hofheimer Ärzte nur ausnahmsweise auf den Teilnehmerlisten zu finden. Die Heppenheimer übernahmen gelegentlich kleinere organisatorische Rollen, indem Ludwig bspw. bei mehreren Versammlungen (1876, 1877, 1879, 1889) an einen oder beiden Tagen der Versammlung den Vorsitz innehatte. Sie beteiligten sich allerdings im untersuchten Zeitraum bis 1910 mit keinem einzigen Vortrag, was angesichts des zunehmend starken neurologischen Schwerpunkts der Versammlung nicht verwunderlich erscheint. Insofern sie sich an den sich aus den Vorträgen ergebenden Diskussionen beteiligten, ist dieses nicht in den entsprechenden Protokollen festgehalten worden. Eine Diskussion der vorgetragenen Themen war, vermutlich, um die zahlreichen Vorträge im vorgegebenen knappen Zeitrahmen halten zu können, ohnehin nicht vorgesehen und fand nur ausnahmsweise statt.[743]

Die Protokolle der Versammlungen wurden regelmäßig im „Archiv für Psychiatrie und Nervenkrankheiten" publiziert. Die Zeitschrift stand nachweislich in der Hofheimer Bibliothek zur Verfügung und dürfte auch von den Heppenheimer Ärzten regelmäßig gelesen worden sein. Das neurowissenschaftliche Interesse Georg Ludwigs und seine Beteiligung an der Formung des Vereins dürften ausschlaggebend für die viel stärkere Präsenz der Heppenheimer Ärzte gewesen sein. Die Versammlung diente den Ärzten nicht nur zur passiven Rezeption wissenschaftlicher Erkenntnisse, sie bot auch eine weitere Möglichkeit, sich auszutauschen und zu vernetzen und gelegentlich auch andere Kliniken kennenzulernen – wie im Jahr 1879, als Carl Fürstner die zur Tagung zusammengekommenen Psychiater (darunter Ludwig und seine beiden Assistenzärzte Werle und Wittich und der aus Hofheim angereiste Eberhard Bieberbach) durch

741 Bericht über die Versammlung des VSNI. In: APN, 33. Bd. (1900), S. 643–702. Vgl. insb. hier die Rede des Geheimrats Erb anlässlich des 25jährigen Bestehens der Versammlung auf S. 646–656.

742 Vgl. Anhang II, Tabelle 14: Anwesenheit und Beteiligung Hofheimer und Heppenheimer Ärzte auf den Versammlungen des „Vereins Südwestdeutscher Neurologen und Irrenärzte" bis 1910.

743 Vgl. Statut der „Wanderversammlung Südwestdeutscher Neurologen und Irrenärzte". In: APN, 7. Bd. (1876), S. 242–244.

die Räumlichkeiten der neuen Heidelberger „Irrenklinik“ führte. Die Bedeutung dieser Netzwerke für die Entwicklung der Psychiatrie im Großherzogtum Hessen sowie für die Rolle Georg Ludwigs wird besonders deutlich aus einem Kommentar aus der Veröffentlichung des Bauplans für die neue psychiatrische Klinik der Gießener Universität durch Georg Ludwig im „Archiv für Psychiatrie und Nervenkrankheiten“ von 1896. Ludwig berichtet, dass er am Rande der Versammlung seinen Entwurf drei hochkarätigen Psychiatern zur Begutachtung vorgelegt hatte: nämlich Carl Fürstner (1848–1906, Leiter der Heidelberger Klinik), Friedrich Jolly (1844–1904, Leiter der Straßburger Klinik) und Carl Pelman (1838–1916, Leiter der Bonner Klinik). Diese fertigten daraufhin schriftliche Atteste an, in denen sie sich günstig für die Entwürfe Ludwig äußerten. Diese reichte Ludwig zur Unterstützung seines Vorhabens bei den Großherzoglich-Hessischen Behörden zusammen mit dem Plan ein.[744]

5.3.6 Die „Wanderversammlung Hessischer Irrenärzte“

Etwa zwanzig Jahre nach der Gründung der „Wanderversammlung Südwestdeutscher Neurologen und Irrenärzte“ wurde auf Initiative Georg Ludwigs eine weitere Lokalversammlung ins Leben gerufen, die fortan dem wissenschaftlichen Austausch der hessischen Anstaltsärzte und der Förderung der Forschung an den Anstalten außerhalb der zunehmend großen und universitär dominierten Fachversammlungen dienen sollte. Dieses im Jahr 1895 gegründete Forum (im Jargon der beteiligten Ärzte auch „3. Montag“ genannt), tagte am dritten Montag jeden Monats abwechselnd in den Räumlichkeiten der Hofheimer und Heppenheimer Anstalten, später auch der Gießener Klinik, unter dem offiziellen Namen „Wanderversammlung Hessischer Irrenärzte“. Auf dem Programm dieser regelmäßig nachmittags stattfindenden Tagungen standen wissenschaftliche Vorträge und Demonstrationen, die die jeweils gastgebenden Ärzte vorzubereiten hatten und die im Anschluss gemeinsam erörtert wurden. Auch aktuelle psychiatrische Themen wurden zur Diskussion gestellt.[745] So diskutierte man beispielsweise bei der 32. Wanderversammlung im Juni 1898 einen Vortrag Ludwigs mit dem Titel „Über die Fürsorge für die nicht eigentlich geisteskranken Nervösen“ über die

744 LUDWIG: Giessen (1896), S. 252.

745 Vgl. hierzu MAYER: Hofheim (1904), S. 100 und 104; und PELMAN: Nekrolog (1910), S. 677.

Errichtung sogenannter „Nervenheilstätten“.[746] Neben dem wissenschaftlichen Austausch wurde dabei auch der persönliche und insbesondere der transgenerationale Kontakt unter den Ärzten gepflegt, wie der Hofheimer Direktor Rudolph Mayer in seiner Festschrift von 1904 bemerkte:

> *„Ein gemeinschaftliches Abendessen vereinigt zum Schluß die Teilnehmer zu fröhlichem Zusammensein und gemütlicher Unterhaltung. Ganz von der wissenschaftlichen Ausbeute der meist recht interessanten Vorträge abgesehen, hat diese Wanderversammlung den Vorzug, daß sie uns stets mit den jungen Kollegen bekannt macht und die älteren einander persönlich näher bringt.“*[747]

Bis 1904 wurden hier allein von Hofheimer Ärzten (!) über 50 Vorträge gehalten.[748] Im Jahr 1902 waren die hessischen Ärzte bereits über 50 Mal zu dieser Tagung zusammengekommen.[749] Die Bedeutung dieser Versammlung als wissenschaftlicher Impuls spiegelt sich in der hohen Anzahl von 13 Publikationen Hofheimer Ärzte in verschiedenen Fachzeitschriften in den ersten Jahren des 20. Jahrhunderts.[750] Zumindest ein bedeutender Teil dieser Artikel dürfte zuvor als Vortrag auf der „Wanderversammlung Hessischer Irrenärzte“ gehalten worden sein. Für einen Teil der Publikationen ist dies anhand entsprechender Kennzeichnungen eindeutig nachweisbar:

- In der „Allgemeinen Zeitschrift für Psychiatrie“ von 1902 erschien beispielsweise ein ausführlicher Artikel eines Dr. Oßwald mit dem Titel „Die Tuberculose in den Irrenanstalten mit besonderer Berücksichtigung der grossherzoglich hessischen und ihre Bekämpfung“, der zuvor auf der 57. Wanderversammlung Hessischer Irrenärzte als Vortrag gehalten worden war.[751]

---

746 PERETTI, JOSEPH: Über den Stand der Frage der Errichtung von Nervenheilstätten und die Wege zu ihrer Lösung. In: AZP, 56. Bd. (1899), S. 567–576. Vgl. zur “Wanderversammlung Hessischer Irrenärzte” S. 569.

747 MAYER: Hofheim (1904), S. 100.

748 Ebd., S. 104.

749 Vgl. AZP, 59. Bd. (1902), Fußnote S. 437, nach der am 24. Februar 1902 die „Wanderversammlung Hessischer Irrenärzte“ – hier „Wanderversammlung des Vereins hessischer Psychiater“ zur 57. Versammlung in Hofheim zusammengekommen war.

750 MAYER: Hofheim (1904). Vgl. Liste der Publikationen auf den S. 104 f. Es werden 15 Publikationen aufgeführt, von denen 13 in Fachzeitschriften veröffentlicht wurden. Eine wird ohne Publikationsort angegeben, bei der anderen handelt es sich um eine Dissertation.

751 OSSWALD, K.: Die Tuberculose in den Irrenanstalten mit besonderer Berücksichtigung der grossherzoglich hessischen und ihre Bekämpfung. In: AZP, 59. Bd. (1902), S. 437–480. Vgl. die Fußnote auf S. 437.

- Auch der im „Archiv für Psychiatrie und Nervenkrankheiten“ vom Jahr 1903 publizierte Artikel des Adolf Würth mit dem Titel „Ein Beitrag zur Histologie und Symptomatologie der Balkentumoren“ beruht auf einem Vortrag auf der 51. Wanderversammlung.[752]
- Ebenso wurde ein im Januar 1905 auf der Wanderversammlung vom Oberarzt Dr. Dietz gehaltener Vortrag über den Konsum von Alkohol in den psychiatrischen Anstalten in der „Allgemeinen Zeitschrift für Psychiatrie“ von 1905 in Form eines ausführlichen Artikels veröffentlicht.[753]

Auch der 1904 veröffentlichte Artikel Ludwigs „Über die Anlage besonderer Speisesäle in den öffentlichen Irrenanstalten“ geht auf einen Vortrag, den er im Vorjahr bei der 65. Wanderversammlung gehalten hatte, zurück.[754] Ein Zusammenhang Gießener Publikationen mit der Wanderversammlung lässt sich aufgrund einschlägiger Kennzeichnungen der Artikel nicht herstellen. Publikationen aus dem Zeitraum 1895 bis 1905 aus der Hand Heppenheimer Ärzte lassen sich mit Ausnahme der Publikationen Ludwigs aus diesem Zeitraum nicht nachweisen. Die geringe Anzahl wissenschaftlicher Publikationen aus Heppenheim in dieser Zeit könnte sich womöglich durch eine im Vergleich zu Hofheim minder stark ausgeprägte wissenschaftliche Kultur unter der Leitung Eberhard Bieberbachs, des Nachfolgers Ludwigs, erklären lassen. Ludwig fungierte hingegen noch über den Zeitpunkt seiner Pensionierung im Jahr 1897 hinaus als Mentor der Versammlung und förderte dadurch die wissenschaftliche Arbeit an den hessischen Anstalten weiter. Direktor Rudolph Mayer bemerkte in diesem Zusammenhang im darauffolgenden Jahr anerkennend:

> *„Dass Ludwig fast noch regelmäßig an diesen Versammlungen teilnimmt, gereicht allen Teilnehmern zur größten Freude und alles lauscht erstaunt seinen Worten, wenn er in ungeschwächter geistiger Frische, mit der ihm stets eigenen glänzenden Rednergabe, aus dem reichen Schatze seiner Erfahrung die Diskussion belebt und ihr eine ganz eigenartige Weihe verleiht. Mögen wir noch recht lange den Begründer und Nestor der hessischen Psychiatrie in diesen Versammlungen begrüßen und bewundern dürfen.“*[755]

---

752 WÜRTH, ADOLF: Ein Beitrag zur Histologie und Symptomatologie der Balkentumoren. In: APN, 36. Bd. (1903), S. 651–657. Vgl. die Fußnote auf S. 651.

753 DIETZ, H.: Ist der Verzicht auf Alkohol als Genußmittel in der Irrenanstalt wünschenswert? In: AZP, 62. Bd. (1905). S. 372–386. Vgl. die Fußnote auf S. 372.

754 LUDWIG: Speisesäle (1904). Vgl. FN S. 169.

755 MAYER: Hofheim (1904), S. 100.

5.4 Fazit: Wissenschaft und Forschung an den Anstalten in Hofheim und Heppenheim unter Georg Ludwig

Die Anstalten in Hofheim und Heppenheim verfügten über keine nennenswerten wissenschaftlichen Ressourcen. Eine wissenschaftliche Bibliothek wurde in Hofheim allmählich ab den 1850er eingerichtet, vermutlich auf Anregung Ludwigs. Die Bibliothek war auch in späteren Jahren nicht umfangreich, weswegen sich die Assistenzärzte zumindest einen Teil der für ihre wissenschaftlichen Arbeiten notwendigen Fachliteratur selbst anschaffen mussten. Die Anstalten verfügten, wie für Hofheim belegbar ist, über in der Diagnostik angewandte Mikroskope und eine kleine Sammlung anatomischer Präparate. Die Ärzte beider Anstalten forschten in Eigeninitiative zu teilweise sehr unterschiedlichen Themen. Deutlich lassen sich in der Themenwahl persönliche Interessen einzelner Ärzte erkennen. Ein übergreifender Schwerpunkt ist nur in den Arbeiten Friedrich Reissners in Hofheim und Eugen Wittichs in Heppenheim auszumachen, indem beide pharmakologische Versuche durchführten. Die aus diesen umfangreichen Forschungsprojekten entstandenen Arbeiten wurden in den wichtigen Fachjournalen ihrer Zeit publiziert und gewürdigt, in einzelnen Fällen sogar mehrfach von anderen Autoren zitiert. Sie zeugen von zahlreichen klinisch-pharmakologischen Versuchsreihen in einem Ausmaß, das bisher noch nicht bekannt war. Behandlungsversuche waren dabei von experimentellen Versuchen nicht sicher abzugrenzen. Als limitierend für die teils riskant anmutenden experimentellen Behandlungen wirkten sich mangels gesetzlicher Rahmenbedingungen vor allem offenbar ethisch-moralische Überzeugungen aus, die im Wesentlichen, insofern anhand der limitierten Quellenlage beurteilbar, der zeitgenössischen Norm entsprachen.

Nicht mehr bei der Untersuchung berücksichtigt wurde die auffallend große Anzahl zu Beginn des 20. Jahrhunderts in der nun in „Philippshospital" umbenannten Hofheimer Anstalt entstandener Publikationen. Die Umstände dieser Forschungstätigkeit in Hofheim im frühen 20. Jahrhundert ist noch nicht näher untersucht worden. Die von Ludwig 1895 initiierte „Wanderversammlung Hessischer Irrenärzte" dürfte diese für eine nichtuniversitäre Einrichtung verhältnismäßig rege wissenschaftliche Tätigkeit gefördert haben. Denkbar ist auch, dass die kurz zuvor (1896) gegründete Gießener Universitätspsychiatrie einen wichtigen Impuls setzte und die Hofheimer Ärzte zu einer stärkeren wissenschaftlichen Tätigkeit anregte. Georg Ludwig nahm (auch wenn er selbst keine Arbeiten in den von seinen Assistenten gewählten Feldern lieferte) auch hier als Förderer eine zentrale Rolle ein, indem er den offenbar großen Raum für die Umsetzung individueller Forschungsinteressen schuf. Für die Interessen Georg

Ludwigs selbst lässt sich deutlich ein Wandel nach Übernahme der leitenden Funktion erkennen. Während er sich als junger Arzt wohl vornehmlich für neurobiologisch-psychiatrische Zusammenhänge interessierte, wendete er sich später dem Schwerpunkt der öffentlichen Irrenfürsorge und organisatorischen Fragestellungen wie der „Wärterfrage" zu.

Bei der Untersuchung der für die Entwicklung der psychiatrischen Versorgung im Großherzogtum Hessen relevanten wissenschaftlichen Kanäle kristallisiert sich Georg Ludwig als treibende Kraft heraus. Ersten Kontakt zu anderen Psychiatern auf Fachversammlungen knüpfte Ludwig vermutlich bereits durch seine gelegentliche belegbare Teilnahme an den „Versammlungen Deutscher Naturforscher und Ärzte" während seiner ersten Hofheimer Jahre. Bildungsreisen, wie sie Georg Ludwig und sein Assistenzarzt Ernst Vix noch unternahmen, wurden parallel zur Herausbildung speziliasierter Fachversammlungen unüblich und sind für die späteren Ärzte nicht mehr nachzuweisen. In den folgenden Jahren war Ludwig, nachdem er bereits an der Gründung des „Vereins Deutscher Irrenärzte" beteiligt gewesen war, für die Entwicklung regionaler psychiatrischer Fachversammlungen von großer Bedeutung. Er war ein reger Teilnehmer an den Versammlungen des „Vereins Südwestdeutscher Irrenärzte" und Gründer des „Vereins Deutscher Neurologen und Irrenärzte". Auch die „Wanderversammlung Hessischer Irrenärzte" wurde auf seinen Vorschlag hin ins Leben gerufen, seine Zusammenkünfte von ihm auch im hohen Alter noch frequentiert. Er erlangte durch sein Engagement bei der Organisation dieser Vereine überregionale Anerkennung. Die Gründung des ersten Vereins, der offiziell Neurologen und Irrenärzte zusammenführte, hatte Vorbildcharakter und diente als Grundlage für die Bildung weiterer regionaler Vereine. Inhaltlich lieferten die Hofheimer und Heppenheimer Ärzte allerdings nur sporadisch nennenswerte Beiträge auf diesen Fachversammlungen, die gegen Ende des 19. Jahrhunderts zunehmend von den wissenschaftlich versierteren und forschungsstärkeren universitären Psychiatern dominiert wurden. Die Ärzte beider Anstalten waren dennoch durchgehend mit einer gewissen Regelmäßigkeit an den verschiedenen Versammlungen anwesend und beteiligten sich zumindest gelegentlich „protokollierungswert" an den Diskussionen. Georg Ludwig förderte das wissenschaftliche Engagement seiner Assistenzärzte, indem er ihnen, wie vielfach belegt werden konnte, die Teilnahme an den Versammlungen ermöglichte. Weit entfernte Fachversammlungen wurden wesentlich seltener besucht als die in der Nähe tagenden, was nahelegt, dass der mit dem Besuch der Versammlungen verbundene Zeit- und Kostenaufwand für die Ärzte der beiden Anstalten einen limitierenden Faktor beim wissenschaftlichen Austausch darstellte.

6. Entwicklung des Wartpersonals unter Georg Ludwig und dessen Rolle in der Debatte der „Wärterfrage"

> *„Was hülft es, wenn wir einem Wärter, der nicht lesen kann, eine gedruckte Dienstanweisung in die Hand geben, was kann demselben ein Heft nützen, in das er die weiteren Verläufe des Dienstes nöthig gewordenen Verordnungen einschreiben soll, wenn er nicht schreiben kann und sich sogar sein Wachbuch und den täglichen Rapport, den er über die ausgegangenen Arzneien, die Unreinen, Unruhigen und Epileptischen seiner Abtheilung, erstatten muß, von Kranken schreiben läßt!"*[756]

In dieser Weise beklagte sich Georg Ludwig in einem Briefentwurf an die vorgesetzten Behörden einige Jahre nach Antritt der Leitung des Landeshospitals über die vermeintlich mangelnde Qualifikation in Hofheim beschäftigter Wartleute. Vermehrung und Gewinnung besseren Personals ist ein wiederkehrendes Motiv in den erhaltenen Briefen bzw. Briefabschriften Ludwigs aus den ersten Jahren seines Direktorats. Wärterinnen und Wärter stellten im 19. Jahrhundert einen Großteil des in Hofheim beschäftigten Personals dar. Ihnen oblagen die alltägliche Pflege der Kranken und die Ausführung der ärztlichen Anordnungen. Im Landeshospital, in dem um die Jahrhundertmitte ein bis drei Ärzte für Hunderte von Kranke zu sorgen hatten, fungierten sie als Verbindungsglied zwischen Kranken und Ärzteschaft und als erste Ansprechpartner der dort gepflegten Personen.

Mit den sich verändernden Krankheits- und Behandlungskonzepten der Psychiatrie veränderten sich auch die Ansprüche der Ärzteschaft an Wärterinnen und Wärter. Insbesondere im Rahmen der Etablierung des „Non-Restraint"-Prinzips kam diesen nun eine Schlüsselrolle zu. Die Gewinnung eines den neuen Ansprüchen genügenden Wartpersonals war während des 19. Jahrhunderts Gegenstand jahrzehntelanger Debatten in den psychiatrischen Fachversammlungen und -publikationen. Zu Beginn des 19. Jahrhunderts wurde das Wartpersonal aus Angehörigen unterschiedlicher Berufe rekrutiert. Es verfügte selten über eine einschlägige Erfahrung, staatlich geregelte Ansprüche an die

756 Unterlagen betreffend das Wartpersonal, insbesondere Gehaltsverhältnisse (HStAD, Best. G 16 A, Nr. 7826). Vgl. die Abschrift des Briefes Georg Ludwigs an das Großherzogliche Kreisamt Darmstadt vom 10. November 1859, S. 7.

Ausbildung des Personals gab es noch nicht. Die Diskussionen um die Professionalisierung dieses Berufstandes sollten noch bis in das 20. Jahrhundert fortgeführt werden.[757]

Diese Entwicklung ist für den deutschen Sprachraum bereits durch mehrere Autoren untersucht worden, am ausführlichsten bisher durch Höll und Schmidt-Michel. Diese haben im Rahmen ihrer Arbeit auch die öffentliche Debatte der sogenannten „Wärterfrage" in diesen Foren untersucht. Sie identifizierten Georg Ludwig als einen der maßgeblichen Akteure und umrissen seine Rolle in der Diskussion grob,[758] allerdings ohne zu untersuchen, inwieweit er seine Ansichten in den Anstalten des Großherzogtums implementierte. Die Entwicklung des Wartpersonals unter Ludwig an der Heppenheimer Anstalt ist bereits in einer Arbeit von Möllenhoff kurz behandelt worden. Sie zeigte, dass sich die Anwerbung geeigneten Personals in Heppenheim als schwierig erwies und dass es große Fluktuationen bei diesem gab.[759] Im Folgenden sollen diese Entwicklungen an den Anstalten Hofheim und Heppenheim und die Rolle Ludwigs in diesem Prozess differenzierter dargestellt werden.

6.1 Der Wartberuf in den Publikationen Christian Friedrich Wilhelm Rollers und Maximilan Jacobis in den 1830er Jahren

Christian Friedrich Wilhelm Roller (1802–1878), später Direktor der Heil- und Pflegeanstalt Illenau bei Achern, verfasste als Assistenzarzt der Irrenanstalt in Heidelberg im Großherzogtum Baden eine einflussreiche Arbeit, in der er sich sehr detailliert mit den Anforderungen an eine zeitgenössische Irrenanstalt auseinandersetzte. Ein ganzes Kapitel widmete er dabei dem Wartpersonal.[760] Unter Berücksichtigung relevanter Publikationen kontemporärer Ärzte skizzierte

757 Zur Entwicklung der „Irrenpflege" im 19. Jahrhundert vgl. HÖLL / SCHMIDT-MICHEL: Irrenpflege (1989). Zur Professionalisierung des Wartberufes im ausgehenden 19. und 20. Jahrhundert vgl. FALKENSTEIN, DOROTHE: „Ein guter Wärter ist das vorzüglichste Heilmittel…". Zur Entwicklung der Irrenpflege vom Durchgangs- zum Ausbildungsberuf". (=Mabuse-Verlag Wissenschaft, Bd. 47), Frankfurt am Main 2000 (Zugl.: Witten / Herdecke, Univ., Diss., 1999).

758 HÖLL / SCHMIDT-MICHEL: Irrenpflege (1989). Vgl. insbesondere das Kapitel „Die Diskussion um die Wärterfrage auf den Versammlungen der Deutschen Irrenärzte in den Jahren 1895 bis 1897", S. 45–55.

759 MÖLLENHOFF: Pflegepersonal (1993).

760 ROLLER: Irrenanstalt (1831), S. 298–315.

Roller die Anforderungen an das Wartpersonal, belehrte die Ärzte jedoch auch über aus seiner Sicht notwendige Verbesserungen in dessen Ausbildung und Beschäftigung. Er bediente sich hierbei zum großen Teil der Empfehlungen Ernst Horns (1874–1848), der zu Beginn des 19. Jahrhundert die Leitung der Irrenabteilung der Berliner Charité übernommen hatte. Maximilian Jacobi (1775–1858), Leiter der Siegburger Anstalt, publizierte wenige Jahre später ein ähnliches Werk zur Einrichtung von Irren-Heilanstalten, in dem er sich (wenn auch weniger ausführlich als Roller) mit dem Beruf des Wartpersonals auseinandersetzte.[761] Sie erlauben eine Charakterisierung des Wartberufes in einer psychiatrischen Anstalt in den 1830er Jahren. Vieles von dem hier Beschriebenen dürfte auf die Verhältnisse in der Hofheimer Anstalt zum Zeitpunkt des Dienstantritts Georg Ludwigs im Jahr 1854 übertragbar gewesen sein.[762] Aus den Arbeiten Rollers und Jacobis lässt sich allerdings nicht lesen, ob es sich dabei um konzeptionelle Zielvorgaben oder um die tatsächliche Praxis in den jeweiligen Anstalten handelt.

Neben der „*Aufsicht und Behandlung der ihm zugetheilten Kranken nach ärztlicher Vorschrift*“ und der Pflege der körperlich Erkrankten inklusive der anfallenden Nachtwachen, oblag dem Wartpersonal unter anderem die Bedienung und Bewirtung der Gepflegten, die Versorgung mit Wäsche und Wartung der Zimmer und Räumlichkeiten und eine Vielzahl anderer Besorgungen wie das Bestellen von Handwerkern, das Erledigen von Einkäufen für die Anstalt oder die Beaufsichtigung von Baumaßnahmen.[763] Die Wärter[764] überwachten die Kranken während der Nacht und sorgten bei Störungen für Ruhe. Sie sollten in den gleichen Räumen wie die Kranken schlafen und nur in den Abtheilungen

761 JACOBI, MAXIMILIAN: Ueber die Anlegung und Einrichtung von Irren-Heilanstalten mit ausführlicher Darstellung der Irren-Heilanstalt zu Siegburg, Berlin 1834.

762 Aus dem untersuchten Zeitraum ab Diensteintritt Ludwigs scheinen keine Wärterinstruktionen erhalten zu sein. Womöglich erlaubt eine Untersuchung älterer Sach- oder Verwaltungsakten (wie Wärterinstruktionen, insofern vorhanden) der Hofheimer Anstalt weitere Einblicke und Rückschlüsse auf das alltägliche Geschäft der Wärterinnen und Wärter Hofheims. Die Identifizierung und Untersuchung dieser Quellen würde den Rahmen dieser Arbeit sprengen, dürften jedoch spannendes, ergiebiges Material für künftige Untersuchungen bieten.

763 ROLLER: Irrenanstalt (1831), S. 309 f.

764 Die in diesem Kapitel zitierten Autoren bedienen sich wie in dem Zeitraum üblich in der Regel des generischen Maskulinums „Wärter“ für das gesamte männliche und weibliche Wartpersonal. Das generische Maskulinum wird in diesem Abschnitt der Lesbarkeit halber übernommen.

für die „schlimmsten" Kranken eigene Räume erhalten oder auf dem Korridor nächtigen. Sie waren für die Reinlichkeit der Kranken verantwortlich und hatte die Aufsichtspflicht bei der Beschäftigung der Pfleglinge. Das Wartpersonal soll bei der Ausführung seiner Tätigkeit ungeachtet des Verhaltens des Kranken die Beherrschung niemals verlieren, *„niemals Zorn, Widerwillen Verlegenheit, Furcht u.s.w. gegen die Kranken blicken lassen"*. Die Behandlung sollte vielmehr von Güte und Geduld geprägt sein, die Kranken nicht durch Widerspruch zu reizen. Unter Androhung von Entlassung war jede Art von Misshandlung der Kranken untersagt. Auch das Veruntreuen von Eigentum der Anstalt und der Pfleglinge durch einen Wärter wurde mit einer gerichtlichen Verfolgung und der Entlassung geahndet. Beschimpfungen mit herabwürdigenden Begriffen waren ebenfalls strengstens verboten. Körperliche Gewalt durfte gegenüber dem Kranken nur zur Notwehr eingesetzt werden. Unter Androhung der Entlassung war der Wärter zur Verschwiegenheit in den Belangen des Kranken verpflichtet und durfte nur seinen Vorgesetzten Auskunft über das Verhalten des Kranken erteilen.[765]

Oberwärterinnen und Oberwärtern oblag die Aufsichtspflicht über das gesamte Wartpersonal und dessen Arbeit am Kranken, dessen Belehrung und Unterrichtung. Sie fungierten als vermittelndes Glied zwischen Direktion bzw. Verwaltung und Wartpersonal. Das Oberwartpersonal übte hierbei eine doppelte Rolle aus, indem es einerseits die Interessen der Wärter gegenüber der Verwaltung vertrat, andererseits über die Umsetzung der von der Direktion verfügten Ordnung wachte und im Falle eines Fehlverhaltens oder eines unzureichenden Dienstes Anzeige bei der Direktion erstattete. Es unterstand dem Direktor, dem zweiten Arzt und dem Verwalter.[766]

Als angemessenen Schlüssel definierte Roller unter Berücksichtigung der Verhältnisse verschiedener Anstalten (je nach Beanspruchung durch Nebentätigkeiten) eine Zahl von etwa einem Wärter je acht Kranke.[767] Jacobi empfand dieses Verhältnis für den Betreuungsbedarf unruhiger Kranker als unzureichend und plädierte gar für das in der Prager Anstalt wohl zu diesem Zeitpunkt etablierte Verhältnis von 1:6.[768] Den Krankenwärtern sollte mit Ausnahme des Oberwartpersonals im Regelfall keine Heiratserlaubnis erteilt werden. Die Oberwärter, die über Erfahrung verfügen mussten, waren hingegen möglichst langfristig an die

765 JACOBI: Irren-Heilanstalten (1834), S. 343–350, Zitat: S. 343.
766 Ebd., S. 337–343.
767 ROLLER: Irrenanstalt (1831), S. 310 f.
768 JACOBI: Irren-Heilanstalten (1834), S. 335 f.

Anstalt zu binden. Ihnen sollte eine Familienwohnung außerhalb, in der Nähe der Anstalt, zugestanden werden.[769] Ohne dass es explizit ausgesprochen wurde, schienen bei der bevorzugten Beschäftigung der als unzuverlässiger eingeschätzten ledigen Wärter vor allem die körperliche Kraft und Gesundheit sowie wirtschaftliche Erwägungen eine Rolle gespielt zu haben, indem sich die Unterhaltung alleinstehender junger Personen einfacher und günstiger gestalten ließ.

Anstellung und Entlassung des Wartpersonals sollte laut Jacobi allein dem Direktor zustehen. Von diesem Abhängigkeitsverhältnis versprach er sich die „*Treue und Genauigkeit des Dienstes*". Es wurde zu diesem Zeitpunkt vornehmlich aus den unteren sozialen Schichten rekrutiert: Vor der Einführung höherer Gehälter und anderer Inzentive sei der Beruf vor allem für ungebildete Personen aus sehr einfachen Verhältnissen attraktiv gewesen.[770] Roller empfahl daher die Beschäftigung von gewöhnlichen Handwerkern und ehemaligen Soldaten, die aufgrund ihrer militärischen Erziehung geschätzt wurden, jedoch nicht zu alt oder verroht sein dürften. Wärterinnen sollten mit häuslichen Arbeiten vertraut sein. Als Wärter oder Gehilfen könne auch aus den Entlassenen aus Strafanstalten und aus dem Kollektiv ehemaliger Pfleglinge der Anstalten rekrutiert werden. Von letzteren versprach man sich idealerweise einen besseren Zugang zu den Pfleglingen durch die eigenen Erfahrungen, aber auch eine Sicherung des eigenen Gesundheitszustandes durch die Tätigkeit.[771] Die Beschäftigung von Sträflingen, die sich im Gegenzug zu einem Erlass eines Teils ihrer Freiheitsstrafe für einen Dienst in der Anstalt zur Verfügung stellten, bot sich als weitere Möglichkeit an, das Wartpersonal aufzustocken. Diese Praxis sei beispielsweise in der Anstalt auf dem Schloss Sonnenstein bei Pirna im Königreich Sachsen praktiziert worden, war jedoch umstritten und wurde von Jacobi selbst abgelehnt.[772] Auch die Heranziehung von Mitgliedern religiöser Organisationen wie Ordensschwestern nach dem Vorbild Frankreichs wurde diskutiert.[773]

Da insbesondere den ledigen und jungen Männern ein verantwortungsvoller Umgang mit einem Gehalt nicht zugetraut wurde, wurde vorgeschlagen, nicht verheirateten Wärtern das Entgelt in Form freier Verpflegung, Verköstigung und Versorgung mit Wäsche auszuzahlen und das Bargeld auf einen kleinen Betrag zu reduzieren. Den verheirateten sollte hingegen die Möglichkeit eingeräumt

769 ROLLER: Irrenanstalt (1831), S. 312–315. Zitat: S. 314.
770 JACOBI: Irren-Heilanstalten (1834), S. 336, vgl. auch die FN.
771 ROLLER: Irrenanstalt (1831), S. 301–303.
772 JACOBI: Irren-Heilanstalten (1834), Vgl. FN. S. 201.
773 ROLLER: Irrenanstalt (1831), S. 306 f.

werden, sich das Gehalt bar auszahlen zu lassen.[774] Durch Gehaltserhöhungen suchte man „*tauglichere Subjekte*“ anzuwerben.[775] In Siegburg wurden die Wärter in verschiedenen Klassen je nach Dienstalter entlohnt, für die Jahre 1832–1834 bewegten sich die Gehälter beispielsweise zwischen 42 und 90 Reichstaler, während der Oberwärter mit einem Gehalt von 150 Reichstalern ein weit höheres Gehalt bezog und damit dennoch weit hinter dem Gehalt des zweiten Arztes von 450 Reichstalern zurückblieb. Neben dem Gehalt erhielt das Personal freie Wäsche, freie Arznei und Verköstigung.[776] Den Wartberuf attraktiver gemacht haben dürfte auch die mit dem Wohnen in der Anstalt verbundene Möglichkeit der ärztlichen Behandlung und die Versorgung mit Medikamenten im Krankheitsfall.[777] Das Leben der Krankenwärter sollte insgesamt „*vortheilhafter und sorgenfreier*“ gestaltet und dadurch ansprechender gemacht werden. Eine über die Dienstzeit hinausgehende Versorgung im Sinne einer Pensionsberechtigung gab es im Regelfall nicht, obwohl sie zur Steigerung der Attraktivität des Berufs bereits von einigen Ärzten gefordert wurde.[778] Im Etat der Siegburger Anstalt war beispielsweise eine kleine Summe für langfristig angestellte Wärter, die im Rahmen ihrer Tätigkeit dienstunfähig geworden sind, vorgesehen.[779] Offensichtlich ebenfalls nicht vorhanden, und daher gefordert, war eine Regelung der Erholungszeiten.[780]

Eine spezifische Ausbildung für das Wartpersonal psychiatrischer Anstalten gab es zu diesem Zeitpunkt nicht, wurde jedoch als wünschenswert eingestuft. Vorgeschlagen wurde zum Beispiel die Einrichtung einer eigenen Krankenwärterschule.[781] Zur Diskussion stand auch eine Ausbildung bzw. Weiterbildung in der Anstalt durch erfahrenes Personal. In der Anstalt in Marsberg sei beispielsweise ein Unterricht durch Ärzte mit anschließender Prüfung durch dieselben vorgesehen gewesen.[782] Als Vorbild wird weiterhin das Beispiel Frankreichs angeführt, wo um die Jahrhundertwende die Ausbildung von Krankenwärtern in die Hände geistlicher Orden gegeben worden sei,[783] was allerdings aufgrund

774 Ebd., S. 304 f.
775 JACOBI: Irren-Heilanstalten (1834), S. 336.
776 Ebd., S. 410–414.
777 ROLLER: Irrenanstalt (1831), S. 304 f.
778 Ebd., S. 300.
779 JACOBI: Irren-Heilanstalten (1834), S. 337.
780 ROLLER: Irrenanstalt (1831), S. 308.
781 Ebd., S. 300.
782 Ebd., S. 305.
783 Ebd., S. 305–308.

fehlender vergleichbarer Strukturen nicht auf die Anstalten in Deutschland übertragbar gewesen sein dürfte. Über die fachliche Qualifikation hinaus wurden außerdem Ansprüche an die Charaktereigenschaften formuliert: Die Krankenwärter sollten unter anderem gefasst, geduldig und sanftmütig sein, Verständnis für das abnorme Verhalten der Pfleglinge hegen und aggressives Verhalten nicht übelnehmen oder gar erwidern.[784] Unter Mitwirkung der Vorgesetzten, die den Wärter in der Hausordnung genau zu unterrichten hatten, und der Betreuung durch die Geistlichen sollten die erwünschten Qualitäten während der Tätigkeit an der Anstalt weiter gefördert und entwickelt werden. Das *„Ehrgefühl“* sollte von den Vorgesetzten durch ein ausgewogenes System der Belohnung und Bestrafung geweckt werden.[785]

6.2 Entwicklung des Wartpersonals in der Hofheimer Anstalt bis 1865

Diese ideal anmutenden Verhältnisse scheinen weit entfernt von den in Hofheim um die Jahrhundertmitte herrschenden Umständen gewesen zu sein. Bereits der Blick auf die Anzahl der in Hofheim beschäftigten Wärterinnen und Wärter ist ernüchternd: Im Jahr 1849 – dem Todesjahr Amelungs – kamen auf insgesamt 20 Krankenwärter[786] 338 Kranke.[787] Das Verhältnis betrug also beinahe 1:17 und war sehr weit entfernt von dem von Roller in seiner einflussreichen Publikation von 1831 empfohlenen 1:8.[788] Die als fortschrittlich geltenden Anstalten in Siegburg und Illenau verfügten in den 1840er Jahren über ein weit niedrigeres Verhältnis von Wärtern zu Kranken von jeweils 1:4,7 und 1:6,5.[789] Die Vermehrung des Wartpersonals war Gegenstand häufigen Briefverkehrs zwischen der Leitung der Hofheimer Anstalt und den vorgesetzten Behörden. Diese Korrespondenz ist in der entsprechenden Verwaltungsakte[790] zum Teil erhalten und umfasst eine große Anzahl an Briefen, Briefabschriften und -entwürfen. Als nützlichste Quellen für die Beleuchtung der Verhältnisse, die Georg Ludwig bei Antritt der

784 Ebd., S. 298–300.

785 Ebd., S. 308 f.

786 Davon ein Oberwärter und Chirurg, 11 Wärter und 8 Wärterinnen.

787 Vgl. „Miscellen – Aus Hofheim“. In: AZP, 15. Bd. (1858), S. 732.

788 ROLLER: Irrenanstalt (1831), S. 282. Hier außerdem exklusive Oberwärter, Zimmerwärter und Badwärter!

789 PANSE: Krankenhauswesen (1964). S. 165.

790 Unterlagen betreffend das Wartpersonal, insbesondere Gehaltsverhältnisse (im Folgenden abgekürzt mit: „Wartpersonal-Unterlagen“, HStAD, Best. G 16 A, Nr. 7826).

Direktion in Hofheim vorfand, erweist sich ein ausführlicher, achtseitiger Entwurf eines Berichts für das Kreisamt Darmstadt, der auf den 10. November 1859 datiert wurde.

6.2.1 Der Bericht Ludwigs vom 10. November 1859

Die von Hohenschild mitgetragene Kommission[791] zur Untersuchung der Verhältnisse im Landeshospital hatte eine Reihe von Missständen aufgedeckt. Ludwig schrieb hierüber:

> *„Ein Mißstand hatte sich aber bei der Prüfung der Verhältnisse des Großherzoglichen Landeshospitals in so hohem Grade bemerklich gemacht, daß man sich nicht entschließen konnte, denselben, gleich den übrigen, einstweilen lediglich zu registrieren, es ergab sich nämlich als ‚höchst wichtiges vorläufiges Erforderniß: die Vermehrung des Wartpersonals hiesiger Anstalt und die Notwendigkeit der sorgfältigen Auswahl passender Persönlichkeiten', in welch´ letzteren Beziehung eine bessere Bezahlung als nächstes Hilfsmittel erkannt wurde."*[792]

Durch eine Verfügung im Jahr 1854 war im Anschluss an diese Feststellung der Kommission das Gehalt des in Hofheim tätigen Wartpersonals beinahe verdoppelt worden: „*Vor 1854 betrugen die Löhne der Wärter, je nach den drei Klassen: 35, 40 und 50 f., die der Wärterinnen 30, 35 und 45 f.*[793] *, die höchste Verfügung vom 28. März 1854 erhöhte diese Beträge für die Wärter auf 70, 80 und 95 f., für die Wärterinnen auf 63, 68 und 75 f.*"[794] Zudem waren weitere Wärterstellen bewilligt worden. In der folgenden Dekade sollte sich der Personalschlüssel dadurch deutlich verbessern: Hatte es laut Ludwig vor 1854 noch lediglich 25 Wärter in Hofheim gegeben, wurde die Anzahl in diesem Jahr auf 30 Personen erhöht, im Jahr 1856 auf 34, 1858 auf 36.[795] Eine knappe Übersicht in der „Allgemeinen Zeitschrift für Psychiatrie" aus dem Jahr 1858 bestätigt die Darstellung Ludwigs: Hier werden neben dem Oberwärter und der Oberwärterin 19 Wärter und 16 Wärterinnen gezählt.[796] Die Anwerbung des Personals erfolgte unter Mitwirkung des Kreisamtes Darmstadt, das die Veränderungen in der

791 Zu der Tätigkeit Hohenschilds vgl. Kapitel 3.4 der vorliegenden Arbeit.

792 Wartpersonal-Unterlagen (HStAD, Best. G 16 A, Nr. 7826). Vgl. die Abschrift des Berichts vom 10. November 1859, S. 1.

793 Anm.: f. = Gulden

794 Wartpersonal-Unterlagen (HStAD, Best. G 16 A, Nr. 7826). Vgl. die Abschrift des Berichts vom 10. November 1859, S. 1.

795 Ebd., S. 2.

796 Vgl. „Miszellen–Aus Hofheim". In: AZP, 15. Bd., 1858, S. 732.

Stellenzahl und die erhöhte Besoldung in Rundschreiben an andere Kreisämter bekanntgab. Neben dem Bargehalt und der kostenlosen Verpflegung im Hospital genoss das Wartpersonal spätestens seit 1840 ein Recht auf eine Pflege und Verköstigung *„im Alter oder bei sonst unverschuldeter Gebrechlichkeit“*[797]. Dieses Angebot wurde offenbar aufgrund des im Landeshospital Hofheim herrschenden Platzmangels wieder zurückgezogen und bei den Ausschreibungen ab 1857 nicht mehr ausgesprochen. Die Attraktivität des Berufes suchte man daraufhin durch die Gewährung von „Remunerationen“ (Prämien), und das Verteilen der von Angehörigen von Kranken erhaltenen Trinkgelder zu steigern.[798]

6.2.2 Die hohen Personalfluktuationen in Hofheim

Ludwig beklagte in seinem Schreiben von 1859, dass es durch diese Veränderungen nicht gelungen sei, *„ein tüchtiges und zuverlässiges Wartpersonal dauernd an die Anstalt zu fesseln“*. Von den 24 Personen, die aufgrund des Ausschreibens vom Kreisamt vom Mai 1854 bis zum Jahresende in den Dienst der Anstalt getreten seien, seien lediglich drei im Dienst verblieben. Auf ein Ausschreiben des Kreisamtes im Januar 1859 meldeten sich gar 30 Interessenten, von denen jedoch lediglich zehn als brauchbar hätten bezeichnet werden können. Von den sieben, die den Dienst letztendlich angetreten hätten, seien nur noch zwei in der Anstalt verblieben – die aber nun ebenfalls ihre Kündigung bereits in Aussicht gestellt hätten. [799] Die Anstalt unterlag hinsichtlich des Wartpersonals einer starken Fluktuation. In den Jahren 1854 bis 1858 traten laut Ludwig jährlich durchschnittlich 19 Personen und somit über die Hälfte des Wartpersonals aus dem Anstaltsdienst aus, sieben hätte man entlassen müssen. Diese Dynamik habe dazu geführt, dass die Anstalt über eine sehr geringe Anzahl erfahrener Wärter verfügte. Ludwig verwies zum Vergleich auf die Illenauer Anstalt, deren Zahlen von 1857 ihm offenbar vorlagen. Dort habe es zu diesem Zeitpunkt beim Wartpersonal 4 Personen gegeben, die seit über 20 Jahre dort beschäftigt gewesen seien, während 28 Personen seit zehn Jahren an der Anstalt und immerhin 37 länger als vier Jahre bereits an der Anstalt seien.[800] Die hiervon

---

797 Wartpersonal-Unterlagen (HStAD, Best. G 16 A, Nr. 7826). Bericht vom 10. November 1859,
S. 2.

798 Ebd.

799 Ebd., S. 4.

800 Ebd.

stark differierenden Zahlen für Hofheim legte Ludwig in tabellarischer Form vor:[801]

Tabelle 2: Dienstalter des Wartpersonals in Hofheim 1859

Im Dienste der Anstalt seit	*Waerter [sic]*	*Wärterinnen*
1852		*1*
1853		*1*
1854	*4*	*1*
1855	*2*	*3*
1856		*3*
1857	*2*	*2*
1858	*4*	*4*
1859	*6*	*2*

Für viele Wärterinnen und Wärter scheint die Arbeit in Hofheim nur eine Durchgangsbeschäftigung dargestellt zu haben. Ludwig bemerkte mit einem deutlichen sarkastisches Unterton, dass das „*Großherzogliche Landeshospital seit einiger Zeit gewissermaßen als eine Wärterschule und ein Depot der Hospitäler zu Frankfurt am Main angesehen werden [könne]*".[802] Offenbar wanderte das ausgebildete Wartpersonal in attraktivere Beschäftigungen in die Umgebung ab, so auch die Hofheimer Wärterin Elisabeth Neuber, auf die Ludwig später (s. u.) beispielhaft Bezug in seinem Bericht nimmt. Dieser Umstand dürfte zumindest zum Teil den Löhnen geschuldet gewesen sein, die selbst nach den 1854 gewährten Erhöhungen noch vergleichsweise ziemlich gering ausfielen. Die schlechte Bezahlung identifizierte Ludwig vor den Behörden als einen der Hauptgründe: „*Noch niemals hat aber bis jetzt ein Wärter oder eine Wärterin der höchsten Lohnklasse den hiesigen Dienst gekündigt.*" Die Notwendigkeit weiterer Lohnerhöhungen belegte er durch das Anfügen einer weiteren Tabelle,[803] in der die damaligen Löhne des Wartpersonals anderer Irrenanstalten festgehalten waren:

801 Ebd.
802 Ebd., S. 8.
803 Ebd.

Tabelle 3: Löhne des Wartpersonals an anderen Anstalten laut Ludwig (1859)

Name der Anstalt	*Lohn der Wärter*	*Lohn der Wärterinnen*
Großherzoglich Hess. Landeshospital Hofheim	*70-80-95 f.*	*63-68-78 f.*
Königl. Bayerische Kreisirrenanstalt Klingenmünster (Pfalz)	*135-165 f.*	*85-115 f.*
Königl. Bayerische Kreisirrenanstalt Werneck b. Würzburg	*100-120 f.*	*unbekannt.*
Königl. Hannoverische Heil- und Pflegeanstalt Hildesheim	*126-189 f.*	*84-147 f.*
Großh. Badische Heil- und Pflegeanstalt Illenau	*100-170 f.*	*60-112 [sic]*
Herzoglich Nassau'sche Heil- und Pflegeanstalt Eichberg	*bis 180 f.*	*unbekannt.*

6.2.3 Die Dienstkündigung der Elisabeth Neuber

In der entsprechenden Verwaltungsakte ist auch ein auf das Jahr 1860 datierter Briefentwurf Georg Ludwigs, in dem er Stellung zur Dienstkündigung einer von ihm geschätzten Wärterin nimmt und der genau diese Problematik veranschaulicht.[804] Der Briefentwurf ist nicht adressiert, der Kontext der Bitte um die Bewilligung einer Lohnerhöhung erlaubt jedoch den Rückschluss, dass er – wie auch die anderen Schreiben in dem Kontext – an das Kreisamt Darmstadt als vorgesetzte Behörde gerichtet worden sein dürfte. Die betreffende Wärterin war zu diesem Zeitpunkt bereits seit Mai 1855, also seit mehr als vier Jahren und somit vergleichsweise lange für Hofheimer Verhältnisse im Dienst. Sie versah ihn im berüchtigten „Alten Schwesternbau", in dem damals die schwierigsten Kranken verpflegt wurden. Ludwig schilderte hierzu einleitend:

804 Wartpersonal-Unterlagen (HStAD, Best. G 16 A, Nr. 7826). Schreiben vom 23. Januar 1860 (mit Nr. 118 versehen, dreiseitig).

> *„Über die Scheußlichkeit und Ungesundheit des alten Schwesterbaus an sich brauchen wir kein Wort weiter zu verlieren, anführen müssen wir aber, daß sich in diesem Gebäude die verthiertesten, die körperlich & geistig am Meisten Abscheu erregenden unserer Kranken sammeln, daß hier das Toben durch Tag und Nacht, die Verunreinigung mit Urin und Koth, das Zerreißen und Zerstören, die Schlägereien und Raufereien, die excessivsten Entäußerungen des Geschlechtstriebes u. s. w. an der Tagesordnung sind. Hieraus geht hervor, daß der Dienst der Wärterin auf dieser Krankenabtheilung nicht nur anstrengend, sondern auch ganz besonders wichtig und verantwortlich ist.“*[805]

Das Kündigungsgesuch dieser Wärterin schien für den Direktor, der sie in hohen Tönen vor der Behörde lobte, besonders schmerzhaft gewesen zu sein:

> *„Deshalb war es, auch von jeher schwer, für diese Abtheilung eine tüchtige Wärterin, und zwar auf längere Zeit zu gewinnen. In der Person der Elisabeth Neuber haben wir diese tüchtige Wärterin gefunden, keine der übrigen Wärterinnen vereinigt in gleichem Grade in sich: Körperkraft, Herzensgüte, Unverdrossenheit, Sittlichkeit, Pünktlichkeit. Es konnte uns daher nur schmerzlich berühren, als diese brave und bewährte Wärterin in diesen Tagen den Dienst kündigte.“*[806]

Maßgeblich für die Kündigungsabsicht scheint vor allem der niedrige Lohn gewesen zu sein:

> *„Sie hat uns erklärt, sie habe Aussicht im Hospital zum heil. Geist in Frankfurt a. M., wohin wir (…) gewöhnlich die besten unserer jüngeren Wärter und Wärterinnen abgeben, die Stelle einer Wärterin zu erhalten, mit einem Lohn: im ersten Jahr von 90 f., im zweiten von 100 f., im dritten von 110 f., nach 5 Jahren von 120 f.; im Übrigen Remunerationen & Trinkgelder wie hier, ja noch reichlicher.“*[807]

Etwas später heißt es darüber hinaus: *„Sie hat uns ferner erklärt, daß nur der höhere Lohn, nicht aber (…) die geringere Last der Arbeit, die sie in Frankfurt vorfinde, oder ein sonstiger Grund, ihre Dienstkündigung hervorgerufen habe“*.[808]

An dieser Stelle tritt interessanterweise wieder das „Hospital zum Heiligen Geist“ in Frankfurt am Main als direkter Konkurrent des Landeshospitals in der Anwerbung von Wartpersonal auf. Das urkundlich erstmals im Jahr 1267 erwähnte Hospital war seit dem 16. Jahrhundert vor allem für die Verpflegung von Fremden und dem Gesinde der Frankfurter Bürger zuständig. Um 1857

---

805 Ebd., S. 1.
806 Ebd.
807 Ebd.
808 Ebd.

waren dort zwischen 15 und 18 Wärterinnen und fünf Wärter angestellt.[809] Von diesen dürften nach den Ausführungen Ludwigs mehrere ehemalige Hofheimer Wärterinnen und Wärter gewesen sein:

> *„Vor Kurzem standen z.B. allein in dem dortigen Hospital zum heil. Geist sieben frühere Wärter und Wärterinnen hiesiger Anstalt gleichzeitig im Dienst! Wird dort eine Stelle erledigt, so erhält unser Personal Nachricht und die Kündigung des hiesigen Personals erfolgt.“*[810]

Die Löhne am Hospital zum Heiligen Geist waren demnach höher als jener Lohn, der ihr als Wärterin der 2. Klasse im Landeshospital zustand. Sie erklärte sich bereit, im Hospital zu verbleiben, wenn sie in die erste Lohnklasse aufgenommen werde, was zu diesem Zeitpunkt mit einem Jahresgehalt inklusive der Zulage eines „Biergeldes“ von 88 Gulden einhergegangen wäre, nach Ansicht Ludwigs *„freilich eine noch immer zu armselige Anerkennung ihrer der Anstalt bereits durch 5 Jahre geleisteten Dienste“*.[811] Die Aufnahme in eine höhere Lohnklasse setzte jedoch eine Vakanz in derselben voraus, die zu diesem Zeitpunkt nicht gegeben war. Ludwig beantragte daher eine Erweiterung der Stellen in der ersten Lohnklasse von vier auf fünf.[812] Er zielte jedoch nur auf das Binden der kündigenden Elisabeth Neuber ab und entsprach nicht seinen Vorstellungen eines Vergütungssystems. Er kritisierte die „Starre“ des Systems nach Lohnklassen und forderte eine individuellere Vergütung, bei der die Leistung des Einzelnen stärker berücksichtigt werden konnte und die es erlaubte, brauchbares Personal enger an die Anstalt zu binden:

> *„Wir wollen also, daß die Bezahlung eines Wärters durch dessen Individualität und bewährte Tüchtigkeit bestimmt werden, nicht aber durch ein Schema, das, wie das seitherige, indem es, bei allgemein zu niedrigen Löhnen, für jede einzelne Lohnklasse nun für allemal eine bestimmte Zahl von Angehörigen festsetzt, 4 Wärterinnen, an den Dienst fesselt, während unter den 13 übrigen durch Unzufriedenheit und auswärts leicht zu erlangende höhere Löhne fortwährend Dienstwechsel provocirt werden. Für Dienstverhältnisse anderer Art mögen solche Schemata sehr wohl passen, für den Wärterdienst in einer Irrenanstalt ist dies aber sicherlich nicht der Fall, einmal schon wegen der zu geringen Zahl des*

---

809 LERNER, FRANZ / KRÄMER, LEONI / LOHNE, HANS: Das Hospital zum Heiligen Geist. Grundzüge seiner Entwicklung. H. Kunz: Kelkheim 1989. Vgl. hierzu insbesondere: (S. 149–152 und S. 179 f.

810 Wartpersonal-Unterlagen (HStAD, Best. G 16 A, Nr. 7826), Bericht vom 10. November 1859,
S. 8.

811 Ebd., Schreiben vom 23. Januar 1860, S. 1 f.

812 Ebd., S. 2.

Personals überhaupt, dann aber auch wegen der Seltenheit tüchtiger Persönlichkeiten, des Nutzens und der Nothwendigkeit gedienter und geschulter Wärter und der großen Nachtheile der gegentheiligen Verhältnisse.“[813]

Ludwig nutzte die Gelegenheit des Schreibens, um auf seine im Brief vom 10. November 1859 vorgebrachten Forderungen in Bezug auf Lohnerhöhungen zu verweisen.[814] Ob die „*beschleunigte Erledigung*“[815] , um die Ludwig bat, stattfand, lässt sich nicht mehr beurteilen – die Personalakte der Elisabeth Neuber ist nicht mehr erhalten. Der von Ludwig geforderte Wegfall der Klassen bei der Entlohnung sollte erst etwa zehn Jahre später im Jahr 1870 zugunsten eines einheitlichen Gehaltes erfolgen.[816] Die Einführung von Prämien in Form von „Remunerationen“ lobte Ludwig in seinem oben zitierten Schreiben betreffend die Kündigung der Wärterin Neuber: „*Allerdings scheint uns in den Remunerationen ein Mittel in die Hand gegeben zu sein, um den Mißständen des seitherigen Systems entgegenzutreten*“[817] . Er hielt diese zusätzlichen Inzentive unter Berücksichtigung der sehr niedrigen Löhne der 2. und 3. Klasse allerdings für nicht ausreichend.[818]

6.2.4 Das Problem der mangelnden Qualifikation des Wartpersonals

Der Dienst im Landeshospital wirkte auf potentielle Bewerber nicht nur aufgrund des niedrigen Lohnes unattraktiv. Bei der Anwerbung „brauchbaren“ Wartpersonals hatte das Hospital auch mit den Vorurteilen in der Bevölkerung zu kämpfen. So beklagte Ludwig in seinem Bericht vom November 1859,

„*daß in Folge der verkehrten und ungeheuerlichen Begriffe, welche sich das Publicum, und leider nicht bloß die niederen Stände, über das innere Leben einer Irrenanstalt macht – Begriffe, zu deren Aufklärung nur bekanntlich die Verbesserung unseres Irrenwesens die Macht und die Pflicht hat – gar Manche von dem hiesigen Dienst ferngehalten werden, die demselben sonst zugeführt und vielleicht recht nützlich geworden wären.*“[819]

---

813 Ebd., S. 3.
814 Ebd., S. 2.
815 Ebd.
816 Hofheim und Heppenheim 1866–1877 (1880), Teil I, S. 9.
817 Wartpersonal-Unterlagen (HStAD, Best. G 16 A, Nr. 7826), Schreiben vom 23. Januar 1860, S. 3.
818 Ebd.
819 Wartpersonal-Unterlagen (HStAD, Best. G 16 A, Nr. 7826). Bericht vom 10. November 1859,
S. 7.

Der Dienst in der Anstalt erschien den potenziellen Bewerbern sogar unattraktiver als der Wachdienst im Gefängnis, wie Ludwig entrüstet feststellte:

> *„Überzählige Bewerber um Aufseherstellen im Correctionshaus zu Darmstadt wollten sich (...) nicht dazu entschliessen, in hiesiger Anstalt als Krankenwärter Dienst zu suchen, weil sie so etwas nicht sehen könnten. Was mögen sich die Leute unter diesem, etwas' nicht Alles gedacht haben!“*[820]

Der Vorbehalt in der Bevölkerung und unattraktive Arbeitsbedingungen führten dazu, dass vor allem als unqualifiziert und ungeeignet geltende Personen für den Dienst verpflichtet werden mussten. Während man für die Stellen der Wärterinnen gelegentlich Expektantinnen (Anwärterinnen) aus Klöstern gewinnen konnte, beklagte Ludwig, dass ein Verzeichnis für potentielle männliche Bewerber komplett fehle.[821] Dies zog für den Betrieb der Hofheimer Anstalt deutliche Missstände nach sich:

> *„Wie manchmal waren wir dahier schon gezwungen, Leute von der zweifelhaftesten Qualification, zerlumpte Kerle, Menschen, die von Lesen und Schreiben kaum einen Begriff hatten, als Wärter der irren Pfleglinge des Großherzoglichen Landeshospitals, als Verwalter eines immerhin beträchtlichen und wertvollen Inventars an Möbeln, Weißzeug, Kleidungsstücken u.s.w. zu engagieren. Wie es nicht anders zu erwarten war, zogen solche Engagements oft in jeder Beziehung die traurigsten Folgen nach sich.“*[822]

Die fehlende Qualifikation wirkte sich durchaus auf den Behandlungsprozess aus, indem es die vom Wartpersonal abhängige Kommunikation zwischen Kranken und Ärzten und den ärztlichen Überwachungsauftrag empfindlich störte, wie das drastische, diesem Kapitel bereits vorangestellte Zitat veranschaulicht. Aber nicht nur Betrieb und Behandlungsprozess, sondern auch die Kranken selbst hatten unter dem ungeeigneten Personal zu leiden:

> *„Denn nicht nur zu arbeiten, sondern um wohlzuleben und nur zu faulenzen tritt ein solcher Candidat in den hiesigen Dienst,(...) er ist nicht der Diener der ihm anvertrauten Pfleglinge, er ist deren Herr, (...) er benutzt deren Kleider zum eigenen Gebrauch, er ißt deren Fleisch, er trinkt deren Wein, der mißhandelte Kranke schweigt, entweder in Folge seiner Krankheit, oder aus Furcht vor neuen Mißhandlungen.“*[823]

820 Ebd.
821 Ebd., S. 5.
822 Ebd.
823 Ebd.

6.2.5 Ausbildung und Erziehung des Hofheimer Wartpersonals

Das Hofheimer Wartpersonal scheint regelhaft über keine einschlägige Berufserfahrung in der Pflege Kranker verfügt zu haben. Die zum Zeitpunkt der Berichterstattung im November 1859 vorhandenen 18 Wärter ordnete Ludwig ihrer vorherigen Beschäftigung nach in folgende Tabelle[824] ein:

Tabelle 4: Beruflicher Hintergrund des männlichen Wartpersonals in Hofheim 1859

Leinweber	*Taglöhner*	*Schneider*	*Schuhmacher*	*Pferdeknecht*	*Gepäckdiener bei der Eisenbahn*
8	*3*	*2*	*3*	*1*	*1*

Bei den zum Zeitpunkt dieser Momentaufnahme beschäftigten Wärtern handelte es sich also zu großem Teil um Handwerker, was den Empfehlungen Rollers von 1831 entsprach (s. o.). Bei dem Rest der oben aufgeführten – bei den Tagelöhnern, dem Pferdeknecht und dem Gepäckdiener – handelte es sich hingegen um ungelernte Arbeiter. Aus der Aufstellung geht nicht hervor, aus welchem Grund sie ihre Berufe zugunsten einer Tätigkeit in der Anstalt aufgegeben hatten. Eine ähnliche Darstellung über die Herkunft der im Hospital tätigen Wärterinnen findet sich nicht.

Diese Handwerker und Arbeiter galt es nun zu qualifiziertem und motiviertem Irrenwartpersonal auszubilden und umzuerziehen, was aufgrund der geringen Verweilzeiten und des ständigen Personalwechsels eine schwer zu bewältigende Aufgabe gewesen sein dürfte. Unter der Leitung Ludwigs gab es in Hofheim einen von den Hofheimer Ärzten ausgerichteten theoretischen und praktischen Unterricht in der Krankenpflege in wöchentlich vier Stunden,[825] bei dem *„Zweck und die Motive der getroffenen Anordnungen die entsprechende Erörterung“*[826] fanden. Bei der Erziehung des Wartpersonals beschränkte man sich jedoch nicht nur auf die Vermittlung spezifischen medizinischen Wissens,

824 Ebd., S. 7.

825 Wartpersonal-Unterlagen (HStAD, Best. G 16 A, Nr. 7826). Bericht vom 10. November 1859,
S. 2 f.

826 Ebd., S. 3.

„es galt Einrichtungen zu schaffen, um den direkten persönlichen Verkehr zwischen den Wärtern und den Vorgesetzen zu beleben (...). Größere Liebe zum Dienst und besseres Verständnis desselben, geringere Häufigkeit der Strafe, aber deren erfolgreichere Wirkung waren die uns hierbei vorschwebenden Ziele"[827].

Durch die Schaffung einer großen Anzahl gesinnungsfördernder Maßnahmen versuchte die Hofheimer Leitung, diese Liebe zum Dienst beim Wartpersonal zu wecken und aufrechtzuerhalten. Ludwig zählte in diesem Zusammenhang auf:

„In derselben Richtung [Anm.: wie der o.g. Unterricht] wirkt ferner das Institut der Feuerwehr, (...) die Leitung des Singvereins durch einen besonderen dafür angestellten Lehrer, von Zeit zu Zeit die Veranstaltung kleiner Concerte im Festsaal der Anstalt, das Vergnügen eines Tanzes oder eines gemeinschaftlichen Spazierganges der Beamten und Wärter, wobei die Theilnahme der Kranken absichtlich ausgeschlossen bleibt, (...) die stattgefundene Verbesserung der Kost."[828]

Jedoch sollte nicht nur der Kontakt zwischen den höheren Beamten und dem Wartpersonal, sondern auch der Verkehr zwischen letzterem und den Kranken außerhalb der Krankenstationen gefördert werden. Dies geschah etwa durch die gemeinsame Verrichtung nützlicher Arbeiten:

„Weiter gehört hierher, daß seit neuerer Zeit durch Wärter oder Wärterinnen unter gleichzeitiger und möglichst ausgedehnter Betheiligung der Pfleglinge, versehen wird: der Dienst des früheren Bureaudieners im Holzhof, Keller, auf den Bureaus und Magazinen, der Bleichdienst, der Dienst des Feuerschürers, der Hospitalboten, der Dienst der Werkmeister in den Werkstätten und der des Gartengehilfen, Besorgung auswärtiger Geschäfte pp."[829]

Die Arbeitsbedingungen suchte man durch das Schaffen einer gesünderen Arbeitsatmosphäre zu verbessern:

„In neuester Zeit war es neben anderen Gründen, namentlich auch die Rücksicht auf die infolge der Art des Dienstes häufig kränkelnden Wärterinnen, welche uns auf die Bedürftigkeit häufigerer Arbeit im Freien aufmerksam machte und uns bewog, dem Großherzoglichen Hospitalmeister die Beantragung eines für die Irrenabtheilung bestimmten Grüngartens anheimzugeben, dessen Anlage, sofort genehmigt, auch bereits begonnen hat."[830]

Während Festlichkeiten und Konzerte, an deren Organisation Personal und Kranke beteiligt wurden, bereits in der Zeit unter Hohenschild nachweisbar

827 Ebd., S. 2.
828 Ebd., S. 3.
829 Ebd.
830 Ebd.

sind,[831] geht die Einrichtung einer Feuerwehr auf eine Initiative Ludwigs zurück. Er stellte diese 1858 in einem kurzen Beitrag in der „Allgemeinen Zeitschrift für Psychiatrie“ vor:

> *„Seit bereits einem Jahre ist unser Wartpersonal unter Zuziehung der in der Anstalt angestellten Handwerker zu einer (im Dienste uniformirten) Feuerwehr nach dem System des Branddirectors Weisser zu Mainz förmlich organisiert und exerciert unter dem Commando des 1sten Verwaltungsbeamten hiesiger Anstalt, Hr. Hospitalrentmeisters Stolz.“*[832]

Ludwig wollte durch diese Einrichtung vor allem beim Wartpersonal die Identifikation mit der Anstalt stärken, er hob aber auch den praktischen Nutzen einer Feuerwehr in der abgelegenen Anstalt hervor:

> *„Ganz abgesehen von dem eventuellen Nutzen eines solchen Institutes für eine isolirt liegende Irrenanstalt bei etwaiger Feuersgefahr, haben wir dasselbe als eines jener Mittel kennen und schätzen gelernt, die dem Wärter, indem sie in den Ernst seiner angestrengten Thätigkeit eine erfrischende Abwechslung bringen, das Zustandekommen einer wirklichen und aufrichtigen Liebe zum Dienst erleichtern und ihn an die Anstalt fesseln, die Entstehung des nöthigen Gemeingeistes begünstigen und die Bildung richtiger Begriffe die Ehre, Würde und Wichtigkeit seiner Stellung unterstützen.“*[833]

Ludwig erkannte in der Ausbildung der „Wärter-Feuerwehr“ ein weiteres Instrument, das er für die Anerziehung der gewünschten Charaktereigenschaften seines Wartpersonals nutzen konnte: *„Solcher Mittel kann man in einer Irrenanstalt nicht genug haben; sie geben uns das Recht, am rechten Orte strenge zu sein und sichern unserer Strenge den Erfolg, die rechtfertigen den zu ihrer Beschaffung nothwendigen Kostenaufwand vollständig.“*[834] Es ließen sich keine weiteren Quellen erschließen, aus denen Erkenntnisse über den weiteren Bestand oder die Arbeit dieser Feuerwehr in Hofheim gewonnen werden könnten. Hinweise auf eine ähnliche Einrichtung in der wenige Jahre später eröffneten Heppenheimer Anstalt ließen sich ebenfalls nicht finden.

6.3 Das Wartpersonal in den Anstalten Hofheim und Heppenheim ab 1866

Auch die Heppenheimer Landesirrenanstalt hatte bereits in den ersten Jahren ihres Bestehens Probleme, geeignetes Wartpersonal zu finden. Auch hier gab

831 Zur Tätigkeit Hohenschilds vgl. Kapitel 3.4 der vorliegenden Arbeit.
832 „Miszellen–Aus Hofheim“. In: AZP, 15. Bd. (1858), S. 732.
833 Ebd.
834 Ebd.

es starke Personalfluktuationen. Diese Zusammenhänge sind in groben Zügen bereits in einer Arbeit von Möllenhoff skizziert,[835] jedoch bisher noch nicht in einen Bezug zu den zeitgenössischen Entwicklungen und dem psychiatrischen Konzept Ludwigs gesetzt worden, was im Folgenden geschehen soll.

In den ersten Jahren der Heppenheimer Anstalt erlebte das Wartpersonal zunächst eine starke Vermehrung und eine zunehmend bessere Vergütung: Für den Zeitraum von 1866 bis 1868 waren dort (Oberwärter und Oberwärterin ausgenommen) zunächst jeweils 13 Wärter und Wärterinnen vorgesehen. In den folgenden Jahren wurde die Anzahl des Wartpersonals sukzessive aufgestockt, bis 1875 jeweils 20 Wärterinnen und Wärter im Etat aufgelistet wurden.[836] Die Anstalt wurde nach ihrer Eröffnung im Jahr 1866 allmählich belegt und verfügte von Beginn an bereits über je 13 Wärterinnen und Wärter, obwohl der Bestand der Kranken Ende 1866 lediglich 54 Personen und Ende 1868 immer noch „nur" 133 Personen bei einer angestrebten Zielgröße von 250 Kranken betrug. Diese wurde erstmalig 1872 überschritten, als zum Ende des Jahres 253 Pfleglinge registriert wurden. Das Verhältnis von Wartpersonal zu Kranken war somit von Beginn an ein relativ günstiges. Am Ende des Jahres 1875, nachdem sich die Krankenzahl mittlerweile etwa bei stetig 250 bis 300 eingependelt hatte, befanden sich in der Heppenheimer Anstalt 264 Pfleglinge. Das Verhältnis von Kranken zu Wärtern betrug nunmehr (ohne Oberwartpersonal) etwa 6,5:1, weit entfernt von dem in Hofheim um die Jahrhundertmitte üblichen Personalschlüssel (s. o.).[837] Gegen Ende des 19. Jahrhunderts wies Heppenheim, wie eine statistische Aufstellung von 78 Anstalten von Ferdinand Karrer aus dem Jahr 1895 zeigt, weiterhin einen überdurchschnittlich guten Personalschlüssel von etwa 6:1 auf. Die meisten Anstalten wiesen Kranken/Wartpersonal-Verhältnisse zwischen 7:1 und 9:1 auf.[838]

Im Jahr 1875 verfügte das Landeshospital Hofheim über die gleiche Anzahl von Stellen im Wartpersonal wie die Anstalt in Heppenheim. In diesem Jahr wurden zum Zeitpunkt der Erfassung 20 Wärter und 19 Wärterinnen

835 MÖLLENHOFF: Pflegepersonal (1993), S. 127–130.

836 Hofheim und Heppenheim 1866–1877 (1880), Teil I, S. 35.

837 Ebd., Teil I, S. 45.

838 KARRER, FERDINAND: Zur Wärterfrage. In: AZP, 53. Bd. (1897), S. 455–482. Vgl. hierzu S. 456 f. Karrer stellte die Zahlen bei einem Vortrag bei der Versammlung Südwestdeutscher Irrenärzte bzw. dem Südwestdeutschen Psychiatrischen Verein im Jahr 1895 vor, bevor er sie in der AZP publizierte.

beschäftigt.[839] Allerdings war der Bestand der Kranken hier höher: Zu Beginn des Jahres 1875 wurden hier 369 Personen gezählt.[840] Das Verhältnis von Wartpersonen zu Kranken betrug somit etwas über 9:1. Der unterschiedliche Personalschlüssel dürfte den unterschiedlichen Behandlungsaufwand abbilden, indem in Hofheim eher die chronischen, in Heppenheim vornehmlich die akuten und somit behandlungsaufwendigeren Fälle behandelt wurden, was sich auch in den höheren Aufnahme- und Entlassungszahlen der Heppenheimer Anstalt widerspiegelt.[841]

Im ersten Jahrzehnt ihres Bestehens verzeichnete die Landesirrenanstalt beim Wartpersonal eine starke Personalfluktuation, indem hier inklusive Oberwartpersonal vorübergehend 257 Männer und Frauen als Wärter und Wärterinnen beschäftigt wurden – eine enorme Anzahl, wenn man berücksichtigt, dass 1875 lediglich 42 Stellen für das (Ober-)Wartpersonal im Etat vorgesehen waren. Die Fluktuation begründete sich durch eine hohe Anzahl an Kündigungen und Entlassungen:

Tabelle 5: Personalfluktuation beim Wartpersonal 1866–1875 in Heppenheim[842]

a. männliches Wartpersonal

Zugänge	*Abgänge*	*freiwillige Entlassungen*	*unfreiwillige Entlassungen*	*andere Abgänge*
2 Oberwärt. *166 Wärter*	*1 Oberwärt.* *147 Wärter*	*56*	*91*	*2 Todesfälle*

839 Ebd., Teil I, S. 7. Aufgeführt werden 20 Wärter und 19 Wärterinnen – die Stelle einer Wärterin war scheinbar zum Zeitpunkt der Erfassung unbesetzt.

840 Ebd., Teil I, S. 15.

841 Im Jahr 1875 wurden in Hofheim 75 Personen aufgenommen und 34 entlassen (s. ebd., Teil I, S. 11), in Heppenheim hingegen 132 aufgenommen und 100 entlassen (s ebd., Teil I, S. 39).

842 Ebd., Teil I. Vgl. Tabelle S. 36. In den Zahlen der Entlassungen sind der abgegangene Oberwärter bzw. die Oberwärterin nicht berücksichtigt.

b. weibliches Wartpersonal

Zugänge	*Abgänge*	*freiwillige Entlassungen*	*unfreiwillige Entlassungen*	*andere Abgänge*
2 Oberwärt. 87 Wärterinnen	*1 Oberwärt., 66 Wärterinnen*	*33*	*33*	*6 Abgänge durch Krankheit*

Dieser Umstand erscheint zunächst nicht verwunderlich, zumal die Heppenheimer Anstalt nach der erst kürzlich erfolgten Eröffnung ein neues Stammpersonal auswählen und einstellen musste. Der Bericht aus diesem Zeitraum gibt leider keine Auskunft über die konkreten Gründe, aus denen die entsprechenden Personen den Dienst quittierten oder entlassen werden mussten. Bemerkenswerter Weise kündigten viele Wärter und Wärterinnen freiwillig den Dienst. Auffällig ist auch der Umstand, dass Männer häufiger gegen ihren Willen aus ihrer Tätigkeit entlassen wurden. Die große Anzahl „unfreiwilliger Entlassungen" legt nahe, dass diese eher aufgrund von Untauglichkeit denn groben Fehlverhaltens erfolgt sein dürften. Auch zehn Jahre nach der Eröffnung schieden jährlich noch viele Personen aus dem Wartdienst aus: 1876 verließen beispielsweise 11 Wärter und 5 Wärterinnen freiwillig die Anstalt, jeweils 15 und 8 wurden entlassen.[843] Mehr als die Hälfte der „unfreiwilligen Entlassungen" aus dem Dienst in der Zeit von 1866 bis 1875 erfolgte innerhalb des ersten Jahres, die meisten hiervon wiederum sogar innerhalb der ersten sechs Monaten.[844] Ähnliches gilt für die Jahre 1876[845] und 1877[846]. Der freiwillige Austritt innerhalb des ersten Jahres und sogar innerhalb der ersten sechs Monate war ebenfalls am häufigsten.[847] Die Kündigungsfrist in Heppenheim betrug zum Ende des 19. Jahrhunderts zwei Monate, während bei einem Großteil der Anstalten im deutschsprachigen Raum eher 14 Tage oder ein Monat üblich war.[848] Die längere Frist dürfte einerseits dazu gedient haben, Personalengpässe durch kurzfristige Kündigungen zu vermeiden,

843 Hofheim und Heppenheim 1866–1877 (1880), Teil II. Vgl. Tabelle S. 43.
844 Ebd., Teil I. Vgl. Tabelle S. 36.
845 Ebd., Teil II, S. 43.
846 Ebd., Teil II, S. 67.
847 Ebd., Vgl. hierzu Teil I, S. 36; zu 1876 vgl. Teil II, S. 43 und zu 1877 vgl. Teil II, S. 67.
848 Karrer: Wärterfrage (1897), S. 465.

andererseits für Wärterinnen und Wärter eine zusätzliche Sicherheit dargestellt und die Anstellung in Heppenheim etwas attraktiver gemacht haben.

Die im Bericht wiedergegebenen Daten zum Landeshospital Hofheim ab 1866 sind weniger detailliert. Die Fluktuation des Wartpersonals war dort deutlich höher: Im Jahrzehnt zwischen 1866 und 1875 gingen 318 und somit deutlich mehr Wärter und Wärterinnen als in Heppenheim ab, was auf die geringere Attraktivität der älteren und isoliert gelegenen Anstalt in Hofheim zurückzuführen sein dürfte. Zusätzlich könnten schlechtere Arbeitsbedingungen eine Rolle gespielt haben, was sich anhand der verfügbaren Quellen jedoch nicht beurteilen lässt. In Hofheim scheinen freiwillige Austritte aus dem Anstaltsdienst etwas häufiger gewesen zu sein als Entlassungen.[849] Hohe Fluktuationen beim Wartpersonal waren auch um die Jahrhundertwende an den meisten Anstalten im deutschsprachigen Raum üblich. In den Jahren 1890 bis 1894 wurden in Heppenheim zwischen 40–50%, in Hofheim 50-60% des männlichen Wartpersonals, in beiden Anstalten zwischen 41–50% des weiblichen Wartpersonals ausgetauscht. Bei den Männern befand sich Heppenheim damit in etwa im Mittelfeld, während die Wechsel der übrigen Gruppen etwas überdurchschnittlich häufig waren.[850] Die verhältnismäßig häufigeren Entlassungen in Heppenheim dürften das Resultat erhöhter Anforderungen an das Wartpersonal gewesen sein, die mit der Implementierung von Ludwigs Behandlungskonzepten einhergingen: Die konsequente Auslegung des „Non-Restraints", die sich unter Ludwig etabliert hatte, setzte beispielsweise deutlich größere Kompetenzen beim Wartpersonal voraus.

Die Bezahlung dürfte hingegen die ungleiche Entwicklung beider Anstalten nicht verschuldet haben. Die Gehälter waren in Hofheim und Heppenheim bereits zu Beginn der Dekade in etwa ähnlich und glichen sich vollkommen bis zum Ende der erfassten Dekade an (s. Tabelle 6). Gegen Ende des 19.

---

849 Ebd. Vgl. Tabelle auf Teil I., S. 9. In Hofheim stehen 250 freiwillig Abgegangenen 150 unfreiwillig Abgegangenen gegenüber, 8 traten aufgrund von Krankheit aus oder starben. Die Geschlechter sind nicht aufgeschlüsselt. In der Statistik Hofheims werden jedoch hier Wartpersonal und „übriges Personal" zusammengefasst. Von den insgesamt 408 Abgegangenen handelt es sich um 318 Wärterinnen oder Wärter und um 90 Personen aus dem „übrigen Personal". Das Dienstpersonal trat in Heppenheim häufiger freiwillig als unfreiwillig aus (jeweils 55 vs. 16, vgl. hier Tabelle ebd. auf S. 37). Selbst wenn wir annehmen, das gesamte aus Hofheim abgegangene Dienstpersonal sei freiwillig ausgetreten, ergibt sich daraus, dass beim Wartpersonal freiwillige und unfreiwillige Austritte in etwa gleich häufig waren.

850 Karrer: Wärterfrage (1897), S. 476–479.

Jahrhunderts entsprach das in Hofheim und Heppenheim ausgezahlte Gehalt in etwa dem Durchschnitt jenem anderer Anstalten im deutschsprachigen Raum. Interessant ist der Umstand, dass beide Anstalten überdurchschnittlich hohe Anfangsgehälter an Wärterinnen auszahlten, was ein wichtiges Inzentiv für die Bewerbung von Frauen dargestellt haben dürfte. Ob der Lohn der Wärterinnen nach mehrjähriger Tätigkeit ebenfalls höher als an anderen Anstalten war (was naheliegend erscheint), geht aus dem Artikel Karrers aus 1897, aus dem diese Zahlen stammen und in dem er nur die Anfangslöhne differenziert aufschlüsselte, jedoch leider nicht hervor.[851]

Aufgebessert wurde der Lohn in den Anstalten üblicherweise außerdem durch die Verteilung von „Remunerationen" (Trinkgeldern), die in der Regel vom Direktor je nach „Würdigkeit" festgesetzt wurden. So war es beispielsweise in der Marburger Anstalt Usus. Im Gegensatz hierzu verteilte Georg Ludwig in der Heppenheimer Anstalt die Prämien leistungsunabhängig, womit er nach eigenen Angaben Zwietracht unter den Wärtern und Wärterinnen durch eine vermeintlich unfaire Behandlung verhindern wollte.[852]

Tabelle 6: Vergütung des Wartpersonals beider Anstalten 1866 vs. 1875

Heppenheim[853]	*1866*	*1875*
Wärter	*100 Gulden*	*204 Gulden, 10 Kreuzer (=350 Mark*[854]*)*
Wärterinnen	*90 Gulden*	*145 Gulden, 50 Kreuzer (=250 Mark)*
Wärter	*90-120 Gulden (je nach Altersklasse)*	*350 Mark*
Wärterinnen	*90-110 Gulden (je nach Altersklasse)*	*rk*

851 Ebd., S. 466–473.

852 Bericht über die Versammlung des VSI 1895. In: AZP, 52. Bd. (1896), S. 1119–1160. Vgl. hierzu S. 1130.

853 Hofheim und Heppenheim 1866–1877 (1880), Teil I, S. 34 f.

854 Zum 1. Januar 1876 wurden in allen Gliedstaaten des Deutschen Kaiserreichs, so auch dem Großherzogtum Hessen, die Mark als einheitliche Währung eingeführt.

6.3.1 Herkunft und vorherige Tätigkeit des angestellten Wartpersonals

Bei den Wärterinnen und Wärtern in Heppenheim handelte es sich größtenteils um junge Personen, die in der Regel jünger als 30 Jahre alt waren:

Tabelle 7: Alter des Wartpersonals 1866–1875 in Heppenheim[855]

	Jünger als 20 J.	*20–30 Jahre*	*30–40 Jahre*	*40–50 Jahre*	*Summe*
Anzahl der Wärter und Wärterinnen[856]	15	217	24	1	257

Auch in den folgenden Jahren 1876[857] und 1877[858] war die Mehrzahl der neuen Wärter und Wärterinnen ebenfalls unter 30 Jahre alt. Die Zahlen aus Hofheim, die nur für die Jahre 1876[859] und 1877[860] vorliegen, zeigen eine ähnliche Altersstruktur. Sie war eine Folge der gezielten Anwerbung junger Menschen, deren Vorzüge für den Anstaltsdienst auf der Hand liegen: Sie war mit harter körperlicher Arbeit verbunden, der Umgang mit unruhigen Kranken setzte für den Fall widerstrebenden oder aggressiven Verhaltens körperliche Kraft voraus. Darüber hinaus bevorzugte man unverheiratete Personen für den Dienst, da sie keinen eigenen Haushalt haben, sondern in der Anstalt unter den Kranken verweilen sollten. Ludwig würde später in der öffentlichen Debatte der Wärterfrage in diesem Kontext eine eindeutige, unter seinen Kollegen als beinahe radikal empfundene Haltung einnehmen, indem er sich dezidiert gegen eine Heiratserlaubnis des Wartpersonals aussprach, um „Ablenkungen" vom Dienst zu vermeiden. Er trat sogar dafür ein, Wartpersonal nur vorübergehend bis zu einem bestimmten Alter zu beschäftigen, weil es nach seiner Ansicht danach an „Tüchtigkeit" verliere.

Das für den Wartdienst in Heppenheim angeworbene Personal stammte größtenteils aus der unmittelbaren Region.[861] Das männliche Personal wurde zum

855 Hofheim und Heppenheim 1866–1877 (1880), Teil I. Vgl. Tabelle S. 36.
856 Oberwartpersonal inklusive.
857 Ebd., Teil II. Vgl. Tabelle S. 43.
858 Ebd., Teil II. Vgl. Tabelle S. 67.
859 Ebd., Teil II. Vgl. Tabelle S. 3.
860 Ebd., Teil II. Vgl. Tabelle S. 21.
861 Zur geographischen Herkunft der Wärter vgl. Ebd., Teil I, S. 36 und Teil II, S. 68.

größten Teil aus ehemaligen Soldaten, aus der Landwirtschaft und aus Handwerks- und Arbeiterberufen rekrutiert, wie die unten aufgeführte Tabelle zeigt. Nur ein kleiner Teil (6 von 166 – also weniger als 4%!) verfügte als ehemalige Krankenwärter über eine medizinische Vorbildung. Bei den beiden in dieser Periode angeworbenen Oberwärtern handelte es sich um einen Gendarmen und einen „Heilgehilfen".[862] In den Jahren 1876[863] und 1877[864] hatten von den angeworbenen 28 bzw. 22 Wärtern immerhin jeweils 7 und 3 zuvor als Krankenwärter gearbeitet, während der Rest aus den oben genannten Berufsgruppen stammte.

Tabelle 8: Beruflicher Hintergrund des angeworbenen männlichen Wartpersonals in Heppenheim 1866–1875[865]

ehemaliger Berufszweig	*Soldaten*	*Ackerbauer*	*Handwerker und Fabrik-arbeiter*	*Krankenwärter*	*Summe*
Anzahl	*92*	*48*	*20*	*6*	*166*

Bei den in der ersten Dekade der Landesirrenanstalt angeworbenen Wärterinnen handelte es sich um Dienstmägde und um zuvor „nicht bedienstete Bauermädchen". Erfahrungen aus dem medizinischen Bereich dürften diese in der Regel nicht gehabt haben. Bei den beiden Oberwärterinnen handelte es sich hingegen um ehemalige Diakonissen, die immerhin über Erfahrung im Umgang mit Kranken verfügt haben dürften. Über deren Herkunft und Hintergrund ist aus dem Bericht allerdings nichts zu erfahren.

Tabelle 9: Beruflicher Hintergrund des angeworbenen weiblichen Wartpersonals in Heppenheim 1866–1875[866]

ehemaliger Berufszweig	*Dienstmägde*	*„nicht bedienstete Bauernmädchen"*	*Summe*
Anzahl	*52*	*35*	*87*

862 Ebd., Teil I. Vgl. Tabelle S. 36.
863 Ebd., Teil II. Vgl. Tabelle S. 43.
864 Ebd., Teil II. Vgl. Tabelle S. 67.
865 Ebd., Teil I. Vgl. Tabelle S. 36.
866 Ebd., Teil I. Vgl. Tabelle S. 36.

In den folgenden Jahren 1876[867] und 1877[868] waren unter den 13 bzw. 16 angeworbenen Frauen nun erstmals zwei bzw. eine ehemalige Krankenwärterin. In Hofheim sind die ehemaligen Berufe der Wärterinnen und Wärter bis 1875 nicht so detailliert aufgeschlüsselt. Genaueres findet sich immerhin in den Berichten für 1876 und 1877. Die folgenden Tabellen zeigen, dass sich das männliche Wartpersonal hier vornehmlich aus handwerklichen Berufen rekrutieren ließ. Aber auch „Tagelöhner", also einfache Arbeiter ohne gelernten Beruf, wurden in den Anstaltsdient aufgenommen. Wie in Heppenheim rekrutierte sich das weibliche Personal zum größten Teil aus ehemaligen Dienstmägden und „Bauernmädchen". Sowohl beim männlichen als auch beim weiblichen Personal bilden auch in Hofheim ehemalige Krankenwärter und Krankenwärterinnen eine Ausnahme, die meisten dürften vor Eintritt in den Anstaltsdienst über keinerlei medizinische Vorbildung verfügt haben. Hinsichtlich Altersstruktur und beruflichem Hintergrund glichen die Bewerber jenen anderer, vergleichbarer Anstalten. In der 1895 eröffneten Provinzialheilanstalt Aplerbeck bei Dortmund waren beispielsweise ebenfalls die meisten Bewerber um die Jahrhundertwende zwischen 18 und 25 Jahre alt. Die meisten Männer waren dort zuvor Soldaten, Landwirte und Handwerker, die Frauen Dienstmägde oder Hausmädchen gewesen.[869]

Es bleibt unsicher, was die treibenden Motivationen hinter den zahlreichen Bewerbungen in den Anstalten trotz der schlecht anmutenden Arbeitsbedingungen (hier v. a. die fehlende Heiratserlaubnis, die Befristung und das Leben in unmittelbarer und ständiger Nähe zu den Kranken) waren. Eine Umfrage aus dem Jahr 1907, an der sich 78 Anstalten im deutschsprachigen Raum beteiligten und die von Josef Starlinger, einem Arzt an der Anstalt Mauröhling in Niederösterreich, durchgeführt wurde, untersuchte unter anderem die Beweggründe beim Wartpersonal für die Aufnahme des Berufs. Männer schätzten vor allem die vergleichsweise sichere Anstellung und gute Altersversorgung, Frauen den relativ hohen Lohn.[870] Diese Umstände sind

---

867 Ebd., Teil II. Vgl. Tabelle S. 43.

868 Ebd., Teil II. Vgl. Tabelle S. 67.

869 FALKENSTEIN: Irrenpflege (2000), S. 47.

870 HÖLL / SCHMIDT-MICHEL: Irrenpflege, S. 84, zitiert nach JOSEF STARLINGER: Zum gegenwärtigen Stande der Pflegerfrage. In: Psychiatrisch-neurologische Wochenschrift, 9. Bd. (1907), S. 293–334. Die vermeintlich gute Altersversorgung wird nicht weiter beschrieben. Auch wenn zu diesem Zeitpunkt Pensionsansprüche noch nicht überall gewährt worden sein dürften (s.u.), scheinen die Anstalten zumindest im Vergleich zu den anderen Arbeitsstellen, die für diese Personengruppen in Frage gekommen wären, größere Sicherheiten geboten zu haben.

mit großer Wahrscheinlichkeit auch auf die Anstalten in Hofheim und Heppenheim übertragbar. Für Tagelöhner, Ackerbauern und ärmere Handwerker aus der Region bedeutete eine Beschäftigung in der Anstalt eine verhältnismäßige sichere Anstellung für die Dauer womöglich mehrerer Jahre, für ehemalige Soldaten stellte sie eine Alternative zum harschen Militärdienst dar. Ein entscheidender Vorteil war möglicherweise der Umstand, dass der Dienst in der Anstalt keinerlei Ausbildung voraussetzte – und somit für viele ungelernte, verschuldete, oder durch Krankheit oder Verletzung nicht mehr zu ihrem ursprünglichen Beruf fähige Personen attraktiv gewesen sein dürfte. Die hohe Anzahl an Kündigungen und Entlassungen legt nahe, dass die körperlichen und geistigen Anforderungen des Berufs viele enttäuschten und sie nach kurzer Zeit zum Austritt bewegten, während viele andere gehen mussten, weil sie den Anforderungen nicht gerecht werden konnten.

Tabelle 10: Beruflicher Hintergrund des angeworbenen Wartpersonals in Hofheim 1876/77

a. männliches Wartpersonal

ehemaliger Berufszweig	*Handwerker*	*Tagelöhner*	*Krankenwärter*	*andere*	*Summe*
1876[871] *zugegangen*	*10*	*5*	*3*	*1 Polizeidiener, 1 Colporteur*	*20*
1877[872] *zugegangen*	*12*	*6*	*-*	*1 Schreiber, 2 ohne Angabe einer Tätigkeit*	*22*

871 Ebd., Teil II. Vgl. Tabelle S. 3.
872 Ebd., Teil II. Vgl. Tabelle S. 21.

b. weibliches Wartpersonal

ehemaliger Berufszweig	*Dienst-mägde*	*Bauern-mädchen*	*Kranken-wärterinnen*	*Andere*	*Summe*
1876[873] *zugegangen*	6	4	1	1 Taglöh-nerwittwe	12
1877[874] *zugegangen*	2	5	2	-	9

Interessanterweise fehlen bei den neu angeworbenen männlichen Wärtern die Berufsgruppen der Soldaten und Ackerbauern gänzlich (also einfachen Bauern ohne größeren Besitz), die den größten Teil der in Heppenheim zugegangenen Wärter bildeten (s.o.). Möllenhoff wies in ihrer Arbeit darauf hin, dass es sich bei den „Soldaten" nicht unbedingt um ehemalige Berufssoldaten handelte, sondern dass auch arbeitlose junge Männer, die kurz zuvor aus dem Wehrdienst ausgeschieden waren, dieser Kategorie zugeordnet worden sein könnten.[875] Möglicherweise spiegeln die unterschiedlichen beruflichen Hintergründe auch regionale Unterschiede in der Gesellschaft wider, aber insbesondere die Anwerbung der ehemaligen Soldaten dürfte auch auf gezielte Präferenzen und Maßnahmen Georg Ludwigs beruhen. Von diesen konnte man zwar nicht unbedingt medizinische Vorkenntnisse erwarten, jedoch immerhin ein gewisses Maß an Disziplin, Fleiß, Struktur und Gehorsam. Die Beschäftigung von ehemaligen Soldaten als Wärter wurde bereits in den oben zitierten Publikationen von Roller und Jacobi empfohlen. Besonders Georg Ludwig, der im Kontext der Debatte der „Wärterfrage" später eine konservativ-patriarchalische Haltung einnahm, dürfte die mit der militärischen Erziehung vergesellschafteten Charaktereigenschaften geschätzt haben, zumal bei der Diskussion der Wärterfrage wiederholt von unterschiedlichen Psychiatern der Ungehorsam gegenüber den ordinierenden Ärzten und ein unordentlicher Lebensstil bemängelt wurde. Die Verwendung einer größeren Zahl an ehemaligen Soldaten ist beispielsweise auch für die Anstalt Illenau belegbar.[876]

Zur Anwerbung „brauchbaren" Personals bediente sich Ludwig außerdem der Vertrauensmänner der von ihm im Jahr 1874 ins Leben gerufenen

873 Ebd., Teil II. Vgl. Tabelle S. 3.
874 Ebd., Teil II. Vgl. Tabelle S. 21.
875 MÖLLENHOFF: Pflegepersonal (1993), S. 130.
876 ILLENAUER DIRECTION: Illenau. (1865), S. 25.

Unterstützungskasse, die ab 1897 in „Hilfsverein für die Geisteskranken in Hessen" umbenannt werden sollte.[877] Auch in anderen deutschen Ländern scheint man sich die Hilfsvereine zur Anwerbung von Personal zu Nutze gemacht zu haben.[878] Bereits im Jahresbericht der Unterstützungskasse von 1879, wie Ludwig am Rande seines Artikels zur „Wärterfrage" in der „Allgemeinen Zeitschrift für Psychiatrie" von 1898 bemerkte, wurde auf die Missstände für die Kranken hingewiesen, die die Beschäftigung *„pflichtvergessener oder sonst ungeeigneter Wärter und Wärterinnen"*[879] nach sich ziehen würde. Schon in den ersten Jahren der Unterstützungskasse habe man deshalb die Allgemeinheit um eine Mitwirkung bei der Suche nach geeigneten Bewerbern gebeten, was jedoch nur wenig Erfolg gehabt habe: Man sei auf *„wahrhaft grenzenlose und unbegreifliche Gleichgültigkeit"*[880] gestoßen. Seit 1879 wurden in jedem darauffolgenden Jahresbericht die Vertrauensmänner der Unterstützungskasse daher unter Verweis auf die Missstände um die Zuweisung geeigneter Bewerber aus dem Bekanntenkreis gebeten. Bei diesem Aufruf wurde damit geworben, dass der Wärterdienst *„geistig und körperlich kräftigend und dabei für den Inhaber von ansehnlichem pecuniärem Nutzen"*[881] sei. Diese Berichte wurden tausendfach abgedruckt und im Großherzogtum verbreitet. Die Vertrauensleute prüften potentielle Wärteraspiranten und empfahlen die nach Maßgabe Ludwigs geeigneten dann den Anstalten an. Das System fruchtete offenbar – Im Jahresbericht 1895/96 wurde festgestellt, dass es durch die Tätigkeit der Vertrauensmänner nun um die Wärterfrage *„um vieles besser geworden sei"*[882]. Denkbar ist auch, dass der unter anderem durch seine Studentenverbindung gut vernetzte Georg Ludwig Kontakte auf persönlicher Ebene zu Angehörigen verschiedener Behörden oder des Militärs pflegte. Letzteres könnte die nachgewiesene Anwerbung

---

877 VANJA: Hilfsverein (1993), S. 36.

878 In anderen deutschen Ländern scheinen entsprechend organisierte Vertrauensmänner ebenfalls mit der Anwerbung geeigneter Kandidaten beauftragt worden zu sein. So beklagt im Rahmen der Versammlung in Karlsruhe 1895 Dr. Karrer, damals Leiter der Anstalt in Klingenmünster, dass Vertrauensmänner häufig rasch „erlahmten", während Dr. Fürstner berichtet, dass die beauftragten Bürgermeister, Pfarrer und Lehrer nach demotivierenden Misserfolgen ebenfalls ihre Aufgabe nicht mehr adäquat wahrnehmen würden. Vgl. hierzu: AZP, 52. Bd., 1896, S. 1135 f.

879 LUDWIG: Wärternoth (1898), S. 111.

880 Ebd., S. 112.

881 Ebd.

882 Ebd.

zahlreicher ehemaliger Soldaten in Heppenheim erklären. Aus den verfügbaren Quellen lassen sich allerdings keine weiteren Schlüsse ziehen.

6.3.2 Fehlende Pensionsberechtigungen und das von Georg Ludwig angeordnete „Zwangssparen"

Das Wartpersonal in den deutschen Anstalten war bis zum Ende des 19. Jahrhunderts sozial kaum abgesichert. Der Beruf wurde allgemein noch als Durchgangsberuf verstanden. Die Wärterinnen und Wärter genossen daher regelhaft weder Pensionsberechtigungen noch eine geregelte Absicherung im Falle einer Dienstunfähigkeit. Dies galt auch für viele andere Menschen, die innerhalb der heterogenen Gruppe der Krankenpflegeberufe tätig waren. Durch das Alters- und Invalidenversicherungsgesetz waren ab 1891 die Angehörigen dieser Berufe zumindest gegen eintretende Invalidität abgesichert und genossen im Falle einer Bedürftigkeit einen subsidiären Schutz im hohen Alter. In den folgenden Jahren sollten die Sozialansprüche weiter geregelt werden. Ab 1924 sollte das Angestelltenversicherungsgesetz Ansprüche auf eine Altersrente begründen. Die Rechtsstellung für diesen Berufsstand blieb jedoch noch lange ungeklärt.[883] Das Wartpersonal hatte, mitbedingt durch fehlende Strukturen und Interessensvertretungen, seine Ansprüche im Vergleich zu Arbeitern aus anderen Bereichen, die sich vor dem Hintergrund sozialdemokratischer Gesellschaftsentwicklungen besser organisiert hatten, erst spät durchsetzen können. Bis zum Ende des 19. Jahrhunderts war es daher den Anstalten bzw. deren Leitern überlassen, den Wartleuten solche Sicherheiten zu gewähren oder zu versagen. Im Jahr 1895 präsentiere Ferdinand Karrer auf der „Versammlung Südwestdeutscher Irrenärzte" in diesem Zusammenhang statistische Zahlen zur „Wärterfrage", aus denen unter anderem hervorgeht, dass 72 der 78 erfassten Anstalten das Personal in die neue Alters- und Invaliditätsversicherung überführt hatten. Nur bei den übrigen sechs, zu denen weder Hofheim noch Heppenheim gehörten, bestand offenbar keine Notwendigkeit für diesen subsidiären Schutz, da das dort beschäftigte Wartpersonal bereits eine Pensionsberechtigung genoss.[884] In weiteren 30, nicht genannten Anstalten bestand die Möglichkeit, eine Pensionsberechtigung zu erwerben. Daneben gab es in einzelnen Anstalten verschiedene Unterstützungskassen, die fehlende Leistungen zu einem gewissen Grad kompensieren sollten.

---

883 STREITER, GEORG: Die Berufliche Krankenpflege in Deutschland. In: Zeitschrift für die gesamte Staatswissenschaft, Bd. 80, Nr. 3 (1925), S. 514–529, http://www.jstor.org/stable/40745956 (Stand: 01.04.2022). Vgl. hierzu S. 528 f.

884 KARRER: Wärterfrage (1897), S. 479.

Hofheim und Heppenheim gehörten außerdem zu der Minderheit von acht Anstalten, die nicht einmal dem Oberwartpersonal eine Pension in Aussicht stellten.[885] Die fehlenden Pensionsansprüche waren in den folgenden Jahren einer der Kernpunkte der öffentlichen Diskussion der „Wärterfrage". Befürworter argumentierten damit, dass eine Gewährung solcher Absicherungen den Dienst in der Anstalt attraktiver für brauchbares Paersonal machen würde.[886] Zu diesen gehörte der Münchner Professor Hubert Grashey, der als Leiter der Oberbayerischen Kreisirrenanstalt 1894 eine Pensionskasse und einen Unterstützungsfond einführte, aus denen dienstunfähig gewordenes Wartpersonal (bzw. im Todesfall deren Wittwen und Waisen) unterhalten werden konnte.[887] Im Großherzogtum Hessen, wo die Wartleute nicht über solche Sicherheiten verfügten, richtete Georg Ludwig - zumindest nach eigener Darstellung mit dem einstimmigen Einverständnis des Wartpersonals - ein System ein, das dem Wartpersonal das Sparen eines Teils des Gehaltes zur Bildung einer Rücklage erleichtern sollte. Ein Betrag, der mindestens ein Sechstel des Lohns ausmachen sollte, wurde nicht ausgezahlt, sondern in der Sparkasse vor Ort angelegt. Das angesammelte Geld sollte den ehemaligen Wärtern nach Austritt aus der Anstalt eine finanzielle Grundlage für das Leben außerhalb der Anstaltsmauern bieten.[888] Diese Praxis stand im Einklang mit Georg Ludwigs Verständnis des Wartberufs als Durchgangsberuf und die in der Regel höchstens auf mehrere Jahre begrenzte Dienstzeit. Durch das Auszahlen einer größeren Prämie wurde die Attraktivität der Beschäftigung gesteigert, während die mit der zeitlich begrenzten Beschäftigung verbundene Unsicherheit etwas abgemildert wurde.

Das von Ludwig konzipierte System sah vor, dass die Wärterinnen und Wärter bei Diensteintritt das komplette erste Gehalt in eine öffentliche Sparkasse einzahlten und das Sparkassenbuch beim Rechner der Anstalt hinterlegt werden sollte. Die Wartleute hatten bei jeder Lohnauszahlung dem Rechner Auskunft darüber zu erteilen, wieviel sie vom jeweiligen Gehalt auf dieses Konto einzuzahlen beabsichtigten. Der Direktor erhielt daraufhin ein Verzeichnis über sämtliche Einzahlungen des Personals und prüfte die Beträge. Zahlte einer der Wärterinnen oder Wärter auffällig wenig ein, war ein Vier-Augen-Gespräch mit dem Direktor vorgesehen, vor dem sie Rechenschaft ablegen mussten. Die

---

885 Ebd., S. 481.

886 HÖLL / SCHMIDT-MICHEL: Irrenpflege (1989). Vgl. hierzu insb. S.45-57.

887 GRASHEY, HUBERT VON: Referat zur Wärterfrage. In: AZP, 53. Bd. (1897), S. 799–809. Vgl. hierzu insb. S. 803–803.

888 MÖLLENHOFF: Pflegepersonal (1993), S. 129.

Sparbücher wurden vom Rechner verwahrt und nur mit Ludwigs Erlaubnis dem eigentlichen Eigentümer ausgehändigt. In den ersten neun Monaten von 1895 zahlten auf diese Weise die Wärter in Heppenheim im Schnitt einen Betrag von etwa 140 Mark in die Sparkasse ein - eine beträchtliche Summe, wenn man berücksichtigt, dass das Jahresgehalt zwischen 300 und 500 Mark betrug.[889] Dieses System wurde von Ludwig bereits in der Hofheimer Anstalt unter Mitwirkung des Rentmeisters eingeführt und später auch in der Landesirrenanstalt in Heppenheim implementiert. Die erste Erwähnung einer solchen Kasse in Hofheim findet sich im Bericht Ludwigs vom 10. November 1859: „*Endlich darf die Mühe nicht unerwähnt bleiben, welche der Gr. Hospitalrentmeister seit neuerer Zeit auf die Einführung von Sparkassenbüchern unter dem Wartpersonal und auf deren Überwachung verwendet.*“[890]

Auf der Versammlung des „Südwestdeutschen psychiatrischen Vereins“ in Karlsruhe im Jahr 1895 betonte Ludwig auf den Vorwurf eines der Anwesenden hin, der in diesem System einen Zwang sah, dass das System „*unter der freiwilligen und einstimmigen Mitwirkung des Wartpersonals*“[891] entstanden sei. Das System erfreue sich vielmehr einer sehr großen Beliebtheit. Es sei kein Zwang ausgeübt worden, und „*wer nachweislich nichts zurücklegen kann, lässt es eben*“.[892] Einige der anwesenden Psychiater – unter ihnen der Dresdner Psychiater Sigbert Ganser – hielten zwar die Einrichtung dieser Kasse nicht prinzipiell für schlecht, aber schwer übertragbar auf die Verhältnisse in den Großstädten, in denen die neuen Wärterinnen und Wärter bei Dienstantritt häufig verschuldet und nicht in der Lage gewesen seien, Rücklagen zu schaffen. Ludwigs patriarchalisch anmutendes System dürfte in den ersten Jahren seines Bestehens tatsächlich mehr Sicherheiten als viele andere Anstalten geboten haben – die mit ihm verbundenen Leistungen bleiben jedoch deutlich hinter den sozialdemokratisch gefärbten Forderungen seiner Zeitgenossen in den 1890er Jahren zurück, wo Georg Ludwig mit der sozial-patriarchalischen Haltung des konservativen Anstaltspsychiaters bereits einer zunehmend kleinen Minderheit angehörte.

Das System Ludwigs wurde von Höll und Schmidt-Michel, die die Diskussion der „Wärterfrage“ ausführlich untersuchten, scharf als „*durch den Anstaltsdirektor kontrolliertes Zwangssparen*“[893] kritisiert. Sie sahen in der Einrichtung dieser

889 AZP, 52 Bd. (1896), S. 1128 f.

890 Wartpersonal-Unterlagen (HStAD, Best. G 16 A, Nr. 7826). Vgl. den Bericht vom 10. November 1859, S. 3.

891 AZP, 52 Bd. (1896), S. 1129.

892 Ebd., S. 1130.

893 HÖLL / SCHMIDT-MICHEL: Irrenpflege (1989), S. 51.

vermeintlich erzwungenen Gehaltsrücklagen ein weiteres Mittel des Direktors, seine Machtposition gegenüber den Wärtern zu stärken.[894] Ähnliche Einrichtungen scheint es jedoch, wie Höll und Schmidt-Michel nicht berücksichtigten, auch in anderen Anstalten gegeben zu haben. Bei der Versammlung in Karlsruhe berichtete etwa Karl Stark aus Stephansfeld, dass dort ein Zehntel des Gehaltes von der Anstaltskasse zurückgelegt werde und nach 5 Jahren als Prämie dem Wärter, insofern er noch an der Anstalt tätig sei, ausbezahlt werde.[895] Höll und Schmidt-Michel legten darüber hinaus bei ihrer Darstellung nahe, dass Ludwig damit auf Widerstand oder Unverständnis seitens der anderen Ärzte und Direktoren gestoßen sei.[896] Die Reaktion in der Karlsruher Versammlung auf diesen Vorschlag fiel tatsächlich aber relativ milde aus: Einige der Anwesenden zweifelten zwar an einer Übertragbarkeit dieses Systems auf die eigenen Anstalten, äußerten sich jedoch kaum kritisch. Lediglich der oben genannte Karl Stark, Leiter der Anstalt in Stephansfeld, glaubte in dieser Methode einen Zwang zu erkennen, während Sigbert Ganser aus Dresden eher anerkennend beipflichtete, dass das System *„für grosse Stabilität des dortigen Personals“* spreche,[897] auch wenn er einräumte, dass man eine ähnliche Einrichtung an seiner Anstalt als Zwang empfinden würde und die Verhältnisse u. a. aufgrund der geringeren Sesshaftigkeit des Personals in Dresden nicht vergleichbar seien. Höll und Schmidt-Michel erwähnten in ihrer Darstellung letztlich den von Ludwig dargestellten (jedoch nicht belegbaren) Umstand nicht, dass das System beim Wartpersonal auf Zustimmung gestoßen sei. Der Zwang für das Wartpersonal bestand offensichtlich nicht in dem Vorgang des Sparens *per se*, sondern in dem durch den Direktor erzwungenen gemeinsamen Gespräch vor der freien Verfügung über das eigene Gehalt. In welchen Fällen und mit welcher Häufigkeit Ausnahmen durch den Direktor autorisiert wurden, lässt sich nicht mehr nachvollziehen. Ebenso wenig lässt sich aus den vorhandenen Quellen ermitteln, zu welchen Zwecken die Wärterinnen und Wärter das gesparte Geld verwendeten. Möglicherweise lässt hier die Untersuchung weiterer Quellen in Zukunft Rückschlüsse zu.

---

894 Ebd.
895 AZP, 52 Bd. (1896), S. 1129.
896 HÖLL / SCHMIDT-MICHEL: Irrenpflege (1989), S. 50 f.
897 AZP, 52 Bd. (1896), S. 1129.

6.4 Die Rolle Georg Ludwigs in der öffentlichen Diskussion der „Wärterfrage“

Die Diskussion um die Wärterfrage fand vornehmlich in den Jahren 1842, 1868 und 1896/97 statt. Hauptsächlicher Austragungsort war die „Allgemeine Zeitschrift für Psychiatrie“.[898] Die öffentliche Debatte um die Weiterentwicklung und Verbesserung des Wartpersonals intensivierte sich im Jahr 1842, angestoßen durch die Ausrichtung eines Preisausschreibens.[899] Der in St. Petersburg wirkende Kaiserliche Geheime Rath Dr. von Rühl, dem die Oberaufsicht über die dortigen Irrenanstalten oblag, hatte folgende Preisfrage ausgelobt: „*Wie ist eine dem Heilzwecke vollkommen entsprechende Wartung der Irren zu veranstalten?*“. Als Jury fungierte der „Verein Deutscher Ärzte zu St. Petersburg“.[900] Ausgezeichnet wurden daraufhin drei Arbeiten, die größtenteils die oben genannten, bei Roller und Jacobi bereits ausgeführten Themenbereiche näher behandelten und in der folgenden Zeit öffentlich ausdiskutiert wurden.[901] Die drei Schriften[902] wiesen ähnliche, nicht unbedingt neue Lösungsvorschläge auf. Zu diesen zählten insbesondere eine Verbesserung der Ausbildung durch einen geeigneten Unterricht und Prüfungen und die Schaffung eines höheren finanziellen Anreizes durch eine Erhöhung des Lohnes, das Erteilen von Prämien und die Einrichtungen von Pensionsfonds. Einig war man sich darüber, dass Entscheidungen über Einstellungen und Entlassungen beim Wartpersonal allein dem Anstaltsdirektor zustehen sollten. Bezüglich der Berufsstände, aus denen das Wartpersonal sich rekrutieren solle, war man sich noch uneinig. Von der Schaffung eines eigenen neuen Berufsstandes, wie Höll und Schmidt-Michel aufzeigten, war man noch weit entfernt.[903] Der Beruf des „Irrenwärters“ war zu diesem Zeitpunkt noch

898 Vgl. hierzu HÖLL / SCHMIDT-MICHEL: Irrenpflege (1989). Vgl. insbesondere den Abschnitt „Die historischen Auseinandersetzungen um die Wärterfrage von 1842-1907“, S. 23–57.

899 Ebd., S. 24.

900 SACHS, JOHANN JACOB: Medicinischer Almanach für das Jahr 1843, 8. Jg., Berlin 1843, S. 348 f. Die Jury wurde nicht, wie von Höll / Schmidt-Michel behauptet, vom „Verein Deutscher Irrenärzte“ gestellt, den es zu diesem Zeitpunkt noch nicht gab.

901 HÖLL / SCHMIDT-MICHEL: Irrenpflege (1989), S. 24–39.

902 Die ausgezeichneten Schriften waren: Wilhelm Bergsträsser: „Über Pflege und Wartung der Irren“, A. Basting: „Wie können für Irrenanstalten menschenliebende Wärter und Aufseher gewonnen werden?“, Eduard Kirmsse: „Über Wartung und Pflege der Irren“.

903 HÖLL / SCHMIDT-MICHEL: Irrenpflege (1989), S. 39.

scharf von jenem des „Krankenwärters“ getrennt. Krankenpflege und Irrenpflege entwickelten sich im Verlauf des 19. Jahrhunderts weitgehend selbständig und wurden erst in den 60er Jahren des 20. Jahrhunderts endgültig durch eine gemeinsame Krankenpflegeausbildung zusammengeführt. Im Jahr 1906 wurde zwar eine gesetzliche Grundlage geschaffen, um die Ausbildung und staatliche Prüfung der Krankenpflege zu vereinheitlichen, die Irrenpflege blieb jedoch dabei unberücksichtigt. Eine einheitliche und staatlich anerkannte Prüfung sollte es bis zur Integration in die allgemeine Krankenpflege im Jahr 1962 (!) nicht geben.[904]

Die Wärterfrage wurde auch häufiger Gegenstand der Debatten bei den Versammlungen der sich seit 1860 bildenden psychiatrischen Vereine. Unter anderem beteiligten sich, jedoch ohne nennenswerte neue Vorschläge einzubringen, in den folgenden Jahren Ludwig Meyer, Heinrich Laehr und Christian Friedrich Wilhelm Roller an den Diskussionen, der Beschluß anstaltsübergreifender Maßnahmen unterblieb aber. Die Debatte versandete, als sich die Vereine zunehmend der Erörterung anderer psychiatrischer Fragestellungen widmeten. Erst zu Beginn der 1890er Jahre wurde der Wärterfrage erneut eine größere Aufmerksamkeit zuteil. Die Ansprüche an den Wartberuf hatten sich in den vergangenen Jahrzehnten erhöht, ohne dass wesentliche Fortschritte in der Verbesserung des Personals bzw. bei der Anwerbung geeigneterer Kandidaten erzielt worden waren. Dieser Missstand führte zu einem Wiederaufkommen der Diskussion mit einem Höhepunkt auf den psychiatrischen Versammlungen in den Jahren 1895 bis 1897.[905]

Bei der Jahresversammlung des „Vereins der Deutschen Irrenärzte“ in Hamburg im September 1895 gehörte Georg Ludwig dem Vorstand an.[906] Hauptgegenstand der Verhandlung war eine Reihe organisatorischer Reformen, die bereits auf der Versammlung 1893 in Frankfurt erörtert worden waren. Im Rahmen einer erneuten „gründlichen Prüfung“ der Wärterfrage wurden zwei Referenten mit der Erarbeitung von Lösungsvorschlägen beauftragt. Designiert wurde der Münchner Professor Hubert Grashey[907] und interessanterweise

904 Ebd., S. 90–92.

905 Ebd., S. 39–55.

906 Bericht über die Versammlung des VDI 1895. In: AZP, 52. Bd. (1896), S: 817–868. Vgl. hierzu S. 818.

907 Hubertus Grashey (1839-1914): Nach dem Studium der Humanmedizin und mehrjähriger Tätigkeit als Hilfsarzt an der Kreisirrenanstalt Werneck unter Bernhard von Gudden avancierte er später zum Leiter der Landesirrenanstalt zu Deggendorf. Im Jahr 1884 wurde ihm die Professur der Psychiatrie und die Leitung der Irrenklinik in Würzburg übertragen, im Jahr 1886 erfolgte der Ruf nach München und, hiermit

Georg Ludwig.[908] Die Auswahl dieser beiden Referenten dürfte gerade aufgrund ihrer sehr unterschiedlichen Ansichten erfolgt sein.

6.4.1 Georg Ludwigs „Schlusssätze" auf der Karlsruher Versammlung des „Südwestdeutschen Psychiatrischen Vereins" 1895

Am 9. und 10. November desselben Jahres, also etwa zwei Monate später, tagte der „Südwestdeutsche Psychiatrische Verein" in Karlsruhe.[909] Die beiden hessischen Anstalten waren durch die beiden Direktoren Bieberbach und Ludwig und jeweils einen Assistenzarzt gut vertreten. Ludwig wurde bei der Versammlung als Vorsitzender bestimmt. Die Wärterfrage wurde hier anhand eines Referats Dr. Karrers, Direktors der Anstalt in Klingenmünster, diskutiert. Er präsentierte hierzu statistische Zahlen zum Wartpersonal (u. a. zu Löhnen, ggf. vorhandenen Pensionsberechtigungen und Personal-Kranken-Verhältnissen) von 78 Anstalten, die später gesondert als Artikel publiziert wurden.[910] Ludwig stellte seinen Kollegen im Anschluss eine Liste von 16 „Schlusssätzen" mit Richtliniencharakter zur Diskussion vor. Er nutzte offenbar die Gelegenheit, um vor der kleineren Versammlung die Wirkung seiner Überlegungen zur Wärterfrage auf seine Fachkollegen vor seinem Referat vor der größeren Fachversammlung im Folgejahr zu prüfen, in der er sich gegen die Thesen Grasheys durchsetzen müsste. Er formulierte folgende 16 „*Schlusssätze*"[911]:

1. *Der Lohn des Wartpersonals soll im Allgemeinen höher sein als die in dem betreffenden Gebiet üblichen Arbeits- und Dienstlöhne. Der Lohn soll in den ersten Dienstjahren alljährlich steigen und zwar vom 1. bis 3. Dienstjahr etwa um 100 Mk. Die obere Grenze der Lohnscala wird durch die örtlich socialen und wirthschaftlichen Verhältnisse bestimmt. Der Lohn der Wärterin soll hinter dem des Wärters nicht zu weit zurückstehen, etwa nur um 50 Mk.*

---

verbunden, die Übertragung der Leitung der oberbayerischen Kreisirrenanstalt. Im Jahr 1896 sollte er dort als Ober-Medizinalrat in das Innenministerium eintreten. Vgl. hierzu: PAGEL (Hrsg.): Lexikon (1901), Sp. 627.

908 AZP, 52. Bd. (1896), S. 841.

909 Bericht über die Versammlung des VSI 1895. In: AZP, 52. Bd. (1896). S. 1119–1160. Hierzu vgl. S. 1119.

910 Karrer: Wärterfrage (1897).

911 LUDWIG, GEORG: „Schlusssätze" zur Wärterfrage. In: AZP, 52. Bd. (1896), S. 1128–1137.

2. *Das Wartpersonal hat einen Theil seiner Lohnbezüge in der öffentlichen Sparkasse regelmässig einzulegen.*
3. *Zu den üblichen Naturalbezügen des Wartpersonals gehört eine vollständige Oberkleidung einschliesslich Schuhwerk.*
4. *Die Vertheilung der sogenannten Remunerationen und Trinkgelder als einfache Lohnzuschläge, d.h. in nur je nach der Dauer der in dem betreffenden Jahr zurückgelegten Dienstzeit verschiedenen Beträgen, ist der ungleichen Vertheilung je nach Würdigkeit und Verdienst der einzelnen Wärter vorzuziehen.*
5. *Die Annahme und Entlassung des Wartpersonals steht unbeschränkt dem Director zu. (Das Wartpersonal steht also zu dem Director in demselben Verhältniss, wie überall das Gesinde zu seinem Brotherrn.)*
6. *Die Wärter sollen unverheirathet sein.*
7. *Die Zeit und Kraft des Wärters gehört der Beobachtung und Pflege der Kranken. Sonstige Nebenbeschäftigungen (wie z.B. die Verwaltung von Abtheilungsgarderoben, der Dienst in den Spülküchen etc.) sind nur ausnahmsweise gestattet und bedürfen der jedesmaligen vorherigen Genehmigung des Directors.*
8. *Die Annahme von sogenannten Privatwärtern in der seither üblichen Art und Weise ist nicht zu empfehlen.*[912]
9. *Im Allgemeinen soll die Dienstzeit eines Wärters die Dauer von höchstens 10 Jahren nicht überschreiten. Eine längere Dienstzeit bringt sowohl dem Wartpersonal als auch der Anstalt Gefahr.*
10. *Es sind Mittel und Wege aufzusuchen, welche der Anstalt den erforderlichen Zugang körperlich und voraussichtlich auch geistig qualificirter Bewerber um den Wärterdienst sicherstellen.*
11. *Während der Wintermonate ist den Wärtern und Wärterinnen durch den Director und die übrigen Ärzte der Anstalt regelmässiger Unterricht in der Krankenpflege und in allem in ihrer dienstlichen Stellung überhaupt für sie Wissenswerthen (sic) zu ertheilen.*
12. *Ein täglicher lebhafter persönlicher Verkehr zwischen den Ärzten und dem Wartpersonal ist dringend zu empfehlen. Die hierdurch verschärfte Controle der dienstlichen Führung des Wartpersonals verdient umsomehr Beachtung, als in der Regel auf eine Mitwirkung seitens der Kranken und Wiedergenesenen*

912 Bei Privatwärtern handelte es sich um feste, bestimmten Kranken zugeordnete Wärter, die bei besonderer Bedürftigkeit oder gegen ein zusätzliches Entgelt wohlhabenderen Kranken in der Anstalt zugeteilt werden konnten.

in der gedachten Richtung auch dann leider verzichtet werden muss, wenn dieselben hierzu sehr wohl im Stande wären.

13. *Die Regulirung des Urlaubs für das Wartpersonal nach einem im Voraus bestimmten Turnus erscheint nicht zweckmässig.*
14. *Die Anlage besonderer Wärterzimmer empfiehlt sich nicht.*
15. *Die Disciplinargewalt über das Wartpersonal steht allein dem Director zu. So lange das Wartpersonal in dem Dienst der Anstalt sich befindet und in demselben belassen werden soll, ist die Zahl der Bestrafungen auf das Aeusserste zu beschränken.*
16. *Das Institut eines Oberwärters (Oberwärterin) mit demselben untergebenen Oberwärtergehilfen verdient den Vorzug vor dem Institut mehrerer coordinierter Oberwärter. Die Oberwärtergehilfen sollen unverheirathet sein. Dasselbe gilt für die Oberwärter.*

Einige seiner Thesen fanden die breite Zustimmung der anwesenden Psychiater. Manche Feststellungen wurden vermutlich aufgrund ihrer Selbstverständlichkeit ohne nennenswerte Diskussion oder mit kurzem Zuspruch angenommen, etwa die Forderung, dass den Wärtern neben der Naturalverpflegung Oberbekleidung und Schuhwerk durch die Anstalt zu stellen sei. Gleiches galt für die Feststellung, dass das Wartpersonal keine Nebenbeschäftigung haben dürfe, da eine solche die Hauptaufgabe der Krankenversorgung stören würde. Ludwig bezog sich dabei vermutlich vor allem auf Haushaltstätigkeiten, handwerkliche Aufgaben wie Reparaturen etc. in der Anstalt. Die Feststellung, dass der Lohn des Wartpersonals sich nach den örtlichen „*socialen und wirtschaftlichen [Verhältnissen]*“[913] zu richten habe, höher zu sein habe als die üblichen Gehälter vergleichbarer Arbeiter und dass der Lohn der Wärterinnen den der Wärter nicht allzu sehr unterschreiten solle, fand ebenfalls keinen Gegenspruch, wenn auch von manchen Anwesenden die Anwendbarkeit auf Kliniken und Stadtasyle angezweifelt wurde. Ludwigs andere Thesen zur Vergütung des Wartpersonals, zur Verteilung von Trinkgeldern und der Einrichtung von durch die Anstalt beaufsichtigten Sparkonten erzeugten wenig Resonanz. Die anwesenden Psychiater wie der Marburger Tuczek sprachen sich eher für leistungsabhängige Prämien aus und kritisierten die Einrichtung der Sparkonten als Zwang oder als nicht übertragbar auf die eigenen Anstalten.

Im Zusammenhang mit seinem 10. Satz empfahl Ludwig in der anschließenden Diskussion eine Anwerbung neuer Wärter durch Vertrauensmänner nach

913 Ebd., S. 1128.

dem Vorbild der Hessischen Unterstützungskasse. Der Vorschlag wurde unter anderem von Carl Fürstner (1848–1906, Professor in Straßburg und ehemaliger Direktor der Universitäts-Irrenklinik in Heidelberg) mit Skepsis zur Kenntnis genommen. Fürster und Ferdinand Karrer (Leiter der Anstalt in Klingenmünster), die interessanterweise ähnliche Versuche unternommen zu haben schienen, führten jedoch als Einwand ein, dass die Vertrauensmänner häufig schnell „erlahmten" bzw. eine geringe Motivation aufwiesen. Fürstner lehnte es daher ab, hierfür eine allgemeingültige Empfehlung auszusprechen.

Die Sätze Ludwigs, in denen er das Machtverhältnis von Direktor und Wartpersonal definierte und dem ersteren die vollkommene „Disciplinarstrafgewalt" zusprach, wurden diskussionslos angenommen, ebenso seine Behauptungen, dass das Wartpersonal in den Wintermonaten durch die Ärzte zu unterrichten und dass ein lebhafter Austausch zwischen Ärzten und Personal zur Kontrolle notwendig sei. Etwas kontroverser wurde Ludwigs Forderung aufgenommen, dass der Direktor allein über Einstellung und Entlassung der Wartleute zu entscheiden habe. In der sich anschließenden Diskussion zeigte Ludwig eine vergleichsweise harte Haltung, indem er dem Wartpersonal explizit die Eignung zur Verbeamtung und die damit einhergehende Unabhängigkeit von der Klinikleitung absprach: „*Es sollte das Wartpersonal überhaupt keine Beamtenqualität besitzen, es muss ganz in der Hand des Directors sein.*"[914] Zuspruch erhielt Ludwig in diesem Punkt u. a. von Carl Fürstner. Ein Widerspruch seitens der anderen Teilnehmer wurde zumindest nicht dokumentiert. Lediglich der Illenauer Direktor Heinrich Schüle stellte in diesem Zusammenhang fest, dass er aufgrund eines Beamtengesetzes in Baden ohnehin keinerlei Personal „definitiv" einstellen könne, ohne jedoch seine eigenen Ansichten mitzuteilen.

Ludwig sprach sich gegen die Anlage von „Wärterzimmern" aus, die dem Wartpersonal als Rückzugs- und Ruheort dienen sollten. Der Umstand, dass das Wartpersonal bei den Kranken zu schlafen hatte und im Alltag ständig von diesen umgeben war, war bereits als besondere Belastung erkannt worden.[915] Ludwig begründete seine Vorbehalte gegen die Ruhezimmer nicht weiter. Es ist jedoch anzunehmen, dass er im Sinne einer optimalen Versorgung der Pfleglinge auf den ständigen engen Kontakt zum Personal Wert legte, um eine konstante Überwachung der Krankheitsverläufe gewährleisten zu können. Diese Forderung wurde von Fürstner als zu „hart" kritisiert, der selbst für eigene Zimmer für das Wartpersonal eintrat, zumindest jedoch die Einrichtung von

914 Ebd., S. 1131, 5. Schlusssatz.

915 HÖLL / SCHMIDT-MICHEL: Irrenpflege (1989). Vgl. S. 79 f.

Erholungsräumen empfahl. Von Sigbert Ganser (1853–1931, Leiter der Irrenabteilung der Dresdner Klinik) und Franz Tuczek (1852–1925, Professor und Leiter der Marburger Anstalt) erhielt er eher Zuspruch. Bei Ludwigs Ablehnung dürfte möglicherweise auch die Sorge um einen „Missbrauch“ dieser Räumlichkeiten durch das Wartpersonal eine Rolle gespielt haben, auf den Tuczek verwies: „*Ich sah so viel Uebles von Einzelwärterzimmern an Contrebande, Störung der Hausordnung u.s.w., dass ich gegen die Einrichtung bin.*“[916] Als weiteres Mittel, die Arbeitsbedingungen zu verbessern, wurden Urlaubsansprüche diskutiert. Hier trat Ludwig gegen einen Urlaub nach einem festen Turnus ein. Er sprach sich für die in Heppenheim geltende flexible Regelung aus, nach der sich maximal vier Wärter bzw. Wärterinnen gleichzeitig Urlaub nehmen durften. Ganser zweifelte die allgemeine Anwendbarkeit dieses Satzes an und versprach sich von dem festen Turnus ein besseres „*Gefühl der Selbständigkeit*“ beim Wartpersonal.

Deutlich mehr Gegenwind erfuhren Ludwigs Forderungen in Bezug auf die Heiratserlaubnis von Wartpersonal. Er lehnte sie aus der Befürchtung ab, dass die Arbeitskraft und Zuverlässigkeit der Wärter durch die Unterhaltung eines eigenen Haushalts leiden könnte. Sie störe den geregelten Betrieb der Anstalt und lenke das Personal von seinen eigentlichen Pflichten ab: „*Das Drum und Dran des Hausstandes absorbirt doch einen guten Theil des Interesses der Wärter; dazu kommen die immer nothwendigerweise eintretenden Ungleichheiten in der Behandlung, Vertretungen u.s.w.*“[917]

Er duldete daher (im Gegensatz zu seiner früheren Praxis, wie er ausdrücklich betonte) keine Verheiratungen mehr. Seine ganze Kraft sollte das Wartpersonal auf die Versorgung der Kranken ausrichten. Darüber hinaus würden sich aus der Unterhaltung der Familien des Wartpersonals auch indirekt Verantwortungen für die Anstaltsleitung ergeben, die er allerdings nicht näher erläuterte. Das Personal solle ohnehin höchstens für die Dauer von 10 Jahren in den Anstalten beschäftigt, bei Bedarf schnell ausgewechselt und spätestens dann entlassen werden, wenn die Arbeitskraft nachgelassen bzw. eine „Erschöpfung“ eingetreten sei. Die Übernahme einer Verantwortung über die Familien des Wartpersonals (in welcher Form auch diese geschehen sei) und die Praxis, das Personal nach Bedarf schnell auszutauschen, standen miteinander also in deutlichem Konflikt:

> „*Die Persönlichkeit des Wärters ist im Dienste einer Anstalt ein Mittel zu einem bestimmten Zweck, dem der Pflege der Kranken; ich kann nicht gleichmässig für Kranke und Familien von Wärtern sorgen; ich muss in der Lage sein, mein Werkzeug, wenn es mir nicht*

---

916 AZP, 52. Bd. (1896). S. 1137.

917 LUDWIG: „Schlusssätze“ (1896). Vgl. hierzu S. 1132, 6. Schlusssatz.

mehr genügend Dienste leistet, weglegen zu können; verheirathetem Personale gegenüber bin ich in dieser Hinsicht unfrei; deshalb ziehe ich unverheirathetes Personal vor."[918]

Für diese Aussagen fand Ludwig bei den anderen Psychiatern nur sehr eingeschränkt Zustimmung. Offenen Widerspruch erntete Ludwig von dem Illenauer Direktor Heinrich Schüle (1840–1916), der betonte, mit verheirateten Wärtern gute Erfahrungen gemacht zu haben, und die Befürchtung äußerte, im Falle eines allgemeinen Heiratsverbots gerade die „*tüchtigsten Leute*" verlieren zu müssen.[919] Ludwig forderte gar in einem weiteren Satz ein absolutes Heiratsverbot der Oberwärter und deren Gehilfen, welchem selbst der in der Wärterfrage konservativ eingestellte Kraepelin widersprach.[920] Ludwigs Forderung, die Dauer der Beschäftigung des Wartpersonals auf 10 Jahre zu befristen, erzeugte unter den Anwesenden unterschiedliche Reaktionen. Zustimmung erfuhr er u. a. von Fürstner und Kraepelin, während etwa Schüle, der unter Hinweis auf die Erfahrung älterer Wartpersonen auf deren Nutzen als Vorbilder und Erzieher der jüngeren hinwies, dies ablehnte. Die meisten Anwesenden teilten jedoch offenbar die Einschätzung Ludwigs, dass das Wartpersonal durch die aufreibende Tätigkeit aufgebraucht werde und mit dem Alter weniger belastbar und schwerer zu beherrschen würde.[921] Ludwig behauptete über die älteren Wartleute in diesem Zusammenhang sogar, dass diese gegenüber den jüngeren „*immer eine Art von Terrorismus [ausübten]*"[922].

Zusammenfassend lässt sich feststellen, dass Ludwig in der Debatte der „Wärterfrage" Positionen vertrat, die deutlich konservativer als jene der meisten an der Debatte beteiligten Psychiater waren. Sein Konzept sah eine streng hierarchisch organisierte Anstalt vor, in der der leitende Arzt eine patriarchalische Stellung einnehmen sollte. Das Wartpersonal sollte sich in einer starken Abhängigkeit vom Direktor befinden und in allen notwendigen Belangen durch die Ärzte der Anstalt unterrichtet und erzogen werden. Dieses Machtgefälle scheint Ludwig zur Durchsetzung seiner Behandlungsprinzipien und zur Sicherung des Anstaltsbetriebes im Sinne einer optimalen Versorgung der ihm anbefohlenen Kranken als notwendig eingeschätzt zu haben. Die Professionalisierung des Wartberufes barg seiner Ansicht nach die Gefahr einer Relativierung der ärztlichen Vormachtstellung, die eine Störung der Behandlungsabläufe nach sich

---

918 Ebd., S. 1131.
919 Ebd., S. 1131 f.
920 Ebd., S. 1137.
921 Ebd., S. 1133-1135.
922 Ebd., S. 1135.

ziehen müsste. Andererseits zeugen seine Beiträge von einem Bewusstsein um die prekären Verhältnisse des Wartpersonals und die damit verbundene geringe Attraktivität des Berufes. Er war jedoch nicht bereit, Zugeständnisse wie Pensionsansprüche oder Heiratserlaubnisse zu gewähren und trat im Vergleich zu Psychiatern der Versammlung Südwestdeutscher Irrenärzte für die Einführung deutlich milderer Inzentive ein.

6.4.2 Georg Ludwig auf der Versammlung des „Vereins der Deutschen Irrenärzte" in Heidelberg 1896

Hubert Grashey und Georg Ludwig hielten die Vorträge, zu denen sie vom „Verein Deutscher Irrenärzte" auf der Versammlung in Hamburg 1895 beauftragt worden waren, auf der darauffolgenden Versammlung 1896 in Heidelberg.[923] Heppenheim wurde durch den am Vorstandstisch sitzenden Ludwig und zwei Assistenzärzte vertreten, für Hofheim waren Direktor Bieberbach und ein Assistenzarzt anwesend. Grashey nahm als Erstredner in seinem Referat Positionen ein, die deutlich konträr zu jenen Ludwigs aus dem Vorjahr waren.[924] Er plädierte für die Schaffung eines Berufswartpersonals, das nach einer angemessenen Probezeit durch die Anstaltsdirektion nicht mehr kündbar sei, und trat für die Einrichtung von Pensionskassen für dienstunfähig gewordenes Wartpersonal bzw. für Unterstützungskassen für deren Witwen und Waisen ein. Auch eine ausreichende Erholung und Schonung des Wartpersonals sollte gewährleistet werden. Grashey sah sogar – in starkem Gegensatz zu dem von Ludwig geforderten Heiratsverbot – die Einrichtung von Wohnungen für die Familien verheirateter Wärter vor. In anderen Punkten, etwa in der Forderung, dass sich die finanzielle Stellung des Wartpersonals zu verbessern habe oder dass es den Anstalten weiter überlassen werden sollte, ihr Pflegepersonal selbst auszuwählen und heranzubilden, stimmte er mit Ludwig überein. Die Thesen Grasheys wurden in der folgenden Debatte von den anwesenden Versammlungsteilnehmern ausführlich ausdiskutiert. Hinsichtlich der von ihm angeregten Verleihung einer beamtenähnlichen Stellung für das Wartpersonal konnte man sich nicht einigen.[925] Ludwig argumentierte in der Diskussion erneut gegen die Einrichtung eines Berufspersonals[926] und erfuhr dabei Unterstützung von Ganser.[927] Auch

---

923 Bericht über die Versammlung des VDI. In: AZP, 53. Bd. (1897), S. 798–866.

924 GRASHEY: Wärterfrage (1897).

925 Vgl. zur Diskussion: AZP, 53. Bd., 1897, S. 813–819.

926 Ebd., S. 819.

927 Ebd., S. 815–816.

sprach er sich gegen die Einrichtung von „Pflegerheimen", Urlaubswohnungen zur Erholung der Wartleute (wie es sie bereits in Sachsen gab) aus, und verwies dabei auf die geringen Erfahrungswerte, die eine derart allgemeine Empfehlung nicht erlauben würden.[928] Stattdessen sollte das Wartpersonal weiter selbst entscheiden, wie es seine Erholungszeit verbringen wolle.

Ludwig unterbreitete dem Kollegium im Gegenzug neun Leitsätze, in denen er in leicht abgeänderter Form seine bereits in Karlsruhe im Vorjahr dargelegten Überlegungen fasste.[929] Er betonte die Notwendigkeit einer „Machtvollkommenheit" des Direktors gegenüber dem Wartpersonal und lehnte dezidiert die Schaffung eines Berufspersonals ab, wofür er in folgender Weise argumentierte:

> *„Die Versuche, das Pflegepersonal zu einem Berufspflegepersonal zu entwickeln und ‚die Wärterei zu einem socialen Stand zu erheben', durch eventuelle Verleihung der Beamteneigenschaft an einen bestimmten Theil des Wartpersonals, durch mehr oder weniger beschränkte Heirathserlaubniss, durch Versorgung der Wittwen und Waisen, durch Pensionsberechtigung, durch Betheiligung der gebildeteren Stände an der Irrenpflege etc. etc., haben bis jetzt die gehegten Hoffnungen und Wünsche nicht zu erfüllen vermocht. Denn diese Versuche sind nicht allein geeignet, die Autorität des Directors, seine Berufsfreudigkeit und das Gefühl seiner Verantwortlichkeit zu schwächen und übertriebene und dabei unfruchtbare Ansprüche an die Zeit und Kraft des Directors zu stellen, sondern sie spalten auch das Interesse des Wärters und zersplittern seine Thätigkeit, sie stören den Frieden der Anstalt und das einträchtige Zusammenwirken aller Kräfte, erschweren eine gleichmässige und gerechte Behandlung des Personals, führen zu unproduktiven Ausgaben, kurz, sie schädigen die Anstalt. Ueberdies wird der Wärterdienst nur höchst selten mit Rücksicht auf die nach Jahren erreichbare Versorgung begehrt, und diejenigen Wärter, welche sich während des Dienstes zum Verbleiben in demselben auf Lebenszeit oder bis zum Eintritt der Invalidität entschliessen oder bestimmen lassen, sind keineswegs immer die begabtesten und tüchtigsten."*[930]

Wärterinnen und Wärter seien „*von dem Arzt unterrichtete und controlirte Diener der Kranken*"[931] und höchstens für die Dauer von 5–6 Jahren in der Anstalt zu beschäftigen. Ein Teil seiner (wenn auch etwas allgemeiner formulierten) Vorschläge, insbesondere hinsichtlich einer Verbesserung von Bezahlung und Ausbildung, deckten sich mit jenen Grasheys. Mit seinen Ansichten in Bezug auf die befristete Beschäftigung und die Ablehnung von Sicherheiten wie Pensionsansprüche fand er jedoch keinen Zuspruch. Mit relativ geringen Abänderungen

928 Ebd., S. 824.
929 LUDWIG: Leitsätze (1897).
930 Ebd., FN S. 811.
931 Ebd., FN S. 813.

nahmen die Teilnehmer stattdessen die folgenden, modifizierten Thesen Grasheys als Richtlinien an:

„These I. Es ist anzustreben, dass für die Behandlung Geisteskranker ein besonders ausgebildetes Personal genommen werde, das möglichst längere Zeit im Dienst bleibt.

These II. Jede Anstalt soll ihr Pflegepersonal möglichst selbst heranbilden. Director und Ärzte der Anstalt sollen das Pflegepersonal in der Krankenpflege unterrichten.

These III. Es sind Einrichtungen zu treffen, durch welche die Zukunft des Pflegepersonals möglichst sichergestellt wird. (Entsprechend hohes Anfangsgehalt, welches den landesüblichen Lohn wesentlich, wenigstens um 2/3 übersteigt, und Steigerung des Gehaltes mit der Dienstzeit, Geldprämien nach längerer Dienstzeit, Pension, Wittwen- und Waisenversorgung, Ausdehnung des Unfallversicherungsgesetzes auf das Irrenwartpersonal.)

These IV. Es sind Einrichtungen zu treffen, durch welche die nothwendige Erholung und Schonung des Personals gewährleistet wird. (Genügende Anzahl im Verhältnisse zum Krankenstande. Regelmässige dienstfreie Zeiten. Besondere Erholungsräume. Bestimmter Urlaubsanspruch mit Fortbezug des Gehaltes.)“[932]

Ludwig stellte angesichts der Popularität des Referats Grasheys den Antrag, die Diskussion zu vertagen. Er wurde abgelehnt. Ludwig verzichtete daher auf eine öffentliche Diskussion seiner Leitsätze und kündigte stattdessen die Publikation einer Stellungnahme in der Allgemeinen Zeitschrift für Psychiatrie an.[933]

6.4.3 Der Beitrag Georg Ludwigs in der „Allgemeinen Zeitschrift für Psychiatrie“ 1898

Seine Sichtweise legte er in einem „Die äusseren Ursachen der sogenannten Wärternoth“ betitelten Artikel in der „Allgemeinen Zeitschrift für Psychiatrie“ von 1898 dar.

Ludwig kritisierte in dieser Publikation, dass sich Grasheys Vorschläge lediglich auf die *„materielle Verbesserung der Stellung des Wartpersonals“*[934] beschränkt hätten. Er halte diese für die Anwerbung tauglicher Personen für nicht ausreichend. Einig sei er mit Grashey jedoch in dessen Ablehnung der in Sachsen erfolgten Einrichtung von Vorbildungsschulen für den Wärterdienst. In seinen Ausführungen blieb Ludwig allerdings – wie auch bei seinen Vorträgen auf den Versammlungen – vage und formulierte keine konkreten Forderungen oder Vorschläge. Er plädierte vielmehr für eine Veränderung der Grundhaltung

932 AZP, 53. Bd. (1897), S. 824 f.
933 Ebd., S. 813 f.
934 LUDWIG: Wärternoth (1898), S. 108.

zum Dienst durch eine Stärkung der Position des Direktors. Das Wartpersonal sollte bei Bedarf weiterhin schnell und einfach ausgewechselt werden können. Geeignete Personen sollten für den Dienst durch ein Netz aus Helfern des Hilfsvereins gezielt angeworben werden. Die Forderung nach einer Begrenzung der Dienstdauer untermauerte er mit der eigenen Erfahrung, dass Wartpersonal nach einer gewissen Zeit untauglich werde. Die Ärzte hingegen würden durch den verhältnismäßig kurzen Kontakt zu den Geisteskranken, durch ihren Bildungsgang, ihre soziale Stellung und ihr wissenschaftliches Verständnis und Interesse „frisch“ erhalten: Qualitäten, über die das Wartpersonal nicht verfüge. Durch das ständige und intime Zusammenleben mit den Kranken würde sich bei letzterem nach gewisser Zeit ein Zustand geistiger und körperlicher Ermattung einstellen, wie man ihn von den pflegenden Angehörigen geisteskranker Patienten kenne. Aus diesen Umständen ergebe sich die Notwendigkeit einer gezielten Auswahl der fähigsten Kandidaten durch eine möglichst hohe Konkurrenz und die Möglichkeit einer „*[jederzeitigen] Entfernung des nicht oder nicht mehr befähigten Wärters aus dem Dienst*“.[935]

Ludwig unterschied im Zusammenhang mit der Wärternot „äußere“ und „innere“ Ursachen. Unter letzteren, auf die er im Artikel nicht näher eingeht, verstand er offenbar mit Organisation und Betrieb verbundene Vorgänge, die sich negativ auf die Arbeitsleistung der Wartleute auswirken konnten. Als wichtigste „äußere“ Ursache der Wärternot identifizierte er das „*Fehlen einer dauernden und ausgiebigen Concurrenz um die Wärterstellen und in der nicht immer gewährten Möglichkeit, unter den Bewerbern die berufenen auszulesen*“[936]. Allein die Einstellung fähiger Personen, insofern sie gelinge, sei jedoch laut Ludwig nicht ausreichend: Damit aus diesen tüchtige Wärterinnen und Wärter werden könnten, müsse man sie nach erfolgter Anstellung vor Demoralisierung schützen. Das wichtigste und dankbarste Erziehungsmittel des Wartpersonals sei „*der in der Anstalt herrschende hygienische Zustand im weitesten Sinne des Begriffs*“[937]. Als abschreckendes Negativbeispiel erläuterte er den Fall einer namentlich nicht benannten öffentlichen Irrenanstalt, die er selbst zweimal besucht habe und bei der „*fast unglaubliche hygienisch-wirtschaftliche Missstände an das Tageslicht*“[938] gebracht worden seien, die er aber nicht näher beschrieb. Die Schuld liege in solchen Fällen selten bei der zuständigen Behörde, sondern im Regelfall beim

935 Ebd., S. 109 f.
936 Ebd., S. 113.
937 Ebd., S. 115.
938 Ebd., Vgl. 114–116. Zitat: S. 114.

Direktor der Anstalt. Dieser sei in seinem Handeln allerdings oftmals eingeschränkt, was ihn an der Behebung dieser Missstände hindere. Zur Herstellung geeigneter Verhältnisse dürfe ihm laut Ludwig daher nicht nur die Verantwortlichkeit *„zugeschoben“*, vielmehr müsse ihm *„die erforderliche volle Machtbefugnis“* übertragen werden.[939] Er plädierte daher in drei seine Heidelberger Leitsätze ergänzenden Thesen für eine Stärkung der Figur des Direktors. Diesem sollte erstens die volle Verantwortlichkeit für die Anstalt übertragen, zweitens sollten ihm alle Beamte und Bedienstete untergeordnet und die Entscheidungen bezüglich Einstellungen und Entlassungen überlassen, drittens die *„gesammte Disciplinargewalt“* über das Wartpersonal eingeräumt werden. Aufgabe des Direktors sei insbesondere auch die moralische Erziehung und fachliche Schulung des Personals. Ludwig führte nicht aus, wie er das praktisch umzusetzen gedachte – die Allmächtigkeit, die er dem Direktor zugeschrieben wissen wollte, erscheint in dieser radikalen Form nicht praktikabel, was auch erklärt, warum er konkrete Umsetzungsvorschläge schuldig blieb. Die am Ende der Arbeit angekündigte, zweite Abhandlung über die „inneren Ursachen“ publizierte Ludwig nicht mehr. Er dürfte auch aufgrund der geringen Resonanz seiner Thesen darauf verzichtet haben.

6.4.4 Weiterführung der Debatte und Rezeption der Ideen Ludwigs

Georg Ludwig äußerte sich daraufhin öffentlich nicht wieder zu dieser Thematik. Als 1897 in Hannover im Rahmen der Jahresversammlung des „Vereins Deutscher Irrenärzte“ die „Wärterfrage“ erneut debattiert wurde, war er nicht anwesend.[940] Gegenstand der Diskussionen war diesmal die Schaffung eines Leitfadens für den Unterricht des Wartpersonals, wozu ein Preisausschreiben ausgerichtet wurde.[941] Die Debatten um die Ausbildung und Arbeitsbedingungen setzten sich in den folgenden Jahren in den psychiatrischen Fachversammlungen fort,[942] jedoch ohne Beteiligung Ludwigs, der sich anderen Fragestellungen widmete, die u. a. in seinen Publikationen über die Einrichtung der Hessischen Provinzialsiechenanstalten und die Anlage von Speisesälen in Irrenanstalten

939 Ebd., S. 117.

940 Bericht der Versammlung des VDI 1897. In: AZP, 54. Bd. (1898), S. 875–937. Teilnehmerliste: S. 875.

941 Ebd., S. 898–906.

942 HÖLL / SCHMIDT-MICHEL: Irrenpflege (1989). Vgl. hierzu S. 53–57. Vgl. zur weiteren Debatte auch den im Folgenden kommentierten Artikel von Adolf Hoppe.

zum Ausdruck kamen. Zuspruch erhielt er in einem längeren Artikel über die Heidelberger Versammlung von Max Brosius (1825–1910), Direktor der psychiatrischen Privatanstalten in Bendorf und Sayn bei Koblenz, der Ludwig als einen der „*erfahrensten Anstaltsdirektoren*“ würdigte und seine Heidelberger Leitsätze mit wenigen Einschränkungen als sinnhaft annahm.[943] Für seine Ansichten in Bezug auf die „Wärterfrage“ erntete Ludwig jedoch auch sehr deutliche Kritik. Der Pfullinger Arzt Adolf Hoppe publizierte beispielsweise einen ausführlichen Artikel in der „Allgemeinen Zeitschrift für Psychiatrie“ von 1905 mit dem Titel „Zur Personalfrage“, in dem er rückblickend die Debatte der „Wärterfrage“ in den vorangegangenen Jahren bewertete.[944] Hoppe trat überzeugt für die Schaffung eines Berufswartpersonals ein.[945] Er übte Kritik an den Gegnern der von Grashey in Heidelberg geäußerten Thesen und vorangetriebenen Resolutionen und identifizierte als Widersacher neben Georg Ludwig auch Karl Fürstner, Emil Kraepelin und Hugo Hoppe. Während die drei letzteren nur eingeschränkt als Gegner der Thesen Grasheys gelten könnten, sei Ludwig „*weitaus der Vertreter der schärfsten Tonart*“[946] gewesen. Die von Ludwig geforderte Machtvollkommenheit des Direktors und die Rolle des Wartpersonals als „*Werkzeug*“, das man „*weglegen*“ können müsse, wenn man es nicht mehr gebrauchen könne, kritisierte er scharf – nicht nur hinsichtlich seiner zweifelhaften Praktikabilität, sondern auch aufgrund der ethischen Dimension dieser Vorschläge.[947] Ebenfalls Kritik übte er an der unter Verwendung der Ideen Ludwigs im Großherzogtum Hessen geschaffenen Zivilversorgung für das ausscheidende Wartpersonal. Hier hatte sich Ludwig nämlich mit seinen Ideen durchsetzen können. Am 17. Juni 1899 hatte das Großherzogliche Ministerium des Innern folgende in der „Allgemeinen Zeitschrift für Psychiatrie“ veröffentlichte Verordnung verabschiedet:

> *„§ 1. Das Gehalt des Wartpersonals beträgt (wie seither): Der Wärter für das erste Jahr 350 M., für das zweite Jahr 400 M., und vom dritten Jahre an 500 M. baares Gehalt.*
>
> *§ 2. Die Wärter und Wärterinnen erhalten auf Anstaltskosten Dienstkleidung geliefert, welche auch von den Anstalten unterhalten wird; in einer Kleiderordnung wird das Nähere hierüber bestimmt.*

---

943 BROSIUS, CASPAR MAX: Zur Wärterfrage. In: Ders. (Hrsg.): Der Irrenfreund, 38. Jg. (1896), S. 129–141. Zitat: S. 136.

944 HOPPE, ADOLF: Zur Personalfrage. In: AZP, 62. Bd. (1905), S. 477–509.

945 Ebd., S. 480.

946 Ebd.

947 Ebd., S. 481.

§ 3. Die Wärter und Wärterinnen haben, bei tadelloser Führung, nach zurückgelegtem sechsten Dienstjahr einen Anspruch auf Auszahlung einer Prämie von 1000 M. Die Auszahlung erfolgt in der Regel bei dem Austritt aus dem Dienst durch die Behändigung eines Sparkassenbuches über den fraglichen Betrag und die seit der Zurücklegung des sechsten Dienstjahres erwachsenen Zinsen.

§ 4. Nach sechsjähriger Dienstzeit wird, unbeschadet der Rechte der Militäranwärter und berechtigten Civilbewerber, darauf Bedacht genommen werden, dass die Wärter in niederen Dienststellen des Staates oder der Eisenbahnverwaltung Verwendung finden können."[948]

Adolf Hoppe kritisierte in seinem Artikel diese letzte Bestimmung als unzureichend. Gemäß des § 4 stünden nämlich die ausscheidenden Wärter in Konkurrenz mit den Militäranwärtern und allen anderen zivilen Bewerbern. Hierdurch hätten sie womöglich nur eine Aussicht auf unattraktivere Stellen. Auch hielt er das Auszahlen einer einmaligen hohen Prämie an das nicht mit dem Umgang größerer Summen erfahrene Wartpersonal für nicht verantwortbar.[949] Unklar bleibt an dieser Stelle, ob auch Wärterinnen nach abgeleisteter Dienstzeit auf eine Übernahme in ein staatliches Beschäftigungsverhältnis hoffen konnten, oder ob diese Maßnahme nur auf die männlichen Wärter Anwendung fand.

Mit dieser Verordnung waren die Ansichten Ludwigs im Großherzogtum Hessen zu einem gewissen Grad institutionalisiert worden. Sie dürfte spätestens bis zur Neuregelung der Sozialversicherungsansprüche in den 1910er bzw. 20er Jahre gegolten haben und dann obsolet geworden sein. Untersuchungen, die diese Zusammenhänge im Großherzogtum beleuchten, gibt es bisher nicht.

6.5 Fazit: Georg Ludwig und die Entwicklung des Wartpersonals

Georg Ludwig beeinflusste maßgeblich die Entwicklung des Wartpersonals an den Anstalten in Hofheim und Heppenheim. Die Aufstockung der Wärterstellen hatte bereits eingesetzt, als Ludwig die Direktion in Hofheim antrat. Sie dürfte durch die Arbeit der Kommission, an der Ludwig Hohenschild beteiligt war und die den niedrigen Personalschlüssel als wichtigen Missstand identifiziert hatte, beschleunigt worden sein. Die Vermehrung des Wartpersonals setzte sich unter der Direktion Ludwigs fort und hielt auch noch wie oben gezeigt in den 1870er Jahren an, bis in beiden Anstalten des Großherzogtums ein den zeitgenössischen

948 AZP, 56. Bd., 1899, S. 860.
949 HOPPE: Personalfrage (1905), S. 485 f.

Maßstäben entsprechendes Verhältnis von Wärtern und Wärterinnen zu Pfleglingen erreicht wurde. Die Heppenheimer Anstalt wurde hierbei bevorzugt behandelt, indem ihr ein etwas besserer Personalschlüssel zuteil wurde, der wahrscheinlich die dort größere Anzahl an Pfleglingen, die akut erkrankt und daher pflegeintensiver waren, abbilden sollte. In Heppenheim wurden bevorzugt junge Menschen ohne spezifische Ausbildung und mit sehr verschiedenen beruflichen Hintergründen beschäftigt. Dies entsprach der zeitgenössischen Praxis. Die Wärterinnen und Wärter verblieben in der Regel nur wenige Jahre in der Anstalt, wodurch das Personal starken Fluktuationen unterlag. Die höhere Anzahl unfreiwilliger Entlassungen in Heppenheim könnte mit den besonderen Anforderungen durch die konsequente Implementierung von Ludwigs Konzept zusammenhängen. Beweisen lässt sich das anhand der hier untersuchten Quellen jedoch nicht. Auffällig ist auch die große Anzahl ehemaliger Soldaten oder Wehrdienstleistender unter den Wärtern Heppenheims, während sie in Hofheim gänzlich fehlten. Denkbar ist, dass Ludwig diese für den Dienst in Heppenheim aufgrund eigener Präferenzen gezielt anwarb, zumal der Berufsstand mit Charaktereigenschaften wie Fleiß und Disziplin verbunden wurde. Zur Vermittlung geeigneten Personals nutzte Ludwig die Vertrauensmänner des von ihm gegründeten Hilfsvereins für Geisteskranke. Ludwig sah den Wartberuf als Durchgangsberuf an. Das Wartpersonal sollte in den notwendigen Belangen durch die Ärzte der Anstalt geschult werden, spezifische Vorkenntnisse wurden nicht erwartet. In der Professionalisierung des Wartberufs sah Ludwig hingegen die Gefahr einer Beschneidung der direktorialen und ärztlichen Machtbefugnisse, die er für die Aufrechterhaltung des Anstaltsbetriebs und die Behandlung der ihm anvertrauten Kranken und als notwendig erachtete. Er trat daher für eine auf wenige Jahre beschränkte Beschäftigung des Wartpersonals ein. Pensionsansprüche lehnte er selbst beim Oberwartpersonal ab. Im Vergleich zu den moderneren Anstalten im deutschsprachigen Raum scheinen die Sozialleistungen in Heppenheim und Hofheim etwas weniger entwickelt gewesen zu sein. Sie entsprachen aber offenbar den Bedingungen, die an vielen anderen Anstalten herrschten. Ein differenzierter Vergleich zu der Praxis an anderen Anstalten war allerdings mangels Publikationen, die sich mit dieser Thematik auseinandersetzen, nur in Grundzügen möglich.

Um die von ihm abgelehnten Pensionsansprüche zu kompensieren, schuf Ludwig ein alternatives System. Durch das von der Anstalt angeleitete Sparen eines Teils der Löhne sollte das Wartpersonal beim Ausscheiden aus der Anstalt über ein Startkapital verfügen, das den Eintritt in ein neues Leben erleichtern sollte. Dieses System wurde 1899 durch eine entsprechende Verordnung im

Großherzogtum Hessen institutionalisiert. Abgehenden Wartleuten wurde in geeigneten Fällen eine Beschäftigung beim Staat in Aussicht gestellt.

Bei der Diskussion der „Wärterfrage“ in den 1890er Jahren nahm Ludwig eine gestaltende Rolle ein. Seine Ansichten äußerte er durch Referate auf den Versammlungen in den Jahren 1895/96 und durch die Publikation eines Artikels im Jahr 1898. Er vertrat sehr konservative Ansichten, die in Konflikt mit den zunehmend sozialdemokratisch geprägten sozialpolitischen Tendenzen der Zeit standen. Er sprach sich dezidiert gegen eine Professionalisierung des Wartberufs und langfristige Anstellungen aus. Erfahrene Kräfte waren in Ludwigs System, der Wartleute als Handlanger der Ärzte verstand, nicht notwendig, sondern wurden vielmehr als störendes Element aufgefasst, das die Autorität der Ärzteschaft zu untergraben drohte. Diese Überlegungen sind eng mit dem Selbstverständnis Ludwigs als Direktor verbunden, der seiner Ansicht nach über eine beinahe uneingeschränkte Macht über den Anstaltsbetrieb verfügen sollte. Allein dieser – aufgrund seiner Erfahrung und Expertise – sei in der Lage, optimale Voraussetzungen für die Behandlung und Pflege der Kranken zu ersinnen. Die kontroversen und bereits von seinen kontemporären Kollegen zum Teil kritisierten Ansichten Ludwigs werden in der Darstellung Hölls und Schmidt-Michels, die ihm eine autoritäre Haltung attestierten,[950] jedoch etwas vereinfacht wiedergegeben. Ludwig nahm bei der Debatte zwar eine Randposition ein, die Autoren unterschlugen allerdings den Zuspruch, den er sogar von namhaften und einflussreichen Psychiatern seiner Zeit wie Emil Kraepelin erhielt. Nachdem er sich mit seinen Thesen nicht hatte durchsetzen können, zog sich Ludwig aus der Debatte zurück. Seine Eingaben und Beteiligungen bei den Diskussionen stellten dennoch einen wichtigen Beitrag zu der Erörterung der „Wärterfrage“ dar.

950 Vgl. den kritischen Absatz zu Ludwig in: HÖLL / SCHMIDT-MICHEL: Irrenpflege (1989), S. 51.

7. Entwicklung des ärztlichen Personals unter Georg Ludwig

Im Verlauf der zweiten Hälfte des 19. Jahrhunderts konsolidierte sich die Psychiatrie endgültig als medizinische Disziplin. Durch die zunehmend verbreitete Auffassung geistiger Störungen als krankhafte biologische Prozesse gewann der Arzt in der Versorgung der Geisteskranken an Bedeutung. Die Umsetzung neuer psychiatrischer Behandlungskonzepte an den deutschen Anstalten wie das Prinzip des „Non-Restraint" und ein sich allmählich, bspw. um injizierbare Sedativa wie das Morphin um die Jahrhundertmitte erweiternder Arzneischatz, der zudem klinisch erprobt werden musste, setzten ausreichende und psychiatrisch ausgebildete Ärzte voraus.[951] Die Dimension der alltäglichen Arbeit der Ärzte in den psychiatrischen Anstalten im Großherzogtum Hessen ist in den bisherigen Untersuchungen bisher kaum und vor allem nur in Bezug auf die Hofheimer Anstalt beleuchtet worden. Auch Herkunft, Ausbildung und Werdegang dieser Ärzte sind, bis auf jene der herausragenden Persönlichkeiten wie Georg Ludwig, noch nicht ausführlich untersucht. Es ist anzunehmen, dass Ludwig als maßgeblicher Akteur in der (Anstalts-)Psychiatrie des Großherzogtums in diesem Zeitraum auch diese Prozesse beeinflusste und nach seinen Vorstellungen formte.

7.1 Der Arzt als Direktor und die ersten Assistenzärzte der Hofheimer Anstalt

Christian Friedrich Wilhelm Roller, auf dessen Bestreben 1842 die später als „Musteranstalt" geltende Heil- und Pflegeanstalt Illenau bei Achern gegründet wurde und der er über drei Jahrzehnte als Leiter vorstehen sollte, publizierte noch in seiner Zeit als Heidelberger Assistenzarzt ein ausführliches Werk, in

951 Vgl. hierzu die Arbeit Schmiedebachs, der die Entwicklungen zwischen 1867 und 1900 anhand der Fachdiskussionen der „Berliner medicinisch-psychologichen Gesellschaft" untersucht: SCHMIEDEBACH, HANS-PETER: Pharmakotherapie in der Psychiatrie des 19. Jahrhunderts. In: Anagnostou, Sabine / Retzar, Ariane (Hrsg.): Facetten der Pharmaziegeschichte. Festschrift für Christoph Friedrich zum 65. Geburtstag. (=Veröffentlichungen zur Pharmaziegeschichte der Deutschen Gesellschaft für Geschichte der Pharmazie e.V., Bd. 15), Stuttgart 2019, S. 197-213. und HALL: Psychopharmaka (1997). Zur Anwendung des Morphins Vgl. S. 95 ff., zur Entwicklung des Arzneimittelversuchs in der Psychiatrie der zweiten Hälfte des 19. Jahrhunderts S. 328 ff.

dem er zur erstrebenswerten Einrichtung und Organisation einer Irrenanstalt Stellung nahm. Diese Arbeit erschien im Jahr 1831 unter dem Titel „Die Irrenanstalt nach allen ihren Beziehungen", in der er der „Stellung des Arztes" ein eigenes Kapitel widmete.[952] Roller forderte, dass ein Arzt (und nicht etwa ein administrativer Beamter) den psychiatrischen Anstalten als Leiter vorstehen sollte. Die zweckmäßige Organisation erfordere dabei eine mächtige Stellung des ärztlichen Direktors: *„eine durchgreifende Hausordnung, Abhängigkeit der Kranken, Arbeit, Lohn und Strafe entspringen nur aus einer uneingeschränkt monarchischen Stellung des Arztes"*[953]. Die unangreifbare Position des Arztes als moralisches Vorbild sei nach Roller gar eine Voraussetzung für die erfolgreiche Behandlung der Kranken:

> *„Es muss aber dem Kranken, der mit sich selbst zerfallen ist, die Einheit von aussen entgegen kommen. Eine getheilte Macht dient dem Widerstreben, dem Argwohn des Kranken zur Stütze. Sobald der Kranke wählen kann, wem er vertrauen will, so vertraut er keinem. Diese Einheit der Macht zu begründen, muss dem Arzte die unbedingte Herrschaft über die Wärter erteilt werden.*[954]

In *„allen neuen und besseren Anstalten"*[955] wie der Siegburger Heilanstalt sei daher dem Arzt die alleinige Leitung übertragen worden. Ähnliche Forderungen nach einer weitgehenden Gestaltungsfreiheit und Unabhängigkeit des leitenden Arztes in administrativen, Behandlungs- und Personalfragen finden sich bei einer Reihe zeitgenössischer Psychiater und setzten sich in den folgenden Jahrzehnten fort, so etwa beim einflussreichen Heinrich Laehr.[956]

Die Direktion des Landeshospitals oblag gemäß eines Regulativs der Großherzoglich-Hessischen Regierung von 1823 zunächst weiterhin keinem Arzt, sondern dem Hospitalmeister als höchstem Verwaltungsbeamten. Erst zwei Jahre zuvor war mit Franz Amelung überhaupt erstmals ein Arzt im Hospital fest angestellt worden. Diesem wurde nun durch eine Ergänzung immerhin bereits ein Mitspracherecht in der Leitung des Hospitals eingeräumt: *„§2 Die Direktion der Anstalt ist dem Hospitalmeister übertragen. Ihm zur Seite steht der Arzt des Hauses. Die Dienstobliegenheiten von beiden bestimmt die denselben*

952 ROLLER: Irrenanstalt (1831). Vgl. hierzu S. 326–341.

953 Ebd., S. 327.

954 Ebd., S. 328 f.

955 Ebd., S. 330.

956 LAEHR, HEINRICH: Über Irrsein und Irrenanstalten für Aerzte und Laien, Halle 1852. Zur Stellung des Direktors innerhalb der Anstalt vgl. insb. S.117 f.

erteilte Instruktion."[957] Nachdem der Hofheimer Hospitalmeister im Jahr 1834 verstarb, teilte man die direktiven Aufgaben auf Amelung und den neuen Hospitalmeister Friedrich Jakob Wolff (1792–1854, teilweise überlappend auch Abgeordneter der Zweiten Kammer der Landstände 1832–1847) auf und definierte die Kompetenzen konkreter. Amelung oblag nun infolge der neuen Bestimmung die Aufsicht über sämtliche medizinischen Angelegenheiten im Landeshospital, darunter die Versorgung der Hospitaliten inklusive deren Aufnahme und Entlassung, der Einhaltung von „*Zucht, Ordnung und Reinlichkeit*" durch tägliche Visitierungen der Wohnungen der Hospitaliten. Ihm war auch die Aufsicht über das dort beschäftigte Wartpersonal und über sonstige Angestellte übertragen worden. Er war befugt, Anträge betreffend Anstellung, Bestrafungen und Entlassungen an den zuständigen Provinzialkommissar zu stellen. Amelung wurde darüber hinaus ein Mitspracherecht bei der Bestimmung der Krankenkost und eine Mitaufsicht über die Qualität derselben eingeräumt, außerdem über die Hygiene der Krankenkleidung und des Bettzeugs. Der Hospitalmeister hatte die übrige wirtschaftliche Verwaltung des Hospitals zu besorgen.[958]

Nach dem gewaltsamen Tod Amelungs im Jahr 1849 wurde Ludwig Hohenschild am 25. März 1850 zum Direktor der Hofheimer Anstalt ernannt.[959] Ihm wurden Hospitalrentmeister und Hausverwalter nun endgültig untergeordnet.[960] Die Übertragung der Leitung der Anstalt auf den Anstaltsarzt ging mit einer beträchtlichen Erweiterung seiner Gestaltungsmöglichkeiten, aber auch seiner administrativen Pflichten einher. Der Direktor war nun nicht nur für die Behandlung der Hospitaliten, sondern für den gesamten Verwaltungsapparat des Hospitals und der damit anfallenden Bürokratie verantwortlich. Hinzu kamen die Pflichten, die sich für Hohenschild aus dessen Mitarbeit in der Kommission zur Verbesserung der öffentlichen Irrenfürsorge im Großherzogtum ergaben.[961] Der damalige Assistenzarzt Ludwig beklagte 1856 am Rande einer Publikation in der „Allgemeinen Zeitschrift für Psychiatrie" in diesem Zusammenhang, dass

---

957 Regulativ über die Aufnahme und Entlassung der Irren im Hospital Hofheim, Erster Abschnitt, Nr. 448 (1823), S. 18. In: Sammlung Großherzoglich Hessischer Gesetze und Verordnungen, 4. Bd., Mainz 1835. Diese Instruktion ist, insofern von mir nachvollziehbar, im Wortlaut nicht mehr erhalten.

958 RITGEN: Medicinalwesen (1842), S. 460 f.

959 Großherzoglich-Hessisches Regierungsblatt auf das Jahr 1850. Verlag der Großherzoglichen Invalidenanstalt: Darmstadt 1850. Vgl. hierzu Nr. 17, S. 189.

960 Hof- und Staatshandbuch des Großherzogtums Hessen 1854. Verlag der Großherzoglichen Invalidenanstalt: Darmstadt 1854 S.133.

961 Zur Tätigkeit Hohenschilds vgl. Kapitel 3.4 der vorliegenden Arbeit.

Direktor Hohenschild *„in Folge der Eigentümlichkeit der hiesigen Verhältnisse und der in unserm Lande eben jetzt schwebenden Reform des Irrenwesens (Erbauung einer neuen Anstalt u. s. w.) mit administrativen Geschäften bis zum Übermaß belastet“*[962] sei. Im Gegensatz zu anderen Anstalten verfügte das Landeshospital um die Jahrhundertmitte noch nicht über feste Stellen für Assistenzärzte. In der Siegburger Anstalt gab es Ende des Jahres 1851 neben dem Direktor einen Assistenzarzt bei einer Anzahl von 228 Kranken, in Illenau wurden die zum gleichen Zeitpunkt 414 Kranken von zwei dem Direktor unterstehenden Assistenzärzten versorgt. In Hofheim hingegen gab es mit dem Direktor lediglich einen Arzt zur Versorgung der zu diesem Zeitpunkt vorhandenen 383 Kranken – trotz der zusätzlichen starken Belastung durch administrative Tätigkeiten.[963]

Hohenschild ließ sich daher von einem privat angestellten Hilfsarzt in den medizinischen Angelegenheiten des Hospitals unterstützen. Inhaber dieser Stelle war zunächst Dr. Dittmar aus Crumstadt. Zu seinen Hintergründen ist aus der knapp gehaltenen Personalakte nichts zu erfahren. Er wurde 1851 angestellt, wozu von der Behörde eine provisorische Stelle geschaffen worden war. Der Lohn umfasste jährlich 200 Gulden sowie freie Station, womit *„freie Wohnung im Hospital, Heitzung, Licht, Beköstigung 1er Klasse ohne Wein und freie Wäsche“* gemeint war. Dittmar trat im Mai 1853 aus nicht mehr nachvollziehbaren Gründen aus dem Anstaltsdienst wieder aus.[964] Das Beschäftigungsverhältnis zog, wie Hohenschild im Briefverkehr mit den Behörden sehr vage bemerkte, *„Mißstände“* nach sich. Dittmar wurde vom Direktor spätestens im September 1853 durch den jungen Georg Ludwig ersetzt, der zunächst ebenfalls privat bei diesem angestellt war und erst ab November desselben Jahres als erster Assistenzarzt in einem provisorischen Dienstverhältnis verpflichtet wurde. Er unterstützte Hohenschild auch in administrativen, jedoch vor allem in ärztlichen Angelegenheiten und vertrat ihn in der wohl häufigen, der Tätigkeit Hohenschilds in der erwähnten Kommission zur Reform des Irrenwesens geschuldeten, Abwesenheit seines Vorgesetzten. Die Vergütung bestand im Wesentlichen aus freier Kost und Logis, die (wie zuvor bei Dittmar) der Verpflegung eines Hospitaliten 1. Klasse entsprach.[965] Als Ludwig etwa ein Jahr nach Dienstantritt zu heiraten

962 LUDWIG: Augenspiegel (1856), S. 76 f.

963 LAEHR: Irrsein (1852). Zu Siegburg vgl. hier S. 275, zu Illenau S. 259, zu Hofheim S. 258.

964 Personalakte Dr. Dittmar (HStAD, Best. G 16 A, Nr. 1). Zum Zitat vgl. die Briefabschrift vom 3. Oktober 1851.

965 Personalakte Georg Ludwig (HStAD, Best. P 18, Nr. 59). Vgl. den Brief vom 26. September 1853 und den den Brief vom 3. Januar 1854.

gedachte, wurde mit Einwilligung Hohenschilds offenbar eine kleine Wohnung samt Küche für diesen eingerichtet. Dazu wurde ein kleiner Raum herangezogen, der bis dahin zur Verwahrung von Akten gedient hatte. Der Direktor rechtfertigte vor den Behörden diese unübliche Maßnahme (eine Verheiratung der in der Anstalt tätigen Assistenzärzte war offenbar nicht erwünscht und bedurfte einer behördlichen Genehmigung) als Mittel, den aus seiner Sicht sehr fähigen Ludwig im Hospital zu halten. Die prekäre finanzielle Situation und die Raumnot, die im Hospital herrschte, wird dadurch deutlich, dass Hohenschild gegenüber den Behörden ausdrücklich betonte, dass die Einrichtung der Wohnung aus privaten Mitteln bestritten werden sollte und der bestehende Mangel an Raum für die Kranken dadurch nicht vergrößert werden würde. Auf ähnliche Hindernisse stieß man auch an anderen Anstalten bei der Anstellung fester Ärzte, etwa in der Hainaer Anstalt, wo es im Vorfeld der Festanstellung eines ersten Arztes im Jahr 1821 längere Querelen im Kontext der Raumnot und der ungeklärten Finanzierung gegeben hatte.[966] Hohenschild beantragte für Ludwig zudem die Verwandlung des Anrechts auf freie Kost und Logis in ein Gehalt.[967] Etwa zwei Wochen später wurde Ludwig mit einem Schreiben des Kreisamts Darmstadt die Genehmigung zur Heirat erteilt und sein Gehalt auf jährlich 450 Gulden festgesetzt.[968]

7.2 Assistenzärzte in Hofheim unter Georg Ludwig und Aufgabenteilung

Durch den Weggang Hohenschilds und die Beförderung Ludwigs zum kommissarischen Direktor im Jahr 1855 wurde die Stelle des Assistenzarztes in Hofheim vakant. Auf diese rückte der 25-jährige Assistenzarzt Jakob Heller aus dem hessischen Rockenberg. Es ist aus den erhaltenen Akten nicht mehr nachvollziehbar, wie der Kontakt zwischen der Anstalt und dem jungen Arzt zustandegekommen war. Er war im Gegensatz zu den späteren Assistenzärzten Ludwigs jedenfalls

966 SAHMLAND, IRMTRAUT: Neuer „Zeitgeist“ trifft auf traditionelles Hospital – Fragen eines modernen Strukturwandels im Landeshospital Haina im frühen 19. Jahrhundert. In: Historia Hospitalium. Jahrbuch der Deutschen Gesellschaft für Krankenhausgeschichte, Bd. 31 (2018/19), S. 199–221.

967 Personalakte Georg Ludwig (HStAD, Best. P 18, Nr. 59), Brief vom 10. September 1854.

968 Ebd., Brief vom 23. September 1854.

nicht Mitglied des „Corps Starkenburgia" oder eines anderen Gießener Corps.[969] Er trat offiziell am 18. April 1856 in den Dienst des Hospitals ein. Sein Gehalt wurde von der Behörde auf jährlich 400 Gulden gesetzt, ein Betrag, der der „*Wichtigkeit und Schwere der dienstlichen Aufgaben*", wie Ludwig beklagte, nicht gerecht wurde.[970] Darüber hinaus genoss der neue Assistenzarzt ebenfalls „*freie Station*".[971] Beim Voranschlag für die Finanzperiode von 1857–1859 war immerhin neben der freien Station für den ersten der mittlerweile zwei Assistenzärzte 700 Gulden jährlich, für den zweiten Assistenzarzt jährlich 500 Gulden als Bargehalt vorgesehen. Im Vergleich dazu verdiente der Direktor mit jährlich 1680 Gulden wesentlich mehr. Allerdings waren in diesem Gehalt ein Anschlag von 100 Gulden für die Nutzung einer Wohnung in der Anstalt und 80 Gulden für Bürokosten enthalten.[972]

Heller trat diese Stelle an, obwohl er das eigentlich dazu notwendige Staatsexamen noch nicht abgelegt hatte. Sie wurde daher zunächst vorbehaltlich seines Bestehens vom Darmstädter Kreisamt bewilligt. Die Behörde erkundigte sich daraufhin in einem Schreiben vom 3. September 1857 bei Ludwig, ob Heller mittlerweile das Examen bestanden habe.[973] Der Direktor räumte in einem Antwortschreiben ein, dass Heller aufgrund einer Erkrankung noch nicht die Möglichkeit dazu gehabt habe.[974] Heller verstarb kurze Zeit später am 21. November 1857, vermutlich ohne zuvor das Examen abgelegt zu haben.[975] Da anscheinend keiner der vom Gericht ausgemachten Anverwandten das Erbe antreten wollte, zumal Heller zum Zeitpunkt seines Todes mit etwas über 182 Gulden verschuldet war (was in etwa die Hälfte seines Jahresgehalts betrug), wurde sein spärliches Eigentum inventarisiert und im Mai folgenden Jahres bei einer öffentlichen

969 RÜGENER, KARL (Hrsg.): Kösener Korpslisten von 1798 bis 1910, Starnberg bei München 1910. Vgl. „II. Alphabetisches Namensverzeichnis". Der Name Hellers ist unter den Mitgliedern der „Kösener Corps" bis 1910 nicht aufgeführt.

970 Personalakte Jakob Heller (HStAD, Best. G 16 A, Nr. 3). Vgl. die Briefabschrift vom 19. April 1856.

971 Ebd., Vgl. den Brief vom 13. Mai 1856.

972 Verhandlungen der Zweiten Kammer 1857/59, Beilagen, 3. Bd. (1857), Beilage Nr. 140 zum 12. Protokoll. Vgl. „P. Beitrag zur Hospitalanstalt zu Hofheim" (Anlage Nr. 70), S. 231–249. Zu den Gehältern vgl. S. 238.

973 Vgl. Personalakte Jakob Heller (HStAD, Best. G 16 A), Brief vom 3. September 1857.

974 Ebd., Briefabschrift vom 7. September 1857.

975 Der Briefwechsel ist in der Personalakte durch Abschriften dokumentiert. Zwischen den Abschriften der Briefe Ludwigs vom 7. September 1857 und der Meldung des Todes Hellers im November desselben Jahres finden sich keine weiteren Abschriften.

Auktion versteigert. Diese Auflistung hinterlassener Gegenstände erlaubt einen interessanten Einblick in das spartanische Leben der Assistenzärzte am Hospital. Neben einer vergleichsweise kleinen Summe Bargeld von etwas über 55 Gulden hinterließ der Assistenzarzt vor allem Kleidung und Weißzeug (u. a. zwei Filzhüte, einen Schlafmantel, ein Paar Schuhe und zwei Paar Pantoffel, zehn Paar Socken, drei Paar Unterhosen und drei Paar Stiefel), einige wenige persönliche Gegenstände wie einen Kamm, ein Zigarrenetui und ein Portemonnaie und einen Vorrat an Äpfeln. Zum Zeitpunkt seines Todes besaß er etwa ein Dutzend wissenschaftlicher und medizinischer Werke (u. a. über Geburtshilfe, Anatomie und Chirurgie, jedoch keine Vorlesungsmitschriften),[976] ein lateinisch-deutsches Handwörterbuch, einige Dissertationen und unvollständige Bücher[977] und eine neun Bücher umfassende Sammlung der Werke Shakespeares. An Instrumenten hinterließ er nur ein kleines, unvollständiges anatomisches Besteck. Ludwig, der der Versteigerung beiwohnte, erwarb lediglich Hellers Vorrat an Äpfeln.[978]

Bereits acht Tage nach dem Ableben Hellers trat Ernst Vix am 29. November 1857 den Dienst als Assistenzarzt im Hospital provisorisch an. Vix war während seines Studiums im Jahr 1853 in die Gießener Studentenverbindung „Corps Starkenburgia" aufgenommen worden und dürfte Ludwig von den regelmäßigen Veranstaltungen der Vereinigung gekannt haben.[979] Aus den der Akte von Vix beigelegten Abschriften des vorausgegangenen Briefverkehrs mit den Behörden geht hervor, dass die beiden Kammern der Großherzoglich-Hessischen Landstände zuvor die Einrichtung einer zweiten Assistenzarztstelle auf Betreiben Ludwigs genehmigt hatten. Dieser hatte offenbar beklagt, dass die ärztliche Behandlung durch die Verpflichtung des Direktors in der Kommission zur Reform des Irrenwesens[980] und die krankheitsbedingt fortwährend eingeschränkte

---

976 Zu der in Hofheim verfügbaren wissenschaftlichen Literatur vgl. das Kapitel 5.1 der vorliegenden Arbeit.

977 Akte des Landgerichts Groß-Gerau über den Nachlass Jakob Hellers (HStAD, Best. G 28 Gross-Gerau, F 7834). Vgl. die Inventarliste unter „4. Bücher": *„16. Einige Dissertationen und unvollständige Bücher verschiedenen Inhaltes.*"

978 Ebd., Versteigerungsprotokoll, Posten Nr. 78.

979 RÜGENER: Korpslisten (1910). Vgl. S. 235. Ernst Vix wird als Mitglied mit der Nr. 236 aufgeführt.

980 Gemeint ist hiermit wohl die Tätigkeit Ludwigs im Zusammenhang mit der Planung des Neubaus einer Anstalt in Heppenheim. Zuvor war Ludwig Hohenschild als Direktor Hofheims Teil einer solchen Kommission gewesen. Vgl. hierzu Kapitel 3.4 der vorliegenden Arbeit. Die beiden Kammern der Landstände beschäftigten sich zu diesem Zeitpunkt bereits mehrere Jahre mit dem Neubau einer weiteren Anstalt bzw. der Errichtung einer Klinik an der Gießener Universität. Im Jahr 1857 stellte der Fürst

Diensttauglichkeit Hellers[981] nicht ausreichend gewährleistet war. Als Heller verstarb, wurde die Stelle des ersten Assistenzarztes erneut vakant. Ludwig drängte die Behörde innerhalb kurzer Zeit dazu, die freigewordene Stelle mit dem erst knapp einen Monat zuvor dort tätigen Vix zu besetzen und rechtfertigte seinen Vorschlag betreffend die ungewöhnlich schnelle Beförderung mit einem Hinweis auf die Qualifikation von Vix und die Schwierigkeit, geeignete junge Ärzte für die Tätigkeit am Hospital zu gewinnen:

> *„Die Sympathien unserer vaterländischen Ärzte für das Irrenwesen sind aus bekannten Gründen nur unbedeutend und die an sich schon geringe Zahl der durch persönliche Eigenschaften und wissenschaftliche Bildung für die Irrenheilkunde sich qualifizierenden Doktoren vermindert sich hierdurch noch mehr. Um so glücklicher dürfen wir uns schätzen, in Herrn Dr. Vix einen Kandidaten gefunden zu haben, der, wie wir dies durch eine längere Bekanntschaft mit ihm schon im Voraus wußten, durch die Art seiner nunmehr fünfwöchentlichen Dienstlichen Tätigkeit bewiesen hat, daß er der von uns unterm 1n Dezember vor. Jahres gehorsamst beantragten gnädigsten Berücksichtigung durchaus würdig ist und daß seine Ernennung zum 1. Assistenzarzt des Gr. Landeshospitals umsomehr ein Glück genannt werden muss, je rascher sie erfolgt.“*[982]

Darüber hinaus bat Ludwig die Behörde, die Stelle eines zweiten Assistenzarztes in der „Darmstädter Zeitung“ auszuschreiben, mit dem Hinweis, dass die Bewerber *„vor allem jung und ledig sein müßten“*[983]. Im Mai 1858 wurde Ernst Vix definitiv als Erster Assistenzarzt mit einem Gehalt von jährlich 450 Gulden nebst freier Station verpflichtet.[984] Im Jahr 1858 wurde mit der zunächst provisorischen Einstellung des aus Magdeburg stammenden Friedrich Wilhelm

---

von Solms-Lich einen Antrag zur Errichtung einer neuen Anstalt in Heppenheim. Das dafür notwendige Budget wurde im Folgejahr von beiden Kammern der Landstände bewilligt. Im Juli 1860 stellte der Minister von Dalwigk den von Georg Ludwig ausgearbeiteten Plan für den Neubau den zwei Kammern vor. Vgl. hierzu: DANNEMANN: Giessen (1899), S. 37–39.

981 Personalakte Ernst Vix (HStAD, Best. G 16A Nr. 4). Vgl. hierzu Briefabschrift vom 11. November 1857.

982 Ebd., vgl. auch die Briefabschrift vom 2.1.1858. Die Probleme im Zusammenhang mit der Rekrutierung geeigneter Ärzte werden an dieser Stelle nicht weiter ausgeführt. Es erscheint wahrscheinlich, dass das Landeshospital unter anderem aufgrund seiner abgelegenen Lage und der Bedingungen (keine eigene Wohnung, keine Heiratserlaubnis) unattraktiv für den potenziellen ärztlichen Nachwuchs war. Zur Debatte bei den Verhandlungen der Zweiten Kammer der Landstände im Jahr 1869 hierzu s. u.).

983 Personalakte Ernst Vix (HStAD, Best. G 16 A, Nr. 4). Vgl. hierzu die Briefabschrift vom 1. Dezember 1857.

984 Ebd. Vgl. die Briefabschrift vom 22. Mai 1858.

Reissner erstmals ein zweiter Assistenzarzt eingestellt.[985] Reissner hatte in Gießen studiert und war 1852 dem Gießener Corps Starkenburgia beigetreten, dem auch Ludwig und Vix angehörten. Er studierte später wohl in Berlin, wo er mit den Angehörigen des Berliner Corps Marchia verkehrte und sein Studium beendete, bevor er ins Großherzogtum zurückkehrte. Seine Personalakte ist anscheinend nicht erhalten, sodass die Informationen zu seinem Hintergrund spärlich bleiben.[986]

Den Hofheimer Assistenzärzten oblag die tägliche Anordnung im Rahmen der medizinischen Behandlung der Hospitaliten, während Georg Ludwig eine supervidierende Funktion übernahm, wie aus einer kurzen Übersicht in der „Allgemeinen Zeitschrift für Psychiatrie" aus dem Jahr 1858 hervorgeht. Ernst Vix war als „ordinierender Arzt" für die Frauenabteilung verantwortlich, Friedrich Reissner für die Männerabteilung.[987] Eine Rekonstruktion der alltäglichen assistenzärztlichen Tätigkeit am Hofheimer Hospital ist aus der vorhandenen Quellenlage schwierig und nur in ihren Umrissen möglich. In den Hofheimer Krankenakten finden sich nur selten die Unterschriften oder Kürzel der Assistenzärzte neben der viel häufigeren Unterschrift des Direktors bzw. seines Kürzels („L."). Die ohnehin unregelmäßigen Akteneinträge, die nicht im Rahmen regelmäßiger Visiten, sondern nur im Zusammenhang mit besonderen Vorkommnissen, neuen Anordnungen oder Verlaufsänderungen im Krankheitsgeschehen entstanden, wurden in der Regel weder mit Unterschriften noch mit Kürzel versehen.

Der administrative Briefverkehr im Zusammenhang mit der Aufnahme hingegen war Aufgabe des Direktors. Exemplarisch lässt sich hier die Krankenakte des Ludwig D.[988] heranziehen, der am 5. August 1861 in die Hofheimer Anstalt aufgenommen wurde, nachdem er im Februar 1861 wahrscheinlich infolge einer fiebrigen Erkrankung geisteskrank geworden war. Der zuständige Kreisarzt attestierte ihm in dem für die Aufnahme in Hofheim vorgesehenen Vordruck „Wahnsinn mit Tobsucht" und schilderte unter anderem, dass der Kranke seine Eltern bedroht habe und dass man ihn habe festbinden müssen. Nach Ausstellung der notwendigen Unterlagen (des Taufscheins und eines Vermögenszeugnisses, die sich noch in der Krankenakte finden lassen) stellte Ludwig bei

985 Vgl. die Mitteilung „aus Hofheim". In: AZP, 15. Bd. (1858), S. 732.
986 RÜGENER: Korpslisten (1910), S. 235. Reissner wird mit der Mitgliedsnummer 231 aufgeführt.
987 Vgl. die Mitteilung „aus Hofheim". In: AZP, 15. Bd. (1858), S. 732.
988 Krankenakte des Ludwig D. (HStAD, Best. G 16 A, Nr. 6799).

der Provinzialdirektion Starkenburg einen Antrag auf die sofortige provisorische Aufnahme des Ludwig D., der von der Behörde in einem Schreiben von 23. Juli 1861 stattgegeben wurde. Die Abschriften der Briefe und die dazugehörigen Vermerke sind mit der Unterschrift Ludwigs bzw. dessen Kürzel „L." versehen. In Abwesenheit des Direktors oblag dem „Ersten Assistenzarzt" und Stellvertreter des Direktors die Erledigung dieser Aufgaben. Als am 5. August die Aufnahme des Ludwig D. in das Landeshospital erfolgen konnte, wurde diese von Ernst Vix „I. V. d. D.", also „In Vertretung der Direktion / des Direktors" quittiert. Auch neben der Abschrift eines Briefes an die Angehörigen des Kranken und neben dem Vermerk über die provisorische Entlassung des Kranken nach eingetretener Besserung am 20. Dezember 1861 findet sich das Kürzel Ludwigs. Für den 7. August 1861, also am zweiten Tag nach der Aufnahme, wurde eine ausführliche Untersuchung des Kranken dokumentiert. Bei Ludwig D. wurden daraufhin eine spezifische Diät und weitere Maßnahmen wie tägliche Bäder in der mit „Therapie" betitelten Spalte der Krankenblättervordrucke angeordnet. Weder Untersuchungsbefund noch Anordnungen wurden unterzeichnet, sie sind anhand der Handschrift nur unsicher zuordenbar. In den ersten Wochen nach Aufnahme wurden zahlreiche Einträge vorgenommen, die auf den 12., den 18., den 20., den 23., den 24. den 26., den. 27. und 28. August 1861 datiert wurden. Danach werden die Einträge seltener. Im Rahmen dieser Kontakte wurden Therapie und Diät angepasst, Arzneien einmalig oder fest angeordnet und in die Therapie-Spalte der Krankenblätter eingetragen. Nachdem Ludwig D. beispielsweise in den ersten Tagen gegen Schlaflosigkeit und Unruhe mehrmals 45 Tropfen Opium-Tinktur erhalten hatte und auch ein 30° heißes Bad ohne Erfolg geblieben war, erhielt er am 11. August um 7 Uhr abends 45 Tropfen, um 9 Uhr abends weitere 30 Tropfen. Daraufhin schlief der Kranke *„mehrere Stunden u. zwar sehr fest"*. Augenscheinlich aufgrund dieser guten Wirkung erhöhte man ab dem 13. August die Dosierung auf *„3x täglich 30 Gtt."*[989]. Im weiteren Verlauf sollte die Dosierung je nach Zustand des Kranken weiter angepasst werden: zuerst wurden sie auf kontinuierlich zweimal 30 Tropfen Opiumtinktur herabgesetzt, am 20. August wurden dann einmalig wieder dreimal 30 Tropfen täglich verabreicht. Auch die Diät des Ludwig D. wurde im Verlauf entsprechend seiner Bedürfnisse weiter angepasst. Es bleibt hierbei unklar, ob Visitierungen regelmäßig bzw. in welchen Abständen sie stattfanden, oder ob sie nur bei Bedarf erfolgten. Jedenfalls scheinen die Einträge vornehmlich bei Veränderungen im Krankheitsverlauf und im Zusammenhang mit Veränderungen von Therapie

989 Gtt = „guttae", Tropfen. ((check font style))

und Diät vorgenommen worden zu sein. Die Visiteneinträge und Anordnungen sind in dieser Krankenakte in keinem Fall mit einem entsprechenden Kürzel versehen worden. Es erscheint wahrscheinlich, dass die regelmäßigen Untersuchungen und Anordnungen von den für die jeweilige Abteilung zuständigen Ärzten in Rücksprache mit ihrem ärztlichen Vorgesetzten erfolgten. Aufgrund der oben beschriebenen spärlichen Quellenlage bleiben die täglichen Arbeitsabläufe jedoch leider nur vage zu umreißen.

7.3 Assistenzärzte im Landeshospital Hofheim ab 1865

Im Oktober 1865 wurde nach dem Ausscheiden von Ernst Vix aus dem Hospital, der zunächst zum Obermedizinalrat in Darmstadt, später zum Regierungs- und Medizinalrat in Metz ernannt wurde,[990] Albrecht Sehrt als erster Assistenzarzt verpflichtet.[991] Sehrt dürfte als Angehöriger des Gießener Corps Teutonia[992] seit 1859 mit den „Starkenburger“ Ärzten gelegentlich verkehrt haben. Friedrich Reissner wurde am 28. September 1865 zum Direktor ernannt. Er übte das Amt bis 1870 aus, als er als Obermedizinalrat und Kreisarzt nach Darmstadt berufen wurde.[993]

Spätestens zu Beginn der 1860er Jahre konnten Medizinstudenten zu Unterrichtszwecken in Hofheim während der vorlesungsfreien Zeit aufgenommen werden,[994] was auf die Initiative Ludwigs zurückgehen dürfte.[995] An der Gießener Universität wurde seit dem Jahr 1836 Psychiatrie von Ferdinand August Maria Franz von Ritgen gelehrt, der im Jahr 1837 das Fach offiziell übernahm und sich intensiv um die Etablierung des Faches an der Gießener Universität bemühte. Ein eigener Lehrstuhl wurde jedoch erst 1895 besetzt, die Universitätsklinik 1896 eröffnet.[996] Nach von Ritgens Ableben 1867 lassen sich im

990 MAYER: Hofheim (1904), S. 102.

991 Hofheim und Heppenheim 1866–1877 (1880), Teil I, S. 5.

992 RÜGENER: Korpslisten (1910), S. 245: Albrecht Sehrt wird mit der Nummer 247 auf der Mitgliederliste der „Teutonia“ aufgeführt.

993 MAYER: Hofheim (1904), S. 100.

994 Vgl. die Mitteilung „aus Hofheim“. In: AZP, 21. Bd. (1864), S. 341 f.

995 In der kurzen Darstellung der „Allgemeinen Zeitschrift“ von 1864 wird berichtet, die Studenten fänden „*in neuer Zeit*“ Aufnahme im Landeshospital, sodass davon auszugehen ist, dass der Unterricht zu einem Zeitpunkt etabliert wurde, an dem Ludwig bereits die Leitung innehatte.

996 Vgl. zu Prof. von Ritgen und die Vorgeschichte der Gießener Universitätsklinik für Psychiatrie: ENKE: Gießen (2003). Vgl. hierzu insbesondere S. 59–63.

Verzeichnis der Gießener Universität zunächst keine psychiatrischen Vorlesungen mehr nachweisen. Sie wurden erst wieder ab dem Wintersemester 1876/77 vom Privatdozenten Karl Spamer angeboten und fanden dann zwei bis dreimal wöchentlich statt.[997] Seine Vorlesungen sind bis zum Sommersemester 1881 nachzuweisen.[998] Karl Spamer, der wie Georg Ludwig dem Corps Starkenburgia angehörte,[999] hatte zuvor in Gießen Medizin studiert und war im März bis April des Jahres 1864 im Landeshospital Hofheim unter Georg Ludwig als Praktikant zugegen. Er war später, allerdings erst nach dem Ausscheiden Ludwigs, im Hofheimer Hospital von 1867 bis 1870 als Assistenzarzt beschäftigt.[1000] Das Angebot eines Praktikums am Landeshospital nahm auch Eduard Werle wahr, der ebenfalls dem Corps Starkenburgia angehörte und seine „Corpsbrüder" Georg Ludwig, Vix, Reissner und Spamer bereits im Vorfeld gekannt haben dürfte, zumal auch er im Corps wichtige Positionen innegehabt hatte.[1001] Er verbrachte während seines Studiums mehrere Monate in Hofheim, wo er durch Friedrich Reissner in seiner psychiatrischen Ausbildung angeleitet und unterstützt wurde, wie der Danksagung aus Werles Dissertationsschrift zu entnehmen ist. Unmittelbar vor Abschluss seines Studiums durch die Promotion verbrachte er dort erneut ein halbes Jahr und erhob die für seine Dissertation notwendigen Daten, die er unter dem Titel „Beitrag zur Kenntnis der Körperwärme bei Geisteskranken" publizierte und 1866 an der Gießener Universität verteidigte.[1002] Ihm wurde kurze Zeit später, im April 1866, die zweite Assistenzarztstelle unter Reissner übertragen, der nach dem Ausscheiden Ludwigs aus der Anstalt die Leitung übernommen hatte. Er wechselte jedoch nach wenigen Monaten als

997 Verzeichniß der Vorlesungen, welche auf der Großherzoglich Hessischen Ludewigs-Universität zu Giessen im Winterhalbjahre 1876/77 gehalten werden und am 30. October ihren Anfang nehmen. Giessen 1876. URL: http://geb.uni-giessen.de/geb/volltexte/2007/4340/ (Stand: 01.04.2022). Vgl. hierzu S. 6.

998 Verzeichniß der Vorlesungen, welche auf der Großherzoglich Hessischen Ludewigs-Universität zu Giessen im Sommerhalbjahre 1881 gehalten werden und am 28. April ihren Anfang nehmen, Giessen, 1881. URL: http://geb.uni-giessen.de/geb/volltexte/2007/4349/ (Stand: 01.04.2022). Vgl. S. 6.

999 RÜGENER: Korpslisten (1910), S. 236. Karl Spamer wird mit der Mitgliedsnummer 291 aufgeführt. Er trat dem Corps im Jahr 1861 bei.

1000 Vgl. Personalakte Karl Spamer (HStAD, Best. G 16 A, Nr. 5).

1001 RÜGENER: Korpslisten (1910), S. 236. Eduard Werle wird mit der Mitgliedsnummer 271 aufgeführt.

1002 WERLE, EDUARD: Beitrag zur Kenntnis der Körperwärme bei Geisteskranken. Inaugural-Dissertation, Gießen 1866. Zur Danksagung vgl. S. 5.

Erster Assistenzarzt unter Ludwig an die neu eröffnete Heppenheimer Anstalt. Nachdem die Stelle in Hofheim sieben Monate lang vakant geblieben war, wurde sie mit dem bereits genannten Karl Spamer besetzt,[1003] der seit 1861 Mitglied des Corps Starkenburgia war.[1004]

Als Reissner und Spamer aus dem Dienst des Landeshospitals 1870 traten, wurde Albrecht Sehrt zum Direktor befördert. Die beiden Assistenzarztstellen, mitbedingt durch die Teilnahme junger Ärzte in dem Deutsch-Französischen Krieg 1870/71, blieben neun Monate lang vakant.[1005] Im Jahr 1871 wurde eine Stelle mit Karl Gutheim, ebenfalls ein „Gießener Starkenburge“[1006] besetzt,[1007] der bis zu seinem Tod im Jahr 1874 im Dienst der Anstalt blieb.[1008] In den folgenden Jahren unterlagen die Assistenzarztstellen weiterhin großen personellen Fluktuationen. Mitglieder des Corps Starkenburgia lassen sich fortan unter den häufig wechselnden Hofheimer Assistenzärzten bis zu Beginn des 20. Jahrhunderts nicht mehr nachweisen.[1009]

Georg Ludwig bediente sich zur Anwerbung neuer Ärzte offenbar zweier Kanäle. Durch die vermutlich auf ihn zurückgehende Einrichtung eines studentischen Praktikums konnten angehende Ärzte bereits zu Studienzeiten mit der Anstalt in Kontakt kommen. Insbesondere scheint jedoch Ludwig von seiner Studentenverbindung Gebrauch gemacht zu haben, um junge Ärzte für den Anstaltsdienst zu finden. Die Anwerbung und vor allem das Halten geeigneter Assistenzärzte zur Deckung offener Stellen in Hofheim gestaltete sich in den auf den Fortgang Ludwigs folgenden Jahren wohl deshalb schwierig. Das Fehlen von Bewerbern für die ärztlichen Stellen in Hofheim wurde bald auch in der Zweiten Kammer der Hessischen Landstände problematisiert. Ein Abgeordneter beklagte dort im Jahr 1869 etwa, dass sich auf ein öffentliches Gesuch hin überhaupt kein Bewerber gemeldet habe. Neben der abgelegenen und der als „ungesund“ empfundenen Lage Hofheims, die mehrmals ausdrücklich betont wurde, und des vergleichsweise niedrigen Gehalts wurde auch der mit dem Dienst in

1003 Hofheim und Heppenheim 1866–1877 (1880), Teil I, S. 5.
1004 RÜGENER: Korpslisten (1910), S. 236. Karl Spamer wird mit der Mitgliedsnummer 291 aufgeführt.
1005 MAYER: Hofheim (1904), S. 102.
1006 RÜGENER: Korpslisten (1910), S. 236. Karl Gutheim wird mit der Nummer 312 aufgeführt.
1007 Hofheim und Heppenheim 1866–1877 (1880), Teil I, S. 5.
1008 MAYER: Hofheim (1904), S. 102.
1009 Vgl. ebd., S. 102 und die Mitgliederliste des Corps Starkenburgia in: RÜGENER: Korpslisten (1910), S. 231–241.

der Anstalt einhergehende zölibatäre Lebensstil – gesucht wurden ausschließlich ledige Männer, die in der Anstalt zu wohnen hatten – der jungen Assistenzärzte als vom Dienst abschreckende Umstände diskutiert. Als Gegenmaßnahme wurde unter anderem die Einrichtung einer Wohnung zumindest für den Ersten Assistenzarzt geprüft, in der Hoffnung, erfahrene Ärzte auf dieser wichtigen Position des Stellvertreters des Direktors langfristig halten zu können. Die dazu notwendigen kostspieligen Reformen wurden vom Abgeordneten Wernher dezidiert abgelehnt, der in den Forderungen „Eifersucht" zwischen den beiden Hessischen Anstalten zu erkennen glaubte – Heppenheim verfügte bereits seit der Eröffnung 1866 über eine solche Wohnung – und von einem Umbau die Vergrößerung der bereits ohnehin vorhandenen Raumnot in Hofheim befürchtete. Als vermutlich vorgeschobenes (und etwas unseriös anmutendes) Gegenargument für eine Heiratserlaubnis und die Gewährung eines eigenen Haushaltes durch den Assistenzarzt führte der Abgeordnete sogar die schädlichen Auswirkungen auf das Anstaltsleben auf, die sich aus Streitigkeiten unter den Gattinen des Direktors und ersten Assistenzarztes ergeben könnten, was jedoch von den anderen an der Diskussion beteiligten Abgeordneten nicht ernstgenommen wurde.[1010]

Der Abgeordnete Ludwig Schäfer, der bei der Debatte die Heiratserlaubnis für den ersten Assistenzarzt befürwortete und für die Bereitstellung einer angemessenen Wohnung eintrat, beschrieb daraufhin mit drastischen Worten die bis dahin als Wohnung des ersten Assistenzarztes fungierenden Räumlichkeiten:

> *„Ich glaube, dass es gut ist, wenn man den Assistenzarzt möglichst lange hält, und lange halten kann man ihn nur, wenn man ihm Gelegenheit gibt, zu heiraten; und wenn man ihn heiraten lässt, muss man ihm nach seiner Stellung eine anständige und nicht eine Dachwohnung mit schiefen Wänden geben. Die jetzige Wohnung des Assistenzarztes verdient kaum den Namen Wohnung, m. H., sie ist 18 Fuss lang, 16 Fuss breit, und wenn ich auf die Fussspitze trete, stoße ich oben wider, also ist das keine Wohnung."*[1011]

Aus seinen Ausführungen geht allerdings nicht hervor, ob er die Begebenheiten zuvor persönlich inspiziert hatte. Die Einrichtung einer Wohnung wurde auf dieser Sitzung weiter kontrovers diskutiert, ein entsprechender Antrag mit großer Mehrheit jedoch letztlich angenommen.

Die Hofheimer Anstalt traf bei der Anwerbung von Ärzten auf Probleme, die auch andere Anstalten kannten. In einer im November 1860 verfassten

---

1010 Verhandlungen der Zweiten Kammer 1869/71, Protokolle: 3. Bd. (1869), Protokoll Nr. 40, S. 59–68.

1011 Ebd., Protokoll 40, S. 64 f.

Stellungnahme, die in der „Allgemeinen Zeitschrift für Psychiatrie" von 1862 abgedruckt wurde, nahm der prominente Psychiater Heinrich Damerow zu den Problemen bei den Anwerbung von jungen Ärzten in der Psychiatrie Stellung.[1012] Anlass für das Abfassen dieser Stellungnahme war offenbar der Umstand, dass Damerow (zu diesem Zeitpunkt Direktor der Anstalt in Nietleben bei Halle) eine ihm von der sächsischen Regierung bewilligte und mit „freier Station" dotierte Stelle eines „Hilfsarztes"[1013] mangels Bewerber nach fast zwei Jahren nicht hatte besetzen können. Seine Überlegungen sind umständlich und weitschweifig formuliert. Die Gründe, die er für den Mangel an Bewerbern zu erkennen glaubte, lassen sich aber grob zwei Kategorien zuordnen: Erstens dem fehlenden Interesse für Psychiatrie der potenziellen Bewerber, mitverursacht durch fehlenden Kontakt zur Psychiatrie während der Studienzeit, u. a. weil Psychiatrie an den medizinischen Fakultäten der deutschen Universitäten noch kein obligater Lehrgegenstand war und die wenigsten Universitäten über psychiatrische Kliniken bzw. Abteilungen verfügten;[1014] zweitens den unattraktiven Bedingungen, etwa der üblichen dreimonatigen Kündigungszeit für die Hilfsarztstellen oder der fehlenden Beförderungsmöglichkeit im Fall insbesondere der Zweiten Assistenzärzte. Andere Anstalten und vor allem solche in ländlichen Gegenden dürften demnach ähnliche Probleme gehabt haben, ihre Stellen zu besetzen. Differenzierte Vergleiche lassen sich aufgrund mangels publizierter Arbeiten zur Entwicklung des psychiatrischen ärztlichen Personals in diesem Zeitraum ohne größeren Aufwand nicht ziehen. Es erscheint jedoch wahrscheinlich, dass diese

---

1012 DAMEROW, HEINRICH: Gutachterliche Aeusserung über ein Rescript des Ministerii der geistlichen, Unterrichts- Und Medicinal-Angelegenheiten vom 22. Sept. 1860. No 3950. M., betreffend die Ausführung des Planes der Vermehrung des hülfsärztlichen Personals an den öffentlichen Irren-Heil- und Pflege-Anstalten. In: AZP, 19. Bd. (1862), S. 120–125.

1013 Die Begriffe „Hülfsarzt / Hilfsarzt" und „Volontairarzt / Volontärarzt" werden in der Literatur der Zeit offenbar uneinheitlich gebraucht. Damit bezeichnet werden im Gegensatz zu den festangestellten Assistenzärzten in der Regel vorübergehend beschäftigte, meist jüngere Ärzte. Die Stelle hatte einen Ausbildungscharakter und wurde in der Regel geringer entlohnt als die übrigen Arztstellen der Anstalten.

1014 Damerow nimmt bei seinen Ausführungen Bezug auf die Versammlung Deutscher Irrenärzte in Eisenach im Jahr 1860, bei der sich die versammelten Psychiater auf eine Resolution einigten, dass die Errichtung von Lehrstühlen und Kliniken für Psychiatrie bzw. eine Aufnahme des Faches als obligater Lehrgegenstand an allen deutschen Universitäten zu erwirken sei. Vgl. hierzu: Versammlung Eisenach 1860 (1860), S. 16–19.

Problematik in Hofheim aufgrund der vergleichsweise unattraktiven Lage, der oben diskutierten unattraktiven Bedingungen und der Konkurrenz zur relativ nahegelegenen und besser ausgestatteten „Schwesteranstalt“ Heppenheim besonders akzentuiert war. Auch der Unterricht in Psychiatrie fand an der Gießener Universität nur passager und mit mehrjähriger Unterbrechung während der zweiten Hälfte des 19. Jahrhunderts statt. Den Studenten stand ab den 1860er Jahren zwar die Möglichkeit offen – allerdings auf freiwilliger Basis – in Hofheim praktische Erfahrungen zu sammeln, es lässt sich jedoch nicht mehr nachvollziehen, wie viele Studenten tatsächlich von dieser Möglichkeit Gebrauch machten. Der spätere Mangel an Assistenzärzten scheint dafür zu sprechen, dass es der Anstalt auch nicht gelang, über diesen Kanal regelmäßig ärztlichen Nachwuchs zu gewinnen.

7.4 Assistenzärzte in Heppenheim unter Georg Ludwig ab 1866

Als die neue Anstalt in Heppenheim im Januar 1866 öffnete, war im Etat nur eine Assistenzarztstelle vorgesehen. Sie wurde mit Adolph Adrian besetzt, der zuvor als Privatdozent und Assistent am Physiologischen Institut in Gießen beschäftigt gewesen war. Er verstarb kurze Zeit später im Mai desselben Jahres. Die frei gewordene Stelle wurde mit Eduard Werle, „Corpsbruder“ Ludwigs und erst seit Kurzem Zweiter Assistenzarzt in Hofheim, bekleidet. Die Stelle eines Zweiten Assistenzarztes wurde in Heppenheim erstmals im Juli 1873 mit Eugen Wittich besetzt, der im Jahr 1871 in Tübingen mit einer Dissertation zu einem chirurgisch-geschichtlichen Thema[1015] sein Studium beendet hatte.[1016] Seine Personalakte aus Heppenheim ist offenbar nicht erhalten, sodass seine Hintergründe ungewiss bleiben. Er gehörte weder einem Gießener noch einem

---

1015 WITTICH, EUGEN: Geschichte der Kniegelenksresektion, Inaugural-Dissertation, Tübingen 1871.

1016 Vgl. zu den biographischen Daten: Hofheim und Heppenheim 1866–1877 (1880), Teil I, S. 34 f.; „Miscellen – aus Hessen“. In: AZP, 23. Bd. (1866), S. 178; Hof- und Staatshandbuch des Großherzogtums Hessen 1866, Darmstadt 1866, S. 267; Hof- und Staatshandbuch des Großherzogtums Hessen 1867, Darmstadt 1867, S. 112; Hof- und Staatshandbuch des Großherzogtums Hessen 1874, Darmstadt 1874, S. 104.

Tübinger Corps an.[1017] Weitere Quellen, die Aufschluss zu seiner Person hätten geben können, ließen sich bisher nicht ermitteln.

Später waren die Heppenheimer Ärzte, folgt man Carl Pelman (1838–1916, ab 1889 Professor für Psychiatrie in Bonn und Leiter der dortigen Anstalt), der ein enger Vertrauter Ludwigs war, *„samt und sonders Angehörige seines Korps"*[1018]. Die Anwerbung neuer Ärzte gestaltete sich durch die persönlichen Kontakte Ludwigs zu seinem studentischen Corps offenbar leichter als für die Hofheimer Anstalt. Im Gegensatz zu Hofheim ist zwar keine komplette Liste der Assistenzärzte Heppenheims veröffentlicht worden, tatsächlich lassen sich jedoch aus der der Festschrift des „Corps Starkenburgia" von 1890 beigelegten Mitgliedsliste mehrere „Corpsbrüder" Ludwigs identifizieren, die vorübergehend als Assistenzärzte oder Volontärärzte in Heppenheim beschäftigt waren. So handelte es sich beispielsweise bei dem im Jahr 1881 in den Dienst der Anstalt getretenen Friedrich Möller[1019], bei dem 1880 zunächst als Volontärarzt, nach einer Tätigkeit an den Anstalten in Marburg und Heidelberg als Dritter Arzt an die Heppenheimer Anstalt zurückgekehrten Hermann Stühlinger[1020] und bei dem nach der Approbation als Volontärarzt in Heppenheim tätigen Georg Kuhn[1021] um Mitglieder der Studentenverbindung Starkenburgia. Das Corps diente Ludwig offenbar insbesondere zur Deckung der Volontärarztstellen, die spätestens 1880 geschaffen worden waren. Diese Stellen wurden bevorzugt, wie im Falle der oben aufgezählten Starkenburger Ärzte, mit „frischen" Abgängern der Universität besetzt. Neben einer aushelfenden Tätigkeit dürfte der Ausbildungscharakter im Vordergrund gestanden haben. Darauf lässt auch der Umstand schließen, dass die Tätigkeit, wie aus Unterlagen aus den 1890er Jahren hervorgeht, auf ein Jahr begrenzt war und mit einem Gehalt vergütet wurde, das mit jährlich 600 Mark eher jenem des höheren Dienstpersonals wie der Küchenhaushälterin oder dem Gärtner (mit jeweils 600 und 500 Mark jährlich) als dem Gehalt der Assistenzärzte glich – der Erste und Zweite Assistenzarzt erhielten jeweils 4000 und 3000

1017 Vgl. MAYER: Hofheim (1904) S. 102 f. und RÜGENER: Korpslisten (1910). Vgl. hier die Mitgliederlisten der Gießener Corps: S. 208–251; und die Mitgliederlisten der Tübinger Corps: S. 844–888.

1018 PELMAN: Nekrolog (1910), S. 674.

1019 FABRICIUS, WILHELM / SCHARFENBERG, KARL: Geschichte des Corps Starkenburgia zu Gießen von 1840–1890: Zur Erinnerung an den fünfzigjährigen Stiftungscommers zu Giessen am 7., 8. und 9. August 1890, Berlin 1891. Vgl. den Anhang Mitgliedsliste der Corpsburschen, Nr. 269.

1020 Ebd., Nr. 286.

1021 Ebd., Nr. 313.

Mark jährlich, die beiden anderen Assistenzärzte jeweils immerhin 1500 Mark jährlich.[1022]

In den letzten Jahren des 19. Jahrhunderts war der ärztliche Personal-Etat auf zwei Oberärzte, zwei Assistenzärzte und zwei Volontärärzte erweitert worden. Die Anstalt beherbergte zu diesem Zeitpunkt über 430 Kranke.[1023] Der Arzt/Kranken-Schlüssel betrug exklusive des Direktors und der Volontärärzte zu diesem Zeitpunkt also ca. 1:108, in Hofheim zu Beginn des 20. Jahrhunderts noch ca. 1:163. Werden die Volontärärzte berücksichtigt, die es im Landeshospital anscheinend nicht gab, ergibt sich für Heppenheim sogar ein Arzt/Kranken-Verhältnis von 1:63. Trotz dieser anscheinend besseren personellen Ausstattung, die Heppenheim für potentielle Bewerber attraktiver gemacht haben dürfte, entfaltete sich in der Landesirrenanstalt – im Gegensatz zu Hofheim – zu Beginn des 20. Jahrhunderts keine nachweisbare wissenschaftliche Tätigkeit. Dieses könnte womöglich auf die Setzung anderer Schwerpunkte durch den Schwiegersohn Ludwigs, Eberhard Bieberbach, zurückzuführen sein, der 1897 mit der Übernahme der Leitung der Landesirrenanstalt Georg Ludwig als Direktor ablöste[1024], während Ludwig später, noch im hohen Lebensalter, u. a. durch die Gründung der „Wanderversammlung Hessischer Irrenärzte“ als Förderer einer wissenschaftlichen Tätigkeit in den Anstalten weiter auftrat.

7.5 Das Corps Starkenburgia als Bezugsquelle für Assistenzärzte

> *„Ob sich bei der Wahl des Platzes der alte Herr der Starkenburger nicht durch die Ruinen der hoch thronenden Starkenburg bestimmen ließ, kann kaum fraglich erscheinen, wenn man aus seinem Munde erfuhr, daß der alljährliche Kommers des Korps in einem eigens dazu hergerichteten Raume der Anstalt gefeiert wurde. Jedenfalls waren seine Assistenten samt und sonders Angehörige seines Korps, und es mutete uns, die wir in der strengsten Zucht des Herrn erzogen waren, etwas eigentümlich an, wenn sich Direktor und Assistenzarzt duzten und anscheinend auf gleichem Fuße verkehrten.“*[1025]

1022 Vgl. hierzu Landesirrenanstalt Heppenheim: Krankenstatistiken (LWV-Archiv, Best. B 14, Nr. 150) und Landesirrenanstalt Heppenheim: Jahresberichte 1891/91 bis 1894/95 (LWV-Archiv, Best. B14, Nr. 153).

1023 Vgl. LAEHR, HEINRICH / LEWALD, MAX: Die Heil- und Pflege-Anstalten für Psychisch-Kranke des deutschen Sprachgebiets am 1. Januar 1898, Berlin 1899. S. 116 f. Ludwig war im Oktober 1897 in den Ruhestand getreten.

1024 MAYER: Hofheim (1904), S. 101 f.

1025 PELMAN: Nekrolog (1910), S. 674.

So beschreibt der mit Georg Ludwig langjährig befreundete Psychiater Carl Pelman in seinem Nekrolog diese ungewöhnliche Konstellation zwischen dem Heppenheimer Direktor und seinen Assistenzärzten, die er wohl mehrheitlich aus Angehörigen jener studentischen Korporation rekrutierte, der er selbst während seiner Studienzeit angehört hatte und mit der er noch in seiner Eigenschaft als „alter Herr" regelmäßig verkehrte. Ludwig hatte sich seit Aufnahme seines Studiums im Jahr 1845 bis zu seiner Ausscheidung als „aktives" Mitglied im Jahr 1849 stark im studentischen Corps Starkenburgia engagiert und in diesem auch eine leitende Funktion übernommen. Nach vorangegangener Probezeit als „Fuchs" wurde er mit den Funktionen des Sekretärs und des Seniors versehen, also des Vorsitzenden der noch studierenden Mitglieder.[1026] Ludwig hatte während seiner Schulzeit bereits einer Schülerverbindung angehört und folgte nach dem Ablegen der Hochschulreife einem älteren Bruder in das Corps. Durch seine führende Rolle in diesem politisch liberal verorteten Verein baute er das organisatorische Talent und die rhetorischen Fähigkeiten aus, durch die er sich später auszeichnen sollte. Ein spezifisches politisches Engagement ist jedoch nur indirekt nachzuweisen. Er wurde mutmaßlich im Zusammenhang mit den studentischen Unruhen in Gießen im Jahr 1846 strafweise für die Dauer des Wintersemesters 1846/47 aus der Universität ausgeschlossen. Im Herbst 1849 immatrikulierte er sich aus unbekannten Gründen für die Dauer eines Semesters in Heidelberg und verkehrte mit den Mitgliedern einer dort ansässigen Studentenverbindung, des Corps Saxo-Borussia.[1027]

Ludwig integrierte die Angehörigen seiner studentischen Korporation früh in die Hofheimer Anstalt, wie die Anstellung von Ernst Vix zeigt. Vix war nach einer Probezeit als „Fuchs" im Januar 1853 in den inneren Kreis des Corps aufgenommen worden. Er bekleidete in den folgenden Semestern, ähnlich wie Ludwig vor ihm, alle wichtigen Ämter der Korporation: die des für die Einweisung der Neumitglieder zuständigen „Fuchsmajors", des für den Mensurbetrieb verantwortlichen „Zweitchargierten" sowie die Funktionen des „Sekretärs" und des „Seniors", der höchsten Position innerhalb des studentischen Betriebs. Sein starkes Engagement wurde, ebenfalls wie im Falle Ludwigs, später mit der Verleihung der Ehrenmitgliedschaft gewürdigt.[1028] Eine ähnliche zentrale Rolle im Corps

1026 FABRICIUS / SCHARFENBERG: Starkenburgia (1891). Vgl. den Anhang Mitgliedsliste der Corpsburschen, Nr. 68. Die Kennzeichnungen „XXX" und „X" stehen jeweils für die Ausübung der Funktionen als „Sekretär" und „Senior".

1027 Vgl. hierzu Ebd., Nr. 68, und ZAMPERONI: Ludwig (2004), S. 114–121.

1028 FABRICIUS / SCHARFENBERG: Starkenburgia (1891). Vgl. den Anhang Mitgliedsliste der Corpsburschen, Nr. 145.

Starkenburgia hatte Eduard Werle, der nach einer kurzen Zeit als Assistenzarzt in Hofheim Ludwig an die neu eröffnete Irrenanstalt in Heppenheim folgte und im Jahr 1885 Direktor der Hofheimer Anstalt werden sollte. Werle studierte zunächst Kameralwissenschaften in Heidelberg ab dem Wintersemester 1854/55 und wechselte später an die Gießener Universität, wo er Medizin studierte. Er trat der Korporation im Januar 1858 bei. Wie Ernst Vix durchlief er daraufhin sämtliche leitende Ämter der studentischen Korporation und wurde schließlich sogar mit der Ehrenmitgliedschaft gewürdigt.[1029] Auch der nach seiner Assistenzarztzeit in Heppenheim als Privatdozent in Gießen tätige Karl Spamer hatte immerhin für die Dauer von zwei Semestern die Charge des „Seniors" inne und somit ebenfalls eine leitende Funktion innerhalb des Starkenburger Corps.[1030] Für andere prominente Ärzte aus dem Corps, wie der ihm nachfolgende Direktor Hofheims, Friedrich Reissner, ist keine Übernahme einer leitenden Funktion oder eine andere Form besonderen Engagements überliefert.[1031]

Als „Paukärzte" waren Ernst Vix und Eduard Werle nachweisbar eng in den Mensurbetrieb der studentischen Verbindung eingebunden, indem sie die dabei entstehenden Schnittwunden oder Schmisse versorgten[1032]:

> *"Paukärzte waren damals Mediziner in höheren Semestern, wo möglich alte Corpsstudenten. (...) In der Zeit von Herbst 1850 bis Herbst 1866 bekleideten folgende Personen dieses Amt, einige derselben mehrere Semester lang: (...) Dr. med. E. Vix (jetzt Großherz. Obermedizinalrath und kaiserl. Regierungs- und Medizinalrath a. D. in Darmstadt), (...) Werle (jetzt Med. Rath und Direktor des Landeshospitals Hofheim)"*[1033]

In der Festschrift wird das Engagement von Werle auf diesem Feld nochmal explizit – und sehr eindrücklich –hervorgehoben:

> *"Auf einer Mensur ohne Mützen zwischen einem unserer Corpsbrüder (Dannenberger) und einem Teutonen (Klingelhöffer) am 12. Juli auf der Heuchelheimer Mühle, passierte*

1029 Ebd., Nr. 181.

1030 RÜGENER: Korpslisten (1910), S. 236. Karl Spamer wird unter der Mitgliedsnummer 291 aufgeführt.

1031 Ebd., S. 235. Reissner wird unter der Nr. 231 aufgeführt. Die „Chargen" oder Funktionen innerhalb des Corps werden in der Liste mit „X" markiert. Der Name Reissners ist mit keinem „X" versehen.

1032 Pauken bezeichnet das Üben mit stumpfen Klingen für die studentische Mensur, in der scharfe Klingen verwendet werden. Bei „Paukärzten" handelt es sich um Ärzte, die bei einer Mensur anwesend sind und die gelegentlich entstehenden Schnittwunden der „Paukanten" versorgen.

1033 FABRICIUS / SCHARFENBERG: Starkenburgia (1891), S. 72.

das Unglück, daß Letzterem ein Auge so verletzt wurde, daß es sofort funktionsunfähig wurde. Auf diesen unglücklichen Vorfall wurde von unserem XX, E. Werle am 16. Juli im SC der Antrag gestellt, in Zukunft bei Mensuren die von dem berühmten Paukarzt Immisch in Heidelberg konstruirten Paukbrillen, die – wie oben bereits erwähnt – in Heidelberg schon mehrere Semester in Gebrauch waren, auch in Gießen einzuführen. Der Antrag wurde, nachdem er, wie vorgeschrieben, bei den vier CC zirkuliert hatte, am 23. Juli angenommen und die nötigen Paukbrillen sofort in Heidelberg bestellt."[1034]

Das Engagement Werles überdauerte seine Studienzeit. Als das Stiftungsfest anlässlich des dreißigjährigen Bestehens des Corps in der Landesirrenanstalt stattfand, beteiligte er sich an der Organisation.[1035] Für die regelmäßigen Feierlichkeiten des Starkenburger Corps hatte Ludwig, wie Pelman in seinem Nekrolog berichtete, in der Heppenheimer Anstalt sogar einen eigenen Raum herrichten lassen.[1036] Die für das studentische Corps Ludwigs namensgebende Starkenburg liegt unweit des Ortes, an dem die Heppenheimer Anstalt stand, sodass er sich für entsprechende Feiern aufgrund des symbolischen Charakters der nahen Ruine gut eignete. Die Austragung der Feierlichkeiten des Corps in der Heppenheimer Anstalt dürfte als ein weiteres Mittel gedient haben, die durch die Person Ludwigs – einerseits Direktor der Anstalt, andererseits Ehrenmitglied des Corps – bereits vorhandene starke Verbindung zwischen Corps und Anstalt zu festigen. Es ist davon auszugehen, dass Ludwig hierdurch in engem Kontakt zu den jungen Mitgliedern seines Corps bleiben und insbesondere den Werdegang der angehenden Mediziner unter ihnen verfolgen konnte. Im Rahmen solcher Veranstaltungen hatte Ludwig zudem die Gelegenheit, den potenziellen Nachwuchs durch die Anstalt zu führen. Unter diesen Umständen erscheint es nicht verwunderlich, wenn tatsächlich viele, wenn vielleicht nicht sogar *alle* Assistenzärzte Ludwigs (wie Pelman behauptete) aus den Reihen seiner Studentenverbindung stammten.

7.6 Der Anstaltsdirektor aus der Sicht Georg Ludwigs

Im Zuge des Medikalisierungsprozesses, dem die Psychiatrie in den ersten Jahrzehnten des 19. Jahrhunderts unterlag, standen die Anstalten zunehmend unter der Leitung von Ärzten. Im Hospital Hofheim vollzog sich dieser Prozess etwas verspätet, indem sich Amelung bis zu seinem Tod die Leitung mit dem Verwaltungsbeamten teilen musste, war jedoch mit der Übertragung der Leitung auf

1034 Ebd., S. 57.
1035 Ebd., S. 116.
1036 PELMAN: Nekrolog (1910), S. 674.

Hohenschild abgeschlossen. Heppenheim wurde mit der Eröffnung unter die alleinige Leitung Ludwigs gestellt. Dem Direktor oblag als oberstem Verantwortlichen über das ärztliche und das Wartpersonal die Behandlung der Kranken. Er nahm dadurch eine als patriarchalisch beschriebene Stellung ein.[1037] Er genoss weitgehende Handlungs- und Gestaltungsfreiheiten, denen nur finanzielle und grob definierte gesetzliche Grenzen gesetzt waren. Die rechtlichen Rahmenbedingungen für den Betrieb einer psychiatrischen Anstalt waren in den deutschsprachigen Staaten um die Mitte des 19. Jahrhunderts sehr uneinheitlich und regulierten vornehmlich verwaltungsrelevante Aspekte der medizinischen Behandlung, wie Aufnahme und Entlassung der Hospitaliten, Entmündigungsverfahren und behördliche Zuständigkeiten.[1038] Daher erscheint es wenig verwunderlich, dass die uneinheitliche Gesetzgebung im deutschsprachigen Raum bereits bei der ersten Versammlung des Vereins Deutscher Irrenärzte 1860 in Eisenach von den zusammengekommenen Psychiatern problematisiert wurde. Diese veranlassten eine Sammlung der jeweiligen Bestimmungen und gaben sie daraufhin als Supplementheft der „Allgemeinen Zeitschrift für Psychiatrie“ von 1862 heraus. Sie schufen damit eine wichtige Grundlage für die Debatten und die spätere Vereinheitlichung der Vorschriften. Spezifische, die ärztliche Behandlung betreffende Regelungen finden sich darunter kaum. Die Anstalten unterlagen der Aufsicht der jeweiligen vorgeschalteten Behörden, die regional zum Teil sehr unterschiedliche Anforderungen an die Verwaltungen der Anstalten stellten. Im Kurfürstentum Hessen mussten die Leiter der Anstalten Haina und Merxhausen beispielsweise nach Ablauf des ersten Jahres nach Aufnahme in die Anstalt eine Krankengeschichte inklusive eines Gutachtens bei der Behörde einreichen, die anhand dieser Dokumente die Unterstützungsberechtigung des aufgenommenen Kranken überprüfte.[1039] Im Großherzogtum Hessen genoss die Leitung der Hofheimer Anstalt offenbar zumindest in ärztlichen Belangen eine große Freiheit, in dem sie zwar der Regierung der Provinz Starkenburg und dem Ministerium des Innern, jedoch wie die Krankenanstalten der Gießener Universität nicht der Obermedizinalbehörde unterstand und eine amtsärztliche Überwachung überhaupt nicht stattfand.[1040]

1037 BRAUN: Defekt (2009). Vgl. hierzu S. 221–226.

1038 Vgl. hierzu Gesetze betr. d. Geisteskranken (1862). Zu den rechtlichen Bestimmungen, insbesondere im Zusammenhang mit der Aufnahme in Hofheim vgl. auch BRAUN: Defekt (2009), S. 172–176.

1039 Gesetze betr. d. Geisteskranken (1862), S. 32.

1040 Ebd., S. 29.

Das gleiche dürfte für die wenig später eröffnete Heppenheimer Anstalt gegolten haben. Georg Ludwig nutzte die sich daraus ergebenden Freiheiten, seine Behandlungskonzepte an den von ihm geleiteten Anstalten zu implementieren. Da er schriftstellerisch kaum tätig war, kann sein Konzept nur indirekt aus den dokumentierten Veränderungen in den Anstaltsabläufen gelesen werden. Da er in seiner Funktion als Direktor als Einziger über gestalterische Kompetenzen in Bezug auf Behandlungsprozesse verfügte, ist anzunehmen, dass alle Veränderungen in der psychiatrischen Behandlung auf seine Entscheidungen zurückgingen, darunter etwa die Implementierung eines relativ konsequenten „Non-Restraints" inklusive der damit einhergehenden Isolierungen, die Etablierung der Behandlung mit Sedativa und später die Einrichtung der Wachabteilungen und die Einführung der Bettbehandlung in der Heppenheimer Anstalt. In diesen Fragen, die in den entsprechenden Kapiteln dieser Arbeit behandelt werden, scheint Ludwig seine ausgedehnten Machtbefugnisse nur zur Durchsetzung bewährter Konzepte gebraucht zu haben.

Lediglich in der „Wärterfrage" nahm er eine im Verhältnis zu den meisten zeitgenössischen Psychiatern exzentrische Haltung ein und nutzte seine Kompetenzen, das Wartpersonal bzw. dessen Tätigkeit nach seinen Vorstellungen festzulegen. Als auf der Versammlung des „Vereins Deutscher Irrenärzte" in Heidelberg 1896 die „Wärterfrage" erörtert wurde, legte Ludwig den Anwesenden neun Leitsätze zur Diskussion vor.[1041] Aus den ersten dieser Leitsätze lässt sich unmissverständlich der Anspruch Ludwigs an die direktoriale Machtposition herauslesen, die er für die Behandlung der Kranken und die Leitung der Anstalt für unabdingbar hielt:

„1. Es wird in Deutschland als selbstverständlich angenommen und von Niemand bestritten, dass die Art und der Erfolg des Betriebs jeder öffentlichen Irrenanstalt in erster Linie durch die Eigenschaften ihres Directors bedingt sei, dass ebendeshalb der Director für den Werth und das Ansehen der Anstalt verantwortlich erscheine, und dass Niemand diese Verantwortlichkeit mit dem Director theilen könne und solle.

2. Diese Annahme erscheint nur unter bestimmten Voraussetzungen zulässig, deren wichtigste die ist, dass die sämmtlichen übrigen Beamten und Bediensteten der Anstalt dem Director untergeordnet sind und dass dieselben theils gemäss dem Vorschlag des Directors, theils unmittelbar durch diesen selbst, ernannt und angestellt werden.

3. Die hierdurch gegebene Machtvollkommenheit des Directors, die, so gross sie an sich auch ist, doch an die grösstentheils uncontrolirbaren Befugnisse des Directors über das

1041 Zu Ludwigs Rolle in der Diskussion der „Wärterfrage" vgl. Kapitel 6.4 der vorliegenden Arbeit.

Wohl und Wehe der Pfleglinge der Anstalt und ihrer Familien noch lange nicht heranreicht, erscheint um so gerechtfertigter, je wichtiger die betreffenden Dienststellen für die Zwecke der Anstalt sind. Und da den Stellen der Wärter und Wärterinnen ohne Zweifel die höchste Wichtigkeit zukommt, so muss die Annahme und Entlassung, die sittliche Erziehung und die technische Schulung des Wartpersonals, ebenso wie die gesammte Disciplinargewalt über dasselbe, allein und unbeschränkt dem Director zustehen."[1042]

Die Leitsätze Ludwigs wurden im Gegensatz zu den Vorschlägen seines ebenfalls mit einem Referat beauftragten Konkurrenten nicht weiter aufgegriffen und gelangten nicht zur Diskussion, sodass Stellungnahmen anderer Psychiater zu den Thesen des Heppenheimer Direktors fehlen. In der Diskussion um die „Wärterfrage" nahm er in diesem Zusammenhang eine harte Haltung ein und gehörte dabei einer Minderheit sehr konservativer Psychiater an. In Heppenheim konnte er seine Vorstellungen konsequent umsetzen. Er trat gegen eine Professionalisierung des Wartberufs, von der er eine Beschneidung der direktorialen Machtbefugnisse befürchtete, und stattdessen für ein System ein, das von einer starken Abhängigkeit des Wartpersonals vom ärztlichen Direktor gekennzeichnet sein sollte. Bei den Wärterinnen und Wärtern sollte es sich vorzugsweise um junge, fleißige und charakterlich für den Dienst in der Anstalt taugliche Menschen handeln. Sie sollten keine Vorkenntnisse aufweisen, sondern vom Direktor und den Anstaltsärzten in den notwendigen Bereichen geschult werden. Die Deutungshoheit über die Anstalts- und Behandlungsabläufe sollten somit fest in der Hand der Ärzte bleiben, wodurch eine Optimierung der Verpflegung und Behandlung der ihm anbefohlenen Kranken gewährleistet werden sollte. Während er sich auch deswegen gegen eine mehrjährige Verpflichtung des Personals aussprach, bot er dem Wartpersonal gute Löhne und vergleichsweise günstige Arbeitsbedingungen durch einen guten Personalschlüssel. Dieses geschah jedoch, berücksichtigt man seine in der Diskussion der „Wärterfrage" zum Ausdruck kommenden Ansichten, nicht vor dem Hintergrund philanthropischer Bestrebungen, sondern um durch attraktive Konditionen eine größere und bessere Auswahl an Bewerbern zu erzeugen.

Carl Pelman attestierte Ludwig eine patriarchalische Aura, die sich gut mit diesen Beobachtungen deckt, hier jedoch durchaus positiv konnotiert wurde: „*Es war etwas patriarchalisches, das ihn umgab, die Empfindung der inneren Wahrhaftigkeit, das Gefühl der unbedingten Sicherheit, die uns im Verkehr mit einer ausgesprochenen Persönlichkeit, mit einem durchaus gefestigten Charakter ganz*

1042 Bericht über die Versammlung des VDI 1896 in Heidelberg. In: AZP, 53 Bd. (1897), S. 798–866. Zitat: S. 810 f.

von selbst ergreifen."[1043] Auch in der Beziehung zu seinen Assistenzärzten in beiden Anstalten, von denen nicht wenige – und später, schenkt man Pelman Glauben, sämtliche – Mitglieder seines Corps waren, vermischt sich Dienstliches und Privates. Daraus ergab sich seitens der aus dem Corps angeworbenen Assistenzärzte eine doppelte Verpflichtung gegenüber Georg Ludwig: einerseits gegenüber dem vorstehenden Arzt, Arbeitgeber und Direktor der Klinik, andererseits dem „Alten Herren" und Ehrenmitglied der Starkenburgia, mit dem man seit der Studentenzeit auf regelmäßig abgehaltenen, legeren Feierlichkeiten verkehrte und duzte – Umstände, die die patriarchalische Stellung Ludwigs zweifellos weiter gefestigt haben dürften.

Als Direktor nahm Ludwig einen entscheidenden Einfluss auf die Entwicklung des ärztlichen Personals im Landeshospital Hofheim und in der Landesirrenanstalt Heppenheim. Das Landeshospital Hofheim scheint aus diversen Gründen für potenzielle Assistenzärzte unattraktiv gewesen zu sein, was eine häufige Vakanz der Assistenzarztstellen nach sich zog. Dabei spielte offenbar die abgelegene Lage Hofheims und die im Vergleich zur Heppenheimer Anstalt schlechtere Ausstattung eine Rolle. Diesem Umstand trat Georg Ludwig entgegen, indem er sich seine persönlichen Kontakte zu seinem studentischen Corps zu Nutze machte und aus den Reihen seiner jungen „Corpsbrüder" junge Ärzte dort anwarb. Eine Mitgliedschaft im Corps Starkenburgia ist für viele Assistenzärzte Hofheims unter Georg Ludwig nachweisbar. Diese nahmen dort nach dem Fortgang Ludwigs über Jahrzehnte noch wichtige Stellungen ein. Friedrich Reissner und Eduard Werle standen dem Landeshospital später als Direktoren vor. Auch Albrecht Sehrt, der zwar kein „Starkenburger", sondern „Teutone" war, avancierte ebenfalls zum Direktor. Als Ludwig an die Heppenheimer Anstalt wechselte, setzte er diese Praxis offenbar nicht nur dort fort, sondern intensivierte sie, indem er sogar einen eigenen Festsaal für sein Corps in der Anstalt herrichten ließ. Der Direktor Ludwig und seine Anstalt waren zunehmend „*in ein unzertrennbares Ganzes [zusammengeschmolzen]*"[1044], wie Pelman zutreffend bemerkte. Diese Verschmelzung zeigt sich am deutlichsten in seiner doppelten Rolle gegenüber seinen Assistenzärzten als Vorgesetzter und „alter Herr" des Corps und in der Verpflichtung seiner „Corpsbrüder" als Ärzte in „seiner Anstalt" und in der Herrichtung der Anstalt für die Zwecke seiner Studentenkorporation.

1043 PELMAN: Nekrolog (1910), S. 674.
1044 Ebd., S. 673.

8. Fazit

Diese Arbeit konnte die Bedeutung Georg Ludwigs in der Entwicklung der Psychiatrie im 19. Jahrhundert im Großherzogtum Hessen weiter belegen und seine Rolle im wissenschaftlichen Diskurs der Zeit erstmals ausführlich charakterisieren. Seine Tätigkeit in dem Bereich der öffentlichen Irrenfürsorge und die Entwicklung und Arbeit des von ihm gegründeten Hilfsvereins war bereits in mehreren wissenschaftliche Arbeiten ausführlich untersucht und belegt worden. Diese Arbeit ermöglicht hingegen einen Einblick in die bisher noch nicht ausreichend untersuchte Entwicklung mehrerer Teilbereiche der klinischen Psychiatrie in den Anstalten unter seiner Leitung. Ludwigs Rolle bei der Entwicklung des ärztlichen und Wartpersonals bzw. des Wartberufes im Großherzogtum Hessen und in den Debatten im deutschsprachigen Raum konnten detailliert dargestellt werden. Darüber hinaus gelang es, seine Bedeutung bei der Entwicklung der psychiatrischen Fachgesellschaften aufzudecken und zu belegen.

Während der Tätigkeit Ludwigs änderten sich die Regelungen im Großherzogtum Hessen in Bezug auf Aufnahme, Verpflegung und Entlassung. Er setzte sich während seiner Hofheimer Zeit mit Erfolg gegen eine Auslieferung der Leichen gestorbener Hospitalinsassen in die Gießener Universität ein und nahm einen Konflikt mit den zuständigen Behörden in Kauf. Er machte dafür praktische und behandlungsbezogene, jedoch auch moralische Gründe geltend.

Er versuchte durch Veränderungen der Regularien und durch eine breitere Aufklärung der Gesellschaft die Zeit zwischen Auftreten der Geisteskrankheit und der Aufnahme in die Anstalten zu verkürzen. Damit verbunden war die Hoffnung auf bessere Behandlungschancen, jedoch spielte hierbei auch wissenschaftliches Interesse eine Rolle. Er nutzte zur Durchsetzung seiner Interessen den von ihm begründeten „Hilfsverein für Geisteskranke“ und verzeichnete auf diesem Gebiet Teilerfolge, die allerdings hinter seinen eigenen Erwartungen zurückblieben. Er tauschte sich bei den Fachversammlungen mit anderen Psychiatern in leitenden Positionen aus anderen deutschen Staaten aus und koordinierte sich mit diesen. Bei der Organisation und Entwicklung der psychiatrischen Fachversammlungen im deutschsprachigen Raum übte er eine gestaltende organisatorische Rolle aus. Er war an der Gründung des „Vereins Deutscher Irrenärzte“ unmittelbar beteiligt. Er gestaltete die „Versammlung Südwestdeutscher Irrenärzte“ aktiv mit. Die Gründung der „Versammlung Südwestdeutscher Neurologen und Irrenärzte“, die den Kontakt zwischen beiden Disziplinen der Psychiatrie und Neurologie intensivierte und im deutschsprachigen Raum einen

Vorbildcharakter hatte, geht ebenso auf ihn zurück. In dieser spiegelt sich seine naturwissenschaftlich geprägte Konzeption psychischer Erkrankungen deutlich wider. Er förderte die wissenschaftliche Tätigkeit der Assistenzärzte der Hofheimer und Heppenheimer Anstalten, indem er ihnen die Teilnahme an diesen Foren ermöglichte. Mit eigenen wissenschaftlichen Beiträgen beteiligten sich Ludwig und die Ärzte aus den beiden Anstalten des Großherzogtums eher ausnahmsweise und meist in den regionalen Foren. Auf regionaler Ebene förderte er die wissenschaftliche Tätigkeit der Psychiater an den Anstalten des Großherzogtums Hessen durch die Gründung einer eigenen „Wanderversammlung", in der er auch nach seiner Pensionierung eine Funktion als Mentor behielt.

Unter Ludwig wurde eine relativ konsequente Auffassung des „Non-Restraints" in den Hofheimer und Heppenheimer Anstalten implementiert. Mechanische Zwangsmittel wurden äußerst selten eingesetzt. Ludwig setzte mehrere Maßnahmen durch, die die Umsetzung des „Nicht-Zwanges" erleichterten. Hierzu zählen u. a. die bereits unter seinen Vorgängern begonnene Vermehrung des Wartpersonals, eine besondere bauliche Konzeption und Inneneinrichtung der von ihm mitentworfenen Heppenheimer Anstalt, die Durchführung von gezielten, kurzen Isolationen bei unruhigen Kranken in dazu vorgesehenen Isolationszimmern, und die Einrichtung von „Wachabteilungen" für besonders pflegebedürftige Kranke. In den öffentlichen Foren trat Ludwig für seine Konzeption des „Non-Restraints" ein. Die Heppenheimer Anstalt hatte in diesem Zusammenhang Vorbildcharakter. Es ist davon auszugehen, dass die im Rahmen dieser Arbeit nachgewiesene zunehmende Medikation mit injizierbaren Sedativa den Verzicht auf mechanische Zwangsmittel oder Isolierungen erleichterte. Die übrigen psychiatrischen Behandlungsansätze orientierten sich meist an den zeitgenössischen Standards. Die Auswertung einer handschriftlich kommentierten Arzneimitteltaxe des Assistenzarztes Ernst Vix erlaubte erstmals einen ausführlichen Einblick in die in der Hofheimer Anstalt verfügbaren Arzneien und Rückschlüsse auf Indikationen und die zu diesem Zeitpunkt unter Ludwig herrschende Verordnungspraxis. Neben zahlreichen naturheilkundlichen Präparaten fanden sich in der Hofheimer Apotheke auch Arzneien, die noch in der Tradition der Humoralpathologie standen. Die durch die zunehmende Verbreitung von Sedativa gekennzeichnete Wandlung zu einer streng nach empirisch-naturwissenschaftlichen Ansätzen ausgerichteten Arzneikunde hatte sich in der Psychiatrie zu diesem Zeitpunkt noch nicht vollzogen. Womöglich änderte sich die Verordnungspraxis in der Zeit, in der Ludwig der Heppenheimer Anstalt vorstand, fundamental. Dieses konnte bisher noch nicht nachgewiesen werden und sollte Gegenstand weiterer Untersuchungen sein, wenn aussagekräftige Quellen erschlossen werden können. Die Vielfalt der verfügbaren Arzneien spiegelt schließlich einen Anstaltsalltag wider, in dem die Ärzte nicht nur mit psychiatrischen, sondern mit einer großen Anzahl körperlicher Leiden bei den dort untergebrachten Kranken konfrontiert waren. Georg Ludwig legte großen Wert auf eine ausreichende Beschäftigung und Ernährung der Pfleglinge. Die Kost wurde entsprechend individueller Bedürfnisse verordnet, was voraussetzte, dass sich der Direktor und seine Assistenzärzte genau mit den jeweiligen Krankheitsverläufen auskannten. Die Bedeutung, die innerhalb des Behandlungskonzeptes die Ernährung für Ludwig hatte, wird in besonderer Weise durch den Umstand deutlich, dass er in unmittelbarer Nähe der Küche ein Büro unterhielt, von dem er diese Verordnungen tätigen konnte.

In den Anstalten in Hofheim und Heppenheim gab es unter seiner Leitung eine intensive Forschungstätigkeit. Die einzelnen Ärzte verfolgten zum Teil sehr unterschiedliche Forschungsschwerpunkte, die zur Publikation mehrerer ausführlicher, wissenschaftlich hochwertiger Arbeiten durch verschiedene Ärzte führten. Ludwig beteiligte sich in seiner Hofheimer Zeit mit neuropathologischen Fragestellungen. Er publizierte selbst nur kleinere Beiträge, förderte jedoch die wissenschaftliche Tätigkeit seiner Assistenzärzte. Unter Ludwigs Leitung fanden ausgedehnte klinisch-pharmakologische Versuche statt, die allerdings nicht von ihm selbst, sondern von den entsprechenden Assistenzärzten durchgeführt wurden. Die Ergebnisse dieser klinischen Versuche wurden in den relevanten deutschsprachigen Fachzeitschriften ihrer Zeit publiziert und einem großen wissenschaftlichen Publikum zugänglich gemacht. Er selbst publizierte mehrere Arbeiten auf den Gebieten der Anstaltsorganisation, der „Wärterfrage“ und der öffentlichen Irrenfürsorge.

Unter seiner Leitung übersah er die Vermehrung des ärztlichen Personals. Einen großen Teil der Assistenzärzte warb er unter den Mitgliedern seiner studentischen Korporation an, für die er sich auch im höheren Alter offenbar noch stark engagierte. Für mehrere Assistenzärzte konnte eine Mitgliedschaft im „Corps Starkenburgia“ nachgewiesen werden. Dieses dürfte eine besondere Beziehung begründet haben, indem Ludwig ihnen als Vorgesetzter, aber auch als „Alter Herr“ der Studentenverbindung vorstand. Dies führte zu einer größeren Vertrautheit unter den Ärzten (die sich laut Carl Pelman sogar mit Ludwig duzten), dürfte jedoch allerdings auch ein stärkeres Abhängigkeitsverhältnis der Assistenzärzte gegenüber Ludwig begründet haben. Wie sehr Ludwig in diesem Punkt Berufliches mit Privatem vermischte, wird am Umstand deutlich, dass er für Festlichkeiten seines Corps einen Raum in der Heppenheimer Anstalt einrichten ließ. Auch der von Ludwig mitgetragene Entschluss, die Anstalt unweit der für das Corps namensgebenden Starkenburg zu errichten, dürfte nicht nur auf Zufall beruht haben. Während seiner Tätigkeiten vermehrte sich auch die Anzahl von Wärterinnen und Wärtern in den Anstalten entsprechend den Anforderungen der neuen Behandlungsprozesse. Die Anwerbung geeigneter Personen für den Anstaltsdienst sollte Ludwig während seiner ganzen Laufbahn beschäftigen. In den Anstalten des Großherzogtums war eine hohe Fluktuation beim Wartpersonal zu verzeichnen, das in der Regel über keinerlei medizinische Vorbildung verfügte und in der Anstalt in notwendigen Belangen von den Ärzten selbst unterrichtet wurde. Von zentraler Bedeutung waren für den Heppenheimer Direktor Charaktermerkmale wie Gehorsam und Pflichtbewusstsein. Ludwig bediente sich des von ihm gegründeten Hilfsvereins bzw. dessen Vertrauensleuten, um geeignete Männer und Frauen für den Dienst zu rekrutieren. Nach seinen Vorstellungen sollten Wärter und Wärterinnen nach mehreren Jahren entlassen werden, um durch neues, „unverbrauchtes" Personal ersetzt zu werden. Im Gegensatz zu der herrschenden Auffassung seiner Zeitgenossen trat er in der öffentlichen Debatte der Wärterfrage entschieden gegen eine Professionalisierung des Wartberufs ein, da er eine Beschneidung seiner direktorialen Befugnisse und hierdurch eine empfindliche Störung des Anstaltsbetriebes befürchtete. Er repräsentierte bei der Debatte eine Minderheit konservativer Psychiater, die gegen eine weitere Ausweitung der Rechte und sozialen Ansprüche des Wartpersonals vor dem Hintergrund der sozialdemokratisch motivierten Gesellschafsentwicklungen eintrat. Stattdessen schlug er andere Maßnahmen und Inzentive vor, um die Attraktivität der Arbeit in der Anstalt zu erhöhen, die von den meisten zeitgenössischen Psychiatern allerdings als unzureichend empfunden wurden. Er konnte sich daher mit seinen Ansichten in der öffentlichen Debatte nicht durchsetzen, erreichte es jedoch zumindest vorübergehend im Großherzogtum Hessen. Seine Ansichten flossen in den Inhalt einer Verordnung aus dem Jahr 1899 ein, durch die Inzentive für einen Austritt nach sechs Dienstjahren geschaffen wurden.

Das Wirken Ludwigs ist eng mit seiner Auffassung der Rolle des Anstaltsdirektors verbunden, der eine patriarchalische Stellung innerhalb einer stark hierarchisch organisierten Anstalt einnehmen sollte. Eine konsequente Durchsetzung seines Behandlungskonzeptes, aber auch eine optimale Versorgung der in den Anstalten behandelten Kranken erforderte nach seiner Auffassung eine weitgehende Gestaltungsfreiheit des Anstaltsleiters. Die Schwächung dieser Rechte, etwa durch eine Stärkung der Rechte und Ansprüche des Wartpersonals, ging für Ludwig zwangsläufig mit einer Störung des Anstaltsbetriebes und der Behandlung einher. Geleitet wurde Ludwig von starken moralischen Überzeugungen. Als Direktor forderte er zwar einerseits eine „Machtvollkommenheit", sprach sich selbst im Gegenzug auch eine umfassende Verantwortung über Personal und Krankenkollektiv zu. Seine konsequenten Überzeugungen kommen beispielsweise in seinem Disput mit den Behörden im Kontext der Überstellungen der Leichname an die Gießener Anatomie zum Tragen. Er wurde den moralischen Ansprüchen seines patriarchalisch konzipierten Systems gerecht. Dieses System steht im Einklang mit dem psychiatrischen Anstaltswesen der Mitte des 19. Jahrhunderts. Es wirkte aber gegen Ende des 19. Jahrhunderts überholt und wurde daher erwartungsgemäß von einer neuen Generation von Psychiatern kritisiert, in der Vertreter universitärer Einrichtungen zunehmend an Einfluss gegenüber den oftmals konservativer eingestellten Anstaltspsychiatern gewannen.

Insgesamt ergibt sich das Bild eines facettenreichen, vielfältig interessierten und komplizierten Mannes. Er zeigte ein hohes Maß an Durchsetzungsvermögen und Engagement. Er verfügte offenbar über ein sehr ausgeprägtes Kommunikationstalent. Sein Handeln scheint auf einer ungewöhnlich entwickelten Fähigkeit zum divergenten Denken zu beruhen. Er verfolgte stets pluridimensionale, zum Teil ungewöhnlich anmutende Ansätze auf unterschiedlichen Feldern. In manchen wirkten sie exzentrisch oder irrig und blieben (im Kontext der Wärterfrage, wie sich zeigen sollte, zu Recht) ohne Erfolg. In anderen Bereichen führte seine durchsetzungsstarke und pluridimensionale Herangehensweise zu hervorragenden Einrichtungen und Veränderungen mit Vorbildcharakter. Dieses gilt beispielsweise für den von ihm gegründeten Hilfsverein und für die frühe und konsequente Implementierung neuer Konzepte wie jene des „Non-Restraints" oder der Einrichtung von Wachabteilungen. Er leistete dadurch einen bedeutenden Beitrag zur Verbesserung der psychiatrischen Versorgung und zur Entwicklung der psychiatrischen Wissenschaften im Großherzogtum Hessen, aber auch im gesamten deutschsprachigen Raum. Seine Errungenschaften wurden von den zeitgenössischen Psychiatern anerkannt. Er wird trotz der oben genannten exzentrisch anmutenden Positionen in einzelnen Themen insgesamt zu Recht weiterhin als „Nestor der hessischen Psychiatrie" gewürdigt.

9. Zusammenfassung

Fragestellung: Georg Ludwig gilt als einer der Hauptakteure auf dem Gebiet der Psychiatrie des Großherzogtums Hessen im 19. Jahrhundert. Die bisherigen Arbeiten zu ihm beschäftigten sich vorwiegend mit seiner Rolle in der Gestaltung der öffentlichen Irrenfürsorge. Diese Arbeit soll seine bisher unzureichend erforschte Tätigkeit auf anderen Feldern näher beleuchten, insbesondere hinsichtlich der Implementierung psychiatrischer Behandlungskonzepte an den von ihm geleiteten psychiatrischen Anstalten in Hofheim und Heppenheim, der Entwicklung des Personals an diesen Einrichtungen sowie seiner Rolle bei der Etablierung psychiatrischer Fachversammlungen und bei der öffentlichen Debatte der „Wärterfrage" (die Diskussion um die Professionalisierung des Wartberufs).

Quellen und Methoden: Da wenige Publikationen aus Georg Ludwigs Hand erhalten sind, war die Heranziehung einer großen Anzahl verschiedener Quellen zur Untersuchung der einzelnen Teilaspekte notwendig. In den Beständen des Hessischen Staatsarchivs Darmstadt und des Archivs des Landeswohlfahrtsverbandes Hessen konnte eine kleine Anzahl relevanter Personal-, Kranken- und Sachakten identifiziert werden. Darüber hinaus wurden zahlreiche relevante zeitgenössische Publikationen (v. a. psychiatrische Fachwerke und Fachzeitschriften) ausgewertet. Die Kontextualisierung erfolgte anhand der verfügbaren Sekundärliteratur.

Ergebnisse: Betriebs- und Behandlungsabläufe innerhalb der von Ludwig geleiteten Anstalten in Hofheim (1855–1865) und Heppenheim (1865–1897) konnten detailliert beschrieben werden. Dies gilt insbesondere für die relativ konsequente Implementierung des „Non-Restraint"-Konzepts in Heppenheim, die zunehmende Behandlung mit sedierenden Arzneimitteln und die Einrichtung von Wachsälen. Es konnte darüber hinaus nachgewiesen werden, dass in beiden Anstalten in der zweiten Hälfte des 19. Jahrhunderts Arzneimittelversuche betrieben wurden. Daneben wurden von einzelnen Ärzten kleinere wissenschaftliche Projekte vorangetrieben. Ludwig selbst publizierte wenige Arbeiten. Er befasste sich in diesen vornehmlich mit der baulichen Konzeption von Anstalten und mit der „Wärterfrage". Er nahm eine gestaltende Rolle bei der Gründung und Entwicklung verschiedener psychiatrischer Fachversammlungen ein, wodurch er überregional Anerkennung erzielte und einen bedeutenden Impuls für die Weiterentwicklung einer wissenschaftlich fundierten Psychiatrie leistete. Hierzu gehörte die erste geschlossen tagende psychiatrische Fachversammlung (der „Verein Deutscher Irrenärzte“) sowie mehrere regionale Versammlungen (der „Verein Südwestdeutscher Irrenärzte“, der „Verein Südwestdeutscher Neurologen und Irrenärzte“ und die kleinere „Wanderversammlung Hessischer Irrenärzte“). Diese Foren dienten den Ärzten der Anstalten Hofheim und Heppenheim, die bei diesen regelmäßig vertreten waren, vornehmlich zur Rezeption neuer wissenschaftlicher Erkenntnisse. Wissenschaftliche Beiträge von überregionaler Bedeutung leisteten sie im untersuchten Zeitraum bis 1910 dort kaum. Die Entwicklung und Vermehrung des ärztlichen und Wartpersonals unter Ludwig im Zuge sich wandelnder Behandlungskonzepte konnte detailliert dargestellt werden. Innerhalb der Anstalt nahm er als konservativer „Anstaltspsychiater“ eine patriarchalisch anmutende Stellung ein, die er für den reibungslosen Betrieb der Anstalt und die Optimierung der Behandlung der ihm anvertrauten Kranken als notwendig erachtete. Die hierarchischen Verhältnisse wurden dadurch begünstigt, dass viele der ihm unterstellten Ärzte Mitglieder jener Studentenverbindung waren, der er selbst noch als „Alter Herr“ angehörte. Bei der öffentlichen Debatte der „Wärterfrage“ in den Fachversammlungen, an der er sich gestaltend beteiligte, nahm er eine von seinen Zeitgenossen als zu konservativ kritisierte Haltung an, indem er sich dezidiert gegen die Professionalisierung des Wartberufs aussprach, den er als Durchgangsberuf auffasste. Er setzte seine Ansichten an den von ihm geleiteten Anstalten weitgehend und im Großherzogtum Hessen zu einem gewissen Grad durch.

Fazit: Georg Ludwig implementierte konsequent sein administratives und psychiatrisches Konzept in den von ihm geleiteten Anstalten in Hofheim und Heppenheim. Er förderte dort das wissenschaftliche Arbeiten und den wissenschaftlichen Austausch. Nicht nur bei der Gestaltung der „öffentlichen Irrenfürsorge“, sondern auch bei der Entwicklung des psychiatrischen Versammlungswesens und bei der öffentlichen Debatte der „Wärterfrage“ nahm er eine gestaltende Rolle von überregionaler Bedeutung ein.

10. Summary

Aim: George Ludwig is identified as one of the key figures of the 19th century in the field of psychiatry in the Grand Duchy of Hesse. The research so far has been primarily focused on his role in the improvement of the welfare system for the mentally ill. Here we aim to characterise his engagement in other fields, especially the implementation of therapy concepts and the development of the medical and nursing staff in the psychiatric facilities he was in charge of (the asylums in Hofheim and Heppenheim). Moreover, we examine his role in the establishment of regional and supra-regional scientific psychiatric societies in Germany and in the debate concerning the professionalisation of psychiatric nursing.

Materials and methods: Due to the limited number of publications by Georg Ludwig it was necessary to review a large number of different sources to analyse the different aspects of his work. It was possible to identify a small number of relevant personnel, medical and administrative files in the archives of the „Hessisches Staatsarchiv Darmstadt“ and the "Archiv des Landeswohlfahrtsverbandes Hessen". In addition, numerous contemporary publications (mainly scientific textbooks and journals) were consulted. The available secondary literature on the pertinent subjects was used for contextualization.

Results: The administrative and therapeutic processes in the facilities that were managed by Georg Ludwig (Hofheim 1855–1865 and Heppenheim 1865–1897) were described in detail, especially the implementation of the „Non-Restrain“-concept, the growing prescription of sedative medication and the establishment of surveillance wards. The investigation proved that experiments with drugs were carried out in both facilities during the second half of the 19th century. Some doctors managed other individual scientific projects on a smaller scale. Ludwig himself produced only a limited number of scientific publications, in which he primarily focused on the structural conception of psychiatric facilities and on the ongoing debate concerning the professionalization of psychiatric nursing. He played a key role in the founding and establishment of different psychiatric associations, which granted him recognition on a supra-regional scale and promoted the development of a scientific psychiatry. He took part in the founding and shaping of the first formally organized psychiatric society in Germany (the "Verein Deutscher Irrenärzte") and a number of regional societies (the "Verein Südwestdeutscher Irrenärzte" for doctors from the states of south-western Germany, the "Verein Südwestdeutscher Neurologen und Irrenärzte" aimed at neurologists and psychiatrists alike, and the smaller "Wanderversammlung Hessischer Irrenärzte" for the doctors of the facilities in the Grand Duchy of Hesse). The doctors of Hofheim and Heppenheim attended these forums regularly to take part in the scientific exchange. However, they seldom participated with noteworthy contributions in the investigated period up to 1910. The development of the medical and nursing staff under Ludwig´s direction in accordance with the advancement of therapeutic strategies in Hofheim and Heppenheim was also characterized in detail. In agreement with his conservative views, he adopted a patriarchal attitude that he deemed necessary for the proper functioning of the facility and the optimization of the treatment of the mentally ill he was entrusted with. The hierarchical structure in the asylum was further reinforced by the fact that many of the doctors working for him were alumni of his own students´ fraternity. His views concerning the professionalisation of psychiatric nursing (which he rejected) were criticised by his contemporaries as being too conservative. Nevertheless, he was able to implement his views partially in the facilities he managed and, on a smaller scale, in the Grand Duchy of Hesse, where he influenced the pertinent legislation.

Conclusion: Georg Ludwig consistently implemented his administrative and therapeutic concept in the facilities in Hofheim and Heppenheim during his directorates, where he also promotoed scientific projects and exchange. He had a key role not only in the development of the welfare system for the mentally ill, but also in the establishment of regional and supra-regional psychiatric societies. He also heavily influenced the debate concerning the professionalization of the psychiatric nurses´ trade.

11. Anhang

11.1 Anhang I: Liste der Arzneimittel in Hofheim um 1855–1860

Tabelle 11: Liste der im Landeshospital Hofheim um 1855–1860 verfügbaren Arzneimittel mit Erläuterungen zu den therapeutischen Anwendungsgebieten

Bei der nachfolgenden Tabelle handelt es sich um eine Auflistung der markierten Listengegenstände in der Arzneimitteltaxe[1045] aus der Bibliothek des ehemaligen Landeshospitals Hofheim unter Ergänzungen beispielhafter Indikationen und Anwendungsanweisungen aus Friedrich Oesterlens „Handbuch der Heilmittellehre" in der Auflage, die sich nachweislich im Besitz des Assistenzarztes Jakob Heller befand. Legende: „+" = Mittel in der Hofheimer Hausapotheke z. Z. vorhanden; „–" = z. Z. nicht vorrätig, jedoch Teil der Hausapotheke; „θ" = Markierung nicht erläutert, Bedeutung unklar.

Markierter Listengegenstand	handschriftl. Markierung in der Taxe	Beispiele zu therapeutischen Anwendungsgebieten aus Oesterlens „Heilmittellehre"[1046]	Fundstelle in Oesterlens „Heilmittellehre", Anmerkungen
Alumen purum pulv.	+	adstringierendes Mittel, u. a. angewandt bei *„Blenorrhoen, chronischem catarrh des Darmcanals, der Bronchien der Urogenitalorgane (Tripper)"*.	S. 264 ff.

1045 Im Exemplar der Arzneimitteltaxe von Ernst Vix sind zahlreiche handschriftliche, zum Teil unleserliche Ergänzungen zu den Präparaten und deren Preise vorgenommen worden. Sie werden zur besseren Übersicht in der folgenden Tabelle nur ausnahmsweise berücksichtigt, wo es relevant erscheint, und werden dann entsprechend gekennzeichnet.

1046 OESTERLEN: Heilmittellehre (1851). Es handelt sich dabei um ein Exemplar jener Auflage, die sich im Besitz des Assistenzarztes Jakob Heller zum Zeitpunkt seines Todes befand.

Amylum	+	Stärke, u. a. als Beimischmittel, als *„mildes trocknendes Mittel"* bei Hauterscheinungen oder zum Herstellen eines Kleisters für die Versorgung von Verbänden bei Frakturen verwendet.	S. 764 f.
Aqua destillata simplex	+	destilliertes Wasser, multiple Anwendungen.	S. 787 ff.
Aqua Plumbi	+	Präparat aus vermischtem destillierten Wasser mit Bleiessig. Äußere Anwendung analog zu derer der Bleipräparate insgesamt, aufgrund der u. a. adstringierenden Wirkung Anwendung beispielsweise bei Geschwüren mit Eiterbildung oder lokalen Entzündungsprozessen.	Zum konkreten Präparat vgl. S. 167. Zur äußerlichen Anwendung der Bleipräparate vgl. S. 162 f.
Argentum nitricum fusum	+	Silbersalpeter (in dieser Form als „Höllenstein" bekannt) in der Chirurgie weit verbreitet als „Ätzmittel" und u. a. bei „Geschwürflächen", „Stich- und Bisswunden" und viele Formen äußerer Entzündungen.	S. 142 ff.
Asa foetida pulv. gross.	+	„Stinkasant", u. a. Anwendung bei *„krankhaft gesteigerter Reizbarkeit des Nervensystems"* der Unterleibs- und weiblichen Organe und des Darmes, bei „Neurosen" der Atmungsorgane wie Asthma und Keuchhusten.	S. 524 ff.

Atropinum	+	lt. Oesterlen analog zur Wirkung von Belladona, jedoch heftiger; Belladona: Anwendung bei „*Nervenleiden im engern Sinn*“ wie Veitstanz und Epilepsie, beruhigende und „schmerz- und krampfstillende Wirkung“.	Atropinum: S. 666; Indikationen zur Anwendung von Belladonna: S. 662 ff.
Baccae Juniperi	+	Wachholderbeeren, u. a. zur Herstellung von Infusionen.	S. 514 f.
Baryum chloratum	-	Chlorbaryum, verschiedene Anwendungen u. a. bei Skrofulose und bei Kropf, gegen 1850 lt. Oesterlen bereits seltener Gebrauch aufgrund geringer Wirksamkeit.	S. 259 f.
Calcaria hypochlorosa	-	Chlorkalk, Anwendung als Antiseptikum zur Desinfektion, auch zur äußeren Anwendung am Körper z. B. als trocknendes Mittel bei entzündlichen Veränderungen.	S. 303 ff.
Calcium chloratum	-	Chlorcalcium, unbekannte Wirkung, zum Zeitpunkt der Publikation bereits wohl selten Anwendung, davor u. a. bei Skrofulose.	S. 257 f.
Camphora	+	Campher, als „*erregendes Mittel*“ verschiedenste Indikationen, u. a. bei „*verschiedenen Nervenleiden*“, darunter: „*Lähmungen mit dem Charakter der Depression, bei schwachen, apathischen, indolenten Kranken; ferner bei Wahnsinn (z.B. sog. Puerperalmanie), bei Melancholie und ähnlichen Umständen*“.	S. 463 ff.

Cantharides pulv.	θ	„Spanische Fliegen", innerlich Anwendung u. a. bei „Störungen der Harn- und Geschlechtsapparate" wie bei „Lähmung der Harnblase", als „kräftiges Reizmittel" bei „*Schwächezuständen des Nervenlebens*", äußerlich u. a. bei vielerlei Formen entzündlicher und anderer Hautveränderungen.	S. 615 ff.
Cataplasma ad decubitum	+	wörtlich = „Umschlag für das Durchliegen"	Unter diesem Namen ist kein Präparat in Oesterlens Werk verzeichnet.
Cera flava	+	Gelbes Wachs, u. a. zur Herstellung von Salben und Pflastern.	S. 754 ff.
Ceratum resinae Burgundicae	+	Anwendung als „reizendes Pflaster" u. a. bei rheumatischen Gelenkbeschwerden.	S. 531
Chininum sulphuricum	+	Anwendung v. a. bei Wechselfieber, aber auch bei Gelenkrheumatismus, Pericarditis u. a. Erkrankungen.	S. 375 ff.
Chloroformium	+	Anwendung als inhalatives Anästhetikum bei Operationen, auch bei vielerlei anderen Krankheitszuständen wie u. a. bei Delirium tremens, bei Krämpfen und Geisteskrankheiten.	S. 441 ff.
Cinnabaris praeparata	+	= Zinnober. Anwendung als „Räucherung" z. B. bei Hauterscheinungen bei Syphilis, laut Oesterlen geringe Wirksamkeit und mittlerweile seltener Gebrauch.	S. 124 f.

Collodium	+	= Klebäther. Anwendung als „Klebmittel" auf der Haut, um einen impermeablen Überzug herzustellen, u. a. bei Brandverletzungen, wunden Stellen, bei beginnendem Decubitus u. v. m.	S. 762
Colophonium	+	= „Geigenharz" (durch Destillation des Terpentins gewonnener und anschl. geschmolzener harziger Rückstand). Selten innerliche Anwendung unter verschiedensten Indikationen aufgrund schlechter Verträglichkeit, häufiger äußerliche Anwendung als Liniment, Pflaster oder Salbe auch in Verbindung mit anderen Substanzen, u. a. bei Geschwüren, Gangrän und Frostbeulen.	S. 509 ff.
Cortex Quercus	–	= Eichenrinde. Anwendung des Absuds oder des Pulvers als „Adstringens", auch in Verbindung mit anderen Substanzen, u. a. bei Geschwüren, Gangrän oder Blenorrhöen.	S. 388 f.
Creta alba (pulv.)	+	= weiße Kreide in Pulverform. In Oesterlens Publikation findet sich Kreide nur als „gereinigte Kreide" als Präparat des Kalkcarbonats. Selten innerliche Anwendung, äußerlich als trocknende Substanz u. a. bei Exsudationen und Geschwüren.	S. 256

Cuprum sulphuric. cryst. depurat.	+	Schwefelsaures Kupfer, in der gen. Form nicht in Oesterlens Werk genannt. Kupferpräparate werden laut Oesterlen mittlerweile selten innerlich benutzt, dann z.B. als Brechmittel oder bei Epilepsie, selten äußerlich benutzt, dann z.B. in der Augenheilkunde als adstringierende Mittel oder als „Ätzmittel" bei Hauterkrankungen.	S. 168 ff.
Digitalinum	+	Digitalispräparat. Anwendung u. v. a. vornehmlich bei Herzerkrankungen, aber auch als Sedativum bei Erregungszuständen im Rahmen von Geisteskrankheiten, wenn auch hier laut Oesterlen bisher ohne sicheren Nachweis des Nutzens.	S. 647 ff.
Emplastrum Cantharid. ord.	+	Blasenpflaster aus Chantariden (= Spanische Fliegen) und weiteren Substanzen, zur äußerlichen Anwendung v. a. bei unterschiedlichsten Hautleiden.	S. 622
Emplastrum Matris seu fuscum	+	„Mutterpflaster oder braunes Pflaster" aus Bleimennige unter Zusatz von Wachs und Campher. ""Äußerliche Anwendung der Bleipräparate u. a. bei Entzündungen der Haut, Schmerzen und Schwellungen.	Zur äußerlichen Anwendung der Bleipräparate vgl. S. 162 ff.; zum spezifischen Präparat vgl. S. 164.

Ferro-Kalium cyanat. flav.	+	= Cyaneisenkalium. Laut Oesterlen offenbar geringe und nicht hinlänglich geklärte Wirkung, als „beruhigendes" Mittel u. a. bei Fieber, Kopfschmerzen etc. und als Eisenpräparat u. a. bei Blenörrhöen benutzt.	S. 417
Ferrum carbonicum saccharatum chloratum	+	Mildes, mit Zucker vermischtes Eisenpräparat. Anwendung u. a. bei Verdauungsbeschwerden, Magenkrämpfen und „*Bleichsucht*".	Vgl. zum Präparat S. 407, zur Wirkung S. 405 ff.
Ferrum sulphuratum pulv.	durchgestr. +	= Schwefeleisen. Seltener Gebrauch, u. a. bei Hauterkrankungen. Als Antidot bei Vergiftungen mit bestimmten Substanzen eingesetzt. Laut Oesterlen sei die Wirkung nicht gut belegt.	S. 417
Ferrum sulphuricum crystallisatum	+	= Eisenvitriol. Anwendung als „Adstringens" und leichtes „Ätzmittel", u. a. bei Blenorrhöen, Geschwüren und chronsichen Hautleiden.	S. 411 f.
Flores Arnicae	–	= Blüten der Arnika. Laut Oesterlen ehemals Anwendung bei vielerlei Leiden, mittlerweile jedoch fast obsolet und „überflüssig".	S. 498 f.
Flores Chamomill. vulgar.	+	= gemeine Kamillenblüten. Vielerlei innerliche und äußerliche Anwendung als „Hausmittel", laut Oesterlen „keine positiven Aufschlüsse" über die Wirkung.	S. 483 f.
Flores Tiliae	+	= Lindenblüten. Zur Herstellung eines leicht diaphoretischen Tees.	S. 485

Flores Verbasci	–	= Wollblumen. Zur Herstellung u. a. von Infusen und Dekokten bei Katarrh.	S. 774
Foliae Sennae (Ostind.)	+	= (ostindische) Sennesblätter. Senna ist laut Oesterlen das „Purgiermittel par excellence", z. B. bei „hartnäckiger Verstopfung" oder zum „Entleeren" von Würmern.	S. 597 ff.
(handschr. ergänzt:) Foliae Sennae Alex. spiritum extr.	+	Laut Oesterlen beste Handelssorte der Sennesblätter, Mischung aus den Blättern mehrerer Arten.	s.o.
Gummi Arabic.	+	= „Mimosen-Gummi". Selten innerliche Anwendung z. B. als „reizmildernder Stoff" bei Durchfällen, auch als Excipiens (= Trägersubstanz) für andere Substanzen, äußerlich als „abdeckender Stoff" z. B. zum Versorgen leichter Blutungen.	S. 770 f.
Herba Cicutae virosae	θ	= Wasserschierling. Die Wirkung soll laut Oesterlen mit der Wirkung des verwandten und in der Medizin weiter verbreiteten Fleckschierlings (Herba conii maculati, auch Conium) entsprechen, sei jedoch intensiver. Der Wasserschierling werde laut Oesterlen bei Kranken nicht	Zur Wirkung der Herba Cicutae virosae vgl. S. 660. Zur Wirkung des verwandten Coniums vgl. 656 ff.

		benutzt. Er wirke wie andere verwandte Gewächse als „scharfes Narkotikum". Der Fleckschierling werde häufiger äußerlich als innerlich angewandt, u. a. als „*beruhigendes Mittel bei Nervenleiden*" oder Lindernd bei schmerzhaften Erkrankungsprozessen Wie Entzündungen oder Abszessen.	
Herba Digitalis pulv. (zusätzlich schwer lesbare handschriftliche Ergänzung: „… Pulv.")	θ	= Roter Fingerhut, pulverisiert. Vgl. Wirkungen und Indikationen des Digitalins als laut Oesterlen wirksamer Bestandteil des roten Fingerhuts.	S. 647 ff.
Herba Lichen. Island. v. Lich. Isl.	+	= Isländisches Moos. Verwendung als „Amarum" (=Bittermittel), z. B. als diätetisches Mittel bei Abzehrung. Laut Oesterlen. bei anderen Krankheitsprozessen wie chronischem Katarrh oder chronischen Durchfällen trotz fraglicher Wirksamkeit häufig benutzt.	S. 360 f.
Herba Menthae piperitae	θ	= Pfefferminze. Als Hausmittel u. a. bei Verdauungsbeschwerden und Übelkeit benutzt.	S. 480
Herba Salviae	+	= Salbei. Innerlich im Aufguss u. a. bei vermehrtem Schwitzen oder als „Adstringens" z. B. bei „*profusen Ausscheidungen*", äußerlich Anwendung als mildes „Adstringens" z. B. bei Geschwüren.	S. 492 f.

Hirudines officinales	+	= „medizinische Blutegel“.	Nicht im Werk Oesterlens aufgeführt
Hydrargium bichloratum corrosiv.	+	= „Quecksilbersublimat“. Anwendung innerlich insbesondere bei Syphilis, u. a. auch bei anderen Erkrankungen wie Neuralgien oder rheumatische Krankheitsprozessen.	Zum konkreten Präparat vgl. S. 132 ff. Zu Quecksilber allgemein vgl. S. 100 ff. Zur therapeutischen Anwendung von Quecksilber vgl. insb. S. 107 ff.
Hydrargium oxydatum rubrum praep.	+	= „rotes Quecksilberoxyd“. Innerlich Anwendung bei Syphilis, v. a. jedoch äußerliche Anwendung als „*irritierendes Mittel*“ und „*milderes Causticum*“ u. a. bei Geschwürden.	S. 138 f.
Hydrargium rectificatum	+	= „rektifiziertes Quecksilber“.	Unter diesem Namen ist kein Präparat in Oesterlens Werk verzeichnet. Anwendung vermutlich analog zu anderen Quecksilberpräparaten.
Kali nitricum depuratum pulv.	+	= Salpeter-Präparat in Pulverform. Innerlich Anwendung u. a. bei entzündlichen Krankheitsprozessen der Lunge und des Gehirns und als diuretisches Mittel bei Ödemen im Zusammenhang mit akuten Erkrankungsprozessen, äußerlich Anwendung aufgrund des kühlenden Effektes beim Lösen in Wasser u. a. bei „*Gehirnaffectionen*“, Gelenkrheumatismus, Frakturen etc.	S. 234 ff.

Kali sulphuricum depurat. subt.	+	= schwefelsaures Kali-Präparat. Laut Oesterlen geringe Wirkung und allenfalls als Laxans nutzbar, jedoch seien andere Laxantien vorzuziehen.	S. 237
Kali tartaricum pulv.	θ	= weinsaures Kali-Präparat in Pulverform. Anwendung als Diuretikum und Laxans möglich.	S. 239
Kali chromicum acid.	+	= doppelt chromsaures Kalium. Anwendung bei Kranken nur örtlich als "Ätzmittel" z.B. bei Geschwüren. Laut Oesterlen anscheinend Wirkung „*kaum stark genug*", Gebrauch daher nur „*da und dort*" als solches.	S. 218
Kusso (Brayera anthelmintica)	+	Anwendung oral gegen Bandwürmer, laut Oesterlen aufgrund des sehr hohen Preises nicht zu empfehlen.	S. 491
Lichen Islandic. elect. incis.	+	= Isländisches Moos (s. o.), Art des konkreten Präparats anhand der Bezeichnung mit „elect. incis." nicht sicher identifizierbar.	
Liquor Ammoniaci caustici	+	= „Ätzende Ammoniakflüssigkeit". Keine Anwendung innerlich, äußerlich z. B. auf der Haut mittels Kompressen als „reizendes" Mitte.	S. 548 ff.

Liquor Ferri sesquichlorati	–	= salzsaures Eisenoxyd. Selten innerlich verwendet, äußerlich reizend und als „Adstringens", laut Oesterlen analog zum Eisenchlorür, das z. B. bei typhösen Darmgeschwüren und Durchfällen zum Einsatz kommt.	S. 413
Liquor Hydrargyri nitrici	+	= Salpetersaures Quecksilberoxyd. Anwendung als Ätzmittel äußerlich zur Kauterisation u. a. bei Schanker, bei Bisswunden und Hautleiden.	S. 140 f.
Liquor Plumbi hydrico-acetici (Acet. saturnin.)	+	= Bleiessig. Laut Oesterlen häufigstes Bleipräparat zur äußerlichen Anwendung. Nur äußerlich gegeben. Wie andere Bleipräparate als Salbe oder in wässriger Lösung bei einer Vielzahl von äußerlichen Krankheitsprozessen u. a. bei entzündlich veränderten Haut- oder Schleimhautstellen, bei traumatischen Wunden u.v.m. Attestiert werden den Bleipräparaten nicht nur eine „*adstringierende, zusammenziehende*", sondern auch eine „*verflüssigende, zertheilende, auflösende*" Wirkung.	S. 166 f. Zur Wirkung und den Zitaten vgl. S. 163.

Magnesia hydrico-carbonica	+ / –	= „kohlensaure Bittererde". Anwendung u. a. innerlich als „Absorbentium" bei Säurebildung im Magen z.B. bei Sodbrennen, bei Diabetes, auch bei übermäßiger Bildung von Harnsäure. Auch als mildes Laxans verwendet. Äußerlich als mildes „trocknendes Mittel" bei exsudativen Prozessen, auch als Einspritzungen oder Klystier.	S. 260 ff.
Magnesia sulphurica depurata	+	= „schwefelsaure Bittererde". Anwendung innerlich als „kühlendes Laxans" z.B. bei fiebrigen Erkrankungen oder Entzündungsprozessen.	S. 262 f.
Magnesia usta	+	= „reine Bittererde". Anwendung innerlich wie kohlensaure Bittererde (s. o.), letztere jedoch laut Oesterlen vorzugsweise.	
Manganum oxydat. nativ. pulv.	+	= Manganpräparat, a. e. mit „Manganesium oxydatum nigrum" (= „Braunstein") in Oesterlens Werk zu identifizieren. Anwendungen (innerlich?) seien laut diesem u. a. bei Indigestionen, Syphilis und Hauterkrankungen wie Krätze und Herpes versucht worden, äußerlich bei Hauterkrankungen wie Krätze oder „Kopfgrind".	S. 417 f.

Morphium aceticum	+	= „essigsaures Morphium“, laut Oesterlen das am häufigsten angewandte Morphiumsalz. Anwendung innerlich u. a. als Pulver, Lösung, „endermatisch“ oder äußerlich bspw. als Salbe. Anwendung auch als Sedativum: als *„schlafmachendes, beruhigendes und Palliativmittel“*, laut Oesterlen wohl etwas bessere Verträglichkeit als Opium. Anwendung bei *„Wahnsinn und verwandten Geistesstörungen“*. Sonst vielfältige, teils zum Opium analoge Anwendungen, so u.v.a. bei Neuralgien, bei Schmerzen z. B. bei Gelenkrheumatismus und bei entzündlichen Erkrankungen.	Zum konkreten Präparat vgl. S. 700. Zur Anwendung und Wirkung des Morphiums vgl. S. 697 ff., zu den Zitaten vgl. S. 699.
Mucilago gummi Arabici	+	Mimosen-Gummi-Präparat, hergestellt durch Zugabe von Wasser, bspw. als Zusatz für Mixturen. Zur Anwendung s. o. unter „Gummi Arabicum“.	S. 771
Natrum aceticum cryst.	–	= „essigsaures Natron“. Laut Oesterlen keine therapeutische Verwendung. Die Wirkung sei mit Kaliacetat (=“essigsaures Kali“) vergleichbar, weswegen es wie dieses therapeutisch benutzt werden *„könnte“*. Kaliacetat: Anwendung u. a. als mildes Diuretikum bei bestimmten entzündlichen Erkrankungen und bei Lithiasis.	Zum Präparat vgl. S. 248. Zu Kaliacetat vgl. S. 238 f.

Natrum carbonic. acidul. pulv.	+	= „doppelt saures Natron". Anwendung laut Oesterlen analog dem Kalicarbonat und -bicarbonat, jedoch bessere Verträglichkeit. Kalicarbonat: Anwendung innerlich u.v.a. als „säuretilgendes" Mittel bei erhöhter Säurebildung wie bei Sodbrennen, bei entzündlichen Erkrankungen der Schleimhäute und inneren Brustorgane, bei Infiltrationen drüsigen Gewebes z. B. im Rahmen einer Tuberkulose. Äußerlich zur „Reinigung" und als „Reizmittel" bei u. a. chronischen Hautleiden.	Zum Präparat vgl. S. 242 f. Zu Kaliumcarbonat und - bicarbonat vgl. S. 230 ff.
Natrum hydrochloratum siccum	–	Chlornatron-Präparat. Laut Oesterlen innerliche Anwendung nicht mehr zeitgemäß, da keinen Vorteil: äußerlich Anwendung analog zu der von Chlorwasser. Chlorwasser fand äußerlich Anwendung u. a. zur Linderung von Fiebersymptomen, bei chronischen Hauterkrankungen, Leber- und Gallenerkrankungen, Gelbsucht, bei Geschwüren oder zur lokalen Destruktion von giftigen oder ansteckende Stoffen.	Zum konkreten Präparat vgl. S. 302 f.; zu Chlorwasser vgl. S. 299 f.
Natrum phosphoricum	–	= „phosphorsaures Natron", „Perlsalz". Anwendung laut Oesterlen selten, u. a. bei Skrofulose, Knochenerkrankungen oder Diabetes. Aufgrund hohen Preises laut diesem ein „Luxusmittel".	S. 244

Natrum sulphuric. crudum	+	= „schwefelsaures Natron". Laut Oesterlen *„kühlendes, antiphlogistischer Laxans par excellence"*, breiter Wirkungskreis, u. a. bei entzündlichen Erkrankungen, bei Fieber, akuten Exanthemen oder Helminthiasis.	S. 244 f.
Pulvis aërophorus	+	„Brausepulver". In der Arzneimitteltaxe des Großherzogtums Hessen ist keine Substanz angegeben. A. e. ist das Brausepulver des „Natrum carbonic. acidul." gemeint (s. o.). Laut Oesterlen ist Brausepulver die bevorzugte Darreichungsform der o. g. Substanz.	S. 242 f.
Radix Salep contus. pulv.	+	= „Salep-Wurzel". Anwendung als Schleim als Emolliens z. B. bei Darmentzündungen oder Bronchitis, als „einhüllendes" Mittel für Säuren oder Salze, auch trotz geringen Ernährungsgehalts in der Diätetik unter Zurühren von u. a. Honig oder Fleischbrühe.	S. 772
Radix Valerianae min. gr. m. pulv.	+	= „Baldrianwurzel". Anwendung unter vielerlei Indikationen, jedoch laut Oesterlen geringe und vorübergehende oder unsichere	S. 475 ff.

		Wirkung. Anwendung laut diesem a. e. bei erhöhter „*Reflexaktion des Rückenmarks*“ wie bei „*Nervenzufällen*“ bei Frauen („*hysterische Krämpfe, Schmerzen, Vapeur u.s.f.*“), auch zur Linderung von Symptomen im Rahmen von „*hysterischen Leiden*“. Anwendung ebenso innerlich und als Klystier als mildes Antihelmintikum.	
Saccharum album pulv.	+	= Zucker. Laut Oesterlen selten Gebrauch bei Kranken, dann v.a. als Konstituens oder Teilsubstanz bei der Herstellung verschiedener arzneilicher Präparate oder seltener u. a. als mildes Nahrungsergänzungsmittel.	S. 780
Saccharum Lactis pulv.	+	= Milchzucker. Vornehmlich Verwendung zur Herstellung von Pulverpräparaten oder künstlicher Molken.	S. 781
Solutio arsenicalis (Fowleri)	–	Arsenhaltige Lösung, u. a. auch Campher enthaltend. Laut Oesterlen häufiges Arsenpräparat. Anwendung beinahe ausschließlich innerlich, wie andere Arsenpräparate u. a. bei Nervenleiden wie Epilepsie oder Veitstanz und bei schweren Formen von Hautleiden wie bei Lepra oder Syphilis.	Zum konkreten Präparat vgl. S.216. Zur Wirkung und therapeutischen Anwendung des Arsens vgl. S. 206 ff.

		Therapeutische Anwendung durch Unverträglichkeiten und Vergiftungserscheinungen bei höheren Dosen limitiert, daher Einsatz laut diesem im Allgemeinen bei schweren Erkrankungen, bei denen andere Mittel nicht hinreichend wirken.	
Species aromaticae	–	Gewürzmischung, u. a. Majoran, Rosmarin und Thymian enthaltend, zur Herstellung von Kräuterkissen oder Kompressen.	S. 506.
Species ad Cataplasma Ph. B. III	–	Gewürzmischung zur Herstellung von Kataplasmen (= Breiumschlägen).	S. 773. Während in Oesterlens Werk eine konkrete Gewürzmischung genannt wird, wird in der Arzneimitteltaxe des Großherzogtums Hessen auf eine Mischung aus einer Auflage der Preussischen Pharmacopoe Bezug genommen. Handschriftlich wurde in Vix´ Arzneimitteltaxe ergänzt: *"emoll."*. Der Umschlag wurde dementsprechend wohl als „Emolliens", („Weichmacher"), verwendet.
Species ad Infusum pectorale	+	Gewürzmischung zur Herstellung eines „Brusttees", Anwendung u. a. als „Expectorans" (= „Hustenlöser"), bspw. bei Katarrh oder Bronchitis.	S. 773

Spiritus aethereus	+	= „Ätherweingeist", auch als „Hoffmann´s Tropfen" bekannt. Anwendung innerlich analog zum Äther (hierbei jedoch laut Oesterlen mildere Wirkung), das zur Beruhigung, zur Krampf- oder Schmerzstillung bei vielerlei Krankheitsprozessen. eingesetzt wurde. Anwendung laut diesem auch als beruhigendes Mittel bei bestimmten Formen des „Wahnsinns" beschrieben. Äußerlich Anwendung z.B. als Riechmittel bei Ohnmachtsanfällen.	Zum konkreten Präparat vgl. S. 440. Zur therapeutischen Anwendung des Äthers allg. vgl. S. 433. ff.
Spiritus Vini rectificatus	+	= „rektifizierter Weingeist", ca. 60% Alkohol enthaltend. Laut Oesterlen selten innerliche Anwendung der weingeistpräparate, äußerlich u. a. als „erregendes Mittel" bei Verletzungen wie Brandverletzungen, Quetschungen u.v.m., als adstringierendes und „gerbendes" Mittel z.B. zur Abhärtung der Haut bei drohendem Dekubitus, als kältendes, beruhigendes Mittel z.B. bei Hautentzündung verwendet.	Zum konkreten Präparat vgl. S. 445. Zur Anwendung des Weingeistes allg. vgl. S. 444 ff.

Stibio-Kali tartaricum (Tart. stibiatus)	+	= „Brechweinstein". Anwendung laut Oesterlen v. a. als Brechmittel. Aufgrund starker Wirksamkeit seien laut diesem zur Entleerung des Magens eher mildere Mittel vorzuziehen. Anwendung daher wenn eine „*stärkere Einwirkung auf das ganze System beabsichtigt*" werde, z. B. zur Unterbrechung oder schnelleren Beendigung vielerlei krankhafter Prozesse wie im Rahmen von Bronchitis, Gehirnentzündung oder Delirium tremens.	Zum Präparat vgl. S. 195 ff. Zum Zitat vgl. S. 202.
Succus Liquiritiae depuratus	+	= bereinigter Lakritzensaft, Süssholzwurzel-Präparat. Verwendung zur „Geschmackskorrektur" und als Konstituens in anderen Präparaten.	S. 783.
Sulphur depuratum	+	= reiner Schwefel. Laut Oesterlen seltene Anwendung, dann innerlich bspw. als mildes Laxans oder zur Förderung von Hautausdünstung, Schweiss und Auswürfen; äußerlich bei chronischen Hautleiden, insbesondere bei Krätze	S. 267 ff.
Sulphur sublimatum	–	= sublimierter Schwefel, in dieser Qualität laut Oesterlen zu innerlichen Anwendung benutzt, zur Anwendung s. o. „Sulphur depuratum".	S. 267 ff.
Syrupus Rubi Idaei	+	= Himbeersyrup. Verwendung zur Beigabe in Mixturen und Herstellung von Getränken.	S. 786.

Syrupus simplex	+	= wässrige Zuckerlösung. Zur Anwendung s. o. „Saccharum".	S. 780.
Tartarus depuratus	+ / –	= „Weinstein". Innerlich Anwendung als v.a. kühlendes Mittel und als mildes Laxans und Diuretikum, äußerlich in Mischungen mit anderen Substanzen als Zahnpulver.	S. 240.
Terebinthina cocta	+	= harziger Rückstand, der bei der Destillation des Terpentins entsteht (s. o.).	S. 509 ff.
Tinctura Chinae simpl.	+	Tinktur, Präparat der „Chinarinde". Anwendung u. v. a. bei Wechselfieber, bestimmten Nervenleiden wie Epilepsie oder Chorea, Verdauungsstörungen, Rheumatismen etc.	Zum konkr. Präparat vgl. S. 375, zu den Wirkungen und Anwendungen der Chinarinde insg. vgl. S. 362 ff.
Tinctura Ferri chlorati oxydul.	+	Eisenhaltige Tinktur.	Unter diesem Namen nicht im Werk Oesterlens auffindbar, Anwendung wahrscheinlich analog jener der anderen Eisenpräparate. Zur therapeutischen Anwendung der Eisenpräparate allgemein vgl. S. 402 ff.
Tinctura Ferri pomati	+	= „apfelsaure Eisentinktur". Mildes Eisenpräparat, als solches Anwendung als tonisierendes Mittel, u. a. bei Blutarmut.	Zum konkreten Präparat vgl. S. 409 Zur therapeutischen Anwendung der Eisenpräparate allgemein vgl. S. 402 ff.

Tinctura Jodii	+	= Jodtinktur. Vornehmlich äußerliche Anwendung, bspw. bei Geschwüren oder vielerlei entzündlichen Prozessen.	S. 290 f.
Tinctura Opii crocata	+	= „safranhaltige Opiumtinktur", alkoholhaltiges Opiumpräparat, hergestellt durch Mazeration des Opiums mit Safran und weiteren Stoffen. Anwendung dieses konkreten Präparats vornehmlich innerlich als erregendes Mittel. Opiumpräparate wurden laut Oesterlen angewandt u. v. a. als Palliativum und Sedativum, bspw. bei Nervenleiden und Geisteskrankheiten, z.B. bei „Delirium tremens", bei leichteren Krankheitsausprägungen des „Wahnsinns". Anwendungen auch u. a. als Analgetikum und gegen entzündliche Krankheitsprozesse Die Opiumtinkturen fanden laut diesem Anwendung, wo die Gabe des reinen Opiums schlecht vertragen wurde oder eine „*sehr schnelle Wirkung auf´s Nervensystem beabsichtigt*" war.	Zum Präparat vgl. S. 696 f., zur Wirkung und therapeutischen Anwendung des Opiums generell vgl. S. 675 ff. Zur Anwendung bei Geisteskrankheiten vgl. insb. S.684 ff. Zum Zitat vgl. S. 696.
Tinctura Opii simplex	+	= „einfache Opiumtinktur", alkoholhaltiges Opiumpräparat, hergestellt durch Mazeration des Opiums mit Weingeist und Wasser.	S. 696

Tinctura Rhei vinosa	+	Rhabarber-Präparat, alkoholhaltige Tinktur. Anwendung innerlich vornehmlich als mildes Tonikum oder „Purgans" (= Reiniger), z. B. bei Verdauungsbeschwerden, Magenkrämpfen u. v. m.	Zum konkreten Präparat vgl. S. 355. Zur Wirkung und therapeutischen Anwendung von Rhabarber vgl. S. 353 ff.
Tinctura Vanillae	+	Alkoholhaltige Vanille-Tinktur. Laut Oesterlen kaum therapeutische Anwendung, in vielen Arzneimittelbüchern sei eine Verwendung bei Impotenz, Melancholie und anderen Leiden beschrieben worden.	S. 503
Unguentum Stibio-Kali tartaric.	+	= „Brechweinsteinsalbe". Als „scharf reizendes" Mittel als *„ableitendes, revulsorisches Mittel*" u. a. bei Meningitis, bei „Wahnsinn", Keuchhusten und vielen anderen Leiden angewandt.	In Oesterlens Werk als "Unguentum Tartari stibiaci" auf S. 205. Zur Anwendung vgl. S. 204 f.
Unguentum Zinci	θ	= „Zink-Salbe". Anwendung äußerlich als "trocknendes Mittel", v. a. bei Augen- oder Hautkrankheiten.	Zum konkr. Präparat vgl. S. 179. Zur Wirkung und Anwendung der Zinkpräparate vgl. S. 175 ff.

Zincum	+	= Zink. Sämtliche Zinkpräparate Laut Oesterlen seien von geringer therapeutischer Bedeutung, vornehmlich als Brechmittel, selten zur Behandlung von Nervenleiden und als adstringierendes Mittel.	Zur Wirkung und Anwendung der Zinkpräparate vgl. S. 175 ff. Von den in der Arzneimitteltaxe vorgedruckten Zinkpräparaten ist in der Hofheimer Exemplar der Arzneimitteltaxe keines markiert, jedoch ein handschriftlich ergänztes, schwer leserliches und nicht in Oesterlens Werk identifizierbares Zinkpräparat als vorrätig markiert worden: a. e. „Zincum puri in fol.“. Womöglich handelt es sich hierbei um einen Grammatikfehler. Mit „zincum purum in fol.“ könnten „reine Zinkblätter“ gemeint sein.

11.2 Anhang II: Teilnahme Hofheimer und Heppenheimer Ärzte an den psychiatrischen Fachversammlungen

Tabelle **12:** Anwesenheit und Beteiligung Hofheimer und Heppenheimer Ärzte auf den Versammlungen des „Vereins Deutscher Irrenärzte" bis 1911

Legende: GL = Georg Ludwig, 0 = keine anwesend, ? = unbekannt, VDI = Verein Deutscher Irrenärzte, VSI = Verein Südwestdeutscher Irrenärzte, VSNI = Verein Südwestdeutscher Neurologen und Irrenärzte.

Versammlungsjahr und -ort *[Fundstelle des Versammlungsprotokolls]*	**Hofheim** anwesende Ärzte	**Heppenheim** answesende Ärzte	**Anmerkungen** *[Fundstellen / Verweise]*
1860 Eisenach *[Versammlung Eisenach 1860, Beilage zu AZP, 17. Bd. (1860)]*	GL Reissner	Die Heppenheimer Anstalt eröffnete erst im Jahr 1866.	Erstes Treffen; GL: Vortrag zu einer neuroanatomischen Fragestellung mithilfe von Präparaten und wird mit Zusammenstellung der „Irrengesetzgebung" im Großherzogtum Hessen beauftragt.
1861 Landau und Speyer *[AZP, 18. Bd. (1861), S. 791–873]*	Reissner Vix		Reissner: Sekretär, Vix ist an den Vorbereitungen des Treffens beteiligt und hält einen Vortrag über „Schädelmessungen am Lebenden".
1862 Dresden *[AZP, 19. Bd. (1862), S. 587–593]*	0		
1863 Berlin	?		Lediglich kleine Vorversammlung vor VDNÄ-Versammlung in Stettin, keine Teilnehmerliste erhalten *[Vgl. hierzu AZP, 20. Bd. (1863), S. 438 f.]*.

1864 Frankfurt am Main *[Versammlung Frankfurt/ Giessen 1864, Beilage zu AZP, 21. Bd. (1864)]*	GL Reissner Vix		Konstituierendes Treffen, zahlreiche renommierte Vertreter der deutschen und internationalen Psychiatrie anwesend; GL lädt im Anschluss zu einer Besichtigung der sich im Bau befindlichen Heppenheimer Anstalt ein.
1864: Treffen der psychiatrischen Sektion der VDNÄ in Giessen	Vix		Vix fungiert als Sekretär; der Hofheimer Arzt und Direktor Albert Sehrt und der spätere Hofheimer und Heppenheimer Arzt und Direktor Hofheims Werle als Studenten anwesend.
1865 Hildesheim *[AZP, 22. Bd. (1865), S. 331–351]*	0		
1866	–	–	Versammlung aufgrund der *„politischen Lage Deutschlands"* ausgefallen (gemeint ist a. e. der preußisch-österreichische Krieg) *[Vgl. hierzu AZP, 23. Bd. (1866), S. 427]*.

1867 Heppenheim *[AZP, 24. Bd. (1867), S. 697–721]*	Sehrt Spamer	GL Werle	Versammlung findet in der Heppenheimer Anstalt statt, zahlreiche renommierte Psychiater des deutschsprachigen Raums anwesend; GL unterliegt bei Abstimmung um einen Platz im Vorstand des VDI; keine Beteiligung der Hofheimer und Heppenheimer Ärzte durch eigene Vorträge protokolliert.
1868 Dresden *[Versammlung Dresden 1868, Beilage zu AZP, 25. Bd. (1868), S. 5–15*]	0	0	
1869 Innsbruck [*AZP, 26. Bd. (1869), S. 662–706*]	0	0	Versammlung im Rahmen der VDNÄ, ab sofort tagt der VDI bis mind. 1877 regelmäßig im Rahmen der VDNÄ-Versammlungen.
1870	–	–	Versammlung vermutlich aufgrund des Deutsch-Französischen Krieges 1870/71 ausgefallen *[Vgl. hierzu STEIF: Versammlungen (2003), Anhang VII, 4. Verzeichnis der Versammlungen deutscher Naturforscher und Ärzte (1822-1913), S. 302].*

1871 Rostock *[AZP, 28. Bd. (1872), S. 146 f.; AZP, 29. Bd. (1873), S. 103]*	0	0	Lediglich 13 Teilnehmer anwesend.
1872 Leipzig	?	?	Protokoll nicht erhalten, im Programm keine Vorträge von Ärzten einer der Anstalten *[Vgl. AZP, 29. Bd. (1873), S. 148 f.*].
1873 Wiesbaden *[AZP, 30. Bd. (1874), S. 578–586]*	0	GL	Versammlung zählt nur 25 Teilnehmer; keine aktive Beteiligung von GL protokolliert.
1874 Vorversammlung in **Eisenach** vor der VDNÄ in Breslau *[AZP, 32. Bd. (1876), S. 194–219]*	Lehr Sehrt Weber	GL Wittich	Treffen in Eisenach aufgrund der Abgeschiedenheit Breslaus; Vorlage der „Heppenheimer Tabellen" durch GL. Auf der VDNÄ in Breslau waren keine Ärzte aus Hofheim oder Heppenheim anwesend *[AZP, 31. Bd. (1875), S. 697–730]*.
1875 München *[AZP, 33. Bd. (1877), S. 24–59]*	0	Werle	Verteilung von Berichten des Hessischen Hilfsvereins.
1876 Friedrichsberg *[AZP, 34. Bd. (1876), S. 81–108]*	0	GL	Keine aktive Beteiligung Georg Ludwigs überliefert; im Anschluss Besuch desselben der VDNÄ in Hamburg *[AZP, 34. Bd. (1876), S. 251–261*.

1877 Nürnberg *[AZP, 34. Bd. (1878), S. 705–765]*	0	0	
1878 Kassel *[AZP, 35. Bd. (1879), S. 520–547]*	0	0	GL wird in Abwesenheit in den Vorstand des VDI gewählt.
1879 Heidelberg *[AZP, 36. Bd. (1880), S. 631- 678]*	Sehrt	Werle	Werle beteiligt sich an der Diskussion um die Implementierung des „Non-Restraints" mit der Mitteilung, dass das Prinzip in Heppenheim umgesetzt worden sei [*AZP, 36. Bd. (1880), S. 652*]; Mitteilung über bauliche und Einrichtungsveränderungen in den Anstalten in Hofheim und Heppenheim.
1880 Eisenach *[AZP, 37. Bd. (1881), S. 521–573]*	0	0	Wiederwahl in den Vorstand wird von GL aus gesundheitlichen Gründen abgelehnt.
1881 Frankfurt am Main *[AZP, 38. Bd. (1882), S. 657–728]*	0	Werle	Für Heppenheim: Werle; keine aktive Beteiligung protokolliert.
1882 Eisenach *[AZP, 39. Bd. (1883), S. 607–677]*	0	0	
1883 Berlin *[AZP, 40. Bd. (1884), S. 623–666]*	0	0	
1884 Leipzig *[AZP, 41. Bd. (1885), S. 564–646]*	0	Werle	Keine aktive Beteiligung protokolliert.

1885 Baden *[AZP, 42. Bd. (1886),* *S. 444–513]*	Werle	Stühlinger	Werle: seit 1885 Direktor in Hofheim); keine aktive Beteiligung protokolliert.
1886 Berlin *[AZP, 43. Bd. (1887),* *S. 297–328]*	Werle	Stühlinger	Keine aktive Beteiligung protokolliert.
1887 Frankfurt am Main *[AZP, 44. Bd. (1888),* *S. 499–534]*	Bieberbach Werle	GL Stühlinger	Bierberbach: später Direktor Hofheims und Heppenheims und Schwiegersohn von GL; keine aktive Beteiligung protokolliert.
1888 Bonn *[AZP, 45. Bd. (1889),* *S. 523–592]*	0	0	
1889 Jena *[AZP, 46. Bd. (1890),* *S. 494–533]*	0	0	
1890	–	–	Versammlungsprotokoll offenbar nicht publiziert.
1891 Jena *[AZP, 48. Bd. (1892),* *S.426–530]*	Mayer	0	Mayer = a. e. Rudolph Mayer, ab 1897 Direktor der Hofheimer Anstalt; keine aktive Beteiligung protokolliert.
1892	–	–	Versammlungsprotokoll offenbar nicht publiziert.
1893 Frankfurt am Main [AZP, 50. Bd. (1894), S. 333–380]	Bieberbach Werle	GL	GL erneut in den Vorstand gewählt; keine aktive Beteiligung protokolliert.

1894 Dresden *[AZP, 51. Bd. (1895), S. 781–843]*	0	0	
1895 Hamburg *[AZP, 52. Bd. (1896), S. 817–868]*	0	GL Schaumann	Diskussion der „Wärterfrage", dabei aktive Beteiligung Ludwigs; Ehrung des kürzlich verstorbenen Eduard Werles durch die Teilnehmer.
1896 Heidelberg *[AZP, 53. Bd. (1897), S. 798–866]*	Bieberbach Mayer	GL Kratz Römheld	Diskussion der „Wärterfrage", GL: Referat mit dem Titel „*Neun Leitsätze für die Berathung der Wärterfrage*" *[AZP, 53. Bd. (1897), S. 810–813]*. Bieberbach = seit 1895 Direktor in Hofheim.
1897 Hannover *[AZP, 54. Bd. (1898), S. 875–937]*	0	0	Diskussion der „Wärterfrage", keine Ärzte aus einer der beiden Anstalten anwesend.
1898 Bonn *[AZP, 55, Bd. (1898), S. 780–840]*	Mayer Würth	Bieberbach Römheld	Keine aktive Beteiligung protokolliert. Mayer: seit 1897 Direktor in Hofheim. Bieberbach = seit 1897 Direktor in Heppenheim.
1899 Halle *[AZP, 56. Bd. (1899), S. 610–676]*	0	0	
1900 Frankfurt am Main *[AZP, 57. Bd. (1900), S. 535–606]*	Dietz Matthey Würth	Bieberbach Kratz Kranz Textor	Keine aktive Beteiligung protokolliert.

1901 Berlin *[AZP, 58. Bd. (1901), S. 684–739]*	0	0	
1902 München *[AZP, 59. Bd. (1902), S. 693–736]*	Kalweit Textor Würth	Römheld	Keine aktive Beteiligung protokolliert. Bei der Diskussion zu Irrenhilfsvereinen wird der hessische als Vorbild genannt *[AZP, 59. Bd. (1902), S. 722]*.
1903 Jena *[AZP, 60. Bd. (1903), S. 905–978]*	0	Römheld	Keine aktive Beteiligung protokolliert. Der Verein firmiert fortan unter dem Namen „Deutscher Verein für Psychiatrie".
1904 Göttingen [AZP, 61. Bd. (1904), S. 724–768]	0	Kratz	Keine aktive Beteiligung protokolliert.
1905 Dresden *[AZP, 62. Bd., (1905), S. 568–634]*	Osswald Schneider	0	Keine aktive Beteiligung protokolliert.
1906 München *[AZP, 63. Bd. (1906), S. 544–603]*	Mayer Osswald	0	Keine aktive Beteiligung protokolliert. Die Hofheimer Anstalt wird fortan auch als „Goddelau" aufgeführt.

1907 Frankfurt am Main und Gießen *[AZP, 64. Bd. (1907), S. 416–512]*	Lindenborn	Bieberbach Römheld	Der *„als Opfer seines Berufes"* verstorbene Weber aus Hofheim / Goddelau wird von den Teilnehmern geehrt; mehrere Beiträge Gießener Ärzte; aus Gießen anwesend sind u. a. der Gießener Oberarzt Adolf Heinrich Dannemann (später Direktor zuerst der Hofheimer Anstalt, dann der Heppenheimer Anstalt) und Robert Sommer (Professor der Gießener Universität und Direktor der psychiatrischen Klinik).
1908 Berlin *[AZP 65. Bd. (1908), S. 427–544]*	0	0	
1909 Köln und Bonn *[AZP 66. Bd. (1909), S. 654–711]*	0	0	
1910 Berlin *[AZP, 67. Bd. (1910), S. 964 f.]*	?	?	**Todesjahr Georg Ludwigs.** Keine Teilnehmerliste publiziert; lediglich kleinere Versammlung zugunsten des kurz darauf tagenden 4. internationalen Kongresses zur Fürsorge für Geisteskranke; kurze Mitteilung zur Ehrung des verstorbenen GL.

Tabelle 13: Anwesenheit und Beteiligung Hofheimer und Heppenheimer Ärzte auf den Versammlungen des „Vereins Südwestdeutscher Irrenärzte" bis 1910

Legende: GL = Georg Ludwig, 0 = keine anwesend, ? = unbekannt,
VDI = Verein Deutscher Irrenärzte, VSI = Verein Südwestdeutscher Irrenärzte,
VSNI = Verein Südwestdeutscher Neurologen und Irrenärzte.

Versammlungsjahr und -ort *[Fundstelle des Versammlungsprotokolls]*	**Hofheim** anwesende Ärzte	**Heppenheim** anwesende Ärzte	**Anmerkungen** *[Fundstellen / Verweise]*
1867 Karlsruhe *[AZP, 24. Bd. (1867), S. 235–240]*	0	GL	GL beteiligt sich an den Diskussionen zu den Vorträgen.
1868 Heidelberg *[AZP,26. Bd. (1869), S. 372–377]*	Haeser Reissner Sehrt	0	Keine aktive Beteiligung protokolliert.
1869			Protokoll der Versammlung nicht veröffentlicht.
1870 Baden-Baden *[AZP, 27. Bd. (1871), S. 586–594]*	0	0	
1871 Karlsruhe [AZP, 29. Bd. (1873), S. 97–101]	0	0	
1872 Straßburg			Protokoll der Versammlung nicht veröffentlicht.
1873 Heidelberg *[AZP, 30. Bd. (1874), S. 469–471]*	0	GL	GL beteiligt sich an den Diskussionen.

<u>1874 Heppenheim</u> *[AZP, 31. Bd. (1875), S. 463–484]*	Lehr Sehrt	<u>GL</u>, Eisenmeyer Werle Wittich	Rekordanzahl von 81 Teilnehmern, neben zahlreichen Psychiatern auch u. a. Neurologen und Anatomen anwesend; Antrag der Heppenheimer Ärzte, die Wanderversammlung grundlegend zu reformieren, u. a. zu einer dauerhaft in der Heppenheimer Anstalt „sesshaften" Versammlung umzuwandeln und sie um das Gebiet der Neurologie und das Einzugsgebiet auf ganz Süddeutschland zu erweitern; die Diskussion des Antrages wird aufgrund seiner Reichweite und der fehlenden Ankündigung auf die folgende Versammlung verschoben.
<u>1875 Heppenheim</u> *[AZP, 32. Bd. (1876), S. 534–570]*	Lehr Weber	<u>GL</u> Weber Wittich	Annahme eines modifizierten Antrages: Erweiterung der Versammlung auf Irrenärzte und Neurologen („Versammlung Südwestdeutscher Neurologen und Irrenärzte", „Frühjahrsversammlung"),

			Beibehaltung der „Wanderversammlung“ und weiterhin Beschränkung auf Südwestdeutschland; auf Antrag Heinrich Schüles Beibehaltung einer rein psychiatrischen Wanderversammlung („Versammlung Südwestdeutscher Irrenärzte“, „Herbstversammlung“).
1876 Karlsruhe *[AZP, 33. Bd. (1877), S. 206–235]*	0	GL Wittich	Wittich beteiligt sich mit einem Vortrag mit dem Titel: „*Ueber die Behandlung der mit Aufregung verbundenen Schlaflosigkeit männlicher Irren*“ [*AZP, 33. Bd. (1877), S. 216*].
1877			Protokoll der Versammlung nicht veröffentlicht.
1878 Karlsruhe *[AZP 36. Bd. (1880), S. 475–481]*	0	GL Werle	Vortrag von GL: *„Zwölf Thesen, betreffend die Verwahrung der Fenster in Irrenanstalten“ [AZP 36. Bd. (1880), S. 476–478.];* Beteiligung der Heppenheimer Ärzte an den Diskussionen.
1879			Keine offizielle Versammlung, Treffen am Rande der VDNÄ-Versammlung in Baden-Baden.

1880 Karlsruhe *[AZP, 38. Bd. (1882), S. 90–93]*	0	Moeller Wittich	Keine aktive Beteiligung protokolliert.
1881 Karlsruhe *[AZP, 39. Bd. (1883), S. 79–95]*	0	0	
1882 Karlsruhe *[AZP, 40. Bd. (1880), S. 272–294]*	0	0	
1883			Keine offizielle Versammlung, Treffen am Rande der VDNÄ-Versammlung in Freiburg *[Vgl. hierzu AZP, 40. Bd. (1880), S. 294.]*
1884 Karlsruhe *[AZP, 41. Bd. (1885), S. 647–678]*	0	Mülberger Wittich	Keine aktive Beteiligung protokolliert.
1885			Versammlung vermutlich zugunsten der Tagung des VDI in Baden in 1885 ausgefallen.
1886			Protokoll über die Versammlung nicht veröffentlicht *[Vgl. hierzu AZP, 44. Bd., (1888), S. 550]*.
1887 Karlsruhe [AZP, 44. Bd. (1888), S. 550–564]	Bieberbach	GL Wittich	Vortrag von GL: *„Einige Thesen als Leitfaden für die Berathung der Frage:*

			Was ist seither in den deutschen Anstalten geschehen und was könnte noch geschehen um die Zahl der rechtzeitigen Uafnahmen in die öffentlichen Anstalten zu vergrössern?“, im Anschluss rege Diskussion und Annahme der Thesen nach kleineren Anpassungen *[AZP, 44. Bd. (1888), S. 550–554]*.
1888 Karlsruhe *[AZP, 46. Bd. (1890), S. 45–56]*	0	Koeniger Wittich	Wittich beteiligt sich durch eine Mitteilung seiner Erfahrungen an der Diskussion eines Vortrages Friedrich Jollys über die Behandlung der Manie mit Opium.
1889			Protokoll der Versammlung offenbar nicht veröffentlicht.
1890 Karlsruhe *[AZP, 48. Bd. (1892), S. 191-199]*	0	0	
1891 Karlsruhe *[AZP, 48. Bd. (1892), S. 651–674]*	0	GL Wittich	GL beteiligt sich rege an den Diskussionen zu einem Vortrag *„über akute halluzinatorische Verwirrtheit“* und zu einer Kasuistik zur chirurgischen Behandlung von Epileptikern *[AZP, 48. Bd. (1892), SS. 653 u. 661]*.

1892 Karlsruhe *[AZP, 50. Bd. (1894), S. 1075–1090]*	0	GL Schäffer	GL beteiligt sich mit einer Einleitung zu einem Vortrag eines anderen Arztes zur Einrichtung von Isolierzellen und anschließend an der Diskussion des Vortrages *[AZP, 50. Bd. (1894), S. 1083–1085]*; Schaeffer hält einen Vortrag zu einem psychopharmakologischen Thema *[Ebd., S. 1089]*.
1893 Karlsruhe *[AZP, 51. Bd. (1895), S. 216–247]*	0	0 /?	Wittich wird als einer der „Geschäftsführer" der Versammlung aufgeführt, ist aber nicht auf der Teilnehmerliste vermerkt.
1894 Karlsruhe *[AZP, 51. Bd. (1895), S. 970–994]*	0	0	
1895 Karlsruhe [AZP, 52. Bd. (1896), S. 1119–1160]	0	GL Wittich	Zahlreiche (>60) Teilnehmer anwesend; GL: Vorsitz am ersten Versammlungstag; Annahme einer Resolution des nicht anwesenden Robert Sommers zur Aufnahme der Psychiatrie als Prüfungsfach ins Medizinstudium auf Antrag Ludwigs; Referat von GL zur „Wärterfrage" und kontroverse Diskussion *[AZP, 52. Bd. (1896), S. 1128–1137]*.

1896			Versammlung ausgefallen, a. e. zugunsten der Versammlung des VDI in Heidelberg.
1897 Karlsruhe *[AZP, 55. Bd. (1898), S. 38–77]*	0	Bieberbach Kratz	Beide beteiligen sich an den Diskussionen im Anschluss an ein Referat über die extramurale Fürsorge *[AZP, 55. Bd. (1898), S. 39–55.]*.
1898 Heidelberg *[AZP, 56. Bd. (1899), S. 246–274]*	Matthey Osswald	GL Bieberbach Krauss Kratz	GL: Vorsitz am ersten Versammlungstag; Antrag von GL zur Loslösung von Karlsruhe als festem Tagungsort angenommen, sein Antrag zu einer Umwandlung in eine „Wanderversammlung“ wird jedoch als zu weitgehend abgelehnt.
1899 Frankfurt am Main *[AZP, 57. Bd. (1900), S. 101–143]*	Dietz Matthey Mayer Osswald Wirth	Kranz Kratz	Keine aktive Beteiligung protokolliert.
1900 Karlsruhe *[AZP, 58. Bd. (1901), S. 466–495]*	Matthey Mayer Textor	GL Bieberbach	GL: Vortrag mit dem Titel „*Die hessischen Provinzialsiechenanstalten und die Geisteskranken*“ mit anschließender Diskussion *[Vortrag gesondert publiziert in: AZP, 58. Bd. (1901), S. 183–198]*; Matthey: Vorstellung einer Kasuistik zur „*Frauenparalyse*“ *[Ebd., S. 493–495]*.

1901 Karlsruhe *[AZP, 59. Bd. (1902), S. 115–177]*	Würth	GL Bieberbach Römheld	GL: Vorsitz des ersten Versammlungstages; sehr rege Beteiligung der Heppenheimer Ärzte an den Diskussionen.
1902 Karlsruhe *[AZP, 60. Bd. (1903), S. 177–231]*	Mayer	Bieberbach	GL wegen Krankheit entschuldigt; Beteiligung Bieberbachs an der Diskussion.
1903 Karlsruhe *[AZP, 61. Bd. (1904), S. 386–421]*	Mayer Osswald Schneider	Kratz Römheld	Keine aktive Beteiligung protokolliert.
1904 Freiburg *[AZP, 62. Bd. (1905), S. 181–204]*	Mayer Weifenbach	0	Keine aktive Beteiligung protokolliert.
1905 Karlsruhe *[AZP, 63. Bd. (1906), S. 137–163]*	Schneider Weber	Römheld	Keine aktive Beteiligung protokolliert. Die Hofheimer Anstalt wird fortan auch als „Goddelau" aufgeführt.
1906 Tübingen *[AZP, 64. Bd. (1907), S. 145–168]*	Dietz Schneider	0	Glückwunschadresse an den abwesenden GL zum 80. Geburtstag; keine aktive Beteiligung protokolliert.
1907 Heidelberg *[AZP, 65. Bd. (1908), S. 378–401]*	Mayer Schneider	0	Keine aktive Beteiligung protokolliert.

1908 Karlsruhe *[AZP, 66. Bd. (1909), S. 173–186]*	Mayer	0	Mayer schlägt ein Referatsthema für die folgende Versammlung vor: „*die wirtschaftliche Lage der südwestdeutschen Psychiater in Bezug auf die Forderungen der Kommission des Deutschen Vereins für Psychiatrie*“ *[AZP, 66. Bd. (1909), S. 186*]; sonst keine aktive Beteiligung.
1909 Heilbronn und Weinsberg *[AZP, 67. Bd. (1910), S. 309–325]*	0	0	Das von Mayer (Hofheim) bei der Versammlung 1908 vorgeschlagene Referatsthema bleibt unberücksichtigt.
1910			**Todesjahr Georg Ludwigs.** Versammlung ausgefallen.

Tabelle 14: Anwesenheit und Beteiligung Hofheimer und Heppenheimer Ärzte auf den Versammlungen des „Vereins Südwestdeutscher Neurologen und Irrenärzte“ bis 1910

Legende: GL = Georg Ludwig, 0 = keine anwesend,? = unbekannt, VDI = Verein Deutscher Irrenärzte, VSI = Verein Südwestdeutscher Irrenärzte, VSNI = Verein Südwestdeutscher Neurologen und Irrenärzte.

Versammlungsjahr und -ort *[Fundstelle des Versammlungsprotokolls]*	**Hofheim** anwesende Ärzte	**Heppenheim** anwesende Ärzte	**Anmerkungen** *[Fundstellen / Verweise]*
1876 Baden *[APN, 7. Bd. (1876), S. 231–244]*	Lehr Sehrt	GL Werle	GL: (Mit-)Vorsitz am ersten Versammlungstag; die Versammlung gibt sich ein von GL entworfenes Statut, das nach kleinen Änderungen vom Kollegium angenommen wird.
1877 Baden *[APN, 8. Bd. (1878), S. 204–231]*	0	GL Wittich	GL: Vorsitz des ersten Versammlungstages; keine aktive Beteiligung protokolliert.
1878 Wildbad *[APN, 9. Bd. (1879), S. 165–180]*	0	Wittich	Keine aktive Beteiligung protokolliert.
1879 Heidelberg *[APN, 10. Bd. (1880), S. 268–283]*	Bieberbach	GL Werle Wittich	GL: Vorsitz der Versammlung an beiden Tagen; Carl Fürstner führt am zweiten Versammlungstag die anwesenden

			Ärzte durch die neue Heidelberger „Irrenklinik" der Universität; keine aktive Beteiligung protokolliert.
1880 Baden *[APN, 11. Bd. (1881), S. 255–282]*	Bieberbach	Mayer Wittich	Bieberbach: einer von zwei Schriftführern; keine aktive Beteiligung protokolliert.
1881 Baden-Baden *[APN, 12. Bd. (1882), S. 242–272]*	0	Wittich	Keine aktive Beteiligung protokolliert.
1882 Baden-Baden *[APN, 13. Bd. (1882), S. 711–726]*	0	Stühlinger Werle	Keine aktive Beteiligung protokolliert.
1883 Baden *[APN, 15. Bd. (1884), S. 261–283]*	0	0	
1884 Baden-Baden *[APN, 15. Bd. (1884), S. 821–851]*	0	0	
1885 Baden-Baden ***[APN, 16. Bd. (1885), S. 847–866]***	0	Stühlinger	Keine aktive Beteiligung protokolliert; die Versammlung sendet GL als „Begründer" der Versammlung ein Grußtelegramm [*APN, 16. Bd. (1885), S. 854]*.
1886 Baden-Baden *[APN, 18. Bd. (1887), S. 267–299]*	0	Wittich	Keine aktive Beteiligung protokolliert.
1887 Straßburg *[APN, 19. Bd. (1888), S. 278–294]*	0	0	

1888 Freiburg im Breisgau *[APN, 20. Bd. (1889), S. 565–589]*	0	Wittich	Keine aktive Beteiligung protokolliert.
1889 Baden-Baden [APN, 21. Bd. (1890), S. 641–665]	Bieberbach	GL Stühlinger	GL: Vorsitz am ersten Versammlungstag; GL legt im Rahmen der Versammlung zur Begutachtung Jolly, Fürstner und Pelman seinen Entwurf für die Gießener psychiatrische Klinik vor; diese fertigen daraufhin schriftliche Atteste an, die GL bei den Großherzoglich-Hessischen Behörden zusammen mit dem Plan einreicht *[LUDWIG: Giessen (1896), S. 252]*.
1890 Baden-Baden *[APN, 22. Bd. (1891), S. 507–526]*	0	0	
1891 Baden-Baden *[APN, 23. Bd. (1892), S. 578–605]*	0	Stühlinger	Keine aktive Beteiligung protokolliert.
1892 Baden-Baden *[APN, 24. Bd. (1892), S. 628–652]*	0	0	
1893 Baden-Baden *[APN, 25. Bd. (1893), S. 577–597]*	0	0	

1894 Baden-Baden *[APN, 26. Bd. (1894), S. 584–612]*	0	0	
1895 Baden-Baden *[APN, 27. Bd. (1895), S. 947–973]*	0	0	
1896 Baden-Baden *[APN, 28. Bd. (1896), S. 976–1002]*	0	0	
1897 Baden-Baden *[APN, 29. Bd. (1897), S. 995–1029]*	0	Bratz	Keine aktive Beteiligung protokolliert.
1898 Baden-Baden *[APN, 31. Bd. (1899), S. 837–871]*	0	0	
1899 Baden-Baden *[APN, 31. Bd. (1899), S. 837–871]*	0	0	
1900 Baden-Baden *[APN, 33. Bd. (1900), S. 643–702]*	0	Kranz	Keine aktive Beteiligung protokolliert: Wilhelm Erb hält einen Vortrag zum 25jährigen Bestehen der Versammlung, in dem er ausdrücklich GL als Gründer der Versammlung ehrt („*Altmeister*", „*Ehrenvorsitzenden*") und auch Werle und Wittich benennt *[APN, 33. Bd. (1900), S. 646–656]*.
1901 Baden-Baden *[APN, 34. Bd. (1901), S. 1040–1084]*	Mayer	0	Keine aktive Beteiligung protokolliert.

1902 Baden-Baden *[APN, 36. Bd., (1903), S. 305–344]*	0	Kratz	Keine aktive Beteiligung protokolliert.
1903 Baden-Baden *[APN, 37. Bd. (1903), S. 635–672]*	Mayer Weifenbach	Lindenborn	Keine aktive Beteiligung protokolliert.
1904 Baden-Baden *[APN, 39. Bd. (1905), S. 383–409]*	0	Kratz	Keine aktive Beteiligung protokolliert.
1905 Baden-Baden *[APN, 40. Bd. (1905), S. 1020–1059]*	Schneider Rittershaus	Kress	Keine aktive Beteiligung protokolliert. Die Hofheimer Anstalt wird fortan auch als „Goddelau" aufgeführt.
1906 Baden-Baden *[APN, 42. Bd. (1907), S. 257–295]*	0	0	
1907 Baden-Baden *[APN, 43. Bd. (1908), S. 1317–1355]*	0	0	
1908 Baden-Baden *[APN, 44. Bd. (1908), S. 1185–1231]*	0	0	
1909 Baden-Baden *[APN, 46. Bd. (1910), S. 805–838]*	0	0	
1910 Baden-Baden *[APN, 47. Bd. (1910), S.938–989]*	0	0	**Todesjahr Georg Ludwigs.**

12. Literaturverzeichnis und Quellenangaben

12.1 Archivalien

12.1.1 Hessisches Staatsarchiv Darmstadt (HStAD)

Krankenakten

• Ludwig D.	• HStAD, Bestand G 16 A, Nr. 6799.
• Auguste T.	• HStAD, Bestand G 16 A, Nr. 6235.
• Charlotte T.	• HStAD, Bestand G 16 A, Nr. 5772.

Personalakten

• Dittmar, (Vorname unbekannt)	• HStAD, Bestand G 16 A, Nr. 1.
• Heller, Jakob	• HStAD, Bestand G 16 A, Nr. 3.
• Hohenschild, Ludwig	• HStAD, Bestand G 16 A, Nr. 2.
• Ludwig, Georg	• HStAD, Bestand P 18, Nr. 59.
• Spamer, Karl	• HStAD, Bestand G 16 A, Nr. 5.
• Vix, Ernst	• HStAD, Bestand G 16 A, Nr. 4.

Sach- und Verwaltungsakten

- Akte des Landgerichts Groß-Gerau über den Nachlass Jakob Hellers. HStAD, Bestand G 28 Gross-Gerau, F 7834.
- Unterlagen betreffend das Wartpersonal, insbesondere Gehaltsverhältnisse. HStAD, Bestand G 16 A, Nr. 7826

- Bericht Zimmermanns über Dr. Hohenschild mit Wiedergabe eines Gesprächs mit ihm über Dr. Guppert; Verdacht einer Verleumdungskampagne gegen Hohenschild (Ludwig Hohenschild). HStAD, Bestand D 12, Nr. 18/16

12.1.2 Archiv d. Landeswohlfahrtsverbandes Hessen (LWV-Archiv)

Krankenakten

- Anna Margarethe V.LWV-Archiv, Bestand K 14, Nr. 2261.

Sach- und Verwaltungsakten, andere Archivalien

- Akte aus Haina zur Ablieferung der Leichen zur Anatomie nach Marburg. LWV-Archiv, Bestand B 90, Nr. 1681
- EULENBURG, ALBERT: Die hypodermatische Injektion der Arzneimittel. 1. Aufl., Berlin: Hirschwald 1865. LWV-Archiv, Standort Riedstadt, Nr. B 131.
- GROSSHERZOGLICHES MINISTERIUM DES INNERN (Hrsg.): Großherzoglich-Hessische Arzneimitteltaxe. Darmstadt: Lehmann 1854. Exemplar aus dem Besitz von Ernst Vix. Bibliothek des Philippshospitals in Riedstadt. LWV-Archiv, Standort Riedstadt, Nr. B 591.
- Landesirrenanstalt Heppenheim: Krankenstatistiken. LWV-Archiv, Bestand B14, Nr. 150.
- Landesirrenanstalt Heppenheim: Jahresberichte 1891/91 bis 1894/95. LWV-Archiv, Bestand B14, Nr. 153.
- Reisetagebuch von Georg Ludwig. LWV-Archiv, Ludwig, 1.
- ZANDER, ADOLF: Der Augenspiegel. Seine Formen und sein Gebrauch. 2. Aufl., Leipzig und Heidelberg: Winter 1862. LWV-Archiv, Standort Riedstadt, Nr. B 174.

12.2 Primärquellen[1047]

ALLGEMEINE ZEITSCHRIFT FÜR PSYCHIATRIE (abgekürzt mit „AZP") und psychisch-gerichtliche Medizin. Hrsg. von Deutschlands Irrenärzten. Berlin, Leipzig: verschiedene Herausgeber und Verlage 1844–1949.

o Supplementhefte und Anhänge der AZP (kein Herausgeber angegeben):

1047 Für einzelne Autoren und Herausgeber waren keine Vornamen bzw. nur die Initialien zu ermitteln.

- Bericht über die Versammlung deutscher Irrenärzte zu Eisenach am 12. und 13. September 1860. Anhang zu AZP, 17. Bd. (1860). Berlin: Hirschwald 1860.
- Gesetze und Verordnungen in Deutschland betreffs der Geisteskranken. Supplementheft zu AZP, 19. Bd. (1862). Berlin: Hirschwald 1862.
- Zusammenstellung der Irrenanstalten Deutschlands im Jahre 1861. Supplementheft zu AZP, 19. Bd. (1862). Berlin: Hirschwald 1862.
- Bericht über die Versammlung deutscher Irrenärzte zu Frankfurt a.M. und Giessen im Jahre 1864. Supplementheft zu AZP, 21. Bd. (1864). Berlin: Hirschwald 1864.

AMELUNG, FRANZ:

- Summarische Übersicht über den Bestand der Hospitaliten im Hospital Hofheim im Jahre 1844, nebst Bericht über die in ärztlicher Behandlung gewesenen Kranken, in: AZP, 3. Bd. (1846), S. 251–266.
- Summarische Übersicht über den Bestand der Hospitaliten im Hospital Hofheim im Jahr 1845, nebst Bericht über die in ärztlicher Behandlung gewesenen Kranken, in: AZP, 4. Bd. (1847), S. 41–69.

ANONYME Beiträge in Zeitschriften:

- Beitrag: „Wissenschaftliche Neuigkeiten“ / Beitrag zur Augenheilkunde. In: Wintrich (Hrsg.): Medizinische Neuigkeiten für praktische Ärzte, 4. Jg., Nr. 20 (1854), S. 155.
- (Autor: „Die Redaction“): Die Irrenstatistik des Großherzogthums Hessen. In: Bergmann / Mansfeld / Eulenberg / Erlenmeyer (Hrsg.): Correspondenzblatt der deutschen Gesellschaft für Psychiatrie und Gerichtliche Psychologie, 2. Jg. (1855), S. 57–62. Neuwied: Enslin 1855.
- Tagesgeschichte. Aus Hessen. In: Bergmann / Mansfeld / Eulenberg / Erlenmeyer (Hrsg.): Correspondenzblatt der deutschen Gesellschaft für Psychiatrie und Gerichtliche Psychologie, 1. Jg., Nr. 1 (1854), S. 7 f. Neuwied: Heuser 1854.
- Tagesgeschichte. Aus Hessen. In: Bergmann / Mansfeld / Eulenberg / Erlenmeyer (Hrsg.): Correspondenzblatt der deutschen Gesellschaft für Psychiatrie und Gerichtliche Psychologie, 1. Jg., Nr. 1 (1854), S. 39 f. Neuwied: Heuser 1854.
- Tagesgeschichte. Aus Darmstadt. In: Bergmann / Mansfeld / Eulenberg / Erlenmeyer (Hrsg.): Correspondenzblatt der deutschen Gesellschaft für Psychiatrie und Gerichtliche Psychologie, 4. Jg. (1857), S. 159. Neuwied: Heuser 1857.

ARCHIV FÜR PSYCHIATRIE UND NERVENKRANKHEITEN (abgekürzt mit „APN“). Verschiedene Herausgeber und Verlage: 1868 – aktuell (1921–1944: Zeitschrift für die gesamte Neurologie und Psychiatrie,

1984–1989: European Archives of Psychiatry and Neurological Sciences, aktuell: European Archives of Psychiatry and Clinical Neuroscience).

AUSFÜHRLICHER BERICHT ÜBER DIE VERHANDLUNGEN der Assisen der Provinz Starkenburg zu Darmstadt in Anklagesachen gegen Johannes Stauff wegen Ermordung der Gräfin von Görlitz, Raubs, Brandstiftung, Diebstahls und Versuchs der Vergiftung des Grafen v. Görlitz, sowie gegen Heinrich und Jakob Stauff wegen Begünstigung der vorgenannten vier ersten Verbrechen. Nebst dem Anklageakt, den Actenstücken über den objectiven Thatbestand, Dem Gutachten der Experten und den gerichtlichen Erkenntnissen. Darmstadt: Leske 1850. (als Verfasser firmieren „*[mehrere] Juristen, welche den Verhandlungen beigewohnt haben*“)

BANDORF (kein Vorname angegeben): Zinn, August. In: Allgemeine Deutsche Biographie 45 (1900), S. 334-336 [Online-Version]; URL: https://www.deutsche-biographie.de/pnd104295937.html#adbcontent (Stand: 01.04.2022).

BARDELEBEN, ADOLF VON: Ueber die Umwandlung von Muskelgewebe in Fett, in: Domrich / Förster / Martin / Ried / Leiden / Schmidt / Siebert (Hrsg.): Jenaische Annalen für Physiologie und Medicin, 2. Bd. (1851), S. 14–17. Jena: Mauke 1851.

BAUM / LISTING (Hrsg.): Amtlicher Bericht über die ein und dreissigste Versammlung Deutscher Naturforscher und Ärzte zu Göttingen im September 1854. Göttingen: Vandenhoek und Ruprecht 1860.

BLEULER, EUGEN: Die allgemeine Behandlung der Geisteskrankheiten. Zürich: Rascher 1898

BIEBERBACH, EBERHARD: Der Hülfsverein für die Geisteskranken in Hessen, in: Betz (Hrsg.): Der Irrenfreund. Psychiatrische Monatsschrift für praktische Ärzte. 42. Jg. (1901/1902), S. 132–135.

BIRD, FRIEDRICH LUDWIG HEINRICH: Beitrag zu Franz Amelung (Nekrolog Nr. 93), in: Neuer Nekrolog der Deutschen. 27. Jg., erster Theil (1849), S. 300–304. Weimar: Voigt 1851.

BROSIUS, CASPAR MAX: Zur Wärterfrage, in: Ders. (Hrsg.): Der Irrenfreund. Psychiatrische Monatszeitschrift für praktische Ärzte. 38. Jg. (1896), S. 129–141.

COCCIUS, ADOLF: Über die Anwendung des Augenspiegels nebst Angabe eines neuen Instruments. Mit einer lithographierten Tafel. Leipzig: Müller 1853.

CONOLLY, JOHN: The Treatment of the Insane without mechanical Restraint. Extracts from the annual reports of Hanwell Asylum 1839–1849. London: Smith, Elder & Co. 1856.

DAMEROW, HEINRICH:

- Gutachterliche Aeusserung über ein Rescript des Ministerii der geistlichen, Unterrichts- Und Medicinal-Angelegenheiten vom 22. Sept. 1860. No 3950. M., betreffend die Ausführung des Planes der Vermehrung des hülfsärztlichen Personals an den öffentlichen Irren-Heil- und Pflege-Anstalten, in: AZP, 19. Bd. (1862), S. 120–125.
- Zur Statistik der Provinzial-Irren-Heil- und Pflege-Anstalt bei Halle vom 1. November 1844 bis Ende December 1863, in: AZP, 22. Bd. (1865), S. 219–251.

DANNEMANN, ADOLF: Die psychiatrische Klinik zu Giessen: ein Beitrag zur practischen Psychiatrie. Berlin: Karger 1899.

DIETZ, H.: Ist der Verzicht auf Alkohol als Genußmittel in der Irrenanstalt wünschenswert? In: AZP, 62. Bd. (1905), S. 372–386.

DIRECTION DER GROSSH. HEIL- und PFLEGEANSTALT ILLENAU (Hrsg.): Illenau. Geschichte, Bau, inneres Leben, Statut, Hausordnung, Bauaufwand und finanzielle Zustände der Anstalt. Karlsruhe: Bielefeld 1865.

DORFFÜRST, AUGUST: Abhandlung über den Kampher, worin dessen Naturgeschichte, Reinigung, Verhalten gegen andere Körper, Zerlegung und Anwendung beschrieben wird. Wittenberg und Zerbst: Zimmermann 1793.

EIGENBRODT, KARL CHRISTIAN (Hrsg.): Handbuch der Großherzoglich Hessischen Verordnungen vom Jahre 1803 an, 3. Bd. Darmstadt: Heyer und Leske 1817.

„EINIGE JURISTEN RHEINHESSENS" (Hrsg.): Sammlung Großherzoglich Hessischer Gesetze und Verordnungen, 4. Bd. Mainz: Großherzogliche Hofbuchdruckerei v. Zahern 1835.

EISENLOHR / VOLZ (Hrsg.): Amtlicher Bericht über die vier und dreissigste Versammlung Deutscher Naturforscher und Ärzte zu Carlsruhe im September 1858. Karlsruhe: Müller 1859.

EMMINGHAUS, HERRMANN: Allgemeine Psychopathologie zur Einführung in das Studium der Geistesstörungen. Leipzig: F. C. W. Vogel 1878.

ERSTE KAMMER DER LANDSTÄNDE DES GROSSHERZOGTUMS HESSEN (Hrsg.):

- Verhandlungen der Ersten Kammer der Landstände des Großherzogtums Hessen im Jahre 1859/62. Beilagen Nr. 1–157. Darmstadt: Brill 1862.
- Verhandlungen der Ersten Kammer der Landstände des Großherzogtums Hessen im Jahre 1859/62. Protokolle Nr. 1–30. Darmstadt: Brill 1862.
- Verhandlungen der Ersten Kammer der Landstände des Großherzogtums Hessen im Jahre 1862/64. Beilagen, 1. Bd. Darmstadt: Brill 1864.
- Verhandlungen der Ersten Kammer der Landstände des Großherzogtums Hessen in den Jahren 1876/78. Protokolle. Darmstadt: Brill 1878.

- Verhandlungen der Ersten Kammer der Landstände des Großherzogtums Hessen im Jahre 1876/78. Beilagen. Darmstadt: Brill 1878.

EULENBURG, ALBERT: Die hypodermatische Injektion der Arzneimittel. 3. Aufl., Berlin: Hirschwald 1875.

FABRICIUS, WILHELM / SCHARFENBERG, KARL: Geschichte des Corps Starkenburgia zu Gießen von 1840-1890: Zur Erinnerung an den fünfzigjährigen Stiftungscommers zu Giessen am 7., 8. und 9. August 1890. Berlin: Schuh & Cie. 1891.

FRESENIUS, R. / BRAUN (Hrsg.): Amtlicher Bericht über die neunundzwanzigste Versammlung Deutscher Naturforscher und Ärzte zu Wiesbaden im September 1852. Wiesbaden: Schellenberg 1853.

FRIEDREICH, JOHANN BAPTIST:

- Allgemeine Diagnostik der psychischen Krankheiten. 2. Aufl., Würzburg: Strecker 1832
- System der gerichtlichen Psychologie für Gerichtsärzte, Richter und Vertheidiger. Regensburg: Manz 1852.

FÜRNROHR / HERRICH-SCHAEFFER (Hrsg.): Tagblatt der 26. Versammlung deutscher Naturforscher und Ärzte. Regensburg: ohne Verlagsangabe 1849.

GEHEWE, WINFRIED: Reisebericht durch Irrenanstalten Deutschlands und der Schweiz in den Jahren 1869 und 1870, in: AZP, 28. Bd. (1872), S. 34–118.

GRASHEY, HUBERT VON: Referat zur Wärterfrage. In: AZP, 53. Bd. (1897), S. 799–809.

GRIESINGER, WILHELM:

- Pathologie und Therapie der psychischen Krankheiten, für Aerzte und Studirende. Stuttgart: Krabbe 1845.
- Die Pathologie und Therapie der psychischen Krankheiten für Aerzte und Studirende. 2. Aufl., Stuttgart: Krabbe 1867.

GRÖSER / BRUCH (Hrsg.): Amtlicher Bericht über die Versammlung deutscher Naturforscher und Ärzte zu Mainz im September 1842. Mainz: Kupferburg 1843.

GROSSHERZOGLICHES HESSISCHES MINISTERIUM DES INNERN UND DER JUSTIZ, ABTHEILUNG FÜR ÖFFENTLICHE GESUNDHEITSPFLEGE (Hrsg.): Hofheim und Heppenheim, die Irrenanstalten des Grossherzogthums Hessen. Berichte über Organisation, Verwaltung und Leistungen derselben in den Jahren 1866 bis 1877, mit zwei Plänen. Darmstadt: Buchhandlung des Grossh. Staatsverlags 1880.

GROSSHERZOGLICH-HESSISCHES REGIERUNGSBLATT auf das Jahr 1850. Darmstadt: Verlag der Großherzoglichen Invalidenanstalt 1850.

GROSSHERZOGLICH HESSISCHES REGIERUNGSBLATT auf das Jahr 1853. Darmstadt: Verlag der Großherzoglichen Invalidenanstalt 1853.

GROSSHERZOGLICHES-HESSISCHES REGIERUNGSBLATT auf das Jahr 1877. Darmstadt: Verlag der Großherzoglichen Invalidenanstalt 1877.

HAGEN, FRIEDRICH WILHELM: Statistische Untersuchungen über Geisteskrankheiten. Nach den Ergebnissen der ersten fünfundzwanzig Jahre der Kreis-Irrenanstalt zu Erlangen unter Mitwirkung von deren Hülfsärzten. Erlangen: Eduard Besold 1876.

HAJEK, SALOMON (Hrsg.): Geschichte der K. K. Gesellschaft der Ärzte in Wien von 1837 bis 1888. Wien: Hölder 1889.

HELMHOLTZ, HERMANN VON: Beschreibung eines Augenspiegels zur Untersuchung der Netzhaut im lebenden Auge. Berlin: Fürstner, 1851. Als Nachdruck in: Sudhoff (Hrsg.): Klassiker der Medizin, 4. Bd., Leipzig: Barth 1910.

HOF- UND STAATSHANDBUCH DES GROSSHERZOGTUMS HESSEN Darmstadt: Verlag der Großherzoglichen Invalidenanstalt, Ausgaben für die Jahre 1854, 1866, 1867 und 1874.

HOPPE, ADOLF: Zur Personalfrage. In: AZP, 62. Bd. (1905), S. 477–509.

HYRTL / SCHRÖTTER (Hrsg.): Amtlicher Bericht über die zwei und dreissigste Versammlung Deutscher Naturforscher und Ärzte zu Wien im September 1856. Wien: Kaiserlich-Königliche Hofs- und Staatsdruckerei, in Commission bei Karl Gerold´s Sohn 1858.

JACOBI, MAXIMILIAN: Ueber die Anlegung und Einrichtung von Irren-Heilanstalten mit ausführlicher Darstellung der Irren-Heilanstalt zu Siegburg. Berlin: Reimer 1834.

KARRER, FERDINAND: Zur Wärterfrage. In: AZP, 53. Bd. (1897), S. 455–482.

KATNER, WILHELM: Albrecht von Graefe. In: Neue Deutsche Biographie 6 (1964), S. 710 [Online-Version]; URL: https://www.deutsche-biographie.de/pnd118541234.html#ndbcontent (Stand: 01.04.2022).

KIRCHHOFF, THEODOR: Deutsche Irrenärzte: Einzelbilder ihres Lebens und Wirkens, 1. Bd. Hrsg. mit Unterstützung der Deutschen Forschungsanstalt für Psychiatrie in München; sowie zahlreiche Mitarb. Berlin: Springer 1921.

KLINKE, OTTO: Zur Geschichte der freien Behandlung und der Anwendung der Bettruhe bei Geisteskranken. In: AZP, 49. Bd. (1893), S. 669–687.

KÖHLER, CARL WILHELM (Hrsg.): Handbuch der kirchlichen Gesetzgebung des Großherzogtums Hessen, 2. Bd. Darmstadt: Diehl 1848.

KÜHNER, AUGUST: Wie sind Epileptiker zu behandeln? Mit besonderer Berücksichtigung der dabei herrschenden Irrthümer und Vorurtheile. Leipzig und Neuwied: Heuser´s Verlag 1884.

KUHNT, HERMANN / WOKENIUS, HUGO: Über Veränderungen der Netzhautmitte bei Geisteskranken. In: Zeitschrift für Augenheilkunde, 9. Bd. (1903), S. 89–107.

LAEHR, HEINRICH

- Über Irrsein und Irrenanstalten für Aerzte und Laien. Halle: Pfeffer 1852.
- Bericht über die psychiatrischen Versammlungen zu Dresden im September 1868. Supplementheft zur AZP, 25. Bd. (1868).
- Die Heil- und Pflegeanstalten für Psychisch-Kranke in Deutschland, der Schweiz und den benachbarten deutschen Ländern. Berlin: Reimer 1875.
- Die Fortschritte des Irrenanstaltswesens in Deutschland während der letzten Jahre. In: AZP, 41. Bd. (1885), S. 592–616.
- Die Anstalten für psychisch-kranke in Deutschland, Österreich, der Schweiz und den baltischen Ländern. 7. Aufl., Berlin: Reimer 1912.

LAEHR, HEINRICH / LEWALD, MAX: Die Heil- und Pflege-Anstalten für Psychisch-Kranke des deutschen Sprachgebiets am 1. Januar 1898. Berlin: Reimer 1899.

LEUCKERT / WERNHER (Hrsg.): Amtlicher Bericht über die 39. Versammlung deutscher Naturforscher und Ärzte in Giessen im September 1864. Giessen: Keller 1865.

LUDWIG, GEORG:

- Versuche einer Entwicklung der einzelnen Verrücktheitsformen aus den besonderen menschlichen Vermögen. Inaugural-Dissertation. Gießen: Merck 1853.
- Aufforderung zum Gebrauche des Augenspiegels bei Irren. In: AZP, 13. Bd. (1856), S. 72–82.
- Zur pathologischen Anatomie des dritten Hirnventrikels. In: AZP, 14. Bd. (1857), S. 268–271.
- Die neue Großherzoglich-Hessische Landes-Irrenanstalt bei Heppenheim an der Bergstraße. In: AZP, 19. Bd. (1862), S. 522–532.
- Zwölf Thesen, betreffend die Verwahrung der Fenster in Irrenanstalten. In: AZP, 36. Bd. (1880), S.476–478.
- Einige Thesen als Leitfaden für die Berathung der Frage: Was ist seither in den deutschen Anstalten geschehen und was könnte noch geschehen um die Zahl der rechtzeitigen Aufnahmen in die öffentlichen Anstalten zu vergrössern?" In: AZP, 44. Bd. (1888), S. 550–553.

- Entwurf eines Lageplans für die psychiatrische Klinik in Giessen. In: APN, 28. Bd. (1896), S. 252–255.
- „Schlusssätze“ zur Wärterfrage. In: AZP, 52. Bd. (1896), S. 1128–1137.
- Neun Leitsätze für die Berathung der Wärterfrage. In: AZP, 53. Bd. (1897). Fußnoten auf S. 810–813.
- Die äusseren Ursachen der sogenannten Wärternoth. In: AZP, 54. Bd. (1898), S. 108–118.
- Die hessischen Provinzialsiechenanstalten und die Geisteskranken. In: AZP, 58. Bd. (1901), S. 183–198.
- Über die Anlage besonderer Speisesäle in den öffentlichen Irrenanstalten. In: AZP, 61. Bd. (1904), S. 169–184.

MAYER, RUDOLPH: Das Großherzogliche Landeshospital Hofheim. (eine Stiftung Philipps des Großmütigen) von 1533–1904; verfaßt zur Feier der 400. Wiederkehr des Geburtstages des Stifters am 13. November 1904. Mainz: Selbstverlag 1904.

MEYR, IGNAZ: Compendium der Augenheilkunde. Wien: Braumüller 1852.

MICHAELIS, G. A. / SCHERK, H. L. (Hrsg.): Amtlicher Bericht über die 24. Versammlung Deutscher Naturforscher und Ärzte in Kiel im September 1846. Kiel: Akademische Buchhandlung 1847.

MÜLBERGER, FRIEDRICH: Über die Bedeutung der Irrenanstalten für die Verhütung des Selbstmordes der Geisteskranken. In: AZP, 43. Bd. (1887), S. 104–124.

NEUBAUER, CARL: Anleitung zur qualitativen und quantitativen Analyse des Harns. Wiesbaden: Kreidel und Niedner 1854.

NOEGGRATH. J. / KILIAN. H. F. (Hrsg.): Amtlicher Bericht über die drei und dreissigste Versammlung Deutscher Naturforscher und Ärzte zu Bonn im September 1857. Bonn: Georgi 1859.

NEISSER, CLEMENS: Ueber die Bettbehandlung der akuten Psychosen und über die Veränderungen, welche ihre Einführung im Anstaltsorganismus mit sich bringt. München: Seitz & Schauer 1900.

OEGG, JOSEPH: Die Behandlung der Irren in dem Juliushospitale zu Würzburg: ein Beitrag zur Pathologie und Therapie der psychischen Krankheiten. Sulzbach: J. E. von Seidel 1829.

OESTERLEN, FRIEDRICH: Handbuch der Heilmittellehre. 4. Aufl, Tübingen: Laupp 1851.

OESTERLEN, OTTO: Oesterlen, Friedrich. In: Allgemeine Deutsche Biographie 24 (1887), S. 511–512 [Online-Version]; URL: https://www.deutsche-biographie.de/pnd117107115.html#adbcontent (Stand: 01.04.2022).

OSSWALD, K.: Die Tuberculose in den Irrenanstalten mit besonderer Berücksichtigung der grossherzoglich hessischen und ihre Bekämpfung. In: AZP, 59. Bd. (1902), S. 437–480.

OTTO, A.: Ueber Bromkalium als Mittel gegen Epilepsie. In: APN, 5. Bd. (1875), S. 24–59.

PAGEL, JULIUS LEOPOLD (Hrsg.): Biographisches Lexikon hervorragender Ärzte des neunzehnten Jahrhunderts mit einer historischen Einteilung. Berlin: Urban & Schwarzenberg 1901.

PERETTI, JOSEPH: Über den Stand der Frage der Errichtung von Nervenheilstätten und die Wege zu ihrer Lösung. In: AZP, 56. Bd. (1899), S. 567–576.

POPP, GEORG JULIUS: Kurze Beschreibung mehrerer Irren-Anstalten Deutschlands, Belgiens, Englands, Schottlands und Frankreichs. Erlangen: Enke 1844.

REISSNER, FRIEDRICH:

- Rezension eines Beitrags des Arztes H. Voppel (über die Harnbeschaffenheit bei Irren). In: AZP, 19. Bd. (1862), S. 500–506.
- Ueber Einspritzungen von Arzneimitteln in das Unterhautbindegewebe bei Geisteskranken. In: AZP, 24. Bd. (1867), S. 74–151.

RITGEN, FERDINAND AUGUST MARIA VON: Das Medicinalwesen des Großherzogthums Hessen in seinen gesetzlichen Bestimmungen dargestellt, 2. Bd. Darmstadt: Leske 1842.

ROLLER, CHRISTIAN FRIEDRICH WILHELM: Die Irrenanstalt nach allen ihren Beziehungen. Karlsruhe: Müller 1831.

RÜGENER, KARL (Hrsg.): Kösener Korpslisten von 1798 bis 1910. Starnberg bei München: Verlag der Academischen Monatshefte 1910.

SIEBOLD, M.: Kurze Geschichte und Beschreibung der Anstalten Bethel, Sarepta, Nazareth, Wilhelmsdorf und Arbeiterheim bei Bielefeld. 3. Aufl., Bielefeld: Buchhandlung der Anstalt Bethel 1898.

PELMAN, CARL: Nekrolog für Georg Ludwig. In: AZP, 67. Bd. (1910), S. 673–677.

RECKE, WILHELM BARON VON DER: Die Cholera, die Wechselfieber und die Helminthiasis. Leipzig und Heidelberg: Winter 1873.

REICH, EDUARD: Die Ursachen der Krankheiten, der physischen und der moralischen. Leipzig: Fleischer 1867.

SACHS, JOHANN JACOB: Medicinischer Almanach für das Jahr 1843, Achter Jahrgang. Berlin: Liebmann & Comp. 1843.

SAMMLUNG DER VERORDNUNGEN welche sich auf das Medicinalwesen und die öffentlichen Dienstverhältnisse der Sanitätsbeamten beziehen, nebst den Instructionen des Sanitäts- und Medicinalpersonals. Aus dem großherzoglichen Regierungsblatt vom 1. Juli 1819 bis 1. Januar 1836. Darmstadt: Heil 1836.

SCHNEIDER, PETER JOSEPH: Entwurf zu einer Heilmittellehre gegen psychische Krankheiten, oder Heilmittel in Beziehung auf psychische Krankheitsformen. Tübingen: Laupp 1824.

SCHMEEL, WILHELM: Der Hilfsverein für die Geisteskranken in Hessen. In: Verband Deutscher Hilfsvereine Für Geisteskranke (Hrsg.): Die Deutschen Hilfsvereine für Geisteskranke, ihre Entstehung und ihr gegenwärtiger Stand. Im Auftrag des Verbandes Deutscher Hilfsvereine für Geisteskranke. Berlin und Leipzig: Walter de Gruyter & Co. 1930, S. 61–71.

SCHMIDT, FRIEDRICH AUGUST (Hrsg.): Neuer Nekrolog der Deutschen, 27. Jg., erster Theil (1849). Weimar: Voigt 1851.

SCHOLZ, FRIEDRICH: Über Fortschritte in der Irrenpflege. Leipzig: Mayer 1894.

STREITER, GEORG: Die Berufliche Krankenpflege in Deutschland. In: Zeitschrift Für Die Gesamte Staatswissenschaft, 80. Bd., Nr. 3 (1925), S. 514–529, http://www.jstor.org/stable/40745956 (Stand: 01.04.2022).

VERZEICHNISS DER VORLESUNGEN, welche auf der Großherzoglich Hessischen Ludewigs-Universität zu Giessen im Winterhalbjahre 1876/77 gehalten werden und am 30. October ihren Anfang nehmen. Giessen: Brühl 1876. URL: http://geb.uni-giessen.de/geb/volltexte/2007/4340/ (Stand: 01.04.2022).

VERZEICHNISS DER VORLESUNGEN, welche auf der Großherzoglich Hessischen Ludewigs-Universität zu Giessen im Sommerhalbjahre 1881 gehalten werden und am 28. April ihren Anfang nehmen. Großherzoglich Hessische Ludewigs-Universität Giessen 1881. URL: http://geb.uni-giessen.de/geb/volltexte/2007/4349/ (Stand: 01.04.2022).

VORLESUNGSVERZEICHNIS der Gießener Universität für das Wintersemester 1823 /24. In: Schütz (Hrsg.): Allgemeine Literatur-Zeitung vom Jahre 1823, 3. Bd., Nr. 236 (1823), Sp. 145–150.

VIX, ERNST:

- Auftreten multipler Sarkome und deren Verhalten auf der Darmwand. In: Archiv für klinische Chirurgie, 2. Bd. (1862), S. 102–117.
- Beiträge zur Kenntnis der Nematoden: In: Archiv für Naturgeschichte, 29. Jg., 1. Bd. (1863), S. 75–80.
- Rezension einer Arbeit des Arztes N. Rüdiger („Ueber die Verbreitung des Sympathicus in der animalen Röhre, dem Rückenmark und Gehirn"). In: AZP, 20. Bd. (1863), S. 295–301.

- Ueber Entozoen bei Geisteskranken, ins Besondere über die Bedeutung, das Vorkommen und die Behandlung von Oxyuris vermicularis. In: AZP, 17. Bd., 1860, S. 1–31, S. 149–198 und S. 225–304.

WERLE, EDUARD: Beitrag zur Kenntnis der Körperwärme bei Geisteskranken. Inaugural-Dissertation. Gießen: Keller 1866.

WITTICH, EUGEN:

- Geschichte der Kniegelenksresektion. Inaugural-Dissertation. Tübingen 1871.
- Über die Behandlung der Schlaflosigkeit unruhiger männlicher Irren. In: APN, 6. Bd. (1876), S. 473–483.
- Kampher gegen die Schlaflosigkeit weiblicher Irren [sic]. In: Berliner Klinische Wochenschrift, 15. Bd., Nr.11 (1878), S. 148 f.

WOLFF, O. J. B.: Über die subcutane Morphiumtherapie bei Geisteskranken. In: APN, 2. Bd. (1870), S. 601–621.

WÜRTH, ADOLF: Ein Beitrag zur Histologie und Symptomatologie der Balkentumoren. In: APN, 36. Bd. (1903), S. 651–657.

WUTTKE, HEINRICH: Jahrbuch der deutschen Universitäten, 2. Bd., Winterhalbjahr 1842/43. Leipzig: Weidmann 1842.

ZWEITE KAMMER DER LANDSTÄNDE DES GROSSHERZOGTUMS HESSEN (Hrsg.):

- Verhandlungen der zweiten Kammer der Landstände des Großherzogtums Hessen im Jahre 1844/45. Protokolle, 1. Bd. Darmstadt: Leske 1845.
- Verhandlungen der zweiten Kammer der Landstände des Großherzogtums Hessen im Jahre 1844/45. Protokolle, 2. Bd. Darmstadt: Leske 1845.
- Verhandlungen der zweiten Kammer der Landstände des Großherzogtums Hessen in den Jahren 1851/52. Protokolle, 9. Bd. Darmstadt: Leske 1852.
- Verhandlungen der zweiten Kammer der Landstände des Großherzogthums Hessen in den Jahren 1851/55. Beilagen, 14. Bd. Darmstadt: Leske 1855.
- Verhandlungen der zweiten Kammer der Landstände des Großherzogtums Hessen in den Jahren 1857/59. Beilagen, 3. Bd. Darmstadt: Leske 1857.
- Verhandlungen der zweiten Kammer der Landstände des Großherzogtums Hessen in den Jahren 1863/65. Beilagen, 3. Bd. Darmstadt: Groß 1863.
- Verhandlungen der Zweiten Kammer der Landstände des Großherzogtums Hessen in den Jahren 1869/71. Protokolle, 3. Bd. Darmstadt: Will 1869.
- Verhandlungen der zweiten Kammer der Landstände des Großherzogtums Hessen für das Jahr 1872. Beilagen, 9. Bd. Darmstadt: Leske 1872.
- Verhandlungen der Zweiten Kammer der Landstände des Großherzogtums Hessen in den Jahren 1876/78. Beilagen, 3. Bd. Darmstadt: Leske 1876.

- Verhandlungen der Zweiten Kammer der Landstände des Großherzogtums Hessen in den Jahren 1876/78. Protokolle, 4. Bd. Darmstadt: Brill 1878.

12.3 Sekundärliteratur

ACKERKNECHT, ERWIN H.: Kurze Geschichte der Psychiatrie. 3. Aufl., Stuttgart: Ferdinand Enke Verlag 1985.

AUMÜLLER, GERHARD / RUMPF-LEHMANN, BARBARA: Einblicke in das Krankheitsspektrum und die Verschreibungspraxis im Hospital Haina im 18. Jahrhundert – Die Medizinalrechnungen der Hospitalchirurgen. In: Friedrich, Arnd / Sahmland, Irmtraut / Vanja, Christina (Hrsg.): An der Wende zur Moderne. Die hessischen Hohen Hospitäler im 18. und 19. Jahrhundert (=Historische Schriftenreihe des Landeswohlfahrtsverbandes Hessen, Quellen und Studien, Bd. 14), S. 121–138. Petersberg: Michael Imhof Verlag 2008.

BAYER, FRIEDRICH-WILHELM: Reisen deutscher Ärzte ins Ausland (1750–1850). Inaugural-Dissertation, Berlin 1937.

BRAUN, SALINA:

- Heilung mit Defekt: Psychiatrische Praxis an den Anstalten Hofheim und Siegburg 1820 - 1878; mit 26 Tabellen (=Veröffentlichungen des Max-Planck-Instituts für Geschichte; Bd. 203). Göttingen: Vandenhoeck & Ruprecht 2009.
- Franz Amelung und die Anfänge der Psychiatrie in Hofheim (1821-1849). In: Friedrich, Arnd / Sahmland, Irmtraut / Vanja, Christina (Hrsg.): An der Wende zur Moderne. Die hessischen Hohen Hospitäler im 18. und 19. Jahrhundert (=Historische Schriftenreihe des Landeswohlfahrtsverbandes Hessen, Quellen und Studien, Bd. 14), S. 36–376. Petersberg: Michael Imhof Verlag 2008.

DEMANDT, KARL E.: Die Hohen Hospitäler Hessens. Anfänge und Aufbau der Landesfürsorge für die Geistesgestörten und Körperbehinderten Hessens (1528–1591). In: Heinemeyer, Walter / Pünder, Tilmann (Hrsg.): 450 Jahre Psychiatrie in Hessen (=Veröffentlichungen der Historischen Kommission für Hessen, Bd. 47), S. 35–134. Marburg: Elwert 1983.

ECKART, WOLFGANG U.: Geschichte, Theorie und Ethik der Medizin. 8. Aufl., Berlin: Springer 2017.

ELLER, PETER:

- Georg Ludwig und die Gründung der „Großherzoglichen Landes-Irrenanstalt“ Heppenheim. In: Landeswohlfahrtverband Hessen (Hrsg.): Psychiatrie in Heppenheim. Streifzüge durch die Geschichte eines hessischen Krankenhauses

1866–1992. (=Historische Schriftenreihe des Landeswohlfahrtverbandes Hessen, Quellen und Studien, Bd. 2), S. 10–25. Kassel: Eigenverlag 1993.

- Die ältere Baugeschichte. In: Landeswohlfahrtverband Hessen (Hrsg.): Psychiatrie in Heppenheim. Streifzüge durch die Geschichte eines hessischen Krankenhauses 1866–1992. (=Historische Schriftenreihe des Landeswohlfahrtverbandes Hessen, Quellen und Studien, Bd. 2), S. 26–35. Kassel: Eigenverlag 1993.
- Georg Ludwig und die Psychiatrieplanung im Großherzogtum Hessen. In: Sahmland, Irmtraut / Trosse / Vanja / Berger / Ernst (Hrsg.): „Haltestation Philippshospital". Ein psychiatrisches Zentrum – Kontinuität und Wandel 1535 – 1904 – 2004 (=Historische Schriftenreihe des Landeswohlfahrtsverbandes Hessen, Quellen und Studien, Bd. 10), S. 122–133. Marburg: Jonas Verlag 2004.

ENGELHARDT, DIETRICH VON: Reisen von Ärzten in der Neuzeit, in: Kästner, Ingrid / Kiefer, Jürgen (Hrsg.): Reisen von Ärzten und Apothekern im 18. und 19. Jahrhundert (=Europäische Wissenschaftsbeziehungen, Bd. 10), S. 7–38. Aachen: Shaker 2015.

ENKE, ULRIKE: Die ersten Jahre der Psychiatrischen Universitätsklinik Gießen unter ihrem Direktor Robert Sommer. In: George, Uta / Groß, Herwig / Putzke, Michael / Sahmland, Irmtraut / Vanja, Christina (Hrsg.): Psychiatrie in Gießen Facetten ihrer Geschichte zwischen Fürsorge und Ausgrenzung, Forschung und Heilung (=Historische Schriftenreihe des Landeswohlfahrtsverbandes Hessen, Quellen und Studien, Bd. 9), S. 59–92. Gießen: Psychosozial-Verlag 2003.

FALKENSTEIN, DOROTHE: „Ein guter Wärter ist das vorzüglichste Heilmittel…". Zur Entwicklung der Irrenpflege vom Durchgangs- zum Ausbildungsberuf". (=Mabuse-Verlag Wissenschaft, Bd. 47). Frankfurt am Main: Mabuse-Verlag 2000; zugl.: Witten / Herdecke, Univ. Diss., 1999.

FEHLEMANN, SILKE / FANGERAU, HEINER / DÖRRE, STEFFEN / SCHNEIDER, FRANK: 175 Jahre psychiatrische Fachgesellschaften in Deutschland. Die Geschichte der DGPPN und ihrer Vorgängerorganisationen. Deutsche Gesellschaft für Psychiatrie und Psychotherapie, Psychosomatik und Nervenheilkunde e. V. (Hrsg.). Berlin: Buch- und Offsetdruckerei H. Heenemann GmbH & Co. 2017.

FELSCHOW, EVA-MARIE: „Man nennet zu Göttingen unser Giesen einen finsteren Ort". Zur Situation der Gießener Medizinischen Fakultät im 18. Jahrhundert. In: Enke, Ulrike (Hrsg.): Die Medizinische Fakultät der Universität Gießen: Institutionen, Akteure und Ereignisse von der Gründung 1607 bis ins 20. Jahrhundert, Bd. I, S. 81–98. Stuttgart: Franz Steiner Verlag 2007.

FRIEDRICH, ARND: Die Hohen Samthospitäler in Hessen vom Tode Landgraf Philipps des Großmütigen im Jahre 1567 bis zum Beginn des 19. Jahrhunderts. In: Heinemeyer, Walter / Pünder, Tilmann (Hrsg.): 450 Jahre Psychiatrie in Hessen (=Veröffentlichungen der Historischen Kommission für Hessen, Bd. 47), S. 135–160. Marburg: Elwert 1983.

FRIEDRICH, CHRISTOPH: Arzneimittelanwendungen im Hohen Hospital Merxhausen 1760. In: Friedrich, Arnd / Sahmland, Irmtraut / Vanja, Christina (Hrsg.): An der Wende zur Moderne. Die hessischen Hohen Hospitäler im 18. und 19. Jahrhundert (=Historische Schriftenreihe des Landeswohlfahrtsverbandes Hessen, Quellen und Studien, Bd. 14), S. 139–162. Petersberg: Michael Imhof Verlag 2008.

GEDULDIG, CORDULA: Die Behandlung von Geisteskranken ohne physischen Zwang. Die Rezeption des Non-Restraint im deutschen Sprachgebiet. Inaugural-Dissertation, Zürich 1975.

GERLACH, WALTHER: Hermann von Helmholtz. In: Neue Deutsche Biographie 8 (1969), S. 498–501 [Online-Version]; URL: https://www.deutsche-bio graphie.de/pnd11854893X.html#ndbcontent (Stand: 01.04.2022).

GIESE, CHRISTIAN: Von der Vieharzneykunst zur Veterinärmedizin. Über die Anfänge der Tierheilkunde an der Gießener Universität. In: Präsidenten der Justus-Liebig-Universität Gießen und der Gießener Hochschulgesellschaft (Hrsg.): Giessener Universitätsblätter, 22. Jg., H. 1, S. 65–75. Gießen: Brühlsche Universitätsdruckerei Gießen 1989. URN: urn:nbn:de:hebis:26-opus-95034; URL: http://geb.uni-giessen.de/geb/volltexte/ 2013/9503/ (Stand: 01.04.2022).

HABERMEHL, KARL-HEINZ: Karl-Wilhelm Vix: Begründer der akademischen tierärztlichen Ausbildung in Deutschland, in: Präsidenten der Justus-Liebig-Universität Gießen und der Gießener Hochschulgesellschaft (Hrsg.): Giessener Universitätsblätter, 5. Jg., H. 2, S. 23–39. Gießen: Universitätsdruckerei Gießen 1972 URN: urn:nbn:de:hebis:26-opus-97833; URL: http://geb.uni-giessen.de/geb/ volltexte/2013/9783/ (Stand: 01.04.2022).

HALL, FRANK: Psychopharmaka – Ihre Entwicklung und klinische Erprobung. Zur Geschichte der deutschen Pharmakopsychiatrie von 1844 bis 1952 (=Studien zur Psychiatrieforschung, Bd. 7). Hamburg: Verlag Dr. Kovač 1997.

HEISCHKEL, EDITH: Die Ärztereise im späteren 19. Jahrhundert. In: Sudhoffs Archiv für Geschichte der Medizin und der Naturwissenschaften, Bd. 37, H. 3 von 4 (1953), S. 260–265.

HILDEBRAND, OTTO: Adolf von Bardeleben. In: Allgemeine Deutsche Biographie, 46. Bd. (1902), S. 214 f. [Online-Version]; URL: https://www.deuts che-biographie.de/pnd104069236.html#adbcontent (Stand: 01.04.2022).

HÖLL, THOMAS / SCHMIDT-MICHEL, PAUL-OTTO: Irrenpflege im 19. Jahrhundert. Die Wärterfrage in der Diskussion der deutschen Psychiater (=Werkstattschriften zur Sozialpsychiatrie 44). Bonn: Psychiatrie-Verl. 1989.

JOHN, DETLEV: Eine wissenschaftliche Reise im Jahre 1854 und ihr Ergebnis: „Aufforderung zum Gebrauche des Augenspiegels bei Irren". In: Nissen G. / Holdorff B. (Hrsg.): Schriftenreihe der Deutschen Gesellschaft für Geschichte der Nervenheilkunde, 9. Bd. (2003), S. 105–110. Würzburg: Königshausen und Neumann 2003.

LERNER, FRANZ / KRÄMER, LEONI / LOHNE, HANS: Das Hospital zum Heiligen Geist. Grundzüge seiner Entwicklung. Kelkheim: H. Kunz 1989.

LINDE, OTFRIED / DEFREN, GÜNTER (Hrsg.): Pharmakopsychiatrie im Wandel der Zeit. Erlebnisse und Ergebnisse; Wissenschaftsanekdotisches von Forschern und ihren Formeln. Klingenmünster: Tilia-Verl. Mensch und Medizin 1988.

MEYER, JOACHIM ERNST: Meyer, Ludwig. In: Neue Deutsche Biographie, 17. Bd. (1994), S. 364 f. [Online-Version]; URL: https://www.deutsche-biographie.de/ pnd117565059.html#ndbcontent (Stand: 01.04.2022).

MÖLLENHOFF, HANNELORE: Zur Geschichte des Pflegepersonals. In: Landeswohlfahrtverband Hessen (Hrsg.): Psychiatrie in Heppenheim. Streifzüge durch die Geschichte eines hessischen Krankenhauses 1866–1992. (=Historische Schriftenreihe des Landeswohlfahrtverbandes Hessen, Quellen und Studien, Bd. 2), S. 127–139. Kassel: Eigenverlag 1993.

MÜLLER, CHRISTIAN: Wer hat die Geisteskranken von den Ketten befreit? Skizzen zur Psychiatrie-Geschichte. Bonn: Psychiatrie-Verlag 1998.

OEHLENSCHLÄGER, ULRICH: „Die freieste Anlage in Deutschland". Heinrich Cramer, der erste Direktor der Irrenheilanstalt Marburg. In: Sandner, Peter / Aumüller, Gerhard / Vanja, Christina (Hrsg.): Heilbar und nützlich. Ziele und Wege der Psychiatrie in Marburg an der Lahn (=Historische Schriftenreihe des Landeswohlfahrtsverbandes Hessen, Quellen und Studien, Bd. 8), S. 80–91. Marburg: Jonas Verlag 2001.

PAGEL, JULIUS LEOPOLD: Coccius, Ernst Adolf, in: Allgemeine Deutsche Biographie 47 (1903), S. 502 [Online-Version]; URL: https://www.deutsche-biographie.de/pnd117691704.html#adbcontent (Stand: 01.04.2022).

PANSE, FRIEDRICH: Das psychiatrische Krankenhauswesen. Entwicklung, Stand, Reichweite und Zukunft (=Schriftenreihe aus dem Gebiete des öffentlichen Gesundheitswesens, H. 19). Stuttgart: Thieme 1964.

RACK, KLAUS DIETER / VIELSMEIER, BERND (Hrsg.): Hessische Abgeordnete 1820 – 1933. Biografische Nachweise für die Erste und Zweite Kammer der Landstände des Großherzogtums Hessen 1820 - 1918 und des Landtags des

Volkstaats Hessen 1919–1933 (=Arbeiten der Hessischen Historischen Kommission Neue Folge Bd. 29; Politische und parlamentarische Geschichte des Landes Hessen Nr. 19). Darmstadt: Hessische Historische Kommission 2008.

ROHNERT-KOCH, FRIEDGARD: Zwischen Therapie und Strafe: Die Dauerbäder im Philippshospital. In: Sahmland, Irmtraut / Trosse, Sabine / Vanja, Christina / Berger, Hartmut / Ernst, Kurt (Hrsg.): „Haltestation Philippshospital". Ein psychiatrisches Zentrum – Kontinuität und Wandel 1535 - 1904 - 2004 (=Historische Schriftenreihe des Landeswohlfahrtsverbandes Hessen, Quellen und Studien, Bd. 10), S. 114–121. Marburg: Jonas Verlag 2004.

ROTHSCHUH, KARL E.: Friedrich Oesterlen (1812–1877) und die Methodologie der Medizin, in: Sudhoffs Archiv, Bd. 52, H. 2 (1968), S. 97–129. Franz-Steiner Verlag 1968.

SAHMLAND, IRMTRAUT:

- Das Anstaltsleben im Landeshospital Hofheim in der zweiten Hälfte des 19. Jahrhunderts. Einblicke und Einsichten anhand von Krankenakten. In: Sahmland, Irmtraut / Trosse, Sabine / Vanja, Christina / Berger, Hartmut / Ernst, Kurt (Hrsg.): „Haltestation Philippshospital". Ein psychiatrisches Zentrum – Kontinuität und Wandel 1535 - 1904 - 2004 (=Historische Schriftenreihe des Landeswohlfahrtsverbandes Hessen, Quellen und Studien, Bd. 10), 91–113. Marburg: Jonas Verlag 2004.
- Briefkultur und psychische Krankheit. Patientenbriefe im Landeshospital Hofheim (2. Hälfte des 19. Jahrhunderts), in: Bock, W. J. / Holdorff, B. (Hrsg.): Schriftenreihe der Deutschen Gesellschaft für Geschichte der Nervenheilkunde, Bd. 13, 2007, S. 67–99. Würzburg: Königshausen und Neumann 2007.
- Verordnete Körperspende – Das Hospital Haina als Bezugsquelle für Anatomieleichen (1785-1855). In: An der Wende zur Moderne. Die hessischen Hospitäler im 18. und 19. Jahrhundert (=Historische Schriftenreihe des Landeswohlfahrtsverbandes Hessen, Quellen und Studien, Bd. 14), S. 65–105. Petersberg: Michael Imhof Verlag 2008.
- Zwischen sozialer Fürsorge und psychiatrischer Versorgung – die Bewältigung vorn Geisteskrankheit im 18. und 19. Jahrhundert im Gießener Raum. In: George, Uta / Groß, Herwig / Putzke, Michael / Sahmland, Irmtraut / Vanja, Christina (Hrsg.): Psychiatrie in Gießen. Facetten ihrer Geschichte zwischen Fürsorge und Ausgrenzung, Forschung und Heilung (=Historische Schriftenreihe des Landeswohlfahrtsverbandes Hessen, Quellen und Studien, Bd. 9), S. 23–57. Gießen: Psychosozial-Verlag 2009.
- Eine Interessengemeinschaft im Hospital Haina zur Abwehr der anatomischen Sektion. Akteure und ihre Protestbereitschaft gegen strukturelle

Zumutungen. In: Historia Hospitalium. Jahrbuch der Deutschen Gesellschaft für Krankenhausgeschichte, Bd. 29 (2014/15), S. 12–45.

- Neuer „Zeitgeist“ trifft auf traditionelles Hospital – Fragen eines modernen Strukturwandels im Landeshospital Haina im frühen 19. Jahrhundert. In: Historia Hospitalium. Jahrbuch der Deutschen Gesellschaft für Krankenhausgeschichte, Bd. 31 (2018/19), S. 199–221.

SAMMET, KAI: Gute Arbeit: „pflichtmäßige Führung“ und „höhere Anforderungen”: Beurteilungsmuster des Wärterverhaltens und die Einführung des Non Restraint in der Charité in den 1860er Jahren“. In: Sudhoffs Archiv, 88. Bd., H. 2 (2004), S. 210–225.

SCHMIEDEBACH, HANS-PETER: Pharmakotherapie in der Psychiatrie des 19. Jahrhunderts. In: Anagnostou / Retzar (Hrsg.): Facetten der Pharmaziegeschichte. Festschrift für Christoph Friedrich zum 65. Geburtstag. (=Veröffentlichungen zur Pharmaziegeschichte der Deutschen Gesellschaft für Geschichte der Pharmazie e.V., Bd. 15), S. 197–213. Göttingen: Wissenschaftliche Verlagsgesellschaft Stuttgart 2019.

SCHMUHL, HANS WALTHER: Die Gesellschaft Deutscher Neurologen und Psychiater im Nationalsozialismus. Berlin-Heidelberg: Springer 2016.

SCHOTT, HEINZ / TÖLLE, RAINER: Geschichte der Psychiatrie. Krankheitslehren – Irrwege – Behandlungsformen. München: CH Beck 2006.

SIEFERT, HELMUT: Der Zwangsstuhl. Ein Beispiel für den Umgang mit Geisteskranken im 19. Jahrhundert in Haina. In: Heinemeyer, Walter / Pünder, Tilmann (Hrsg.): 450 Jahre Psychiatrie in Hessen (=Veröffentlichungen der Historischen Kommission für Hessen, 47. Bd.), S. 309–320. Marburg: Elwert 1983.

SKOPEC, MANFRED: Meynert, Theodor. In: Neue Deutsche Biographie, 17. Bd. (1994), S. 400 f. [Online-Version]; URL: https://www.deutsche-biograp hie.de/ pnd117009334.html#ndbcontent (Stand: 01.04.2022).

STEIF, YVONNE: Wenn Wissenschaftler feiern. Die Versammlungen deutscher Naturforscher und Ärzte 1822 bis 1913 (=Schriftenreihe zur Geschichte der Versammlungen Deutscher Naturforscher und Ärzte, 10. Bd.). Stuttgart: Wissenschaftliche Verlagsgesellschaft mbH 2003.

STELLAMOR, HELGA: Eduard Jäger von Jaxtthal, in: Neue Deutsche Biographie, Bd. 10 (1974), S. 271 f. [Online-Version]; URL: https://www.deutschebiographie.de/ pnd117610690.html#ndbcontent (Stand: 01.04.2022).

VANJA, CHRISTINA:

- Der Hilfsverein für die Geisteskranken in Hessen im 19. Jahrhundert. In: Landeswohlfahrtverband Hessen (Hrsg.): Psychiatrie in Heppenheim. Streifzüge durch die Geschichte eines hessischen Krankenhauses 1866–1992 (=Historische Schriftenreihe des Landeswohlfahrtverbandes Hessen, Quellen und Studien, Bd. 2), S. 36–41. Kassel: Eigenverlag 1993.

- Leben und Arbeiten in einer Heil- und Pflegeanstalt Ende des 19. Jahrhunderts. In: Landeswohlfahrtsverband Hessen (Hrsg.): Psychiatrie in Heppenheim. Streifzüge durch die Geschichte eines hessischen Krankenhauses 1866–1992. (=Historische Schriftenreihe des Landeswohlfahrtverbandes Hessen, Quellen und Studien, Bd. 2), S. 42–62. Kassel: Eigenverlag 1993.
- Zwischen Armenfürsorge und Heilkunde, Tradition und Wandel – Das Landeshospital Hofheim. In: Sahmland, Irmtraut / Trosse, Sabine / Vanja, Christina / Berger, Hartmut / Ernst, Kurt (Hrsg.): „Haltestation Philippshospital". Ein psychiatrisches Zentrum – Kontinuität und Wandel 1535 – 1904 – 2004 (=Historische Schriftenreihe des Landeswohlfahrtsverbandes Hessen, Quellen und Studien, Bd. 10), S. 46–65. Marburg: Jonas Verlag 2004.
- Ein Förderer der „praktischen Psychiatrie" – Dr. Franz Amelung als Arzt in Hofheim (1821–1849). In: Sahmland, Irmtraut / Trosse, Sabine / Vanja, Christina / Berger, Hartmut / Ernst, Kurt (Hrsg.): „Haltestation Philippshospital". Ein psychiatrisches Zentrum – Kontinuität und Wandel 1535 – 1904 – 2004 (=Historische Schriftenreihe des Landeswohlfahrtsverbandes Hessen, Quellen und Studien, Bd. 10), S. 79–90. Marburg: Jonas Verlag 2004.
- Das hessische Landeshospital Hofheim bei Darmstadt in der Frühen Neuzeit – diätetische Lebensweise und medizinische Behandlung. In: Schriftenreihe der Deutschen Gesellschaft für Geschichte der Nervenheilkunde, 13. Bd. (2007), S. 45–66.

WEBER, MATTHIAS M.:

- Die „Opiumkur" in der Psychiatrie: Ein Beitrag zur Geschichte der Psychopharmakotherapie. In: Sudhoffs Archiv, 71. Bd., H. 1 (1987), S. 31–61.
- Die Entwicklung der Psychopharmakologie im Zeitalter der naturwissenschaftlichen Medizin. Ideengeschichte eines psychiatrischen Therapiesystems (=Holsboer, Florian (Hrsg.): Angewandte Neurowissenschaft, Bd. 4). München: Urban und Vogel 1999.

ZAMPERONI, HEIKO A.: Georg Ludwigs Studium in Gießen und seine ersten Erfahrungen in Hofheim. In: Sahmland, Irmtraut / Trosse, Sabine / Vanja, Christina / Berger, Hartmut / Ernst, Kurt (Hrsg.): „Haltestation Philippshospital". Ein psychiatrisches Zentrum – Kontinuität und Wandel 1535 – 1904 – 2004 (=Historische Schriftenreihe des Landeswohlfahrtsverbandes Hessen, Quellen und Studien, Bd. 10), S. 114–121. Marburg: Jonas Verlag 2004.

Abkürzungs-, Abbildungs- und Tabellenverzeichnis

Abkürzungen

AZP	Allgemeine Zeitschrift für Psychiatrie und psychisch-gerichtliche Medizin
APN	Archiv für Psychiatrie und Nervenkrankheiten
VDI	Verein Deutscher Irrenärzte
VDNÄ	Versammlung Deutscher Naturforscher und Ärzte
VSNI	Verein Südwestdeutscher Neurologen und Irrenärzte
VSDI	Verein Südwestdeutscher Irrenärzte

Abbildungen

Tabellen

Beiträge zur Wissenschafts- und Medizingeschichte
Marburger Schriftenreihe

Herausgegeben von Irmtraut Sahmland

Band 1 Sabine Eckhardt: Die Gefäßchirurgie im Ersten Weltkrieg. 2014.

Band 2 Natascha Noll: Pflege im Hospital. Die Aufwärter und Aufwärterinnen von Merxhausen (16. - Anfang 19. Jh.). 2015.

Band 3 Nina Ulrich: Das Museum Anatomicum am Fachbereich Medizin der Philipps-Universität Marburg. Provenienzforschung zu einer Lehrsammlung des 19. Jahrhunderts. 2017.

Band 4 Gerhard Aumüller / Irmtraut Sahmland (Hrsg.): Karrierestrategien jüdischer Ärzte im 18. und frühen 19. Jahrhundert. Symposium mit Rundtisch-Gespräch zum 200. Todestag von Adalbert Friedrich Marcus (1753-1816). 2018.

Band 5 Annika Platte: Das Ereignis der Geburt. Medizinisches Wissen und Deutung des Geburtsaktes vom ausgehenden 18. bis zur Mitte des 19. Jahrhunderts. 2018.

Band 6 Stephan Heinrich Nolte (Hrsg.): Hahnemanns „Handbuch für Mütter", 1796. 2018.

Band 7 Mali Kallenberger: Geschichte der Appendizitis. Von der Entdeckung des Organs bis hin zur minimalinvasiven Appendektomie. 2019.

Band 8 Nina Lükewille: Georg Wilhelm Stein d. Ä. (1737-1803) in Kassel. Ein früher Repräsentant der akademischen Geburtsmedizin. 2020.

Band 9 Patrick Mayr: Die Impfgegnerschaft in Hessen. Motivationen und Netzwerk (1874-1914). 2020.

Band 10 Daniel B. Weisenstein: Das Medizinalwesen im Königreich Westphalen in Vorstellung und Wirklichkeit. 2020.

Band 11 Caroline Stiel: Humanembryologische Schnittseriensammlungen um 1900 am Beispiel der Marburger Gasser-Strahl'schen Sammlung. 2023.

Band 12 Henrik Karl Döbold: Georg Ludwig als Gestalter und Praktiker in der Anstaltspsychiatrie im Großherzogtum Hessen. 2024.

www.peterlang.com

www.ingramcontent.com/pod-product-compliance
Ingram Content Group UK Ltd.
Pitfield, Milton Keynes, MK11 3LW, UK
UKHW041827290926
8980IPUK00002B/114

9 783631 908020